全国中医药行业高等教育"十四五"规划教材

全国高等中医药院校规划教材（第十一版）

妇产科护理学

（新世纪第四版）

（供护理学等专业用）

主 编 冯 进 王丽芹

中国中医药出版社

·北 京·

图书在版编目（CIP）数据

妇产科护理学 / 冯进，王丽芹主编 . —4 版 . —北京：
中国中医药出版社，2021.6（2022.1 重印 ）
全国中医药行业高等教育"十四五"规划教材
ISBN 978–7–5132–6870–7

Ⅰ . ①妇… Ⅱ . ①冯… ②王… Ⅲ . ①妇产科学—护
理学—中医学院—教材 Ⅳ . ① R473.71

中国版本图书馆 CIP 数据核字（2021）第 056197 号

融合出版数字化资源服务说明

全国中医药行业高等教育"十四五"规划教材为融合教材，各教材相关数字化资源（电子教材、PPT 课件、
视频、复习思考题等）在全国中医药行业教育云平台"医开讲"发布。

资源访问说明

扫描右方二维码下载"医开讲 APP"或到"医开讲网站"（网址：www.e-lesson.cn）注
册登录，输入封底"序列号"进行账号绑定后即可访问相关数字化资源（注意：序列号
只可绑定一个账号，为避免不必要的损失，请您刮开序列号立即进行账号绑定激活）。

资源下载说明

本书有配套 PPT 课件，供教师下载使用，请到"医开讲网站"（网址：www.e-lesson.cn）认证教师身份后，
搜索书名进入具体图书页面实现下载。

中国中医药出版社出版

北京经济技术开发区科创十三街 31 号院二区 8 号楼
邮政编码　100176
传真　010–64405721
廊坊市晶艺印务有限公司印刷
各地新华书店经销

开本 889×1194　1/16　印张 23.25　字数 622 千字
2021 年 6 月第 4 版　2022 年 1 月第 2 次印刷
书号　ISBN 978–7–5132–6870–7

定价　88.00 元
网址　www.cptcm.com

服 务 热 线　010–64405510　　微信服务号　**zgzyycbs**
购 书 热 线　010–89535836　　微商城网址　**https://kdt.im/LIdUGr**
维 权 打 假　010–64405753　　天猫旗舰店网址　**https://zgzyycbs.tmall.com**

如有印装质量问题请与本社出版部联系（010–64405510）

全国中医药行业高等教育"十四五"规划教材
全国高等中医药院校规划教材（第十一版）

《妇产科护理学》
编 委 会

主 编

冯 进（湖南中医药大学） 王丽芹（黑龙江中医药大学）

副主编

黄 琳（成都中医药大学） 侯小妮（北京中医药大学）

王 茵（上海中医药大学） 杜 静（山东中医药大学）

郭 趣（云南中医药大学） 黄海超（天津中医药大学）

江 星（南京中医药大学）

编 委（以姓氏笔画为序）

王艳波（甘肃中医药大学） 卢丹丹（陕西中医药大学）

吉彬彬（湖南中医药大学） 刘贵香（河北中医学院）

李 琳（湖北中医药大学） 罗 宵（贵州中医药大学）

胡倩倩（安徽中医药大学） 姚 菲（西南医科大学）

郭 闯（黑龙江中医药大学） 崔轶凡（山西中医药大学）

学术秘书

符艳艳（湖南中医药大学）

全国中医药行业高等教育"十四五"规划教材
全国高等中医药院校规划教材（第十一版）

专家指导委员会

名誉主任委员

余艳红（国家卫生健康委员会党组成员，国家中医药管理局党组书记、副局长）

主任委员

王志勇（国家中医药管理局党组成员、副局长）

秦怀金（国家中医药管理局党组成员、副局长）

副主任委员

王永炎（中国中医科学院名誉院长、中国工程院院士）

张伯礼（天津中医药大学名誉校长、中国工程院院士）

黄璐琦（中国中医科学院院长、中国工程院院士）

卢国慧（国家中医药管理局人事教育司司长）

委　员（以姓氏笔画为序）

王　伟（广州中医药大学校长）

石　岩（辽宁中医药大学党委书记）

石学敏（天津中医药大学教授、中国工程院院士）

匡海学（教育部高等学校中药学类专业教学指导委员会主任委员、黑龙江中医药大学教授）

吕文亮（湖北中医药大学校长）

朱卫丰（江西中医药大学校长）

刘　力（陕西中医药大学党委书记）

刘　星（山西中医药大学校长）

安冬青（新疆医科大学副校长）

许二平（河南中医药大学校长）

李灿东（福建中医药大学校长）

李金田（甘肃中医药大学校长）

杨　柱（贵州中医药大学党委书记）

余曙光（成都中医药大学校长）

谷晓红（教育部高等学校中医学类专业教学指导委员会主任委员、北京中医药大学党委书记）

冷向阳（长春中医药大学校长）

宋春生（中国中医药出版社有限公司董事长）

陈　忠（浙江中医药大学校长）

陈可冀（中国中医科学院研究员、中国科学院院士、国医大师）

金阿宁（国家中医药管理局中医师资格认证中心主任）

周仲瑛（南京中医药大学教授、国医大师）

胡　刚（南京中医药大学校长）

姚　春（广西中医药大学校长）

徐安龙（教育部高等学校中西医结合类专业教学指导委员会主任委员、北京中医药大学校长）

徐建光（上海中医药大学校长）

高秀梅（天津中医药大学校长）

高树中（山东中医药大学校长）

高维娟（河北中医学院院长）

郭宏伟（黑龙江中医药大学校长）

曹文富（重庆医科大学中医药学院院长）

彭代银（安徽中医药大学校长）

路志正（中国中医科学院研究员、国医大师）

熊　磊（云南中医药大学校长）

戴爱国（湖南中医药大学校长）

秘书长（兼）

卢国慧（国家中医药管理局人事教育司司长）

宋春生（中国中医药出版社有限公司董事长）

办公室主任

张欣霞（国家中医药管理局人事教育司副司长）

李秀明（中国中医药出版社有限公司副经理）

办公室成员

陈令轩（国家中医药管理局人事教育司综合协调处副处长）

李占永（中国中医药出版社有限公司副总编辑）

张峘宇（中国中医药出版社有限公司副经理）

沈承玲（中国中医药出版社有限公司教材中心主任）

全国中医药行业高等教育"十四五"规划教材
全国高等中医药院校规划教材（第十一版）

编审专家组

组　长

余艳红（国家卫生健康委员会党组成员，国家中医药管理局党组书记、副局长）

副组长

张伯礼（中国工程院院士、天津中医药大学教授）

王志勇（国家中医药管理局党组成员、副局长）

组　员

卢国慧（国家中医药管理局人事教育司司长）

严世芸（上海中医药大学教授）

吴勉华（南京中医药大学教授）

王之虹（长春中医药大学教授）

匡海学（黑龙江中医药大学教授）

刘红宁（江西中医药大学教授）

翟双庆（北京中医药大学教授）

胡鸿毅（上海中医药大学教授）

余曙光（成都中医药大学教授）

周桂桐（天津中医药大学教授）

石　岩（辽宁中医药大学教授）

黄必胜（湖北中医药大学教授）

前　言

为全面贯彻《中共中央 国务院关于促进中医药传承创新发展的意见》和全国中医药大会精神，落实《国务院办公厅关于加快医学教育创新发展的指导意见》《教育部 国家卫生健康委 国家中医药管理局关于深化医教协同进一步推动中医药教育改革与高质量发展的实施意见》，紧密对接新医科建设对中医药教育改革的新要求和中医药传承创新发展对人才培养的新需求，国家中医药管理局教材办公室（以下简称"教材办"）、中国中医药出版社在国家中医药管理局领导下，在教育部高等学校中医学类、中药学类、中西医结合类专业教学指导委员会及全国中医药行业高等教育规划教材专家指导委员会指导下，对全国中医药行业高等教育"十三五"规划教材进行综合评价，研究制定《全国中医药行业高等教育"十四五"规划教材建设方案》，并全面组织实施。鉴于全国中医药行业主管部门主持编写的全国高等中医药院校规划教材目前已出版十版，为体现其系统性和传承性，本套教材称为第十一版。

本套教材建设，坚持问题导向、目标导向、需求导向，结合"十三五"规划教材综合评价中发现的问题和收集的意见建议，对教材建设知识体系、结构安排等进行系统整体优化，进一步加强顶层设计和组织管理，坚持立德树人根本任务，力求构建适应中医药教育教学改革需求的教材体系，更好地服务院校人才培养和学科专业建设，促进中医药教育创新发展。

本套教材建设过程中，教材办聘请中医学、中药学、针灸推拿学三个专业的权威专家组成编审专家组，参与主编确定，提出指导意见，审查编写质量。特别是对核心示范教材建设加强了组织管理，成立了专门评价专家组，全程指导教材建设，确保教材质量。

本套教材具有以下特点：

1. 坚持立德树人，融入课程思政内容

把立德树人贯穿教材建设全过程、各方面，体现课程思政建设新要求，发挥中医药文化育人优势，促进中医药人文教育与专业教育有机融合，指导学生树立正确世界观、人生观、价值观，帮助学生立大志、明大德、成大才、担大任，坚定信念信心，努力成为堪当民族复兴重任的时代新人。

2. 优化知识结构，强化中医思维培养

在"十三五"规划教材知识架构基础上，进一步整合优化学科知识结构体系，减少不同学科教材间相同知识内容交叉重复，增强教材知识结构的系统性、完整性。强化中医思维培养，突出中医思维在教材编写中的主导作用，注重中医经典内容编写，在《内经》《伤寒论》等经典课程中更加突出重点，同时更加强化经典与临床的融合，增强中医经典的临床运用，帮助学生筑牢中医经典基础，逐步形成中医思维。

3. 突出"三基五性"，注重内容严谨准确

坚持"以本为本"，更加突出教材的"三基五性"，即基本知识、基本理论、基本技能，思想性、科学性、先进性、启发性、适用性。注重名词术语统一，概念准确，表述科学严谨，知识点结合完备，内容精炼完整。教材编写综合考虑学科的分化、交叉，既充分体现不同学科自身特点，又注意各学科之间的有机衔接；注重理论与临床实践结合，与医师规范化培训、医师资格考试接轨。

4. 强化精品意识，建设行业示范教材

遴选行业权威专家，吸纳一线优秀教师，组建经验丰富、专业精湛、治学严谨、作风扎实的高水平编写团队，将精品意识和质量意识贯穿教材建设始终，严格编审把关，确保教材编写质量。特别是对32门核心示范教材建设，更加强调知识体系架构建设，紧密结合国家精品课程、一流学科、一流专业建设，提高编写标准和要求，着力推出一批高质量的核心示范教材。

5. 加强数字化建设，丰富拓展教材内容

为适应新型出版业态，充分借助现代信息技术，在纸质教材基础上，强化数字化教材开发建设，对全国中医药行业教育云平台"医开讲"进行了升级改造，融入了更多更实用的数字化教学素材，如精品视频、复习思考题、AR/VR等，对纸质教材内容进行拓展和延伸，更好地服务教师线上教学和学生线下自主学习，满足中医药教育教学需要。

本套教材的建设，凝聚了全国中医药行业高等教育工作者的集体智慧，体现了中医药行业齐心协力、求真务实、精益求精的工作作风，谨此向有关单位和个人致以衷心的感谢！

尽管所有组织者与编写者竭尽心智，精益求精，本套教材仍有进一步提升空间，敬请广大师生提出宝贵意见和建议，以便不断修订完善。

国家中医药管理局教材办公室

中国中医药出版社有限公司

2021年5月25日

编写说明

为贯彻落实《中共中央 国务院关于促进中医药传承创新发展的意见》《教育部 国家卫生健康委 国家中医药管理局关于深化医教协同进一步推进医学教育改革与发展的意见》精神，全面提高中医药人才的培养质量，在国家中医药管理局教材办公室指导下，中国中医药出版社组织编写了全国中医药行业高等教育"十四五"规划教材《妇产科护理学》（第四版）。

随着社会的发展及科学技术的不断进步，妇产科临床实践发生了很大的变化。许多专科新知识、新技术和新方法相继面世，作为护理学专业的学生，需要了解这些变化；作为临床护理人员，更需要适应这些变化。《妇产科护理学》（第三版）在全国高等院校护理学教学中得到广泛应用，深受广大师生好评。本次修订，全体编者根据全国中医药行业高等教育"十四五"规划教材编写要求，综合第三版教材使用的反馈意见，本着科学、严谨、求实、创新的编写原则，进一步完善了本教材的编写框架和体系，严格依据专业培养目标、教学大纲、专业规范要求及护士执业考试需求，在吸取、继承同类教材精华的同时亦有所创新，在突出强化"三基"基础上，对部分内容进行了修订与补充，力求使本版教材更具有思想性、科学性、系统性、适用性和先进性，更好地培养学生的职业素养和实践、创新能力。

全书共23章，在内容编排方面，按妇女保健、产科、妇科、计划生育的顺序排列。其中产科按妇女妊娠、分娩、产后三个时段顺序排列，在各个时段又按先生理、后病理排列；妇科则按妇科炎症、生殖内分泌疾病、妇科肿瘤、妇科手术顺序排列，其中第一至第三章，概述妇产科护理学的定义范围、发展简史，女性生殖系统解剖、生理，预防与保健等；第四至第十二章，先论述妇女妊娠、分娩、产后的正常过程及护理，后论述其异常过程及护理；第十三至第二十一章，论述生殖系统炎症、滋养细胞疾病、生殖内分泌疾病、腹部手术、外阴阴道手术、子宫内膜异位症、不孕症、计划生育手术等的护理；第二十二至第二十三章，论述妇产科常用诊疗技术及常用护理技术。

本教材与上一版教材相比有两个主要变化：一是融入了课程思政内容，推进课程思政与中医药人文的融合，体现将"立德树人"作为教育的根本任务；二是增加了国内外最新的和成熟的妇产科护理理念与技术，以体现教材的与时俱进。

本教材的编写分工：第一章、第十三章由冯进编写；第二章、第十五章由王艳波编写；第三章及第八章的第八至第十节由李琳编写；第四章由郭趣编写；第五章由黄琳编写；第六章由王丽芹编写；第七章、第十八章由王茵编写；第八章的第一至第七节由杜静编写；第九章由黄海超编写；第十章由侯小妮编写；第十一章由胡倩倩编写；第十二章由郭闯编写；第十四章由吉彬彬编写；第十六章由江星编写；第十七章由刘贵香编写；第十九章、第二十章由崔轶凡编写；第二十一章由卢丹丹编写；第二十二章由罗宵编写；第二十三章由姚菲编写。

为进一步适应新时期中医药教育转型和中医药人才培养的需要，推动信息技术与教育教学的深度融合，我们根据全国中医药行业高等教育"十四五"规划教材数字化编写要求，由冯进、王丽芹、黄琳负责，全体编委参与，完成了《妇产科护理学》配套数字化教材的编写，供教师课堂教学和学生课后复习使用。本教材借助多媒体和网络平台等方法和手段，提供丰富形象的数字化教学资源（如PPT、图片、视频、动画、案例、试题等），力求丰富课堂教学、辅助教学及学生自主学习的内容，激发学生的学习兴趣和主观能动性，提高学生发现问题、分析问题和解决问题的能力。

本教材是护理学专业系列教材之一，由湖南中医药大学牵头，由17家单位有关专业人员共同编写完成，供全国高等中医药院校护理学专业本科学生使用，同时也适合在职护理人员及成人高等教育自学考试护理学专业学员学习使用，以及从事各层次护理学专业教学人员使用。

本教材在编写修订过程中，得到全体编者及所在单位的大力支持，同时也得到中国中医药出版社相关领导和编辑的鼎力相助，在此特表谢意！并向关心和支持本书编写和出版的同仁们表示感谢！特别铭记前版教材编者的辛勤付出！

本版教材难免有不妥之处，殷切希望所有使用本教材的师生和同道提出宝贵意见和建议，以便再版时修订提高。

《妇产科护理学》编委会

2021 年 4 月

目　录

第一章

绪 论

扫一扫，查阅本章数字资源，含PPT、音视频、图片等

一、妇产科护理学的起源与发展

在古代，因受到诸多因素的制约和影响，护理学仅为医学领域的一个组成部分。直至近代，随着社会和医学科学的发展、人类健康保健和医疗实践的需求变化，护理学才逐渐发展成为医学领域内一门独立的学科。妇产科护理学作为护理学的一个亚学科，也逐渐拥有专科理论和护理模式，日渐形成独特的专业。

妇产科护理学最早源于产科护理。自有人类，就有专人参与照顾妇女生育过程，这就是早期的产科及产科护理雏形。公元前 1500 年，古埃及 Ebers 古书中就有关于妇产科学的专论，追溯了公元前 2200 年古埃及民间对缓解产后阵痛的处理、胎儿性别的判断及妊娠的诊断方法，也有对分娩、流产、月经及一些妇科疾病处理方法的描述。古以色列《旧约全书》中记载了女子分娩至产后恢复需 33 ~ 36 天，阐明了月经期卫生、月经期禁止性交、经期以外的出血属于异常现象。古希腊著名的"医学之父"希波克拉底（Hippocrates）创立了著名的"希氏医学"，在医学巨著《希波克拉底文集》中描述了古希腊妇产科学及他反对堕胎的誓言，同时记录了关于阴道检查和妇科疾病的治疗经验。公元前 50 ~ 25 年，古罗马名医 Celsus 描述了子宫的结构，处女膜无孔引起阴道积血，十字切开放出积血后症状立即消失，并记述了用灼烙术治疗宫颈糜烂。

400 年，Rubbonla 在 Edssa 创建了第一家妇人医院，修女参加护理工作。500 年，外科学家 Susruta 首次报告了产褥感染，并分析原因后指出，接生人员接生前需修剪指甲并洗净双手。此后相当长的一段时间，由于社会进步和医学发展，医疗和护理逐渐摆脱了宗教和神学的色彩，患病妇女开始求助于医疗机构。

1576 年，P.Franco 创立了三叶产钳助产。1625 年，H.Van Roonhyze 著有《现代妇科与产科学》，记载了为子宫破裂和宫外孕者实行剖宫产术和膀胱阴道瘘修补术。此后剖宫产术开始兴起。妇产科和外科的结合由 W.Hunter（1718—1783 年）开始，C.White（1728—1813 年）首先提出产科无菌手术的概念和产褥感染的理论。J.Simpson（1811—1870 年）创立了麻醉学，使外科和妇产科发展达到新的阶段。1801 年阴道窥器问世，使妇科检查发生了重大变化。1846 年，美国医生 Morton 应用乙醚首次成功切除了腹部肿瘤，开启了腹部外科的历史。1853 年，英国医生 Burnham 成功完成了第一例经腹子宫切除术。20 世纪医学发展突飞猛进，腹腔镜技术于 40 年代应用于临床，从而使腹部手术发生了巨大变化，迄今绝大多数妇科手术均能在腹腔镜下完成。1957 年，华裔美国医生李敏求应用氨甲蝶呤治愈绒癌，开创了实体瘤化疗的先河。1960 年口服避孕药的上市，通过控制生育改变了妇女的生活，使妇女解放成为可能。1978 年，英国医生 Edwards 等采用体外受精和胚胎移植的方法诞生了第一例"试管婴儿"，推动了生殖科学的进一

步发展。20 世纪 80 ~ 90 年代，德国 Hausen 等确立了人乳头瘤病毒与子宫颈癌之间的因果关系，使子宫颈癌成为第一个病因明确的恶性肿瘤，并直接推动了 2006 年人类第一个肿瘤疫苗的问世。

中医学历史悠久，中医的护理方法、经验和理论都散在地记载在浩瀚的历代医籍中，多以调理、调摄、将护、抚养、侍候、侍疾等方式表现，或仅以一个"护"字来表现。

早在夏商周时期（中医妇产科的萌芽时期），甲骨文中就有关于生育疾患和预测分娩时间的卜辞，所记载的 21 种疾病中就有"疾育"（妇产科病）。《史记·楚世家》中有剖宫产手术的记载："陆终生子六人，坼剖而产焉。"当时也有"扁鹊，过邯郸，闻贵妇人，即为带下医"的记载。《左传·隐公元年》有"（郑）庄公寤生，惊姜氏"的难产记载。这些历史记载，均说明当时妇产科的护理工作已经起步。

战国时期《黄帝内经》中《灵枢·癫狂》云："治癫疾者，常与之居，察其所当取之处。"描述了观察病情（如病状、情绪、言谈、举止、饮食、起居等）的方法，给诊疗提供依据。该书中也有女子成长发育、衰老、月经疾病、妊娠的诊断和疾病治疗的诸多解释。

东汉张仲景《金匮要略》记载了妇人妊娠病、产后病、妇人杂病脉证并治三篇，有关于经、带、胎、产四大症的理论和治疗。其中妊娠病篇阐述了妊娠各类病证的诊断、鉴别诊断及辨证论治；产后病篇论述了新产妇人"三病"；妇人杂病脉证并治篇记载了除胎产疾患以外的妇科病证，率先创立了外阴冲洗和阴道纳药的方法，开创了妇科外治法的先河。在《伤寒杂病论》中有用蜜煎导方、猪胆汁灌肠排便等方法，需要护理人员的实施和介入。《华佗传》中记载了对死胎和双胎的处理。当时宫廷里设有女医，由于医护未明确分工，故所载调护之事也同时由她们完成。

晋代王叔和所著《脉经》第九卷记载了妇女经、带、胎、产诸病，提出特殊的月经表现和"离经脉"等观点。南齐褚澄《褚氏遗书》中反对早婚早育，提倡节欲；北齐徐之才《逐月养胎法》叙述了胎儿逐月发育情况和孕妇各月饮食起居应当注意的问题和针灸禁忌。

隋唐时期，妇产科学飞速发展，中医妇产科初具雏形。巢元方《诸病源候论》中有八卷专论损伤胞宫、冲任是妇产科疾病主要的病机。在《诸病源候论·妊娠欲去胎候》中有堕胎法等介绍。《诸病源候论·妇人杂病诸候》中载有"妇人新产，未满十日起行，以浣洗太早……若居湿席，令人苦寒……生青瘕"，阐述了产后疾病的病因病机。《诸病源候论·八瘕候》着重指出："若生未满三十日，以合阴阳，络脉分胞门伤，子户失禁，关节散，五脏六腑精液流行阴道，动百脉……子积与血气相遇犯禁，子精化，不足成子，则为脂瘕之聚。"认为产后过早房事应当绝对禁止，妇人产后一月，子宫、宫颈、阴道未恢复正常，若此时行房，极易引起出血和感染。最早的一部中医妇产科专著《经效产宝》对妊娠、难产、产后等各种疾病做出了评论，列出了药方，主要就孕妇在妊娠期间的情志、房事、劳逸、胎教等问题一一作了论述，并告诫说："所有产时看生人，不用意谨护而率挽胞系，断其胞，上掩心而夭命也。"意思是助产人员接生时，须悉心谨慎护理，若马马虎虎，轻率地将胞衣取出，随便地断损脐带，致使胞衣残留在胞宫内，进而引起出血不止，瘀血上逆抢心，将会造成有伤性命的严重后果。对于产后哺乳问题，《经效产宝》中有很有科学见地的阐述："产后宜裂去乳汁，不宜蓄积不出。恶汁（即变质的乳汁）内引瘀热（即引起发热），则（乳房）结硬坚肿，牵急疼痛，或渴思饮，其弥（即乳房）手近不得……若产后不曾乳儿，蓄积乳汁，亦结成痈。"告诉人们，不及时哺乳，乳汁可蓄积化生瘀热，引起乳腺炎等。孙思邈《备急千金要方·妇人方》三卷列为首论，上卷论妊娠胎产，中卷论杂病，下卷论调经。《备急千金要方·妇人方》指出，产妇临产时应保持安静，只需两三人一旁守护，切忌人多嘴杂而使产妇精神紧张，情志不安，容易因精力分散而造成难产。书中记载了葱管导尿法，这是当时护理操作技术的一大发明。

两宋时期，陈自明《妇人大全良方·调经门》中有关于经期护理的论述："若遇经行，最宜谨慎，否则与产后症相类，若被惊怒劳役，则气血错乱，经脉不行，多致劳瘵等疾。"说明了经期护理对妇女的影响。该书还以"妊娠随月服药将息（即护理）法""将护孕妇论"及"产后将护法"为题，对妊娠期间逐月的饮食、生活、情志等方面的注意事项和针灸禁忌等，分别作了较为详细的论述。强调孕妇临产时"若心烦，用水调服白蜜一匙，觉饥，吃糜粥少许，勿令饥渴，恐乏其力"；有关产后护理曰："产后虚赢者，皆由产后损伤气血所致，须当慎起居，节饮食、六淫七情，调养百日，庶得无疾。若中年及难产者，毋论日期，必须调平复，方可治事"。宋代《十产论》记载了多种难产及助产手法，如横产（肩产）、倒产（足产）、偏产（额产）、坐产（臀产）、碍产（脐带绊肩）等。其中横产转正法的描述"凡推儿之法，先推儿身令直上，通以中指摩其肩，推其上而正，引指攀其耳正之。须是产母仰卧然后推儿直上，徐徐正之。候其身正，门路皆顺，煎催生药一盏，令产妇服下，方可使用力，令儿下生"。反映了当时对难产的处理已积累了相当丰富的经验。

金元时期，张子和《儒门事亲》中常用汗、吐、下三法，以驱邪为主，曾记载了"一妇人临产……子死于腹……急取秤钩，续以壮绳……钩其死胎"的病案，是其牵引助产的成功案例。朱丹溪在其《格致余论》和《丹溪心法》两书中大力宣传"养生""节欲"等观点，对于妊娠转胞，创"丹溪举胎法"以救其急；对于子宫脱垂，以五倍子作汤洗涤下脱之子宫，以皱其皮使其缩复的"皮工"疗法；对于因难产导致的"膀胱阴道瘘"，提出补气血法治疗理论。

明清时期，《景岳全书·妇人规》中有孕妇应"分床独宿，清心静养，则临盆易生，易育，得子少病而多寿，倘或房劳不慎，必致阴虚火旺，半产滑胎，可不谨钦"。为减少难产及维护产妇婴儿健康，《景岳全书·妇人规》中说："产妇产室，当使温凉得宜。若产在春夏，宜避阳邪风是也；产在秋冬，宜避阴邪寒是也。故于盛暑之时不可冲风取凉。"《沈氏女科辑要·养胎》中有记载："有孕后，睡时须两边换睡，不可尽在一边，使小儿左右便利，则产时中道而易生矣。孕妇不可登高上梯，恐倾跌有损，不可伸手高处取物，恐胎伤而子啼腹中。"《大生要旨·胎前》提出："凡妊娠至临月，当安神定虑，时常步履，不可多睡。"《医学心悟·妇人门》专门写了"妊娠药忌歌"，列出乌头、附子等 30 种代表药物，告诫孕妇忌用。《医学心悟·临产须知》云："不可食硬饭糍粽，恐产后有伤食之病。"《达生篇·卷上·宜忌》云："临产……饮食宜频频少与，或鸡、鸭、肚、肺等，清汤更妙。"《达生篇》还提出了临产六字真言"睡、忍痛、慢临盆"。中医对产后调护亦非常重视，王肯堂在《证治准绳·女科》中更是告诫："小产不可轻视，将养十倍于正产可也。"清代《王氏医存》中提出："凡妇人未孕之前有宿病者，若是气分小恙，乘产后一月内医治可愈；若是气分大病，由新产以至满月，必得良医，细心调理，又须家人小心照护，寒暑雨，毫不可懈，乃能保全。"

至近代，随着妇女分娩场所由家庭转为医院，产科护理的人员结构和性质发生了根本性的变化，一批受过专业训练、具备特殊技能的护理人员参与到产科护理工作中，也经历着"以疾病为中心"向"以患者为中心"的护理变革。"以整体人的健康为中心的护理"将成为当代护理学的发展趋势。

二、现代妇产科护理学的进展与展望

为适应医学模式转变和社会发展过程中人们对生育、健康及医疗保健需求的变化，妇产科护理模式也随着现代护理学发展的趋势与时俱进地做出相应的调整，妇产科护理概念从单纯"疾病"的护理，调整为"保障人类健康"的护理；护士的工作范围也由医院扩大到家庭、社区乃至整个社会；工作内容随着妇产科学内涵的拓展而更加丰富，强调重视患者的生理、病理、社会、文化、精神等多方面的需求，提供适合患者的最佳整体护理。

可以说，开展"以家庭为中心的产科护理"（family centered maternity care）是现代护理学中最具典型意义的整体护理，代表了目前妇产科护理的发展趋向。"以家庭为中心的产科护理"被定义为：确定并针对个案、家庭、新生儿在生理、心理、社会等方面的需要及调适，向他们提供具有安全性和高质量的健康照顾，尤其强调提供促进家庭成员间的凝聚力和维护身体安全的母婴照顾。开展"以家庭为中心的产科护理"，对孕妇家庭而言，有利于建立养育和亲密的家庭关系；有助于完成及扮演称职父母的角色；有助于产生积极的生育经验和满足感；在产后最初几个月内，父母及新生儿之间容易建立积极的养育经验和满足感，容易建立积极的相互依附关系（亲子关系），有助于父母建立自信心。对医护人员而言，不仅能为护理对象提供连续性的健康照顾，还可以及时获得个案及家庭的反馈信息，真正落实"以患者为中心"的服务宗旨；减少并发症；便于促进工作人员间建立良好的协调关系；充分发挥护士独立性角色功能，提高护理人员的工作成就感。大量资料表明，开展"以家庭为中心的产科护理"具有可行性。

目前，产科护理发展迅速，正逐渐与世界产科护理接轨，从国情出发正着手多种形式的改革和尝试。如产科理论体系中以母亲为中心的理论体系被母子统一管理的理论体系所取代，母婴同室应运而生。产科诊断技术不断创新，如羊水、绒毛细胞、胎儿血细胞培养筛查遗传疾病和先天性畸形；开展遗传咨询、遗传筛查、出生前诊断等项目，提高人口质量。妇产科护理技术呈现专业化，导乐分娩、自由体位分娩、无痛分娩、水中分娩、陪伴分娩、新生儿抚触、胎儿远程监护相继应用于临床，并提倡产程少干预、晚断脐、不常规会阴侧切等。

三、妇产科护理学的课程特点与学习方法

妇产科护理学是一门诊断并处理女性对现存和潜在健康问题的反应，为妇女健康提供服务的科学，也是现代护理学的重要组成部分。其研究对象包括生命各阶段不同健康状况的女性，以及相关的家庭成员和社会成员。其内容涵盖孕产妇的护理、妇科疾病患者的护理、妇女保健及计划生育指导等。学习本课程的目的在于掌握专科理论和技术，为患者解除病痛，促进康复，帮助患者恢复生活自理能力；为健康女性提供自我保健知识，预防疾病并维持健康状态。

妇产科护理学有其自身特点：第一，妇产科护理学主要涉及女性生殖系统，但与整体密不可分。第二，妇产科护理学虽然分为产科护理学和妇科护理学，但两者有共同的基础即女性生殖系统，许多产科疾病与妇科疾病互为因果。第三，妇产科护理学不仅涉及临床护理，同时也涉及预防保健。正确认识妇产科护理学课程的特点，对全面掌握妇产科护理学理论、提高实践能力极为重要。

妇产科护理学不仅具有医学特征，而且还具有独立和日趋完整的护理及相关理论体系。诸如家庭理论、Orem自我护理模式、Roy的适应模式及Maslow人类基本需要层次论等，都是妇产科护理活动的指导理论。熟悉和掌握这些相关理论，有助于在实践中运用并发展这些理论。在日常工作中，强调"针对个案不同需求提供不同层次的服务，最终使其具备不同程度的自理能力"是Orem护理模式的核心。妊娠是女性生命过程中的一个特殊生理阶段，为此，正常的孕产妇应该摆脱"患者"的角色，承担相应的自我护理活动。

妇产科护理学是一门专科性及实践性极强的科学，学习者不仅要掌握医学基础学科和社会人文学科相关知识，还需掌握护理学基础、内科护理学、外科护理学等知识，并强调理论联系实际。在临床实践中，要坚持针对个体差异提供个体化整体护理，为患者提供高质量的护理服务活

动，最大限度满足护理对象的需求。

【复习思考题】

1. 结合我国实情，简述妇产科护理发展前景。

2. 试述我国为体现"以人为中心"的护理理念，在妇产科护理方面做出的改革。

3. 简述如何学好妇产科护理学这门课程。

第一节　女性生殖系统解剖

女性生殖系统包括内、外生殖器官及其相关组织。

一、外生殖器

女性外生殖器（external genitalia）又称外阴（vulva），是女性生殖器官的外露部分，包括耻骨联合至会阴及两股内侧之间的组织（图2-1），包括阴阜、大阴唇、小阴唇、阴蒂、阴道前庭。

1. 阴阜（mons pubis）　为耻骨联合前面隆起的脂肪垫。青春期该部皮肤开始生长阴毛，呈倒置三角形分布。阴毛为女性第二性征之一，其疏密、粗细、色泽存在种族和个体差异。

2. 大阴唇（labium majus）　为两股内侧一对纵行隆起的皮肤皱襞，起自阴阜，止于会阴。大阴唇外侧面为皮肤，皮层内含皮脂腺和汗腺，青春期长出阴毛；内侧面皮肤湿润似黏膜。大阴唇皮下为疏松结缔组织和脂肪组织，内含丰富的血管、淋巴管和神经。当局部受伤时，易发生出血，可形成大阴唇血肿。未产妇女两侧大阴唇自然合拢，遮盖阴道口和尿道口，起防御作用；经产妇大阴唇因受分娩影响向两侧分开；绝经后大阴唇呈萎缩状，阴毛变稀少。

3. 小阴唇（labium minus）　为位于大阴唇内侧一对较薄的皮肤皱襞。表面湿润、色褐、无毛，富含神经末梢较敏感。两侧小阴唇前端相互融合，再分为前后两叶，前叶形成阴蒂包皮，后叶与大阴唇后端在正中线会合形成阴唇系带，经产妇受分娩影响此系带已不明显。

4. 阴蒂（clitoris）　位于两侧小阴唇顶端的联合处，与男性阴茎同源，由海绵体构成，具有勃起性。阴蒂分为3部分，前为阴蒂头，中为阴蒂体，后为两个阴蒂脚。仅阴蒂头显露于外阴，富含神经末梢，极其敏感，为性反应器官。

5. 阴道前庭（vaginal vestibule）　为阴蒂、阴唇系带、两小阴唇所形成的菱形区，其内有尿道外口和阴道口。阴道口与阴唇系带之间有一浅窝，称舟状窝，又称阴道前庭窝，经产妇因分娩时阴唇系带撕伤，舟状窝常不复见。在此区域内有以下组织。

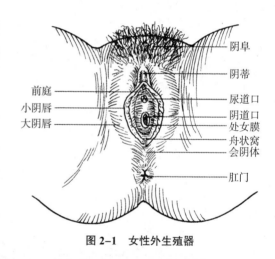

图2-1　女性外生殖器

阴阜
阴蒂
尿道口
阴道口
处女膜
舟状窝
会阴体
肛门
前庭
小阴唇
大阴唇

（1）前庭球（vestibular bulb）：又称球海绵体，位于前庭两侧，由具有勃起性的组织构成，表面被球海绵体肌覆盖。

（2）前庭大腺（major vestibular gland）：又称巴多林腺（Bartholin gland），位于大阴唇后部，如黄豆大小，左右各一。腺管细长（1~2cm），向内侧开口于前庭后方小阴唇与处女膜之间的沟内，性兴奋时分泌黄白色黏液润滑阴道。正常情况检查时不能触及此腺，当感染致腺管口闭塞，可形成前庭大腺囊肿或脓肿，能看到或触及前庭大腺肿大、压痛。

（3）尿道外口（external orifice of urethra）：位于阴蒂头的下方及前庭的前部，为一不规则的圆形孔。女性尿道外口的后壁有一对并列腺体，称尿道旁腺，其分泌物有润滑尿道口的作用，但此腺易潜藏病原菌致感染。

（4）阴道口（vaginal orifice）及处女膜（hymen）：阴道口位于前庭后部，尿道口下方，其大小、形状常不规则。阴道口周缘覆盖一层较薄黏膜皱襞，称为处女膜，内含结缔组织、血管及神经末梢。膜中央有一小孔，孔的形状、大小及膜的厚薄因人而异。处女膜多在初次性交时破裂或可因剧烈运动破裂，并受分娩影响而进一步破损，经阴道分娩后仅留有处女膜痕。

二、内生殖器

女性内生殖器（internal genitalia）包括阴道、子宫、输卵管及卵巢，后二者常被称为子宫附件（uterine adnexa）（图2-2）。

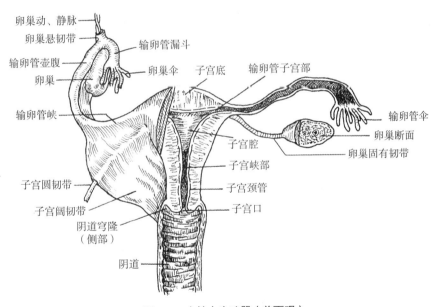

图2-2　女性内生殖器（前面观）

（一）阴道

阴道（vagina）是性交器官，也是月经血排出及胎儿娩出的通道。

1.位置和形态　位于真骨盆下部中央。上端包绕宫颈，下端开口于阴道前庭后部，前与膀胱和尿道相邻，后与直肠贴近。前壁长7~9cm，后壁长10~12cm，呈上宽下窄、前短后长的肌性管道。环绕宫颈周围的阴道部分称阴道穹隆（vaginal fornix），按其位置分为前、后、左、右4部分，其中后穹隆最深，与直肠子宫陷凹相邻，是盆腔的最低部分，当该陷凹有积液时，可经阴道后穹隆进行穿刺或引流，是诊断某些疾病或实施手术的途径。

2. 组织结构　阴道壁自内向外由黏膜层、肌层和纤维组织膜构成。阴道黏膜呈淡红色，由复层鳞状上皮覆盖，无腺体，青春期后受性激素影响发生周期性变化，并形成较多横行皱襞，具有较强的伸展性。幼女及绝经后妇女因缺乏性激素，阴道黏膜薄、皱襞少、伸展性小、抵抗力差，易感染。阴道肌层由内环和外纵两层平滑肌构成，肌层外面为一层纤维组织膜。阴道壁富有静脉丛，损伤后易出血或形成血肿。

（二）子宫

子宫（uterus）是产生月经的空腔器官；性交后，子宫是精子到达输卵管的通道；受孕后，子宫是胚胎和胎儿发育的部位；分娩时，子宫有效的收缩，能使胎儿、胎盘娩出。

1. 位置和形态　子宫为壁厚、以肌肉为主的空腔器官，位于盆腔中央。前有膀胱，后有直肠，下接阴道，两侧连接输卵管。在膀胱空虚状态下，正常成人子宫一般呈轻度前倾前屈位。

成年未孕女性子宫呈倒置梨形，重50～70g，长7～8cm，宽4～5cm，厚2～3cm，宫腔容量约5mL。子宫上部较宽称为子宫体（corpus uteri），其上端隆突部分称为子宫底（fundus uteri），子宫底两侧为子宫角（cornua uteri），与输卵管相通。子宫下部较窄呈圆柱状部分称为子宫颈（cervix uteri），宫颈下端伸入阴道内的部分称为宫颈阴道部；在阴道以上的部分称为宫颈阴道上部。宫体与宫颈的比例随年龄发生变化，婴儿期为1:2，生育期为2:1，老年期为1:1。

子宫腔（uterine cavity）为上宽下窄的三角形，两侧与输卵管管腔相通，下端与宫颈管腔相通。宫体与宫颈之间形成最狭窄的部分称为子宫峡部（isthmus uteri），非孕期长约1cm，其上端因解剖上较狭窄，称为解剖学内口；其下端因黏膜组织在此处由宫腔内膜转变为宫颈黏膜，称为组织学内口。宫颈内腔呈梭形，称为宫颈管（cervical canal）；其下端称为宫颈外口（图2-3）。未经阴道分娩的妇女宫颈外口呈圆形；经阴道分娩的妇女宫颈外口呈"一"字形横裂，将宫颈分为前唇和后唇。

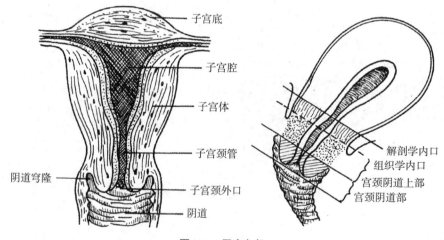

图2-3　子宫各部

2. 组织结构　宫体和宫颈的组织结构不同。

（1）子宫体：子宫体壁由3层组织构成，由外向内分为浆膜层、肌层和黏膜层。①浆膜层：为覆盖宫底及其前后壁的脏层腹膜，与肌层紧贴。在子宫前壁近子宫峡部处，腹膜与子宫壁结合较疏松，向前返折覆盖膀胱，形成膀胱子宫陷凹，并继续向上与前腹壁腹膜相连续；在子宫后壁至宫颈后方及阴道后穹隆处腹膜又折向直肠，形成直肠子宫陷凹（rectouterine pouch），并向上与后腹膜相连续。②肌层：为子宫壁最厚的一层，由平滑肌束和弹力纤维组成，其内有血管穿行。

肌束纵横交错，分为3层：外层纵行，内层环行，中间层交织呈网状。产后子宫收缩，肌层的这种排列结构可有效压迫血窦制止出血。③黏膜层：即子宫内膜，分为3层：致密层、海绵层和基底层。内膜表面2/3为致密层、海绵层，统称为功能层，从青春期开始，受卵巢性激素影响，功能层会发生周期性变化而脱落。基底层为靠近子宫肌层的1/3内膜，不受卵巢性激素影响，不发生周期性变化。

（2）宫颈：主要由结缔组织构成，含少量平滑肌纤维和弹力纤维。宫颈管黏膜上皮被覆单层高柱状上皮，黏膜层内有许多腺体，分泌的碱性黏液受性激素影响发生周期性变化，可形成黏液栓阻塞宫颈管，防止病原体入侵。宫颈阴道部被覆复层鳞状上皮，表面光滑。子宫颈外口柱状上皮与鳞状上皮交界处是宫颈癌的好发部位。

3. 子宫韧带 子宫借助4对韧带及骨盆底肌肉和筋膜的支托作用，来维持子宫的正常位置。这4对韧带是圆韧带、阔韧带、主韧带、宫骶韧带（图2-4）。

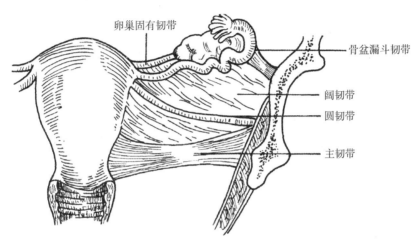

图2-4 子宫各韧带

（1）圆韧带（round ligament）：呈圆索状，起自两侧宫角的前面、输卵管近端的下方，向前下方伸展达骨盆壁，再穿过腹股沟管止于大阴唇前端。直接维持子宫的前倾位置。

（2）阔韧带（broad ligament）：位于子宫两侧的一对双层腹膜皱襞，由覆盖子宫前后壁的腹膜向两侧延伸至骨盆壁所形成。阔韧带上缘游离，内2/3部包裹输卵管，外1/3部移行为骨盆漏斗韧带（infundibulopelvic ligament）或称卵巢悬韧带（suspensory ligament of the ovary）。卵巢内侧与宫角之间的阔韧带移行增厚形成卵巢固有韧带或卵巢韧带。骨盆漏斗韧带和卵巢固有韧带共同起固定卵巢的作用。阔韧带中有丰富的血管、神经、淋巴管及大量疏松结缔组织称为宫旁组织。子宫动静脉和输尿管均从阔韧带基底部穿过。阔韧带可限制子宫向两侧倾斜，使子宫保持在骨盆腔正中位置。

（3）主韧带（cardinal ligament）：又称宫颈横韧带，横行于宫颈两侧和骨盆侧壁之间，是一对短而坚韧的平滑肌与结缔组织纤维束。主韧带固定子宫颈，保证子宫不向下脱垂。

（4）宫骶韧带（uterosacral ligament）：是起于宫体与宫颈交界处的侧后上方，向两侧绕过直肠到达第2、3骶椎前面的筋膜。宫骶韧带将宫颈向后向上牵引，间接维持子宫前倾位置。

（三）输卵管

输卵管（oviduct）是精子与卵子相遇受精的部位。有向宫腔输送受精卵的作用。

1. 位置和形态 输卵管是一对细长弯曲的肌性管道，位于子宫阔韧带的上缘内，全长

8～14cm。其内侧与宫角相连，通于宫腔；外端游离，开口于腹腔，与卵巢相近。根据输卵管的形态，由内向外分为4部分（图2-5）：①间质部（interstitial portion）：指与子宫角相连的部分，长约1cm，管腔狭窄。②峡部（isthmic portion）：在间质部外侧，长2～3cm，直而细，管腔较窄。③壶腹部（ampulla portion）：在峡部外侧，长5～8cm，管腔较宽大，受精常发生于此。④伞部（fimbrial portion）：为输卵管的末端，长1～1.5cm，开口于腹腔，管口有许多指状突起，有"拾卵"作用。

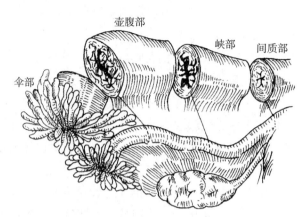

图2-5　输卵管各部及其横断面

2. 组织结构　输卵管壁由黏膜层、肌层和浆膜层3层结构组成。①黏膜层：由单层高柱状上皮组成，分为纤毛细胞、无纤毛细胞、楔状细胞及未分化细胞4种。其中纤毛细胞形成的纤毛向宫腔方向摆动有助于运送卵子和受精卵；无纤毛细胞有分泌作用；楔状细胞可能为无纤毛细胞的前身；未分化细胞是上皮的储备细胞。输卵管黏膜受性激素影响，可发生周期性变化，但不如子宫内膜明显。②肌层：由内环行、外纵行的两层平滑肌组成，肌层有节律的收缩，可引起输卵管由远端向近端蠕动。输卵管肌层的收缩亦可受性激素影响发生周期性变化。③浆膜层：是腹膜的一部分，即阔韧带的上缘。

（四）卵巢

卵巢（ovary）是产生与排出卵细胞、分泌性激素的一对性腺器官。

1. 位置和形态　卵巢位于输卵管的后下方，外侧以骨盆漏斗韧带连于骨盆壁，内侧以卵巢固有韧带与子宫角相接。成年女性卵巢大小约4cm×3cm×1cm，重5～6g，呈灰白色，扁椭圆形。青春期前，卵巢表面光滑；青春期排卵后，卵巢表面逐渐变得凹凸不平；绝经后卵巢萎缩变小、变硬。

2. 组织结构　卵巢表面被单层立方上皮所覆盖，称为生发上皮；其内有一层纤维组织称卵巢白膜。白膜下为卵巢实质，分为皮质与髓质。皮质在外，内有数以万计的原始卵泡及致密结缔组织；髓质在中心，无卵泡，含疏松结缔组织及丰富的血管、神经、淋巴管及少量平滑肌纤维（图2-6）。卵巢无腹膜覆盖，有利于排卵，但卵巢癌时恶性肿瘤易于播散。

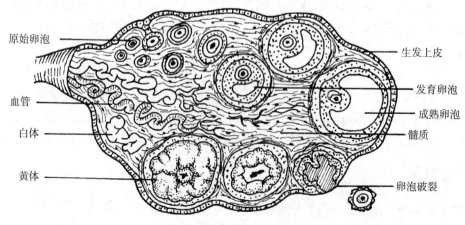

图2-6　卵巢的构造（切面）

三、内生殖器邻近器官

女性内生殖器官与盆腔各邻近器官不仅位置相邻，而且血管、神经及淋巴也有密切联系，在疾病的发生、诊断和治疗方面互相影响。当某一器官有病变时，如创伤、感染、肿瘤等，易累及邻近器官。

1. 尿道（urethra） 女性尿道长 4 ~ 5cm，位于耻骨联合和阴道前壁之间，从膀胱三角尖端开始，穿过泌尿生殖膈，止于阴道前庭部的尿道外口。女性尿道短而直，紧邻阴道，易发生泌尿系统感染。

2. 膀胱（urinary bladder） 位于耻骨联合与子宫之间，为一空腔肌性器官，其大小、形状、位置可因充盈状态及邻近器官的情况而变化。膀胱充盈时可凸向骨盆腔甚至腹腔，妨碍妇科检查，手术中易误伤，故妇科检查及手术前须排空膀胱；相反如果经腹部行盆腔器官 B 超检查时则需使膀胱充盈，才能清晰地进行探查。

3. 输尿管（ureter） 为一对肌性圆索状管道，长约 30cm，粗细不一，最细部分的直径仅 3 ~ 4mm，最粗部分可达 7 ~ 8mm。输尿管在腹膜后，自肾盂开始，沿腰大肌前面偏中线侧下行，于骶髂关节处经髂外动脉起点的前方进入骨盆继续下行，至阔韧带底部转向前内方，距宫颈外侧约 2cm 处，在子宫动脉的后方与之交叉，再经阴道侧穹隆顶端绕向前方而进入膀胱。在子宫切除结扎子宫动脉时，应避免损伤输尿管（图 2-7）。

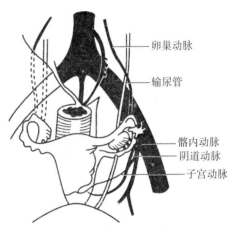

图 2-7 输尿管与子宫动脉的关系

（图中标注：卵巢动脉、输尿管、髂内动脉、阴道动脉、子宫动脉）

4. 直肠（rectum） 位于盆腔后部，上接乙状结肠，下接肛管，从左侧骶髂关节至肛门，全长 15 ~ 20cm。前为子宫及阴道，后为骶骨。肛管长 2 ~ 3cm，在其周围有肛管内、外括约肌及肛提肌。肛管外括约肌属随意肌，是骨盆底浅层肌肉的一部分。因此，妇科手术及分娩处理时均应注意避免损伤肛管、直肠。

5. 阑尾（vermiform appendix） 上接盲肠，远端游离，长 7 ~ 9cm，通常位于右髂窝内，其位置、长短、粗细变化颇大，有的下端可达右侧输卵管及卵巢部位。妊娠期阑尾位置可随妊娠月份增加而逐渐向上外方移位。因此，妇女患阑尾炎时可能会累及子宫附件。

四、血管、淋巴及神经

1. 血管 女性内、外生殖器官的血液供应主要来自卵巢动脉、子宫动脉、阴道动脉及阴部内动脉。各部位的静脉均与同名动脉伴行，但在数量上较动脉多，并在相应器官及其周围形成静脉丛，且相互吻合，因此盆腔静脉感染容易蔓延。

2. 淋巴 女性生殖器官和盆腔具有丰富的淋巴系统，淋巴结均沿相应的血管而行，主要分为外生殖器淋巴与盆腔淋巴两组。外生殖器淋巴结分为腹股沟浅淋巴结和腹股沟深淋巴结。盆腔淋巴结分为 3 组，即髂淋巴组（包括闭孔、髂内、髂外及髂总淋巴结）、骶前淋巴组和腰淋巴组。各淋巴液首先汇集进入髂动脉的各淋巴结，然后注入腹主动脉周围的腰淋巴结，最后汇入第二腰椎前方的乳糜池。当内、外生殖器官感染或出现肿瘤时，常沿其各自回流的淋巴管传播，导致相应淋巴结肿大。

3. 神经 支配外生殖器的神经主要为阴部神经，由第 Ⅱ、Ⅲ、Ⅳ 骶神经分支组成，包括感觉神经和运动神经。沿阴部内动脉，在坐骨结节内侧下方分成 3 支，分布于会阴、阴唇、阴蒂、肛门周围。内生殖器主要受交感神经与副交感神经所支配。交感神经纤维自腹主动脉前神经丛发出，下行入盆腔后分为卵巢神经丛和骶前神经丛，分别分布于卵巢、输卵管、子宫和膀胱上部等。骨盆神经丛中有来自第 Ⅱ、Ⅲ、Ⅳ 骶神经的副交感神经纤维以及向心传导的感觉神经纤维。但子宫平滑肌有自律活动，完全切除其神经后仍能产生有节律的收缩，并能完成分娩活动。临床上可见下半身截瘫的产妇能顺利自然分娩。

五、骨盆

骨盆（pelvis）为生殖器官所在之处，也是胎儿娩出的通道。女性骨盆除了可支持上部躯体重量使其均匀分布于下肢、独立支持和保护盆腔内脏器外，还是胎儿娩出时必经的骨性产道。其大小、形态和分娩有密切关系。

1. 骨盆的组成

（1）骨盆的骨骼：骨盆由左右 2 块髋骨（os coxae）和 1 块骶骨（os sacrum）及 1 块尾骨（os coccyx）组成。每块髋骨又由髂骨（os ilium）、坐骨（os ischium）及耻骨（os pubis）融合而成；骶骨由 5 ~ 6 块骶椎合成；尾骨由 4 ~ 5 块尾椎组成（图 2-8）。

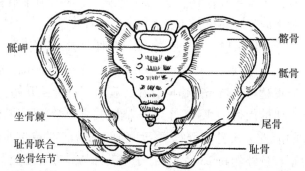

图 2-8 正常女性骨盆（前上观）

（2）骨盆的关节：包括耻骨联合（pubic symphysis）、骶髂关节（sacroiliac joint）和骶尾关节（sacrococcygeal joint）。两耻骨间有纤维软骨，形成耻骨联合，位于骨盆的前方，其上下有耻骨韧带附着。骶髂关节位于骶骨与髂骨之间，在骨盆后方，其前为骶髂韧带。骶尾关节为骶骨和尾骨的联合处。

（3）骨盆的韧带：骨盆各部之间的韧带，较为重要的有骶、尾骨与坐骨结节之间的骶结节韧带（sacrotuberal ligament），以及骶、尾骨与坐骨棘之间的骶棘韧带（sacrospinous ligament）（图 2-9）。骶棘韧带宽度即坐骨切迹宽度，是判断中骨盆是否狭窄的重要标志。妊娠期受卵巢激素的影响，骨盆的韧带较松弛，各关节活动度略增加，尤其是骶尾关节，分娩时尾骨后翘，有利于胎儿的娩出。

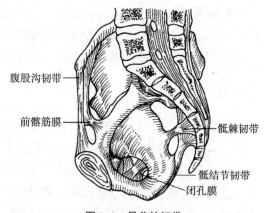

图 2-9 骨盆的韧带

2. 骨盆的分界　以耻骨联合上缘、髂耻缘及骶岬上缘的连线为界，将骨盆分为上下两部分。分界线以上部分为假骨盆，又称大骨盆，为腹腔的一部分，前为腹壁下部，两侧为髂骨翼，后为第 5 腰椎；分界线以下部分为真骨盆，又称小骨盆或骨产道（图 2-10）。测量假骨盆某些径线可间接了解真骨盆的大小。真骨盆的标记有：①骶岬，第一骶椎向前凸出，形成骶岬，是妇科腹腔镜手术的重要标志之一，也是骨盆内测量对角径的指示点。②坐骨棘，坐骨后缘中点凸出的部分，可经肛诊或阴道检查触到，是分娩过程中衡量胎头下降程度的重要标志。③耻骨弓，耻骨两降支的前部构成耻骨弓，正常角度为 90° ~ 100°。

3.骨盆的平面　一般人为地将骨盆分为3个与分娩有关的假想平面。①骨盆入口平面，为真假骨盆分界面，呈横椭圆形，前为耻骨联合上缘，两侧为髂耻缘，后为骶岬上缘；②中骨盆平面，最狭窄，呈前后径长的纵椭圆形，其前为耻骨联合下缘，两侧为坐骨棘，后为骶骨下端；③骨盆出口平面，由两个不在同一个平面的三角形组成，两个三角具有共同的底边即坐骨结节间径，前三角平面的顶端为耻骨联合下缘，两侧为耻骨联合降支，后三角顶端为骶尾关节，两侧为骶结节韧带。

连接骨盆腔各平面中点的假想曲线，称为骨盆轴，也称产轴。此轴上段向下向后，中段向下，下段向下向前，胎儿即沿此轴娩出（图2-11）。

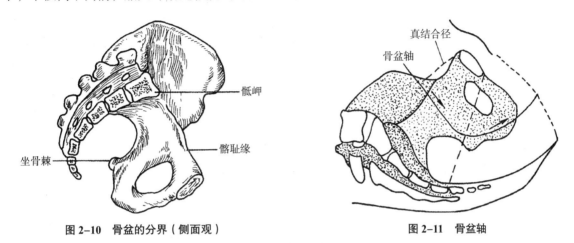

图2-10　骨盆的分界（侧面观）　　　　　　　图2-11　骨盆轴

4.骨盆的类型　骨盆的形态、大小，个体差异极大，即使骨盆外径线的测量值正常，其外形和肌肉发育亦不相同。造成此差异的因素有遗传、营养、生长发育、疾病等。通常按 Callwell 与 Moloy 的骨盆分类法，分为4种类型（图2-12）：女型骨盆、男型骨盆、类人猿型骨盆、扁平型骨盆。

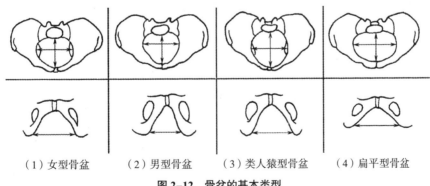

（1）女型骨盆　　（2）男型骨盆　　（3）类人猿型骨盆　　（4）扁平型骨盆

图2-12　骨盆的基本类型

（1）女型骨盆：骨盆入口横径较前后径稍长，呈横椭圆形。骨盆的侧壁直，坐骨棘不突出，耻骨弓较宽，坐骨棘间径≥10cm。此型为女性正常骨盆形态，我国妇女中此型骨盆最常见。

（2）男型骨盆：骨盆入口略呈三角形，两侧壁内聚，坐骨棘突出，耻骨弓狭窄，骶骨较直而前倾。此型骨盆呈漏斗状，常造成难产，在我国妇女中较少见。

（3）类人猿型骨盆：骨盆入口呈长椭圆形，骨盆入口、中骨盆及骨盆出口的横径均缩短，前后径略长。两侧壁稍内聚，坐骨棘较凸出，耻骨弓较窄，而骶骨向后倾斜，故骨盆前部较窄而后部较宽。骶骨常有6节且较直，骨盆腔较其他型深。在我国妇女中不常见。

（4）扁平型骨盆：骨盆入口前后径短而横径长，呈扁椭圆形，耻骨弓宽，骶骨失去正常弯度，变直向后翘或深弧型，故骨盆浅。在我国妇女中较常见。

六、骨盆底

骨盆底（pelvic floor）由多层肌肉和筋膜组成，封闭骨盆出口，主要作用为承载盆腔脏器并
保持其正常位置。骨盆底的前方为耻骨
联合下缘，后方为尾骨尖，两侧为耻骨
降支、坐骨升支及坐骨结节。以两侧坐
骨结节前缘的连线为界，将骨盆底分为
前后两部：前部为尿生殖三角，有尿道
和阴道通过；后部为肛门三角，有肛管
通过。骨盆底由外向内有 3 层组织。

1. 外层　即浅层筋膜与肌肉。在外
生殖器、会阴皮肤及皮下组织的下面，
有一层会阴浅筋膜，其深面由 3 对肌肉
（球海绵体肌、坐骨海绵体肌和会阴浅横
肌）和肛门外括约肌组成，其肌腱会合
于阴道外口与肛门之间，形成中心腱
（图 2-13）。

2. 中层　即泌尿生殖膈。由上、下
两层坚韧筋膜及一层薄肌肉组成，覆盖
于骨盆出口前三角平面上，其中有尿道
与阴道穿过。在两层筋膜间有一对走行
于两侧坐骨结节至中心腱的会阴深横肌
及位于尿道周围的尿道括约肌（图
2-14）。

3. 内层　即盆膈。为骨盆底最内层，
由肛提肌及其内、外面的筋膜所组成，
最为坚韧，封闭了骨盆出口的大部，亦
为尿道、阴道及直肠所贯通（图 2-15）。
肛提肌的主要作用是加强盆底的托力，
其中部分肌纤维在阴道及直肠周围交织
密切，有效加强了肛门与阴道括约肌
肌力。

会阴（perineum）是指阴道口与肛
门之间的软组织，由外向内逐渐变窄呈
楔状，厚 3 ~ 4cm，表面为皮肤及皮下
脂肪，内层为会阴中心腱，又称会阴体

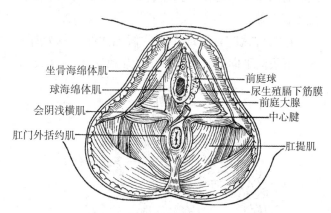

图 2-13　骨盆底浅层肌层

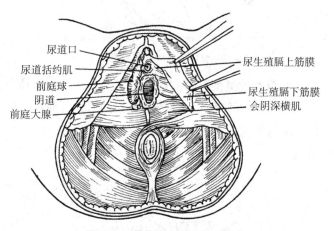

图 2-14　骨盆底中层肌层及筋膜

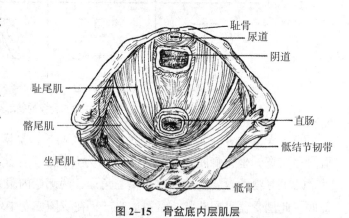

图 2-15　骨盆底内层肌层

（perineal body）。妊娠期会阴组织变软有利于分娩，分娩时要保护此区，以免造成会阴裂伤。

第二节 女性生殖系统生理

一、女性一生各阶段的生理特点

女性从胚胎形成到衰老是一个渐进的生理过程，体现了下丘脑 – 垂体 – 卵巢轴功能发育、成熟和衰退的过程。根据其生理特点可划分为 7 个阶段，但并无截然界限，可因遗传、环境、营养等因素影响而有个体差异。

1. 胎儿期（fetal period） 从受精卵形成到胎儿娩出，共 266 日（从末次月经算起 280 日）。受精卵是由父系和母系来源的 23 对（46 条）染色体组成，其中 1 对染色体决定性别，称性染色体（sex chromosome）。性染色体 X 与 Y 决定着胎儿的性别，即 XX 合子发育为女性，XY 合子发育为男性。胚胎 6 周后原始性腺开始发育，8 ~ 10 周性腺组织才出现卵巢结构。卵巢形成后，因无雄激素，两条副肾管发育成女性生殖道。

2. 新生儿期（neonatal period） 出生后 4 周内称新生儿期。刚出生的女性新生儿常表现为外阴较丰满、乳房略隆起甚至少许泌乳，原因是女性胎儿在母体内受来自胎盘及母体性腺所产生的女性激素影响所致。出生后脱离母体环境，新生儿血中女性激素水平迅速下降，可出现少量阴道流血。这些生理变化短期内均能自然消退，属正常的生理现象。

3. 儿童期（childhood） 从出生 4 周到 12 岁左右称儿童期。儿童早期（约 8 岁之前），性腺轴功能处于抑制状态，卵泡无雌激素分泌，生殖器仍为幼稚型。阴道狭长、上皮薄、无皱襞，细胞内缺乏糖原；宫体小，宫颈长，比例约为 1∶2，子宫肌薄；输卵管细且弯曲；卵巢长而窄，卵泡低度发育即退化。子宫、输卵管及卵巢均位于腹腔内。儿童晚期（约 8 岁之后），下丘脑的抑制状态解除，卵巢内的卵泡有一定的发育并分泌性激素，但仍达不到成熟。生殖器官开始发育并逐渐降至盆腔，女性特征开始呈现。

4. 青春期（adolescence or puberty） 指从乳房发育等第二性征出现至生殖器官逐步发育成熟，获得性生殖能力的一段生长发育期。世界卫生组织（WHO）规定为 10 ~ 19 岁。这一时期的生理特点有：

（1）生长加速：青春期少女身高增长迅速，月经初潮后生长变缓慢。

（2）第一性征发育：即内、外生殖器官的发育。在促性腺激素的作用下，卵巢发育并分泌雌激素，生殖器官从幼稚型变为成人型。阴阜隆起，大、小阴唇肥厚着色；阴道长度、宽度均增加，黏膜变厚出现皱襞，上皮内糖原含量增加，酸性度提高；子宫增大，宫体宫颈比例变为 2∶1；输卵管变粗，弯曲度减小；卵巢增大，皮质内有不同发育阶段的卵泡。此时初步具备生育能力，但生殖功能还未完善。

（3）第二性征出现：除生殖器官以外，女性其他特有的征象即第二性征，包括：音调变高，乳房丰满而隆起，出现阴毛及腋毛，骨盆横径发育大于前后径，肩、胸、髋部皮下脂肪增多，显现女性特有体态。

（4）月经来潮：为青春期的重要标志。月经来潮提示卵巢产生的雌激素已经达到一定水平并有明显波动，足以引起子宫内膜的变化而引起月经。但由于中枢对雌激素的正反馈机制尚未成熟，月经周期多不规律。

5. 性成熟期（sexual maturity） 指卵巢功能成熟，发生周期性排卵和性激素周期性分泌的时期。一般自 18 岁左右开始，历时约 30 年，此期妇女生殖功能旺盛，又称生育期。

6. 绝经过渡期（menopausal transition period）　指从开始出现绝经趋势直至最后一次月经的时期。可始于 40 岁，历时短至 1～2 年，长至 10～20 年。此期卵巢功能逐渐衰退，月经不规则，直至绝经，生殖器官开始逐渐萎缩，丧失生育能力。

7. 绝经后期（postmenopausal period）　指绝经后的生命时期。卵巢功能衰竭，雌激素水平低，生殖器官进一步萎缩老化，不足以维持女性第二性征，骨代谢失常，易引起骨质疏松，易发生骨折。

二、月经及其临床表现

月经（menstruation）是性功能成熟的一项标志。在内分泌周期性调节下，子宫内膜发生从增生到分泌的反应。如不发生受精和孕卵着床，内膜则衰萎而脱落伴有出血，如此周而复始发生的子宫内膜剥脱性出血，称为月经。

月经第一次来潮，称为初潮（menarche）。初潮年龄为 11～18 岁，多数为 13～15 岁。月经初潮年龄受遗传、营养、气候、环境等因素影响。两次月经第一日的间隔时间，称为月经周期（menstrual cycle）。一般为 21～35 日，平均 28 日。月经周期的长短因人而异，但每位女性的月经周期有自己的规律。月经持续的天数称为经期，一般为 2～8 日，平均 4～6 日。每次月经的总失血量称为经量，正常月经量为 20～60mL，超过 80mL 为月经过多。

月经除血液外，尚含有子宫内膜碎片、宫颈黏液及脱落的阴道上皮细胞等。月经血呈暗红色，其主要特点是不凝固，但在正常情况下偶尔亦有些小凝块。通常，月经期无特殊不适，不影响女性的日常生活和工作，但由于盆腔充血，可引起腰骶部酸胀等不适。个别可有膀胱刺激症状（如尿频）、轻度神经系统不稳定症状（如头痛、失眠、精神忧郁、易于激动）、胃肠功能紊乱（如食欲不振、恶心、呕吐、便秘或腹泻）以及鼻黏膜出血、皮肤痤疮等，但一般并不严重，不影响妇女的正常工作和学习。

三、月经周期的调节激素

女性生殖系统的生理特点之一就是周期性变化，月经则是这个周期性变化的重要标志。月经周期的调节主要通过下丘脑、垂体和卵巢的激素作用，称为下丘脑 - 垂体 - 卵巢轴。此轴又受中枢神经系统控制（图 2-16）。与月经周期调节相关的主要激素如下：

（一）下丘脑性调节激素及其功能

1. 促性腺激素释放激素（gonadotropin-releasing hormone，GnRH）　为下丘脑调节月经的主要激素。它主要使垂体合成和释放黄体生成素，还具有调节及促进释放卵泡刺激素的作用。

2. 催乳素抑制激素（prolactin inhibitory hormone，PIH）　下丘脑通过抑制作用调节垂体催乳素的分泌和释放。

（二）垂体性调节激素及其功能

垂体接受 GnRH 的刺激，合成并释放下列激素：

1. 卵泡刺激素（follicle stimulating hormone，FSH）　主要促进卵泡周围的间质分化成为卵泡膜细胞，又使卵泡的颗粒细胞增生及颗粒细胞内的芳香化酶系统活化。卵泡刺激素属糖蛋白激素，有刺激卵巢卵泡发育的功能，但须与少量黄体生成素协同作用，才能使卵泡成熟，并分泌雌激素。

2. 黄体生成素（luteinizing hormone，LH） 是一种糖蛋白激素。其主要功能是与 FSH 协同作用，促使成熟卵泡排卵，从而促使黄体形成并分泌孕激素和雌激素。

3. 催乳素（prolactin，PRL） 是一种多肽激素，由腺垂体的催乳细胞分泌，具有促进乳汁合成的功能。

（三）卵巢的功能及其周期性变化

1. 卵巢的功能 卵巢是女性的重要内分泌器官，具有排卵和分泌性激素的功能，以保持女性的正常生理状态和生殖功能。

2. 卵巢的周期性变化 从青春期开始到绝经前，卵巢在形态和功能上发生周期性变化称为卵巢周期（ovarian cycle）。

（1）卵泡发育和成熟：新生儿出生时，卵巢内约有 200 万个原始卵泡。临近青春期绝大多数原始卵泡自行闭锁退化，在女性的一生中仅 400～500 个卵泡能够发育成熟。一般每个月经周期只有一个卵泡发育为成熟卵泡，直径 15～20mm，通过 B 型超声清晰可见。

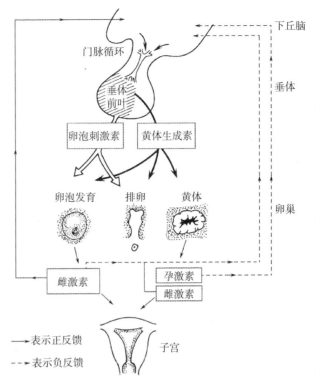

图 2-16　下丘脑 – 垂体 – 卵巢轴之间的相互关系示意图

（2）排卵：随着卵泡的发育成熟，卵泡逐渐向卵巢表面移行，当接近卵巢表面时成熟的卵泡破裂，卵泡中的卵子和卵泡液流到腹腔，称为排卵。排卵多发生在两次月经中间，一般在下次月经来潮之前 14 日左右，卵子可由两侧卵巢轮流排出，也可由一侧卵巢连续排出。排卵前后是女性最容易受孕的时间。

（3）黄体形成及退化：排卵后，残余的卵泡壁塌陷，卵泡壁的卵泡颗粒细胞和卵泡内膜细胞向内侵入，周围由结缔组织组成的卵泡外膜包围，外观色黄，称为黄体。黄体化后颗粒细胞和内膜细胞转化为颗粒黄体细胞和卵泡膜黄体细胞，进入黄体期，黄体细胞会产生大量的孕激素和雌激素。排卵后 7～8 日（相当于月经周期第 22 日左右）黄体体积和功能达最高峰，直径 1～2cm。排卵后如未受孕，黄体于排卵后 9～10 天开始退化，形成白体，随后月经来潮。正常月经周期中，黄体功能仅限于 14 日内，黄体萎缩后卵巢中新的一批卵泡又开始发育，形成新的周期。

3. 卵巢分泌的激素 卵巢在 LH 及 FSH 作用下分泌雌激素、孕激素及少量雄激素。

（1）雌激素（estrogen）：卵巢主要合成雌二醇（estradiol，E_2）及雌酮（estrone，E_1）。体内尚有雌三醇（estriol，E_3），系雌二醇和雌酮的降解产物。E_2 是女性体内生物活性最强的雌激素。雌激素的主要生理功能有：促进卵泡及子宫发育，使子宫内膜增生，增强子宫对催产素的敏感性；增加输卵管上皮细胞的活动；促进阴道上皮的增生、角化，使细胞内糖原增加；促进乳腺管增生；促进体内水钠潴留及骨中钙质沉着等。

（2）孕激素（progestin）：黄体酮是卵巢分泌的具有生物活性的主要孕激素。在排卵前，黄体酮主要来自肾上腺；排卵后，主要由卵巢内黄体分泌。孕二醇是黄体酮的主要降解产物，从尿中排出，因此测定尿中孕二醇的含量可了解黄体酮的产生情况。黄体酮的主要生理功能有：使子宫肌肉松弛，降低妊娠子宫对催产素的敏感性，有利于受精卵在子宫腔内生长发育；使增生期子宫内膜转化为分泌期内膜，抑制输卵管节律性收缩；促进阴道上皮细胞脱落；在已有雌激素影响的基础上，促进乳腺腺泡发育；孕激素通过中枢神经系统有升高体温作用，正常女性在排卵后基础体温可升高 0.3 ~ 0.5℃，此特点可作为排卵的重要指标；此外，还能促进体内水与钠的排泄等。

（3）雄激素（androgen）：卵巢能分泌少量雄激素 - 睾酮。此外，卵巢合成雌激素的中间产物雄烯二酮，在外周组织中也能被转化为睾酮。近年来发现，雄激素不仅是合成雌激素的前体，也是维持女性正常生殖功能的重要激素。

月经周期的调节是一个复杂的过程。下丘脑的神经分泌细胞分泌 GnRH，通过下丘脑与垂体之间的门静脉系统进入垂体前叶，垂体在其作用下释放 FSH 与 LH，二者直接控制卵巢的周期性变化，产生孕激素和雌激素。卵巢所分泌的性激素可以逆向影响下丘脑促性腺激素释放激素和垂体前叶促性腺激素的分泌功能，这种作用称为反馈作用。其中，产生促进性作用的称为正反馈；产生抑制性作用的称为负反馈。雌激素既能产生正反馈，也能产生负反馈；孕激素通过对下丘脑的负反馈作用，影响垂体促性腺激素的分泌。雌、孕激素协同作用时，负反馈影响更显著。垂体的促性腺激素能在 GnRH 的调节下分泌，又可通过血液循环对下丘脑的 GnRH 产生负反馈作用。

四、月经周期中激素和生殖器官的周期性变化

（一）调节激素的周期性变化（图 2-17）

1. 卵泡刺激素的变化　在卵泡期的前半期维持较低水平，至排卵前 24 小时左右出现一低峰式分泌，持续 24 小时左右呈直线下降。在黄体期维持较低水平，月经来潮前达最低水平，月经来潮时开始略有上升。

2. 黄体生成素的变化　卵泡期的前半期处于较低水平，以后逐渐上升，在排卵前 24 小时左右出现一陡峰，较 FSH 更高，也于 24 小时左右骤降。在黄体期维持较 FSH 略高的水平，至黄体后期逐渐下降，至月经前达最低水平。

3. 雌激素的变化　卵泡开始发育时，雌激素分泌量很少。随着卵泡发育，卵泡分泌雌激素的量逐渐增加，于排卵前形成第 1 高峰，峰式分泌波较 FSH 的分泌峰略早，以后降低。排卵后循环中的雌激素出现暂时下降。排卵后 1 ~ 2 日，黄体开始分泌雌激素，循环中雌激素又逐渐上升，在排卵后 7 ~ 8 日黄体成熟时，雌激素形成第 2 高峰，但第 2 峰的均值低于第 1 峰。黄体萎缩时，雌激素水平迅速下降，在月经前降至最低水平。

4. 孕激素的变化　在卵泡期，孕激素量极微；排卵后随黄体的发育分泌量显著增加，排卵后 7 ~ 8 日黄体成熟时，分泌量达高峰；以后逐渐下降，至黄体后半期急剧下降，月经前达最低水平。

（二）生殖器官的周期性变化

1. 子宫内膜的变化　卵巢激素的周期性变化，导致生殖器官发生相应的变化，其中以子宫内膜的变化最为明显。以一个正常月经周期 28 日为例，其组织形态呈 3 期改变：

（1）增殖期（proliferative phase）：月经周期第 5 ~ 14 日，对应卵巢周期的卵泡发育、成熟阶段。行经时子宫内膜功能层剥落，随月经血排出，仅留下子宫内膜的基底层。在雌激素作用下，

子宫内膜基底层细胞开始增生并修复脱落的功能层，内膜增厚，腺体增多，间质表现不同程度的水肿。子宫内膜的增生与修复在月经期即已开始。

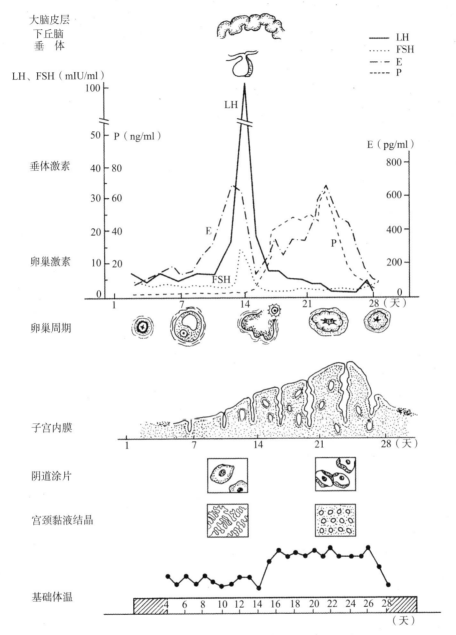

图 2-17　月经周期中激素、卵巢、子宫内膜、阴道涂片、宫颈黏液及基础体温的周期性变化

（2）分泌期（secretory phase）：月经周期第 15～28 日，与卵巢黄体期对应。排卵后，卵巢内形成黄体，分泌雌激素与孕激素，使子宫内膜在增生期的基础上，出现分泌期的变化。月经周期的第 15～24 日，即排卵后 1～10 日，子宫内膜继续增厚，腺体增大，腺体内的分泌上皮细胞分泌糖原，为孕卵着床做准备。至月经的第 25～28 日，为分泌期晚期，也是月经来临前期，子宫内膜厚达 10mm，呈海绵状，内膜腺体开口面向宫腔，有糖原等分泌物溢出，间质更疏松、水肿。

（3）月经期（menstrual phase）：月经周期第 1～4 日。如卵子未受精，黄体退化，雌、孕激素撤退。内膜螺旋小动脉开始节段性和阵发性收缩、痉挛，血管远端的管壁及所供应的组织缺血、缺氧，继而发生缺血性局灶坏死，坏死的内膜剥落，表现为月经来潮。

2.子宫颈的变化   子宫颈内膜腺细胞的分泌活动受雌、孕激素的影响，并有明显的周期性变化。月经过后，由于体内雌激素水平低，子宫颈黏液的分泌量也少；随激素水平逐渐升高，宫颈黏液分泌量也逐渐增加，并变稀薄、透明，有利于精子通行。至排卵前黏液拉丝可长达10cm以上。取黏液涂片，干燥后可见羊齿植物叶状结晶，这种结晶于月经周期的第6～7日开始出现，至排卵前最典型。排卵后，受孕激素影响，黏液分泌量逐渐减少，变浑浊黏稠，拉丝度差、易断裂，不利于精子通过。宫颈黏液涂片检查发现羊齿植物叶状结晶逐步模糊不清，至月经周期第22日左右完全消失，形成排列成行的椭圆体。依据宫颈黏液的变化，可了解卵巢功能。

3.输卵管的变化   在雌、孕激素的影响下，输卵管黏膜也发生周期性变化，但不如子宫内膜明显。

4.阴道黏膜的变化   在月经周期中，随体内雌、孕激素的变化，阴道黏膜也发生周期性变化，其中阴道上段黏膜变化更为明显。排卵前，阴道上皮在雌激素的影响下，黏膜上皮增生，表层细胞角化，以排卵期最明显。角化细胞内有丰富的糖原，糖原被阴道内的乳酸杆菌分解为乳酸，使阴道保持酸性环境，可抑制致病菌的繁殖。排卵后，受孕激素影响，阴道黏膜上皮大量脱落，脱落细胞多为中层细胞或角化前细胞。临床上常根据阴道脱落细胞的变化，了解体内雌激素水平和有无排卵，从而间接了解卵巢的功能。

【复习思考题】

1.简述女性生殖器官解剖生理知识与妇产科临床护理的关系。
2.简述女性月经周期中生殖器官的周期性变化。
3.简述下丘脑、垂体、卵巢对月经周期形成的调节机制。

第三章

妇女保健

扫一扫，查阅本
章数字资源，含
PPT、音视频、
图片等

第一节　妇女各期保健及工作范围

妇女保健是以预防保健为中心，以群体为服务对象，以基层为重点，以维护和促进妇女身心健康为目的的工作。妇女肩负着建设社会和繁育后代的双重任务，男女脏腑、气血、经络的活动规律基本相同，但由于妇女有胞宫等特殊的生殖器官和月经、带下、妊娠、产褥与哺乳等特殊生理及相应的疾病，在生理和心理上均会产生一系列变化。因此，加强妇女保健工作对于预防疾病、促进健康、提高人口素质起着至关重要的作用。

一、妇女各期保健

从年龄考虑，妇女保健服务范围是妇女的一生。针对妇女各期进行全面合理的保健，对保障妇女健康、预防疾病及提高生活质量有深远意义。

（一）青春期保健

青春期是由儿童向成人过渡的重要时期，此期是女性一生中体格、智力发育、心理成长最重要的时期。但由于青春期各种疾病的发病率、死亡率相对较低，此期的保健常被忽视。事实上，在青春期常有一些特殊的健康和行为问题，如自杀、意外伤亡、未婚妊娠、心理障碍及伴随发生的疾病等，因此加强保健、积极预防显得极为重要。应针对青春期女性生理、心理及社会特点，对有关健康行为问题提供保健指导，包括维持合理营养、培养良好的个人生活习惯、参与适当的体育锻炼和体力劳动、加强卫生指导，开展心理卫生服务和性知识教育等。保健人员需要了解此期常见病，早期发现各种疾病和行为异常，努力减少或避免诱发因素，合理治疗青少年疾病并促进康复。

（二）婚前保健

婚前保健是为即将婚配的男女双方在结婚登记前所提供的保健服务，包括婚前卫生指导、医学检查和遗传咨询。婚前保健是保障男女双方幸福和后代健康的重要措施之一。通过婚前卫生指导、婚前医学检查及遗传咨询，以保障个人和家庭幸福，减少遗传性疾病蔓延，为优生优育打下良好的基础，也为计划生育提供保障。

1.婚前卫生指导　对准备结婚的男女双方进行性保健和性教育，讲解新婚避孕知识及计划生育指导、受孕前准备及遗传病的相关知识。针对服务对象提出的问题，进行科学分析解答，并提供相关的信息、建议及医学意见。

2. 婚前医学检查 通过询问病史、体格检查、必要的辅助检查，以确定准备结婚的男女双方是否患有影响结婚和生育的相关疾病。

3. 遗传咨询 对遗传病患者提出的相关疾病病因、遗传方式、诊断、治疗、预后等问题给予科学的答复，并提出建议或指导性意见，以供询问者参考。遗传咨询是预防遗传病和提倡优生的重要措施之一。

（三）生育期保健

此期是妇女生殖功能最旺盛的时期，应以维持生殖功能、保障母婴安全、降低孕产妇死亡率及围生儿死亡率为重点。建立健全三级妇幼保健网，城市由市 - 区（县）- 社区构成，农村由县 - 乡（镇）- 村三级妇幼保健机构构成。各级机构应行使其相应的职能，相互配合，做好普及孕产期保健及计划生育指导技术的工作，减少孕产期疾病的发生。定期普查因孕育及节育导致的疾病，做到早发现、早诊断、早治疗，并为老年期的健康打下良好基础。

（四）围产期保健

围产期保健是指一次妊娠从妊娠前、妊娠期、分娩期、产褥期、哺乳期为孕产妇和胎儿及新生儿的健康所进行的一系列保健措施，从而保障母婴安全，降低孕产妇死亡率和围产儿死亡率。

1. 孕前保健 帮助妇女选择最佳时机受孕，有计划妊娠，以减少危险因素和高危妊娠。女性 < 18 岁或 > 35 岁是妊娠危险因素，易造成难产或其他产科并发症，以及胎儿染色体病。孕前仔细评估既往慢性疾病史、家族和遗传病史，积极治疗对妊娠有影响的疾病，如病毒性肝炎、心脏病等，选择适宜时机受孕。不宜妊娠者应及时告知。戒烟酒，避免接触有毒物质和放射线。使用长效避孕药物避孕者需改用工具避孕半年后再受孕。孕前 3 个月补充叶酸可降低胎儿神经管畸形等风险。若之前有不良孕产史者，此次受孕应及时咨询，做好孕前准备，以减少高危妊娠和高危儿的发生。妊娠前良好的心理状态和家庭支持也很重要，对其进行评估，并开展针对性的指导。

2. 妊娠期保健 妊娠期保健工作应从确诊早孕开始，通过定期产前检查，了解孕妇妊娠期间出现的异常症状及疾病，监测胎儿生长发育、宫内安危及成熟度，发现异常积极处理。我国 2018 年孕前和孕期保健指南推荐的产前检查孕周分别是：妊娠 6 ~ 13^{+6} 周，14 ~ 19^{+6} 周，20 ~ 24 周，25 ~ 28 周，29 ~ 32 周，33 ~ 36 周，37 ~ 41 周。有高危因素者，酌情增加次数。

妊娠早期，注意避免各种有害的物理、化学、生物等因素的侵袭，防止畸形和流产的发生。尽早确定基础血压和体重，进行高危妊娠初筛并及时治疗各种内科合并症。妊娠中期，胎儿生长发育较快，此期保健重点是加强营养、预防贫血、监测胎儿生长发育；积极进行出生缺陷和高危妊娠筛查，预防妊娠并发症；指导孕妇进行胎教，建立良好的亲子关系；鼓励丈夫积极参与，适应父母角色转变，促进家庭和谐发展。妊娠晚期，胎儿发育最快，应指导孕妇适度补充营养，同时注意预防胎儿体重增长过快；防止妊娠并发症发生；积极治疗各种合并症；指导孕妇掌握家庭自我监护的方法，做好分娩前身体上、心理上和物质上的准备。

3. 分娩期保健 分娩期保健是指从临产开始到产后 2 小时甚至 24 小时的保健工作，时间虽然较短，但很重要且复杂，是保证母儿安全的关键。护理人员应进行全面护理评估，严密观察产程，及时发现异常并处理，科学接生，做好"五防""一加强"。"五防"即防难产、防感染、防产伤、防出血、防窒息；"一加强"指加强对高危妊娠的产时监护和产程处理（具体措施见第五章）。产妇心理因素也是决定分娩的重要内容，故应加强孕产妇的心理护理，向其讲解相关知识及应对方法，消除孕妇恐惧和焦虑，促使产程顺利进展。

4. 产褥期保健　产褥期保健绝大多数在初级保健单位进行，产后访视应在产妇出院后 3 日内、产后 14 日、产后 28 日进行，包括产妇一般情况，饮食起居、计划生育指导及产后访视和产后健康检查（具体内容详见第六章）。

5. 哺乳期保健　哺乳期是指产妇于产后用自己乳汁喂养婴儿的时期，通常为 1 年。母乳不仅营养丰富，容易消化吸收，而且含多种免疫物质，能增强婴儿抵抗病邪的能力，同时婴儿吸吮还有利于产妇胞宫的复旧。因此哺乳期保健的主要任务是保护母婴安全，降低婴幼儿死亡率，保护、促进和支持母乳喂养。因此，承担哺乳期保健的护理人员应遵守的工作职责是：①定期访视，观察哺乳过程是否正确，了解哺乳次数、哺乳持续时间、是否按需哺乳等，评估产妇及婴儿身体情况，给予正确指导；指导哺乳前用温开水清洁乳房、乳头，产妇也洗净双手，按摩乳房，避免乳汁淤积成痈。②指导产妇注意个人清洁卫生，保持室内空气清新，保持饮食营养丰富、睡眠充足和情志舒畅，这是保持乳量充足的关键。③指导产妇科学包裹婴儿，使婴儿四肢放开。④指导产妇合理用药，做好避孕措施，避免有毒副作用的药物经乳汁影响婴儿。

为保障母乳喂养成功，WHO 提出"促进母乳喂养的十项措施"：①向所有保健人员传达母乳喂养政策。②对所有保健人员进行此项目的培训。③向孕妇宣传母乳喂养的好处及相关问题的处理办法。④协助产妇产后半小时开始喂奶。⑤指导产妇正确哺乳，包括必须与其婴儿分开的情况下如何保持母乳喂养等措施。⑥除非有医学指征，禁止给新生婴儿添加任何除母乳外的食物或饮料。⑦实行母婴同室。⑧按需哺乳。⑨不吸吮橡皮奶头或使用奶头做安慰物。⑩向产妇告知我国已建立三级妇幼保健网，出院时将其转介给妇幼保健机构，使产妇继续获得支持系统的照顾。

（五）绝经过渡期保健

绝经过渡期是指妇女 40 岁左右开始出现内分泌、生物学变化与临床表现直至绝经。部分妇女在此期前后出现因性激素减少所引起的一系列躯体和精神心理症状，同时此期也是妇科肿瘤好发年龄，应定期妇科检查，发现异常及时就诊。做好绝经过渡期保健，具体内容：①合理安排生活，重视蛋白质、维生素及微量元素的摄入，保持心情舒畅，注意锻炼身体。②防治绝经过渡期月经失调，重视绝经后阴道出血；保持外阴清洁，预防萎缩性生殖道炎症。③鼓励妇女进行肛门括约肌收缩运动，每日 3 次，每次 15 分钟，有助于预防子宫脱垂及张力性尿失禁的发生。④在医生指导下，采用激素补充治疗、补充钙剂等方法防治绝经综合征、骨质疏松、心血管疾病等发生。⑤此期虽然生育能力下降，仍应避孕至月经停止 12 个月以后。

（六）老年期保健

国际老龄学会规定 65 岁以上为老年期。老年妇女要经历一系列的生理心理变化，会产生一些消极的、否定性的情绪，加之此期为多种疾病的好发期，老年期保健更应引起全社会及保健人员的重视。具体保健措施为：①开展老年期生理心理卫生知识的宣传教育，使之能正确认识和对待身体上的变化，保持乐观、积极的心态；②适量进行体育锻炼，坚持规律的生活方式；③合理营养，以高蛋白、高维生素、低脂肪为宜，多吃新鲜蔬菜水果，少吃含糖食物，以防止体重增长及心血管疾病的发生。

二、妇女保健工作范围

我国妇女保健工作的范围包括妇女各时期保健、定期进行妇女病和恶性肿瘤的普查普治、计划生育指导、建立健全妇女劳动保护制度、进行妇女保健宣传以及妇女心理社会方面的保健等。

1. 了解妇女各期保健　详见本节"一、妇女各期保健"。

2. 定期进行妇女常见病及恶性肿瘤普查普治　对年龄在 30 岁以上的妇女定期开展常见病、多发病及恶性肿瘤的普查工作，倡导适宜人群接种 HPV 疫苗，预防宫颈癌。常采用的方法如妇科检查（阴道窥器检查、双合诊、三合诊）、阴道分泌物检查、宫颈细胞学检查和（或）HPV检查、妇科超声检查等，发现异常则进一步检查，以明确原因。尽量做到早发现、早诊断、早治疗。

3. 提高产科质量　围产医学水平是衡量一个国家医学水平的重要标志之一，产科质量的高低关系到两代人的生命与健康。贯彻实施《中华人民共和国母婴保健法》，加强孕产妇的管理工作，开展优生优育及遗传咨询工作，对出生缺陷及遗传性疾病做到早诊断、早处理；加强产前检查及胎儿监护，发现异常及高危妊娠积极处理；提倡住院分娩，科学接生，降低围生儿及孕产妇死亡率。

4. 计划生育指导　实行计划生育是我国的一项基本国策。控制人口数量、提高人口素质，使人口的增长与社会发展相适应；开展计划生育咨询指导，普及避孕节育知识，减少人工流产及其术后并发症的发生，最大限度地保障女性身体健康。

5. 妇女劳动保护　我国政府制定了一系列相应的法律法规，以确保女职工在劳动中的安全和健康。如《女职工劳动保护规定》《女职工生育待遇若干问题的通知》《中华人民共和国妇女权益保障法》《中华人民共和国母婴保健法》等。

（1）月经期：女职工月经期不得从事装卸、搬运等重体力劳动，以及高处、冷水低温、野外流动作业等。

（2）孕期：妇女怀孕后在劳动时间进行产前检查，可按劳动工时计算；妊娠 7 个月以上的女职工，用人单位不得延长劳动时间或安排夜班劳动，并应当在劳动时间内安排一定的休息时间；不得在女职工妊娠期、产褥期、哺乳期降低基本工资，或者解除劳动合同；对有过两次以上自然流产史、现又无子女者，应暂时调出有可能导致流产的作业岗位。

（3）产期：2015 年 12 月召开的第十二届全国人大常委会第十八次会议对产假作了调整，女职工的基本产假为 98 日，其中产前休息 15 日，难产者再增加 15 日，多胎生育者每多生一个婴儿增加产假 15 日。在基本产假基础上，符合条件者，如难产、晚育等，还可提出延长产假申请。各地方结合实际对延长产假的条件及时间作了不同规定，时间多在 30～60 日。

（4）哺乳期：哺乳时间为 1 年。哺乳期间不得安排上夜班及加班、加点；禁止参加有毒有害作业及高体力劳动强度的作业等。

（5）其他：女职工的劳动负荷，单人负荷不得超过 25kg，两人抬运不得超过 50kg。

6. 妇女保健宣传　各级妇幼保健及医疗机构都应有专人负责妇幼保健宣传工作，采用多种宣传方式加强妇女健康教育，普及卫生保健知识，提高保健及防病治病意识，控制和消除患病因素，使其积极主动参与到女性疾病的普查普治工作中。

7. 女性心理保健　健康的心理对女性的身心健康有不可忽视的意义，尤其对女性度过一生中几个特定的时期更为重要。

（1）月经期心理卫生：月经初潮来临，身心发生的巨大变化会造成少女困惑、焦虑和烦躁，需要对其进行适当的性教育。月经周期中激素水平变化可能带来经期前后情绪的波动变化，应适当运动加以放松。另外，环境改变、工作学习紧张等引起的情绪障碍也可导致月经紊乱，应予及时调节和疏导。

（2）妊娠期和分娩期心理卫生：孕期最常见的心理问题是对妊娠、分娩、胎儿和产后的过度关心或担心，此时心理卫生保健的重点是充分休息，进行心理咨询和心理疏导。分娩期妇女的心理问题表现为不适应、焦虑紧张、恐惧及依赖心理等，在分娩过程中，医护人员要耐心安慰产妇，提倡开展家庭式产室，有丈夫或家属陪伴。

（3）产褥期心理卫生：产褥期常见的心理问题是焦虑和产后抑郁症。此期的心理保健要依靠家人和社区妇幼保健人员及时了解产妇心理需要和心理问题，鼓励进行母乳喂养和产后锻炼，并进行心理疏导。

（4）辅助生育技术相关的心理卫生：人工授精使用供体精子前需经已婚夫妻双方同意，并签署知情同意书。体外受精-胚胎移植的成功率目前仍较低，可能导致多胎妊娠及孕妇的病患率、死亡率增加，同时这些妇女还承受着传宗接代的心理压力，需密切观察她们的身心健康，及时开展必要的心理干预。

（5）绝经过渡期及老年期心理卫生：绝经过渡期妇女由于激素水平的变化，容易导致绝经前后的心理障碍。老年期妇女因家庭角色和社会角色的转变，常出现孤独、失落等心理问题。应加强心理咨询、健康教育，必要时进行激素替代治疗，并鼓励从事力所能及的工作或增加社会文体活动。

（6）与妇科手术有关的心理卫生：行妇科手术的妇女除对手术本身的担心和恐惧外，常因切除女性器官产生许多顾虑，如担心女性形象受损、担心影响夫妻关系等，应给予相关知识的宣教和充分的心理疏导（详见第十七章、第十八章、第二十一章等相关内容）。

【知识链接】

计划生育政策的调整

2015 年 12 月 27 日第十二届全国人民代表大会常务委员会第十八次会议对《中华人民共和国人口与计划生育法》作出了修改，计划生育新政策于 2016 年 1 月 1 日起实施，其相关规定如下。

第十八条　国家提倡一对夫妻生育两个子女。符合法律、法规规定条件的，可以要求安排再生育子女。具体办法由省、自治区、直辖市人民代表大会或者其常务委员会规定。

第二十条　育龄夫妻自主选择计划生育避孕节育措施，预防和减少非意愿妊娠。

第二十五条　符合法律、法规规定生育子女的夫妻，可以获得延长生育假的奖励或者其他福利待遇。

第二十七条　在国家提倡一对夫妻生育一个子女期间，自愿终身只生育一个子女的夫妻，国家发给《独生子女父母光荣证》。获得《独生子女父母光荣证》的夫妻，按照国家和省、自治区、直辖市有关规定享受独生子女父母奖励。获得《独生子女父母光荣证》的夫妻，独生子女发生意外伤残、死亡的，按照规定获得扶助。

中共中央政治局 2021 年 5 月 31 日召开会议，审议《关于优化生育政策促进人口长期均衡发展的决定》，会议指出：为积极应对人口老龄化，一对夫妻可以生育三个子女。各级党委和政府要依法组织实施三孩生育政策。

第二节　妇女保健统计

妇女保健统计是评价妇女保健工作质量的客观依据，统计应准确、客观、科学，并按照统计学要求处理相关数据，为制定妇幼保健工作计划和开展研究工作提供依据。妇女保健常用统计指标如下：

一、孕产期保健效果指标

1. 孕产妇死亡率 = 年内孕产妇死亡数 / 年内孕产妇总数 ×10 万 /10 万

2. 新生儿死亡率 = 期内生后 28 日内新生儿死亡数 / 同期活产数 ×1000‰

3. 早期新生儿死亡率 = 期内生后 7 日内新生儿死亡数 / 期内活产数 ×1000‰

4. 围生儿死亡率 =（孕 28 足周以上死产、死胎数 + 出生 7 日内新生儿死亡数）/（孕 28 足周以上死产、死胎数 + 活产数）×1000‰

其中，孕产妇死亡率、婴儿死亡率是国际上公认的衡量国家或地区卫生综合效果和居民健康水平的重要指标。

二、孕产期保健质量指标

1. 产前检查率 = 期内产前检查总人数 / 期内孕妇总数 ×100%

2. 产后访视率 = 期内产后访视人数 / 期内产妇总数 ×100%

3. 妊娠期高血压疾病发病率 = 期内患妊娠期高血压疾患者数 / 期内孕妇数 ×100%

4. 高危孕妇发生率 = 期内高危孕妇数 / 期内孕（产）妇总人数 ×100%

5. 产后出血率 = 期内产后出血例数 / 期内产妇总数 ×100%

6. 产褥感染率 = 期内产褥感染例数 / 期内产妇总数 ×100%

7. 住院分娩率 = 期内住院分娩产妇数 / 期内产妇总人数 ×100%

三、妇女病防治工作指标

1. 妇女病普查率 = 期内实查人数 / 期内应查人数 ×100%

2. 妇女病患病率 = 期内患患者数 / 期内检查人数 ×10 万 /10 万

3. 妇女病普治率 = 接受治疗人数 / 患妇女病总人数 ×100%

四、计划生育统计指标

1. 人口出生率 = 某年出生人口数 / 该年平均人口数 ×1000‰

2. 人口死亡率 = 某地同年死亡人口数 / 某地同年平均人口数 ×1000‰

3. 计划生育率 = 符合计划生育要求的活胎数 / 同年活产总数 ×100%

4. 人口自然增长率 = 年内人口自然增长数 / 某地某年平均人口数 ×1000‰

5. 节育率 = 已落实节育措施的人数 / 已婚有生育能力的育龄妇女人数 ×100%

6. 节育失败率 = 采取节育措施而妊娠人数 / 落实节育措施总人数 ×100%

【复习思考题】

1. 简述妇女保健工作的范围。

2. 论述护士应如何为妇女提供围生期保健指导。

3. 论述护士应如何指导绝经过渡期妇女适应机体生理变化以提高其生活质量。

扫一扫，查阅本章数字资源，含PPT、音视频、图片等

第一节　妊娠生理

妊娠（pregnancy）是胚胎（embryo）和胎儿（fetus）在母体内发育成长的过程。成熟的卵子受精是妊娠的开始，胎儿及其附属物娩出是妊娠的终止，全过程约40周。妊娠是一个非常复杂而又极其协调的生理过程，包括胎儿及其附属物的形成与母体各系统的适应性改变。

一、受精及受精卵发育、输送与着床

1. 受精卵形成　精子与卵子的结合过程称为受精（fertilization）。通常受精发生在排卵后12小时内，整个过程约24小时。

精子进入阴道内，经宫颈管、子宫腔到达输卵管腔，此过程受子宫内膜白细胞产生的α与β淀粉酶作用，解除了精子顶体酶上的"去获能因子"，此时精子具有受精的能力，称精子获能。获能的主要部位在子宫腔和输卵管腔。

成熟的卵子自卵巢排出后，经输卵管伞端的"拾卵"作用进入输卵管内，停留在输卵管壶腹部与峡部连接处等待受精。当精子与卵子相遇后，精子头部顶体外膜破裂，释放出顶体酶，溶解卵子外周的放射冠和透明带，称为顶体反应（acrosome reaction）。借助顶体酶的作用，精子穿过放射冠和透明带。精子头部与卵子表面接触，开始受精，其他精子不能再进入。直至精原核与卵原核融合，核膜消失，完成受精（图4-1）。已受精的卵子称受精卵或孕卵，标志着新生命的开始。

2. 受精卵的发育与输送　受精卵进行有丝分裂的同时，向宫腔方向移动，约在受精后第3日，分裂成由16个细胞组成的实心细胞团，称桑椹胚，随后早期囊胚（early blastocyst）形成。受精后第4日，早期囊胚进入宫腔。受精后第5~6日晚期囊胚（late blastocyst）形成。

3. 受精卵着床　晚期囊胚侵入到子宫内膜的过程，称孕卵植入，也称着床（implantation）（图4-1）。在受精后第6~7日开始，第11~12日结束。着床需要经过定位、黏附和侵入三个阶段。完成着床必须具备几个条件：①透明带消失。②囊胚细胞滋养细胞分化出合体滋养细胞。③囊胚和子宫内膜同步发育且功能协调。④孕妇体内分泌足够量的孕酮。子宫有一个极短的窗口期允许受精卵着床。

4. 蜕膜形成　孕卵着床后，在雌激素、孕激素刺激下，分泌期内膜进一步发展，腺体增大，腺上皮细胞内糖原增加，此时的子宫内膜称为蜕膜（decidua），依其与孕卵位置的关系分为三部分：①底蜕膜（decidua basalis）：与囊胚和滋养层接触的蜕膜，以后发育成胎盘的母体部位。

②包蜕膜（decidua capsularis）：覆盖在胚泡上的蜕膜，约孕 12 周，在羊膜腔增大宫腔消失时，与壁蜕膜相贴融合。③壁蜕膜（decidua vera）：除上述二者外，覆盖宫腔表面的蜕膜，又称为真蜕膜。

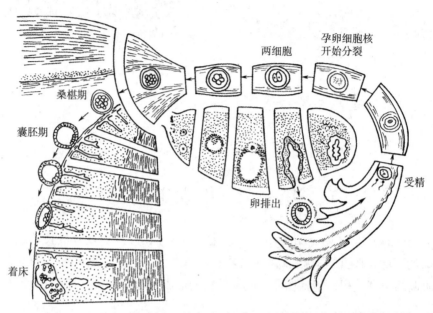

图 4-1　卵子受精与孕卵着床

二、胎儿附属物的形成与功能

胎儿附属物是指胎儿以外的妊娠产物，包括胎盘、胎膜、脐带和羊水。它们对维持胎儿宫内的生命及生长发育起重要作用。

（一）胎盘

胎盘（placenta）是母体和胎儿间进行物质交换的重要器官，是胚胎和母体组织的结合体。由羊膜（amnion）、叶状绒毛膜（chorion frondosum）和底蜕膜构成。

1. 胎盘的形成

（1）羊膜：构成胎盘的胎儿部分，位于胎盘的最内层。羊膜为半透明薄膜，其表面光滑，无血管、神经和淋巴，具有一定的弹性。羊水在此进行交换。

（2）叶状绒毛膜：构成胎盘的胎儿部分，是胎盘的主要部分。受精卵着床后，滋养层细胞快速增殖，内层为细胞滋养细胞，外层为合体滋养细胞。在滋养层内面有一层细胞称胚外中胚层，与滋养层共同构成绒毛膜。在胚胎早期，整个绒毛膜表面的绒毛发育均匀，随着胚胎长大，与底蜕膜接触的绒毛因营养丰富发育良好，称叶状绒毛膜；胚胎表面其余部分绒毛因缺乏血液供应而萎缩退化，称平滑绒毛膜，与羊膜共同构成胎膜。绒毛上的合体滋养细胞溶解周围的蜕膜形成绒毛间隙，大部分叶状绒毛膜悬浮于绒毛间隙中，称为游离绒毛；长入底蜕膜的绒毛称为固定绒毛。

绒毛的形成经历初级绒毛、次级绒毛、三级绒毛三个阶段，受精后第 2~3 周为绒毛发育分化最旺盛的时期，约在受精后 3 周末，绒毛内血管形成，与胚胎血管相连接，胎儿 - 胎盘循环建立。

胎儿 - 胎盘循环特点：在滋养细胞侵入子宫壁的过程中，子宫螺旋血管破裂，使螺旋小动脉和螺旋小静脉直接开口于绒毛间隙，绒毛间隙充满母体血液，游离绒毛悬浮于其中，母儿间物质交换在悬浮于母血的绒毛处进行。胎儿体内将含氧量低、代谢废物浓度高的血液经脐动脉流入绒毛毛细血管，与绒毛间隙中的母血进行物质交换，交换后脐静脉将含氧量高、营养物质丰富的血液带回胎儿体内；交换后的母血经螺旋小静脉返回母体内。由此可见，胎盘有母体和胎儿两套血液循环，即胎儿血液经脐动脉流至绒毛毛细血管，与绒毛间隙中的母血进行物质交换后，再经脐静脉返回胎儿体内；母血经螺旋小动脉流向绒毛间隙，经物质交换后再经螺旋小静脉返回母体内；胎儿血和母血不直接相通，之间隔有绒毛毛细血管壁、绒毛间质及绒毛滋养细胞层，构成母胎界面，有胎盘屏障作用（图4-2）。

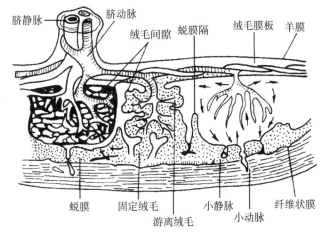

图4-2　胎儿－胎盘循环模式图

（3）底蜕膜：构成胎盘的母体部分。固定绒毛的滋养层细胞与底蜕膜共同形成绒毛间隙的底，称为蜕膜板。由蜕膜板向绒毛膜伸出分隔叫蜕膜间隔，一般不超过胎盘厚度的2/3，将胎盘母体面分成表面凹凸不平、暗红色、肉眼可见的母体叶。

2.胎盘的形态结构　妊娠足月时，胎盘呈圆形或椭圆形盘状，重450～650g，直径16～20cm，厚1～3cm，中间厚、边缘薄。胎盘分为胎儿面和母体面。胎儿面被覆羊膜，表面光滑半透明，呈灰白色，脐带附着于胎盘中央附近；母体面粗糙，呈暗红色，由18～20个母体叶构成。

3.胎盘的功能　胎盘是胎儿与母体进行物质交换的重要器官，胎盘的功能极其复杂，主要包括物质交换功能、防御功能、合成功能以及免疫功能等。

（1）物质交换功能：主要包括气体交换、营养物质供应和排出胎儿代谢产物。

气体交换：O_2是维持胎儿生命最重要的物质。在母体与胎儿间，O_2和CO_2以简单扩散的方式进行交换，代替胎儿呼吸系统功能。氧分压（PO_2）在母体子宫动脉血中为95～100mmHg，绒毛间隙中为40～50mmHg，胎儿脐动脉血于交换前为20mmHg，经与母血交换后，脐静脉PO_2为30mmHg以上。虽然PO_2升高不多，但胎儿血红蛋白含量高，对O_2的亲和力强，故胎儿能从母血中获得充分的O_2。母血中的PO_2受多种因素影响，如孕妇合并有心功能不全、严重贫血、肺功能不良等，母血中PO_2明显降低，胎儿获得O_2不足，容易发生胎儿宫内生长受限或胎儿宫内窘迫。二氧化碳分压（PCO_2）在母体子宫动脉血中为32mmHg，绒毛间隙中为38～42mmHg，胎儿脐动脉血中为48mmHg，因CO_2通过血管合体膜的扩散速度比O_2快20倍左右，故CO_2容易从胎儿经绒毛间隙直接向母体扩散。

营养物质供应：替代胎儿消化系统的功能。葡萄糖是胎儿代谢的主要能源，以易化扩散方式通过胎盘，胎儿体内的葡萄糖均来自母体。氨基酸、钙、磷、碘和铁以主动转运方式通过胎盘。脂肪酸、钾、钠、镁，以及维生素A、维生素D、维生素E、维生素K以简单扩散方式通过胎盘。胎盘中含有多种酶，可将复杂化合物分解为简单物质，如将蛋白质分解为氨基酸、脂质分解为非酯化脂肪酸等，也能将简单物质合成后供给胎儿，如葡萄糖合成糖原、氨基酸合成蛋白质等。

排出胎儿代谢产物：替代胎儿泌尿系统的功能。胎儿的代谢产物，如尿酸、尿素、肌酐、肌酸等，均经胎盘进入母血，再由母体排出体外。

（2）防御功能：胎盘具有屏障作用，但十分有限。母血中的免疫物质，如 IgG 可以通过胎盘，使胎儿在出生后短时间内获得被动免疫力，而各种病毒（如风疹病毒、流感病毒和巨细胞病毒等）易通过胎盘侵袭胎儿；细菌、弓形虫、衣原体、支原体和螺旋体等可在胎盘形成病灶，破坏绒毛结构，继而感染胎儿；分子量小、对胎儿有害的药物也可通过胎盘作用于胎儿，导致胎儿畸形甚至死亡，因此妊娠期用药应慎重。

（3）合成功能：胎盘能合成数种激素、酶及细胞因子等，对维持正常妊娠起重要作用。激素有蛋白激素（如人绒毛膜促性腺激素和人胎盘生乳素等）和甾体激素（如雌激素和孕激素）；酶有缩宫素酶和耐热性碱性磷酸酶等；还能合成前列腺素、多种神经递质和多种细胞因子和生长因子。

1）人绒毛膜促性腺激素（human chorionic gonadotropin，hCG）：囊胚一经着床（约受精后6日），合体滋养细胞即开始分泌微量 hCG，受精后第 10 日左右可自母体血清和尿中测出，成为诊断早孕的敏感方法之一。着床后的 8～10 周血清浓度达高峰，为 50～100kU/L，持续 10 日后迅速下降，至妊娠中、晚期血清浓度仅为高峰时的 10%，持续至分娩，一般于产后 2 周内消失。主要功能：①作用于月经黄体，与黄体细胞膜上的受体结合，产生生化反应，以延长黄体寿命，促使黄体继续增大发育成妊娠黄体，增加甾体激素的分泌以维持妊娠；②促进雄激素芳香化转化为雌激素，同时能刺激孕酮的形成；③抑制植物血凝素对淋巴细胞的刺激作用，hCG 能吸附于滋养细胞表面，以免胚胎滋养层被母体淋巴细胞攻击；④刺激胎儿睾丸分泌睾酮，促进男胎性分化；⑤能与母体甲状腺细胞 TSH 受体结合，刺激甲状腺活性。⑥与尿促生成素合用能诱发排卵。

2）人胎盘生乳素（human placental lactogen，HPL）：由合体滋养细胞分泌。妊娠 5～6 周用放射免疫法可在母体血浆中测出 HPL，随着妊娠进展其分泌量持续增加，至妊娠 34～36 周达高峰并维持至分娩，产后迅速下降，约产后 7 小时即测不出。主要功能：①与胰岛素、肾上腺皮质激素协同作用，促进乳腺腺泡发育，刺激其合成乳白蛋白、乳酪蛋白、乳珠蛋白，为产后泌乳做准备；②有促进胰岛素生成作用，使母血胰岛素增高，促进蛋白质合成；③通过脂解作用，提高游离脂肪酸、甘油的浓度，以游离脂肪酸作为能源，抑制母体对葡萄糖的摄取和利用，使多余葡萄糖运送给胎儿，成为胎儿的主要能源，也是蛋白质合成的能源。④抑制母体对胎儿的排斥作用。HPL 是通过母体促进胎儿发育的"代谢调节因子"。

3）雌激素和孕激素：为甾体激素。妊娠早期由卵巢妊娠黄体产生，妊娠第 8～10 周起，由胎盘合成。雌激素、孕激素的主要生理作用为共同参与妊娠期母体各系统的生理变化。

4）酶：胎盘能合成多种酶，包括缩宫素酶和耐热性碱性磷酸酶等，其生物学意义尚未完全明了。缩宫素酶能使缩宫素分子灭活，以维持妊娠。当胎盘功能不良时，血中缩宫素酶降低，见于死胎、子痫前期及胎儿生长受限等。耐热性碱性磷酸酶可于妊娠 16～20 周时从母血清中测出，以后逐渐增加，胎盘娩出后下降，产后 3～6 日内消失。动态检测其数值，可作为检查胎盘功能的一项指标。

（4）免疫功能：胎儿是同种半异体移植物（semiallogenic graft）。正常妊娠母体能容受、不排斥胎儿，其具体机制目前尚不清楚，可能与早期胚胎组织无抗原性、母胎界面的免疫耐受及妊娠期母体免疫力低下有关。

（二）胎膜

胎膜（fetal membranes）由绒毛膜和羊膜组成。外层为绒毛膜，发育过程中因缺乏营养供应而逐渐退化为平滑绒毛膜，妊娠晚期与羊膜紧贴，但可与羊膜完全分开。胎膜内层为羊膜，是半透明薄膜，与覆盖胎盘、脐带的羊膜层相连接。羊膜无血管分布，能转运溶质和水，以维持羊水平衡。胎膜的重要作用是维持羊膜腔的完整性，对胎儿起到保护作用；胎膜含大量花生四烯酸磷脂（前列腺素前身物质），且含有能催化磷脂生成游离花生四烯酸的溶酶体，故胎膜在分娩发动上有一定作用。

（三）脐带

脐带（umbilical cord）是连接胎儿与胎盘的条索状组织，一端连于胎儿腹壁的脐轮，另一端附着于胎盘的胎儿面，胎儿借助脐带悬浮于羊水中。足月妊娠的脐带长为30～100cm，平均约55cm，直径0.8～2.0cm。脐带的表面覆盖有羊膜，内有一条管腔大而管壁薄的脐静脉和两条管腔小而管壁厚的脐动脉，血管周围有保护脐血管的胚胎结缔组织，称华通胶（Wharton jelly）。因脐带较长，常呈弯曲状。脐带是母体与胎儿气体交换、营养物质供应和代谢产物排出的重要通道。当脐带受压使血流受阻时，可致胎儿缺氧，甚至危及胎儿生命。

（四）羊水

羊水（amniotic fluid）为充满于羊膜腔内的液体。妊娠不同时期的羊水来源、容量及组成均有显著差别。

1. 羊水来源　妊娠早期的羊水是由母体血清经胎膜进入羊膜腔的透析液；妊娠中期以后，胎儿尿液成为羊水的主要来源，使羊水的渗透压逐渐降低；妊娠晚期胎儿肺参与羊水的生成；此外，有少量的羊水来源于羊膜、脐带华通胶及胎儿皮肤的渗出液。

2. 羊水的吸收　约50%由胎膜完成；同时，胎儿可吞咽羊水，妊娠足月胎儿每日吞咽羊水500～700mL，经消化道进入胎儿血循环，形成尿液再排至羊膜腔中，保持羊水量的动态平衡；另外，脐带每小时能吸收羊水40～50mL；20孕周前，胎儿皮肤角化前可吸收羊水，但量很少。

3. 羊水量、性状及成分

（1）羊水量：随着妊娠进展，羊水的量逐渐增加，妊娠8周时为5～10mL，妊娠10周时约30mL，妊娠20周时约400mL，妊娠36～38周达高峰，为1000～1500mL，以后逐渐减少，妊娠40周羊水量为800～1000mL。过期妊娠羊水量明显减少，可减少至300mL以下。

（2）羊水性状与成分：妊娠早期，羊水为无色透明液体；足月妊娠时，羊水略浑浊，不透明，内含胎脂、胎儿脱落上皮细胞、毳毛、毛发、少量白细胞、白蛋白、尿酸盐等。足月妊娠时羊水比重为1.007～1.025，pH值约为7.20，内含水分98%～99%，1%～2%为无机盐和有机物。羊水中含有大量激素和酶，通过羊膜腔穿刺抽取羊水，进行细胞染色体分析、测量其代谢物和酶，可帮助诊断某些先天性畸形与遗传代谢性疾病。

4. 羊水的功能

（1）保护胎儿：羊膜腔内恒温，适量的羊水对胎儿有缓冲作用，避免胎儿受到挤压，防止胎肢粘连，避免子宫肌壁或胎儿对脐带直接压迫所致的胎儿宫内窘迫；临产时，羊水直接受宫缩压力作用，能使压力均匀分布，避免胎儿局部受压；胎儿吞咽或吸入羊水可促进胎儿消化道和肺发育，孕期羊水过少可引起胎儿肺发育不良。

（2）保护母体：由于羊水的缓冲作用，可减少胎动给母体带来的不适感；临产后，前羊水囊通过楔形水压帮助扩张子宫颈口及阴道；破膜后羊水对产道起润滑作用；羊水冲洗阴道可减少感染机会。

三、胚胎、胎儿的发育及生理特点

（一）胚胎、胎儿的发育特征

受精后 8 周（妊娠 10 周）内的人胚称为胚胎，为主要器官结构分化发育时期；受精后第 9 周（妊娠 11 周）起称为胎儿，是各器官进一步发育逐渐成熟的时期。临床上，以孕妇末次月经第 1 日作为妊娠的开始，全过程约 280 日，即 40 周，通常比受精与着床时间分别提前 2 周和 3 周。现以 4 周（一个妊娠月）为一个孕龄单位来描述胚胎及胎儿发育情况，特征如下。

4 周末：可辨认胚盘及体蒂。

8 周末：胚胎初具人形，头大，占整个胎体近一半。能分辨出眼、耳、口、鼻，四肢已具雏形，超声显像可见早期心脏形成并有搏动。

12 周末：胎儿身长约 9cm，顶臀长 6~7cm。胎儿外生殖器已发育，部分可分辨性别，四肢可活动，指（趾）甲开始形成。

16 周末：胎儿身长约 16cm，顶臀长约 12cm，体重约 110g。从外生殖器可确认性别。头皮已长毛发，胎儿开始出现呼吸运动。皮肤菲薄呈深红色，无皮下脂肪。部分孕妇自觉有胎动。

20 周末：胎儿身长约 25cm，顶臀长约 16cm，体重约 320g。皮肤暗红，出现胎脂，全身覆盖毳毛，可见少许头发。开始出现吞咽、排尿功能。从 20 周起胎儿体重呈线性增长，胎儿运动明显增加。自 20 周至不满 28 周娩出的胎儿，称为有生机儿。

24 周末：胎儿身长约 30cm，顶臀长约 21cm，体重约 630g。各脏器均已发育，皮下脂肪开始沉积，因量不多皮肤呈皱缩状，出现眉毛和睫毛。细小支气管和肺泡已经发育。出生后可有呼吸，但生存力极差。

28 周末：胎儿身长约 35cm，顶臀长约 25cm，体重约 1000g。皮下脂肪不多，皮肤粉红，表面覆盖胎脂。眼睛半张开，四肢活动好，有呼吸运动。出生后若加强护理可存活，但易患特发性呼吸窘迫综合征。

32 周末：胎儿身长约 40cm，顶臀长约 28cm，体重约 1700g。皮肤深红仍呈皱缩状。面部毳毛已脱，生活力尚可，注意护理能存活。

36 周末：胎儿身长约 45cm，顶臀长约 32cm，体重约 2500g。皮下脂肪较多，毳毛明显减少，面部皱褶消失，指（趾）甲已达指（趾）端。出生后能啼哭及吸吮，生活力良好，基本能存活。

40 周末：胎儿身长约 50cm，顶臀长约 36cm，体重约 3400g。胎儿发育成熟，皮肤粉红，外观体形丰满。足底皮肤有纹理，男性睾丸已降至阴囊内，女性大小阴唇发育良好。出生后哭声响亮，吸吮能力强，能很好存活。

胎儿的体重及身长都是逐渐增长的，临床上常用胎儿身长推算胎儿孕龄。公式为：妊娠前 5 个月，胎儿身长（cm）=（妊娠月数）^{2}；妊娠后 5 个月，胎儿身长（cm）= 妊娠月数 ×5。例如：妊娠 3 个月，胎儿身长（cm）=（3）^{2}=9 cm；如妊娠 6 个月，胎儿身长（cm）=6×5=30 cm。

（二）胎儿生理特点

1. 循环系统

（1）解剖学特点：脐静脉 1 条和脐动脉 2 条，动脉导管出生后闭锁为动脉韧带，卵圆孔在胎儿出生后开始闭合，多在出生后 6 个月完全闭锁。

（2）胎儿血液循环特点：胎儿体内无纯动脉血，而是动静脉混合血。进入肝、心、头部及上肢的血液含氧量较高、营养较丰富。注入肺及身体下半部的血液含氧量及营养相对较少。

2. 血液系统

（1）红细胞生成：主要来自卵黄囊，约在受精后 3 周末建立。妊娠 10 周肝脏是红细胞的主要生成器官，以后骨髓、脾逐渐有造血功能。妊娠足月时，约 90% 红细胞由骨髓产生。红细胞总数无论是早产儿或是足月儿均较高，约为 6.0×10^{12}/L。胎儿红细胞的生命周期短，仅为成人 120 日的 2/3，需要不断生成红细胞。

（2）血红蛋白生成：在妊娠前半期均为胎儿血红蛋白，至妊娠最后 4~6 周，成人血红蛋白增多，至临产时胎儿血红蛋白仅占 25%。

（3）白细胞生成：妊娠 8 周以后，胎儿血液循环出现粒细胞，形成防止病原体感染的第一道防线。妊娠 12 周后，胸腺、脾产生淋巴细胞，成为体内抗体的主要来源，构成对抗外来抗原的第二道防线。妊娠足月时白细胞计数可高达（15~20）$\times 10^9$/L。

3. 呼吸系统 胎儿期的呼吸运动是由母儿血液在胎盘进行气体交换来完成的，胎盘代替了肺脏功能。但出生前胎儿已具备呼吸道（包括气管直至肺泡）、肺循环及呼吸肌发育。妊娠 11 周 B 型超声可见胸壁运动，妊娠 16 周超声检查可见羊水进出呼吸道的呼吸运动，呼吸为 30~70 次/分，时快时慢。新生儿出生后肺泡扩张，开始呼吸，若肺不成熟可以导致呼吸窘迫综合征，影响新生儿生存能力。胎儿肺成熟，主要取决于 II 型细胞合成的肺表面活性物质，包括卵磷脂和磷脂酰甘油。表面活性物质能降低肺泡表面张力，有助于肺泡的扩张以完成呼吸运动。临床上通过检测羊水中卵磷脂和磷脂酰甘油值，判定胎肺成熟度。糖皮质激素可以刺激肺表面活性物质的产生，促肺成熟。

4. 消化系统

（1）肝脏：胎儿肝功能不够健全，缺乏许多酶，特别是葡萄糖醛酸转移酶、尿苷二磷酸葡萄糖脱氢酶，因而不能结合因红细胞破坏产生的大量游离胆红素，胆红素经胆道排入小肠氧化成胆绿素，胆绿素的降解产物导致胎粪呈黑绿色。

（2）胃肠道：妊娠 11 周小肠即有蠕动，妊娠 16 周胃肠功能已基本建立，胎儿能吞咽羊水，吸收水分、葡萄糖、氨基酸等可溶性营养物质。

5. 泌尿系统 妊娠 11~14 周胎儿肾有排尿功能，妊娠 14 周胎儿膀胱内已有尿液。胎儿通过排尿参与羊水的循环。

6. 内分泌系统 甲状腺是胎儿最早发育的内分泌腺，于妊娠第 6 周开始发育，妊娠 10~12 周能合成甲状腺激素。甲状腺素对胎儿各组织器官的正常发育均有作用，尤其是大脑的发育。妊娠 12 周至整个妊娠期，胎儿甲状腺对碘的蓄积高于母亲的甲状腺。因此，孕期补碘要慎重。胎儿肾上腺发育最为突出，其重量与胎儿体重之比远超过成人，胎儿肾上腺是活跃的内分泌器官，其皮质主要由胎儿带组成，能产生大量甾体激素，尤其是脱氢表雄酮，与胎儿肝、胎盘、母体共同完成雌三醇的合成。因此，孕期测定血或尿雌三醇值成为临床了解胎儿、胎盘功能常用的方法。妊娠 12 周胎儿胰腺开始分泌胰岛素。

7. 神经系统 胎儿大脑随妊娠进展逐渐发育；胚胎期脊髓已长满椎管，但随后生长缓慢。妊娠 6 个月开始脑脊髓和脑干神经根的髓鞘形成，但主要发生在出生后 1 年内。妊娠中期胎儿内、外及中耳已形成，妊娠 24~26 周胎儿在宫内已能听见一些声音。妊娠 28 周胎儿眼对光开始出现反应，但对色彩及形象的视觉出生后才逐渐形成。

8. 生殖系统及性腺分化发育 胎儿的性别由性染色体决定，性染色体 XX 或 XY 在受精卵形成时已确定，胚胎 6 周内胎儿的性别尚不能区分。此后在 Y 染色体的作用下，原始生殖细胞逐渐分化为睾丸。若胚胎细胞不含 Y 染色体，原始生殖细胞分化为卵巢，副中肾管系统发育形成阴道、子宫、输卵管。

第二节　妊娠期母体变化

一、生理变化

妊娠期在胎盘产生的激素和神经内分泌的作用下，母体全身各系统发生一系列适应性、生理性的变化，以满足胎儿生长发育和分娩的需要，同时为分娩、哺乳做准备。熟悉妊娠期母体的变化，有助于护理人员帮助孕妇了解妊娠期常见的生理变化，减轻其因知识缺乏而引起的焦虑；帮助孕妇及其家庭成员识别潜在的或现存的病理变化，及时诊治，安全度过妊娠期。对患有器质性疾病的孕妇，应根据妊娠期发生的变化而考虑是否可以继续妊娠，并采取相应的措施。

（一）生殖系统

1.子宫　中医又称胞宫，其在妊娠期的重要功能是孕育胚胎、胎儿，是妊娠期变化最大的器官。

（1）子宫大小：随着妊娠进展，胎儿、胎盘及羊水的形成与发育，子宫逐渐增大变软。子宫体积由非孕时的（7~8）cm×（4~5）cm×（2~3）cm 增至妊娠足月时的 35cm×25cm×22cm。妊娠早期略大，呈球形且不对称，受精卵着床部位的子宫壁明显突出。妊娠 12 周后，子宫增大并超出盆腔，在耻骨联合上方可触及宫底。妊娠晚期，由于盆腔左侧有乙状结肠占据，子宫轻度右旋，多呈纵椭圆形。

子宫容量由非孕时的 5mL 增至妊娠足月时的 5000mL，增加约 1000 倍。子宫肌壁厚度非妊娠时约 1cm，至妊娠中期逐渐达 2.0~2.5cm，至妊娠末期又逐渐变薄为 1.0~1.5cm 或更薄。子宫重量由非孕时约 50g 增加至足月妊娠时约 1100g，增加约 20 倍，子宫增大主要是肌细胞肥大、延长，也有少量肌细胞数目的增加及结缔组织增生。子宫各部增长速度不同，妊娠后期宫底增长速度最快，宫体部肌纤维最多，其次是子宫下段，宫颈最少，以适应临产后子宫收缩力由宫底向下递减，利于胎儿娩出。

自妊娠 12~14 周起，子宫可出现不规律、无痛性收缩。特点为宫缩稀发、不规律和不对称，随着妊娠进展而逐渐增加，但宫缩时宫腔内压力通常为 5~25mmHg，持续时间不足 30 秒，不伴宫颈的扩张，这种生理性无痛性宫缩称 Braxton Hicks 收缩。

（2）子宫血流量：妊娠期子宫血管扩张、增粗，子宫血流量增加，以满足胎儿-胎盘循环的需要。妊娠早期子宫血流量为 50mL/min，妊娠足月时子宫血流量为 450~650mL/min，为非孕时的 4~6 倍，其中 5% 供应肌层，10%~15% 供应子宫蜕膜层，80%~85% 供应胎盘。子宫动脉由非孕时屈曲至足月时变直，适应了胎盘血流量增加的需要。子宫螺旋血管走行于子宫肌纤维之间，子宫收缩时子宫肌挤压血管，子宫血流量明显减少。因此，过强宫缩可导致胎儿宫内缺氧，但有效的子宫收缩可促使产后子宫胎盘剥离面迅速止血。

（3）子宫峡部：是子宫体与子宫颈之间最狭窄的部分。非孕时长约 1cm，妊娠后子宫峡部变软，随着妊娠的进展，峡部逐渐被拉长变薄，扩展成为子宫腔的一部分，临产后伸展至 7~10cm，成为产道的一部分，称为子宫下段，是产科手术学的重要解剖结构。

（4）子宫颈：在性激素的作用下，妊娠早期宫颈充血、水肿，宫颈管内腺体增生、肥大，质软、呈紫蓝色。妊娠期宫颈黏液分泌增多，形成黏稠的黏液栓，富含免疫球蛋白及细胞因子，有保护宫腔免受外来感染侵袭的作用。

2. 卵巢　略增大，停止排卵。一侧卵巢可见妊娠黄体，于妊娠 6～7 周前产生大量雌激素及孕激素，以维持妊娠。妊娠 10 周后黄体功能由胎盘取代，妊娠 3～4 月时，妊娠黄体开始萎缩。

3. 输卵管　输卵管伸长，但肌层无明显增厚，黏膜上皮细胞稍扁平，在基质中可见蜕膜细胞。有时黏膜也可见蜕膜样改变。

4. 阴道　在性激素的作用下，阴道黏膜变软，充血、水肿呈紫蓝色。阴道壁皱襞增多，周围结缔组织变疏松，肌肉细胞肥大，伸展性增加，有利于分娩时胎儿通过。阴道脱落细胞及分泌物增多呈白色糊状。阴道上皮细胞增生，糖原丰富，乳酸含量增高，使阴道 pH 值下降，不利于一般致病菌生长，但孕妇易患外阴阴道假丝酵母菌病。

5. 外阴　妊娠期外阴部充血，皮肤增厚，大小阴唇色素沉着；大阴唇内血管增多及结缔组织松软，伸展性增加，有利于分娩时胎儿通过。妊娠中晚期由于增大子宫的压迫，盆腔及下肢静脉血回流障碍，部分孕妇可有外阴或下肢静脉曲张，产后可自行消失。

（二）乳房

妊娠期间胎盘分泌大量雌激素与孕激素分别刺激乳腺腺管、腺泡发育，同时在体内催乳素、人胎盘生乳素、胰岛素、皮质醇、甲状腺激素等共同作用下，乳房增大、充血；乳头增大变黑，易勃起。乳晕颜色加深，其外围的皮脂腺肥大形成散在的结节状隆起，称蒙氏结节（Montgomery's tubercles）。孕妇自觉乳房发胀，偶有触痛及麻刺感，是早孕的常见症状。乳房增大为产后泌乳做准备，但妊娠期间并无乳汁分泌，可能与大量雌、孕激素抑制乳汁生成有关。在临近分娩时挤压乳房，可有淡黄色稀薄液体溢出。产后胎盘娩出，雌、孕激素水平迅速下降，新生儿吸吮乳头，乳汁开始分泌。

（三）循环及血液系统

1. 心脏　妊娠期增大的子宫将膈肌上推，使心脏向左、向上、向前移位，故心尖搏动左移 1～2cm，心浊音界稍扩大。心脏容量至妊娠末期约增加 10%，心率于妊娠晚期休息时增加 10～15 次/分。由于血流量增加、血流加速，加之心脏移位使大血管扭曲，部分孕妇于心尖区可闻及Ⅰ～Ⅱ级柔和的吹风样收缩期杂音，产后逐渐消失。

2. 心排出量和血容量　心排出量自妊娠 10 周开始增加，妊娠 32～34 周时达高峰，维持此水平直至分娩。血容量自妊娠 6～8 周开始增加，至妊娠 32～34 周达高峰，增加 40%～45%，平均增加约 1450mL，维持此水平直至分娩。其中血浆平均增加约 1000mL，红细胞平均增加约 450mL，血浆增加多于红细胞，故血液稀释，出现生理性贫血。心排出量增加为孕期循环系统最重要的改变，分娩时，尤其是第二产程，心排出量显著增加。如有心脏病的孕妇易在妊娠、分娩期发生心力衰竭。

3. 血压　妊娠早期及中期血压偏低，妊娠 24～26 周后血压轻度升高。一般收缩压无变化，舒张压因外周血管扩张、血液稀释及胎盘形成动静脉短路而轻度降低，使脉压稍增大。孕妇体位影响血压，妊娠晚期如长时间的仰卧位，可使增大的子宫压迫下腔静脉，回心血量减少，心排出量减少导致血压下降，称仰卧位低血压综合征（supine hypotensive syndrome）。侧卧位能解除子宫压迫，改善静脉回流。因此，妊娠中晚期鼓励孕妇左侧卧位休息。

4. 静脉压 主要影响下肢静脉压。妊娠期由于盆腔血液回流至下腔静脉的血量增多，增大的子宫压迫下腔静脉使血液回流受阻，从而使下肢、外阴及直肠的静脉压增高，加之妊娠期静脉壁扩张，孕妇易发生下肢水肿、下肢与外阴静脉曲张、痔疮。

5. 血液成分

（1）红细胞：妊娠期骨髓造血增加，网织红细胞轻度增多。由于血液稀释，红细胞计数约为 $3.6 \times 10^{12}/L$（非孕妇女约为 $4.2 \times 10^{12}/L$），血红蛋白值约为 110g/L（非孕妇女约为 130g/L），血细胞比容为 0.31～0.34（非孕妇女为 0.38～0.47）。孕妇容易缺铁，为适应红细胞增生、胎儿生长发育及孕妇各器官生理变化的需要，应在妊娠中、晚期开始补充铁剂，以防缺铁性贫血。

（2）白细胞：妊娠期白细胞稍增加，一般为（5～12）$\times 10^9/L$，有时可达 $15 \times 10^9/L$，主要为中性粒细胞增加，淋巴细胞增加不明显，而单核细胞和嗜酸性粒细胞几乎无变化。

（3）凝血因子：凝血因子 Ⅱ、Ⅴ、Ⅶ、Ⅷ、Ⅸ、Ⅹ 在妊娠期均增加，仅凝血因子 Ⅺ、ⅩⅢ 降低，使血液处于高凝状态，产后胎盘剥离面血管能迅速形成血栓，有利于减少产后出血。妊娠期血小板轻度减少。妊娠期血沉加快，可达 100mm/h。

（4）血浆蛋白：由于血液稀释，血浆蛋白在妊娠早期开始降低，至妊娠中期时为 60～65g/L，主要为白蛋白减少，维持此水平至分娩。

（四）呼吸系统

早期孕妇的胸廓即发生改变，表现为横径加宽，周径加大，横膈上升，呼吸时膈肌活动幅度增大。妊娠中期肺通气量增加大于耗氧量，孕妇有过度通气现象，有利于提供孕妇和胎儿所需的氧气。妊娠晚期因子宫增大，腹肌活动幅度减少，使孕妇以胸式呼吸为主，呼吸较深大以维持气体的交换量。呼吸次数在妊娠期变化不大，不超过 20 次/分。孕期受雌激素影响，上呼吸道（鼻、咽、气管）黏膜增厚、充血、水肿，易发生上呼吸道感染。

（五）消化系统

妊娠期由于大量雌激素影响，牙龈充血、水肿、肥厚，易出血。孕激素使平滑肌张力降低、肌肉松弛。胃贲门括约肌松弛，胃内酸性内容物易逆流至食管下部产生胃烧灼感；胃排空时间延长，易出现上腹部饱胀感；肠蠕动减弱，易出现便秘、痔疮或使原有的痔疮加重。妊娠期胆囊排空时间延长，胆道平滑肌松弛，胆汁稍黏稠使胆汁淤积，易诱发胆囊炎及胆石病。妊娠期增大的子宫可使胃、肠管向上及两侧移位，这些部位如果发生病变，例如阑尾炎等疾病，其出现的体征往往与非妊娠期不同，应注意鉴别诊断。

（六）泌尿系统

妊娠期肾脏略增大。肾血浆流量（renal plasma flow，RPF）及肾小球滤过率（glomerular filtration rate，GFR）于妊娠早期均增加，并在整个妊娠期维持高水平。与非孕时相比，RPF 约增加 35%，GFR 约增加 50%，以适应孕期增多的代谢产物的排出，因此肾脏负担加重。由于 GFR 增加，而肾小管对葡萄糖再吸收能力未相应增加，约 15% 孕妇餐后可出现妊娠期生理性糖尿，应注意与糖尿病相鉴别。因 RPF 和 GFR 均受体位影响，孕妇仰卧位时尿量增加，故夜尿量多于日尿量。

受孕激素影响，泌尿系统平滑肌张力下降，肾盂及输尿管轻度扩张。因输尿管增粗及蠕动减弱，尿流缓慢，可致肾盂积水，易患急性肾盂肾炎，且多见于右侧，与右旋子宫压迫右侧输尿管有关，左侧卧位可以预防。

妊娠早期，因增大的子宫压迫膀胱，引起尿频；妊娠 12 周后子宫增大超出盆腔，不再压迫膀胱，尿频症状消失；妊娠晚期，因胎先露下降至盆腔，膀胱受压，膀胱、尿道压力增加，部分孕妇可出现尿频及尿失禁，产后可逐渐消失。

（七）内分泌系统

妊娠期腺垂体稍增大，尤其在妊娠末期，腺垂体增大明显。嗜酸细胞肥大、增多、形成"妊娠细胞"。于产后十日左右恢复。产后有出血性休克者，可使增生、肥大的垂体缺血、坏死，导致希恩综合征。由于妊娠黄体和胎盘分泌大量的雌、孕激素，对下丘脑和垂体起负反馈作用，使卵泡刺激素（FSH）及黄体生成素（LH）分泌减少，故妊娠期间卵巢内的卵泡不再发育成熟，也无排卵。垂体催乳素分泌随妊娠进展而增多，至分娩前达高峰，为非孕妇女的 10 倍。催乳素促进乳腺发育，为产后泌乳做准备。促甲状腺激素（TSH）、促肾上腺皮质激素（ACTH）分泌增多，但游离的甲状腺素及皮质醇不多，故孕妇没有甲状腺、肾上腺皮质功能亢进表现。

（八）其他

1. 体重　妊娠早期体重无明显变化，从妊娠 13 周起每周增加约 350g，妊娠晚期每周增加不超过 500g，整个妊娠期体重增加 10～12kg，包括胎儿、胎盘、羊水、子宫、乳房、血液、组织间液及脂肪沉积等。

2. 皮肤　妊娠期垂体分泌的促黑素细胞刺激激素（MSH）增加，加之雌激素和孕激素明显增多，能促进皮肤黑色素细胞的功能，使 MSH 功能加强，令黑色素增加，导致孕妇皮肤色素加深，特别是乳头、乳晕、腹白线、外阴等处出现色素沉着。色素沉着于颧颊部并累及眶周、前额、上唇和鼻部，边缘较明显，呈蝶状褐色斑，称为妊娠黄褐斑（chloasma gravidarum），产后可逐渐消退。

随着妊娠子宫逐渐增大，腹壁皮肤张力增加，同时肾上腺皮质激素分泌增多，孕妇腹部、臀部、大腿及乳房皮肤的皮内组织改变，皮肤过度扩张，使皮肤的弹力纤维断裂，形成紫色或淡红色不规律平行略凹陷的条纹，称妊娠纹（striae gravidarum），见于初产妇。产后呈银白色，持久不退。

3. 矿物质代谢　胎儿生长发育需要大量的钙、磷、铁，其中钙大部分在妊娠最后 3 个月内积累。因此，妊娠中、晚期应注意加强饮食中钙的摄入，必要时补充钙剂。孕期铁的需求主要在妊娠晚期，多数孕妇铁的储存量不能满足需要，需要在妊娠中、晚期补充铁剂，以满足孕妇和胎儿生长的需要。

二、心理社会变化

妊娠期，随着妊娠的进展，孕妇及家庭成员的心理状态会发生变化。妊娠虽是一种自然的生理现象，但对妇女而言，是一生中最具有挑战的事件，也是家庭生活的转折点，因此会有不同程度的压力和焦虑。随着新生命的降临，家庭角色发生重新定位和认同，原有的生活状态和互动情形也发生改变。因此，准父母的心理和社会方面需要重新适应和调整。

妊娠期良好的心理适应有助于产后亲子关系的建立及母亲角色的完善。护理人员只有了解妊娠期孕妇和家庭成员的心理变化，才能有针对性地进行心理指导。

（一）孕妇常见的心理反应

1. 惊讶和震惊 怀孕初期，不论是否计划妊娠，几乎所有孕妇均会有惊讶和震惊的反应。

2. 矛盾心理 在惊讶和震惊的同时，大部分孕妇可能会出现爱恨交加的矛盾心理，尤其是未计划怀孕的孕妇。此时既享受怀孕的欢愉，又认为怀孕不是时候。可能是第一次妊娠，对恶心、呕吐等生理变化无所适从；可能是由于初为人母，缺乏抚养孩子的知识和技能，或缺乏社会支持系统；可能是经济负担重，工作及家庭条件不许可等原因。而当孕妇自觉胎动时，多数孕妇会改变当初对怀孕的态度。

3. 接受 妊娠早期，孕妇对妊娠的感受只是停经后的各种不适反应，未真实感受到"胎儿"的存在。随着妊娠进展，尤其是胎动的出现，孕妇真正感受到"孩子"的存在，开始接受"孩子"，出现"筑巢反应"，计划为孩子购买衣服、睡床等，关心孩子的喂养及生活护理等方面的知识，给未出生的孩子起名字，猜测性别，甚至有些孕妇计划着孩子未来的职业。妊娠晚期，因子宫明显增大，孕妇在体力上负担加重，行动不便，甚至出现睡眠障碍，腰背痛等症状，大多数孕妇都期盼分娩日期的到来。也有的孕妇会担心婴儿的性别是否为家人接受等。

4. 情绪波动 孕妇的情绪波动起伏较大，可能与体内的激素作用有关。常表现为易激动，因极小的事情而生气、哭泣，使配偶感觉茫然不知所措，严重者会影响夫妻感情。

5. 内省 妊娠期孕妇表现出以自我为中心，专注自身，注重穿着、体重和饮食，同时也较关心自己的休息，喜欢独处，这使孕妇能有时间进行调节和适应。内省行为可能会使配偶及其他家庭成员感受冷落而影响彼此关系。

（二）必须完成的促进母亲心理发展任务

美国妇产科护理学专家鲁宾（Rubin）认为，妊娠期孕妇为迎接新生命的诞生，维持个人及家庭的功能完整，必须完成四项孕期母亲心理发展任务。

1. 确保安全 为确保自己和胎儿的安全，孕妇专注于胎儿和自己的健康，寻求产科护理知识。如阅读相关书籍，遵循医生建议，补充维生素，摄取均衡饮食，保证足够的休息和睡眠等，使整个妊娠期保持最佳的健康状况。

2. 接受孩子 孩子的出生会对整个家庭产生影响。最初是孕妇不接受新生儿，随着妊娠的进展，尤其是胎动的出现，孕妇逐渐接受孩子，并开始寻求家庭重要成员对孩子的接受和认可。在此过程中，配偶的支持和接受，会促使孕妇完成孕期心理发展任务和形成母亲角色。

3. 学会奉献 不论是生育或养育新生儿，都需要很多的给予。孕妇必须学会自制，延迟自己的需要以迎合另一个人的需要。妊娠过程中，她必须不断地调整自己，以适应胎儿成长，从而顺利担负起母亲的责任。

4. 融为一体 随着妊娠的进展，孕妇和胎儿建立起亲密的感情，尤其是胎动出现以后，孕妇常通过抚摸、对着腹部讲话等行为表达对胎儿的情感。这种情绪及行为的表现将为她日后与新生儿建立良好情感奠定基础。

第三节 妊娠诊断

根据妊娠不同时期胎儿生长发育的特点及母体的适应性变化，临床上将妊娠分为 3 个时期：妊娠 13 周末以前称为早期妊娠（first trimester）；第 14～27 周末称为中期妊娠（second trimester）；第 28 周及其后称为晚期妊娠（third trimester）。

一、早期妊娠诊断

（一）病史与症状

1. 停经 育龄期有性生活史的健康妇女，平素月经周期规律，一旦月经过期，应考虑到妊娠。停经 10 日以上，应高度怀疑妊娠。若停经 8 周以上，则妊娠的可能性更大。停经是妊娠最早，也是最重要的症状，但停经不一定就是妊娠，精神、环境等因素也可引起暂时闭经，应加以鉴别。哺乳期妇女的月经虽未恢复，但仍可能再次妊娠。

2. 早孕反应 约有半数的妇女，在停经 6 周左右出现晨起恶心、呕吐、食欲减退、喜食酸物或偏食、厌油腻、畏寒、头晕、乏力、嗜睡等症状，称早孕反应（morning sickness），可能与体内 hCG 增多、胃酸分泌减少和胃排空时间延长有关。症状的严重程度和持续时间因人而异，多于妊娠 12 周左右自然消失。

3. 尿频 妊娠早期因前倾增大的子宫在盆腔内压迫膀胱所致，妊娠 12 周后，增大的子宫超出盆腔，尿频症状自然消失。

4. 乳房变化 孕妇自觉乳房轻度胀痛、乳头刺痛，偶有麻刺感。

（二）体征与检查

1. 乳房检查 自妊娠 8 周起，在孕激素、雌激素作用下，乳房增大，静脉充盈；乳头、乳晕着色加深，乳晕可见深褐色蒙氏结节。

2. 妇科检查 妊娠 6～8 周时，阴道窥器检查可见阴道黏膜及子宫颈充血，呈紫蓝色。双合诊检查子宫增大变软，子宫峡部极软，子宫体与子宫颈之间似不相连，称黑加征（Hegar's sign）。随着妊娠进展，子宫逐渐增大，至妊娠 8 周时，子宫约为非孕时的 2 倍；至妊娠 12 周时，子宫约为非妊娠子宫的 3 倍，并超出盆腔，可于耻骨联合上方触及宫底。

（三）辅助检查

1. 妊娠试验（pregnancy test） 利用孕卵着床后滋养细胞分泌 hCG，并经血、尿可以测出的原理协助诊断妊娠。临床上多用早早孕试纸法检测受检者尿液，结果阳性结合临床表现可诊断早期妊娠。

2. 超声检查 妊娠早期超声检查的主要目的是确定宫内妊娠，排除异位妊娠和滋养细胞疾病，估计孕龄，排除盆腔肿块或子宫异常。停经 5 周，宫腔内见到圆形或椭圆形妊娠囊；妊娠 6 周，可见到胚芽和原始心管搏动；停经 14 周，测量胎儿头臀长度能较准确地估计孕周；停经 9～14 周，B 型超声检查可以排除严重的胎儿畸形，如无脑儿。

3. 宫颈黏液检查 妊娠后孕妇体内孕激素不断升高，宫颈黏液量少、黏稠、拉丝易断，涂片干燥后光镜下仅见排列成行的珠豆状椭圆体，而未见羊齿植物叶状结晶，则早期妊娠的可能性较大。

4. 黄体酮试验 利用孕激素在体内突然撤退导致子宫出血的原理，对疑为早孕的妇女，每日肌注黄体酮 20mg，连用 3～5 日。如停药后 7 日仍未出现阴道流血，则早孕可能性大；如停药后 3～7 日内出现阴道流血，则可排除早孕。

5. 基础体温（BBT）测定 每日清晨醒来后（夜班工作者于休息 6～8 小时后），尚未起床，未进行进食、谈话等一切活动前，测量体温 5 分钟（多测口腔温度），并于基础体温单上记录，按日连成曲线。如有感冒、发热或用药等情况，在体温单上注明。具有双相型体温的已婚妇女出现高温相 18 日持续不下降者，早孕可能性大；如高温相持续 3 周以上，则早孕可能性更大。

如就诊时，停经时间尚短，依据病史、症状、体征和检查难以确定早孕时，可嘱患者一周后复诊，避免因妊娠试验假阴性而误诊。

二、中、晚期妊娠诊断

中、晚期妊娠是胎儿生长和各器官发育成熟的重要时期，中、晚期妊娠诊断是判断胎儿生长发育情况、宫内状况，以及了解胎儿有无畸形。

（一）病史与症状

有早期妊娠的经过，腹部逐渐增大，有胎动感。经产妇胎动感略早于初产妇。

（二）体征与检查

1. 子宫增大　随着妊娠进展，子宫逐渐增大，宫底逐渐升高。用手测子宫底高度或尺测耻上子宫长度，可初步估计胎儿大小及妊娠周数是否相符（表 4-1，图 4-3）。子宫底高度因孕妇的脐耻间距离、胎儿发育情况、羊水量、单胎、多胎等有差异。不同孕周的子宫底增长速度不同，妊娠 20 ~ 24 周时增长速度较快，平均每周增长 1.6cm，至 36 ~ 40 周增长速度减慢，每周平均增长 0.25cm。正常情况下，子宫高度在妊娠 36 周时最高，至妊娠足月时因胎先露入盆略有下降。妊娠期间子宫增长过速或过缓均有可能异常。

表 4-1　不同妊娠周数的子宫底高度

妊娠周数	手测子宫底高度	尺测耻上子宫长度（cm）
12 周末	耻骨联合上 2 ~ 3 横指	
16 周末	脐耻之间	
20 周末	脐下 1 横指	18（15.3 ~ 21.4）
24 周末	脐上 1 横指	24（22.0 ~ 25.1）
28 周末	脐上 3 横指	26（22.4 ~ 29.0）
32 周末	脐与剑突之间	29（25.3 ~ 32.0）
36 周末	剑突下 2 横指	32（29.8 ~ 34.5）
40 周末	脐与剑突之间或略高	33（30.0 ~ 35.3）

2. 胎心音　妊娠 12 周，用多普勒胎心听诊仪经孕妇腹壁能探测到胎心音；妊娠 18 ~ 20 周用普通听诊器即可于孕妇腹壁闻及胎心音，胎心音正常范围为 110 ~ 160 次 / 分。胎心音呈双音，第一音与第二音接近，如钟表的"嘀嗒"声，速度较快，注意与子宫杂音、腹主动脉音及脐带杂音相鉴别。子宫杂音是血流经子宫血管时产生的柔和吹风样低音响，腹主动脉音为单调的咚咚样强音响，这两种杂音均与孕妇脉搏数一致；脐带杂音为脐带血流受阻时产生的与胎心音一致的吹风样低音响，改变体位后可消失。

3. 胎动 胎儿躯体的活动称胎动（fetal movement, FM）。一般孕妇于妊娠 18~20 周时开始感觉有胎动，随妊娠进展逐渐增强，至妊娠 32~34 周达高峰，妊娠 38 周后逐渐减少。妊娠 28 周以后，正常胎动次数 ≥ 10 次 / 2 小时。腹部检查有时可以看到或触到胎动。

4. 胎体 妊娠 20 周后，经腹壁可触及子宫内的胎体。妊娠 24 周后经腹部触诊可区分胎头、胎背、胎臀及胎儿肢体。胎头圆而硬，有浮球感；胎背宽而平坦；胎臀宽而软，形状不规则；胎儿肢体小且有不规则活动。随着妊娠进展，通过四步触诊法能查清胎儿在子宫内的位置，帮助判断胎产式、胎先露和胎方位。

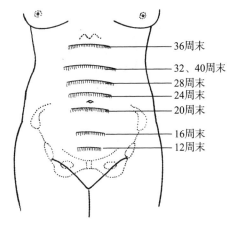

图 4-3 妊娠周数与子宫底高度

- 36周末
- 32、40周末
- 28周末
- 24周末
- 20周末
- 16周末
- 12周末

（三）辅助检查

1. 超声检查 能显示胎儿数目、胎产式、胎先露、胎方位、有无胎心搏动、胎盘位置及其与宫颈内口的关系、羊水量等，同时可测定胎儿双顶径、腹围、胸围、顶臀径、股骨长度等多条径线，了解胎儿生长发育情况。在妊娠 18~24 周，可采用超声进行胎儿系统检查，观察胎儿有无畸形。

2. 彩色多普勒超声检查 可以检测子宫动脉、脐动脉和胎儿动脉的血流速度波形。妊娠中期子宫动脉血流波动指数（pulsatile index，PI）和阻力指数（resistance index，RI）可以评估子痫前期的风险；妊娠晚期的脐动脉 PI 和 RI，可以评估胎盘的血流；胎儿大脑中动脉（middle cerebral artery，MCA）的收缩期峰值，可以判断胎儿贫血的程度。

三、胎产式、胎先露、胎方位

妊娠 28 周前，羊水较多、胎儿较小，因此胎儿在子宫内的活动范围较大，胎儿在宫内的位置和姿势易于改变。妊娠 32 周后，胎儿生长发育快、羊水相对减少，胎儿与子宫壁贴近，因此胎儿在宫内的位置和姿势相对恒定，但亦有极少数在妊娠晚期发生改变。为了适应妊娠晚期椭圆形子宫腔的形状，胎儿在宫腔内的姿势常为胎头俯屈，颏部贴近胸壁，脊柱略前弯，四肢屈曲交叉弯曲于胸腹部前方，其整个体积和体表面积均明显缩小，整个胎体成为头端小、臀端大的椭圆形。

（一）胎产式

胎体纵轴与母体纵轴的关系称胎产式（fetal lie）。胎体纵轴与母体纵轴平行者，称纵产式（longitudinal lie），占足月妊娠分娩总数的 99.75%。胎体纵轴与母体纵轴垂直者，称横产式（transverse lie），仅占足月妊娠分娩总数的 0.25%。胎体纵轴与母体纵轴交叉成角度者，称斜产式。斜产式属暂时性的，在分娩过程中多转为纵产式，偶有转为横产式。

（二）胎先露

最先进入骨盆入口的胎儿部分称为胎先露（fetal presentation）。纵产式有头先露、臀先露，横产式有肩先露（图 4-4）。

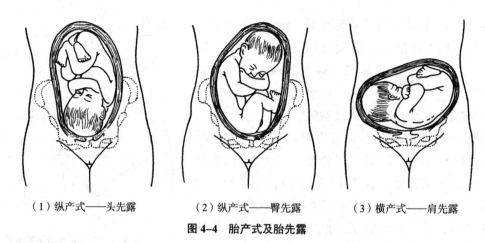

（1）纵产式——头先露　　　（2）纵产式——臀先露　　　（3）横产式——肩先露

图4-4　胎产式及胎先露

　　头先露又因胎头屈伸程度不同分为枕先露、前囟先露、额先露、面先露（图4-5）。臀先露又因入盆先露的部分不同分为混合臀先露、单臀先露、单足先露、双足先露（图4-6）。横产式时最先进入骨盆的是胎儿肩部，为肩先露。偶见胎儿头先露或臀先露与胎手或胎足同时入盆，称为复合先露。

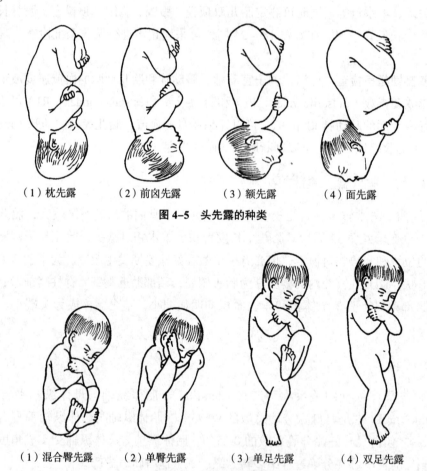

（1）枕先露　　　（2）前囟先露　　　（3）额先露　　　（4）面先露

图4-5　头先露的种类

（1）混合臀先露　　（2）单臀先露　　（3）单足先露　　（4）双足先露

图4-6　臀先露的种类

（三）胎方位

　　胎儿先露部的指示点与母体骨盆的关系称胎方位（fetal position），简称胎位。枕先露以枕骨、面先露以颏骨、臀先露以骶骨、肩先露以肩胛骨为指示点。根据指示点与母体骨盆前、后、左、右、横的关系而有不同的胎方位（表4-2）。枕先露、面先露、臀先露各有6种胎方位，肩先露有4种胎方位。如枕先露时，胎头枕骨位于母体骨盆的左前方，为枕左前位，余类推。正常胎方位有两种，分别为枕左前（LOA）与枕右前（ROA）。

表4-2　胎产式、胎先露和胎方位的关系及种类

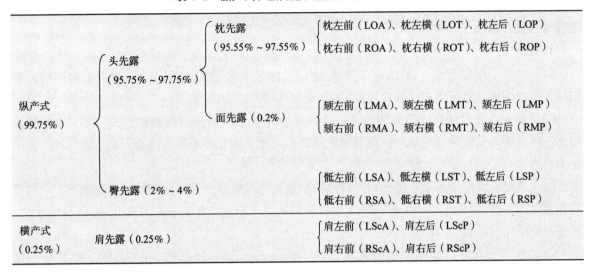

纵产式（99.75%）	头先露（95.75%～97.75%）	枕先露（95.55%～97.55%）	枕左前（LOA）、枕左横（LOT）、枕左后（LOP）
			枕右前（ROA）、枕右横（ROT）、枕右后（ROP）
		面先露（0.2%）	颏左前（LMA）、颏左横（LMT）、颏左后（LMP）
			颏右前（RMA）、颏右横（RMT）、颏右后（RMP）
	臀先露（2%～4%）		骶左前（LSA）、骶左横（LST）、骶左后（LSP）
			骶右前（RSA）、骶右横（RST）、骶右后（RSP）
横产式（0.25%）	肩先露（0.25%）		肩左前（LScA）、肩左后（LScP）
			肩右前（RScA）、肩右后（RScP）

第四节　妊娠期管理

妊娠期管理主要是通过产前保健（prenatal care）来完成。产前保健主要包括定期对孕妇进行产前检查、指导孕期营养和用药、及时发现和处理异常情况、对胎儿宫内情况进行监护等，以保证孕妇和胎儿的健康，直至安全分娩。美国妇产科医师学会（2002年）把产前保健定义为：从妊娠开始到分娩前的整个时期，对孕妇及胎儿进行健康检查及对孕妇进行心理上的指导，包括早孕诊断、首次产前检查和随后的产前检查及胎儿出生缺陷的筛查与诊断。

产前保健属于围生医学的范畴。围生医学（perinatology）又称围产医学，是研究在围产期内对围产儿及孕产妇卫生保健的一门科学，对降低围产期母儿死亡率和病残儿发生率、保障母儿健康具有重要意义。我国现阶段围产期（perinatal period）指从妊娠满28周（即胎儿体重≥1000g或身长≥35cm）至产后1周。部分国家将围产期从妊娠20周或24周开始算起。围产期死亡率是衡量产科和新生儿科质量的重要指标，因此，产前保健是围产期保健的关键。

一、产前检查

（一）产前检查的目的

①确定孕妇和胎儿的健康状况。②估计和核对孕期或胎龄。③及时发现与治疗异常妊娠；④孕期健康教育及指导。

（二）产前检查的时间与次数

妊娠早、中和晚期孕妇与胎儿的变化不同，产前检查的次数与内容也不同。首次产前检查的时间应从确诊早孕时开始。根据我国《孕前和孕期保健指南（2018年）》，目前推荐的产前检查孕周分别是：妊娠 6 ~ 13^{+6} 周，14 ~ 19^{+6} 周，20 ~ 24 周，25 ~ 28 周，29 ~ 32 周，33 ~ 36 周，37 ~ 41 周（每周一次）。高危孕妇应酌情增加产前检查次数。

（三）产前检查内容

首次产前检查应详细询问健康史，进行系统的全身检查、产科检查和必要的辅助检查，以及心理 – 社会评估。

1. 健康史

（1）年龄：年龄过小（＜18 岁）或过大（＞35 岁）容易发生难产；35 岁以上的高龄初孕妇易并发妊娠期高血压疾病、妊娠期糖尿病、产力异常和产道异常等。

（2）职业：放射线可诱发基因突变，造成染色体异常。如长期接触铅、汞、苯、有机磷农药、一氧化碳等有毒物质的孕妇，可能导致流产、死胎、胎儿畸形等，应检测血常规与肝功能等相关检查。

（3）月经史：询问末次月经日期、月经周期及其是否规律，月经周期的长短影响预产期的推算和胎儿生长发育的监测。月经周期延长的孕妇其预产期相应推迟，如月经周期 45 日的孕妇，其预产期应相应推迟 15 日。

（4）推算预产期：依据孕妇的末次月经（last menstrual period，LMP）日期，推算预产期（expected date of confinement，EDC）。计算方法为确定末次月经第 1 日，月份减 3 或加 9，日数加 7。如末次月经为 2021 年 01 月 15 日，预产期应为 2021 年 10 月 22 日。若孕妇只知农历日期，应先换算成公历再推算预产期。一般分娩日期与推算的预产期可能相差 1 ~ 2 周。若末次月经日期记不清，或哺乳期尚无月经来潮而受孕者，则根据早孕反应出现的时间、胎动开始时间、宫底高度以及 B 型超声检查的头臀长度、胎头双顶径及股骨长度值推算出预产期。

（5）孕产史：初产妇应了解孕次、流产史；经产妇应了解分娩方式，了解有无难产史、死胎、死产、产后出血史，了解新生儿出生时情况。

（6）本次妊娠经过：了解有无早孕反应及其出现的时间、严重程度，有无病毒感染史及用药情况；胎动开始时间；妊娠过程有无阴道流血、腹痛、头晕、头痛、心悸、气短及下肢浮肿等症状。询问饮食、运动、睡眠及大小便情况。

（7）既往史和手术史：了解妊娠前有无高血压、心脏病、血液病、糖尿病、肝肾疾病、结核病等，以及做过何种手术。

（8）家族史：询问家族中有无妊娠合并症、双胎妊娠及其他遗传性疾病等。

（9）其他：主要了解孕妇的受教育程度、宗教信仰、婚姻状况、经济状况，以及住址、联系方式等资料。

（10）配偶情况：着重询问健康状况和有无遗传性疾病等。

2. 全身检查

（1）观察孕妇的发育、营养及精神状态；注意步态及身高，步态不正常者应注意有无骨盆不对称，身材矮小（＜145cm）常伴有骨盆狭窄。

（2）测量体重，正常单胎孕妇妊娠晚期体重增加每周不超过 500g，超过者应考虑是否有水肿或隐性水肿、羊水过多等；测量血压，孕妇正常血压不应超过 140/90mmHg，或与基础血压相比不超过 30/15mmHg。

（3）听诊心肺，注意心脏有无病变，必要时应在妊娠 20 周以后行心动超声检查。

（4）检查乳房发育情况、乳头大小及有无乳头凹陷；检查脊柱及下肢有无畸形；注意有无双下肢水肿，孕妇于妊娠晚期仅踝部或小腿下部水肿经休息后消退，不属异常。

3.产科检查　产科检查包括腹部检查、骨盆测量、阴道检查、肛门检查和绘制妊娠图。检查前先告知孕妇检查的目的、步骤，以取得合作。检查时动作尽可能轻柔。

（1）腹部检查：排尿后，孕妇仰卧于检查床上，头部稍垫高，袒露腹部，双腿略屈曲分开，放松腹肌。检查者站于孕妇右侧。

1）视诊：注意腹部大小及腹形，腹部有无妊娠纹、手术疤痕和水肿。对腹部过大或过小者，应进一步核实孕周。腹部过大、宫底高度大于应有的妊娠月份者，应考虑有双胎妊娠、巨大胎儿、羊水过多的可能；腹部过小，可能为胎儿生长受限；腹部两侧向外膨出伴宫底位置较低者，胎儿可能是肩先露；若有尖腹或悬垂腹者，可能伴有骨盆狭窄。

2）触诊：检查前，先用手测宫底高度，用软尺测子宫长度及腹围，子宫长度是从宫底到耻骨联合上缘的距离，腹围是下腹最膨隆处，通常是绕脐一周的周径。随后进行四步触诊法（four maneuvers of Leopold）（图4-7），四步触诊法是产科特有的检查。可检查子宫大小、胎产式、胎方位及胎先露是否衔接。触诊时注意腹壁肌肉的紧张度、羊水多少、子宫肌的敏感度等。四步触诊法前三步操作检查者面向孕妇头部，第四步面向孕妇足部。具体操作步骤如下：

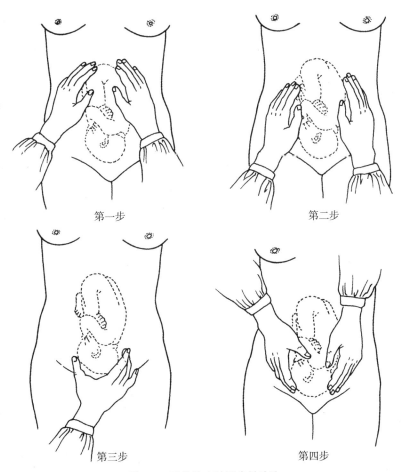

第一步　　　　　　　　　　　　第二步

第三步　　　　　　　　　　　　第四步

图4-7　胎位检查的四步触诊法

第一步：检查者两手置于宫底部，轻轻按压摸清宫底高度，根据其高度估计胎儿大小与妊娠周数是否相符。然后以双手指腹相对轻推，判断在宫底部的胎儿部分。若为胎头，则硬而圆且有浮球感；若为胎臀，则大而软且形状略不规则。若于宫底部未触及胎头或胎臀，应考虑横产式的可能。通过第一步检查可判断胎产式，从而间接推断胎先露。

第二步：检查者两手分别置于腹部左右两侧，一手固定，另一手由上至下轻轻深按检查，左右手交替进行，分辨胎背及胎儿四肢的位置，触到平坦饱满部分为胎背，并了解胎背向前方、向侧方或向后。触到较空虚、高低不平可变形且活动的部分为是胎儿的肢体，有时可感到胎儿肢体活动。

第三步：检查者右手置于耻骨联合上方，拇指与其余四指分开，握住胎先露部，进一步摸清是胎头或胎臀，圆而硬为胎头，宽而软为胎臀。然后左右推动以确定是否衔接，若胎先露部仍可左右推动，表示尚未衔接入盆；若不能被推动，则已衔接入盆。

第四步：检查者左右手分别置于胎先露部的两侧，沿骨盆入口方向向下深按，进一步核实胎先露部的诊断是否正确，并确定先露部入盆的程度。双手能伸入、左右推胎先露能动者，表示先露尚未入盆，临床上称为"浮"；手能伸入一点、胎先露稍活动，称为"半入盆"；手不能伸入、胎先露不能活动，称为"入盆"。

3）听诊：胎心音在靠近胎背上方的孕妇腹壁处听得最清楚。妊娠 24 周后，枕先露的胎心音在脐下方的左侧或右侧；臀先露时，在脐上方的左侧或右侧；肩先露时，在靠近脐部下方听得最清楚（图 4-8）。听诊部分取决于先露部和其下降程度。当子宫敏感、腹壁紧张，胎方位不清时，可通过听胎心音结合胎先露来综合判断。

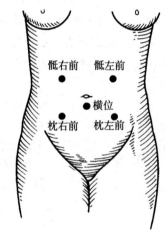

图 4-8 不同胎位胎心音听诊位置

（2）骨盆测量：骨盆大小及其形状对分娩有直接影响，是决定胎儿能否经阴道分娩的重要因素。测量骨盆的方法有骨盆外测量和骨盆内测量两种。

1）骨盆外测量（external pelvimetry）：通过外测量可以间接判断骨盆大小及其形状。此法操作简便。常用骨盆测量器测量以下径线：

①髂棘间径（interspinal diameter，IS）：孕妇取仰卧位，两腿伸直，测量两髂前上棘外缘间的距离（图 4-9）。正常值为 23～26cm。

②髂嵴间径（intercristal diameter，IC）：孕妇体位同上，测量两髂嵴外缘最宽的距离（图4-10）。正常值为 25～28cm。

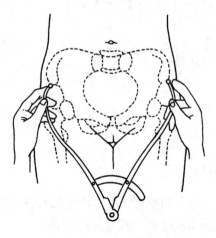

图 4-9 测量髂棘间径

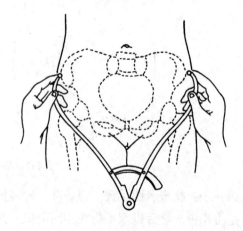

图 4-10 测量髂嵴间径

③骶耻外径（external conjugate，EC）：孕妇取左侧卧位，左腿屈曲，右腿伸直，测量第 5 腰椎棘突下至耻骨联合上缘中点的距离（图 4-11），正常值为 18 ~ 20cm。第 5 腰椎棘突下相当于米氏菱形窝的上角，或相当于两髂嵴后连线中点下 1 ~ 1.5cm 处。此径线可间接推测骨盆入口前后径的长度，是骨盆外测量中最重要的径线。骶耻外径与骨质厚薄有关，骶耻外径值减去 1/2 的尺桡周径（围绕右侧尺骨茎突及桡骨茎突测得的前臂下缘周径）值，即相当于骨盆入口前后径值。

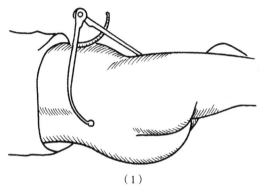 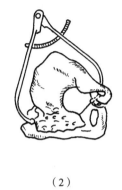

（1）　　　　　　　　　　　　　　　（2）

图 4-11　测量骶耻外径

④坐骨结节间径（transverse outlet，TO）：又称出口横径。孕妇取仰卧位，两腿向腹部屈曲，双手抱双膝。测量两坐骨结节内侧缘的距离（图 4-12）。正常值为 8.5 ~ 9.5cm，平均值为 9cm。亦可用检查者的手拳测量，若此径线能容纳成人横置手拳则属正常。此径线直接测出骨盆出口横径长度。如出口横径小于 8cm，应进一步测量出口后矢状径。

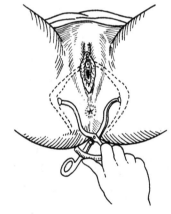

⑤出口后矢状径（posterior sagittal diameter of outlet）：即坐骨结节间径中点至骶骨尖端的长度。检查者右手戴手套，示指置入肛门触及骶骨，拇指置于孕妇体外骶尾部，两指共同找到骶骨尖端，将骨盆出口测量器两端分别放在坐骨结节间径中点与骶骨尖端处，即可测量出口后矢状径（图 4-13），正常值为 8 ~ 9cm。此径能弥补稍小的坐骨结节间径。出口后矢状径与坐骨结节间径之和大于 15cm，表明骨盆出口狭窄不明显，一般足月大小胎儿可以通过骨盆出口经阴道娩出。

图 4-12　测量坐骨结节间径

⑥耻骨弓角度（angle of pubic arch）：两手拇指指尖斜着对拢，放于耻骨联合下缘，左右两拇指平放在耻骨降支上面，测量两拇指间的角度即为耻骨弓角度（图 4-14）。正常值为 90°，小于 80° 为异常。

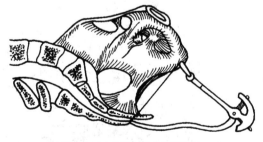

图 4-13　测量出口后矢状径

以上径线中，髂棘间径、髂嵴间径可间接推测骨盆入口横径的长度，骶耻外径可间接推测骨盆入口前后径长度。因此，三条径线可以反映骨盆入口平面的大小，其中骶耻外径最重要。耻骨弓角度可间接预测骨盆出口横径的宽度，与坐骨结节间径、出口后矢状径共同反映骨盆出口平面的大小。若骨盆外测径线小于正常值，需进行骨盆内测量。

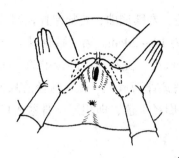
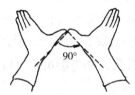
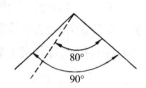

图 4-14 测量耻骨弓角度

【知识链接】

孕期不推荐常规检查的内容

中华医学会妇产科分会产科学组制定的《孕前和孕期保健指南（第一版）》指出，已有充分证据表明骨盆外测量并不能预测产时头盆不称，因此，孕期不需要常规进行骨盆外测量。对于阴道分娩者，妊娠晚期可测量出口径线。此外，孕期不推荐常规检查的内容还包括弓形虫、巨细胞病毒和单纯疱疹病毒血清学筛查；BV 筛查；宫颈阴道分泌物检测胎儿纤维连接蛋白（fFN）及超声检查评估宫颈；甲状腺功能筛查；结核病筛查等。此外也不推荐每次产前检查时检查尿蛋白和血常规（妊娠期高血压疾病和妊娠期贫血的孕妇除外）。

2）骨盆内测量（internal pelvimetry）：适用于骨盆外测量有狭窄者，应于妊娠 24～36 周阴道松软时测量。过早测量阴道较紧，近预产期测量容易引起感染、胎膜早破。测量时，孕妇取膀胱截石位，消毒外阴，检查者须戴消毒手套并涂润滑油。主要测量的径线有：

①对角径（diagonal conjugate, DC）：为骶岬上缘中点至耻骨联合下缘的距离，正常值为 12.5～13cm，此值减去 1.5～2cm，即为骨盆入口前后径长度，又称真结合径（true conjugate），正常值为 11cm。检查者将一手示、中指置入阴道，用中指尖触到骶岬上缘中点，示指上缘紧贴耻骨联合下缘，另一手示指固定标记此接触点，抽出阴道内的手指，测量中指尖至此接触点的距离，即为对角径（图 4-15）。如测量时中指触不到骶岬，表明对角径大于 12.5cm，测量时期以妊娠 24～36 周、阴道松软时为宜，36 周以后测量应在消毒情况下进行。

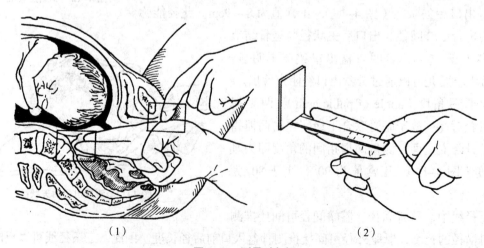

（1）　　　　　　　　　　　　（2）

图 4-15 测量对角径

②坐骨棘间径（biischial diameter）：测量两坐骨棘间的距离，正常值为 10cm。测量时，检查者将一手示、中指置入阴道，分别触及左右两侧坐骨棘，估计其间的距离（图 4-16）。也可用中

骨盆测量器测量，所得数值较准确。坐骨棘间径是中骨盆最短的径线，此径线过小会影响分娩过程中胎头的下降。

③坐骨切迹（incisura ischiadica）宽度：为坐骨棘与骶骨下部间的距离，即骶棘韧带的宽度，可估计中骨盆的大小。测量时，检查者将阴道内的示指置于骶棘韧带上移动（图4-17），若能容纳3横指（5.5~6cm）为正常，否则提示中骨盆狭窄。

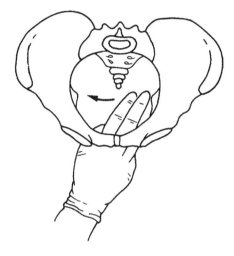
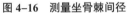

图 4-16　测量坐骨棘间径

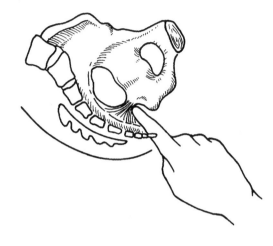

图 4-17　测量坐骨切迹宽度

（3）阴道检查：确认早孕时或初次产检时，可作盆腔双合诊检查，了解产道、子宫、附件有无异常。妊娠24周左右进行首次产前检查时需测量对角径。妊娠最后1个月应避免不必要的阴道检查。如确实需要，需严格消毒外阴及戴无菌手套，以防感染。

（4）肛门检查：帮助判断胎先露、坐骨棘间径、坐骨切迹宽度、骶骨前面弯曲度，以及骶尾关节活动度。

（5）绘制妊娠图（pregnogram）：妊娠图是反映胎儿在宫内发育及孕妇健康情况的动态曲线图。于每次产前检查时，将孕妇体重、血压、腹围、子宫底高度、胎方位及胎心率等填写在妊娠图中，绘成曲线图，观察其动态变化，可以及早发现孕妇或胎儿的异常情况。其中子宫底高度曲线是妊娠图中最主要的曲线。

（四）辅助检查

常规检查血常规、血小板数、肝功能、肾功能、糖耐量、阴道分泌物、尿蛋白、尿糖等。必要时行 B 型超声检查、唐氏筛查、HIV 筛查等。

（五）心理-社会评估

妊娠期不仅会引起身体各系统的生理变化，孕妇的心理也会随着妊娠而产生变化，护士应及时对孕妇进行心理-社会评估。评估内容主要包括：孕妇对妊娠的态度及接受程度；孕妇有无不良情绪反应；家庭的经济状况及生活环境；孕妇寻求健康指导的态度、动力及能力；孕妇及家庭成员目前所得到的实际健康知识情况等。

（六）复诊检查

复诊的目的是了解前次产前检查后有何不适，以便及时发现异常情况，保证孕妇和胎儿的健康。因此，每次产前检查后，根据孕妇具体情况预约其下次复诊时间。

复诊内容：了解孕妇有无头晕、头痛、眼花、阴道流血、胎动异常等情况；测量体重及血压，检查有无水肿及其他异常，必要时复查尿蛋白；复查胎方位、听胎心音，测量宫高与腹围，并估计胎儿大小，从而判断胎儿生长发育与孕龄是否相符，必要时行 B 型超声检查；进行健康宣教，预约下次复诊时间。

二、妊娠期常见症状的护理

（一）早期妊娠常见症状及护理

1. 恶心、呕吐　约半数妇女在妊娠 6 周左右出现恶心、呕吐、挑食等早孕反应，12 周左右自行消失。一般不影响生活与工作，无须用药。在此期间指导孕妇清淡饮食，少食多餐，避免空腹，早晨起床可先进食几块饼干或面包。避免进食油炸、难以消化或有特殊气味的食物。给予精神鼓励和支持，减少心理的困扰和忧虑。若呕吐严重或妊娠 12 周以后仍继续呕吐，引起孕妇营养摄入不足时，应及时纠正水、电解质紊乱。对偏食者，在不影响饮食平衡的情况下，可不做特殊处理。在中医方面，芳香疗法、隔姜灸（内关、中脘穴）也有良好的效果。

2. 尿频、尿急　多因增大的子宫压迫膀胱所致。常发生在妊娠初 3 个月及末 3 个月。告知孕妇无需减少液体摄入，应及时排尿，避免憋尿导致泌尿系感染。此症状产后可逐渐消失。

3. 白带增多　妊娠期性激素不断升高，阴道分泌物增加，于妊娠初 3 个月及末 3 个月明显，属妊娠期正常的生理变化。嘱孕妇保持外阴部清洁，每日清洗外阴，避免分泌物刺激外阴部，严禁阴道冲洗；穿透气性好的棉质内裤，分泌物过多可垫卫生巾并经常更换。

（二）中、晚期妊娠常见症状及护理

1. 下肢水肿　妊娠晚期易发生踝部、小腿下半部轻度水肿，休息后可消退，属正常生理现象；若下肢有明显凹陷性水肿，休息后不消退，应考虑到妊娠期高血压疾病、妊娠合并肾脏疾病、低蛋白血症等。避免长时间站或坐，休息时取左侧卧位，缓解增大的子宫对下腔静脉的压迫，下肢垫高 15° 改善下肢血液回流，减轻水肿。适当限制孕妇对食盐的摄入，但不必限制水分。

2. 便秘　是妊娠期常见症状。由于肠蠕动减弱，肠内容物排空时间延长，增大子宫及胎先露压迫肠道引起。指导孕妇每日清晨饮一杯温开水，多吃易消化、富含纤维素的新鲜蔬菜和水果；坚持每日适当运动；不宜进食辛辣刺激性食物；养成按时排便的习惯。必要时在医生指导下使用缓泻剂，如开塞露、甘油栓，使粪便润滑容易排出。禁用峻泻剂，也不允许灌肠，以免引起流产或早产。便秘还可以依据证型不同，选择内服中药或采用耳穴压豆、穴位埋线、针灸、中药坐浴等外治方法。

3. 痔疮　痔静脉曲张可在妊娠期间首次出现，妊娠也可使已有的痔疮复发或症状加重。主要是由于增大的子宫压迫或妊娠期便秘使痔静脉回流受阻，直肠静脉压升高所致。指导孕妇积极防治便秘。可通过温水坐浴缓解痔疮引起的疼痛和肿胀感。

4. 下肢及外阴静脉曲张　因增大子宫压迫下腔静脉使股静脉压力增高，随妊娠次数增多而逐渐加重。孕妇应避免长时间站立，下肢可绑弹性绷带；左侧卧位休息时垫高下肢以促进静脉回流。

5. 腰背痛　妊娠期因关节韧带松弛，增大的子宫向前突使躯体重心后移，腰椎向前突，使背

肌处于持续紧张状态，孕妇可出现轻微腰背痛。指导孕妇穿低跟鞋，在俯拾或抬举物品时，保持上身直立，屈膝，用双下肢的力量起身；不宜抬举重物；休息时，腰背部垫枕头可缓解疼痛；疼痛严重者，须卧床休息（硬床垫），局部热敷或遵医嘱服止痛药。

6. 下肢肌肉痉挛　发生于小腿腓肠肌，于妊娠后期的夜间多见，是孕妇缺钙的表现。指导孕妇适当晒太阳，饮食中增加钙的摄入，避免腿部疲劳、受凉，走路时脚跟先着地。发生下肢肌肉痉挛时，背屈肢体或站直前倾以伸展痉挛的腓肠肌，并行局部热敷、按摩，直至痉挛消失。必要时遵医嘱口服钙剂。

7. 仰卧位低血压　妊娠晚期，孕妇若长时间取仰卧位姿势，可使增大的子宫压迫下腔静脉，导致回心血量和心排出量突然减少，出现低血压，此时孕妇改为左侧卧位，血压可迅速恢复正常，无须紧张。

8. 贫血　因孕妇对铁的需要量增多所致，于妊娠后期多见。指导孕妇饮食中增加铁的摄入，如动物肝脏、瘦肉、蛋黄、豆类等。如病情需要补充铁剂时，可用温水或水果汁送服，以促进铁的吸收，且应在餐后 20 分钟服用，减轻对胃肠道的刺激。告知孕妇服用铁剂后大便可能会变黑，也可导致便秘或轻度腹泻。

三、妊娠期健康指导

（一）异常症状的判断

正常妊娠期妇女的整个怀孕过程是在家中度过，为保证孕妇及胎儿的安全，应告知孕妇出现异常情况时须立即就诊。妊娠期出现的异常症状有：阴道流血、腹痛、头痛、眼花、胸闷、心悸、气短、发热、突然阴道流液、胎动突然减少等。

（二）清洁和舒适

孕期养成良好的卫生习惯，进食后均应刷牙，注意用软毛牙刷；怀孕后排汗增多，要勤沐浴，勤换内衣。衣服应宽松、柔软、舒适，冷暖适宜；胸罩的选择应以舒适、合身、足以支托增大的乳房减轻不适感为宜；不宜穿紧身衣，紧束腰腹部，以免影响胎儿发育与活动；避免穿高跟鞋。

（三）营养指导

孕妇的营养状况直接或间接地影响自身和胎儿健康。若孕妇在妊娠期出现营养不良，会直接影响胎儿生长和智力发育，导致器官发育不全、胎儿生长受限及低体重儿，容易造成流产、早产、胎儿畸形和死胎等。若营养过剩，可引起巨大儿，增加难产的机会；若微量元素过剩可引起中毒反应。

1. 科学膳食与均衡营养　指导孕妇合理地进食高蛋白、高维生素、微量元素、脂肪及糖类等食物。

（1）热量：妊娠期每日至少应增加 100～300kcal 热量。蛋白质、脂肪、糖类在人体内氧化后均可产生热量，膳食中三大营养素应比例适当，一般蛋白质占 15%，脂肪占 20%，糖类占 65%。我国多数人的饮食习惯，热量主要来源于粮食占 65%，其余 35% 来自食用油、动物性食品、蔬菜和水果等。

（2）蛋白质：中国营养学会提出在妊娠 4～6 个月期间，孕妇进食蛋白质每日应增加 15g，在妊娠 7~9 个月期间，每日应增加 25g。若妊娠期摄取蛋白质不足，不仅影响胎儿生长发育，还会造成胎儿脑细胞分化缓慢、总数减少，影响智力发育。优质蛋白能够提供最佳搭配的氨基酸，其主要来源为肉类、牛奶、鸡蛋、鸡肉和鱼等，尤其是牛奶。

（3）糖类：是机体主要的供给热量食物。孕妇主食中的糖类主要是淀粉，妊娠中期以后，每日进主食 0.4~0.5kg，可以满足需要。

（4）微量元素：①铁：孕妇食物中，若铁的含量不足易致缺铁性贫血。中国营养学会建议孕妇每日膳食中铁的供给为 28mg（非孕妇女 18mg）。孕妇缺铁很难从膳食中得到补充，主张妊娠 16 周开始每日口服硫酸亚铁 0.3g。含铁较多的食物有：动物肝脏、血、瘦肉、蛋黄、豆类、黑木耳、海带、紫菜及各种绿叶菜等。②钙：胎儿生长发育需要大量的钙，故妊娠期应增加钙的摄入。中国营养学会建议自孕 16 周起每日摄入钙 1000mg，于晚期增至 1500mg，以服用枸橼酸钙为佳。牛奶中含钙和奶制品中的钙含量容易被吸收，其他如肉类、豆类、海产品等钙含量也较多。③碘：孕期碘的需要量增加，若孕妇膳食中碘的供给不足，可发生胎儿甲状腺功能减退和神经系统发育不良。中国营养学会推荐在整个妊娠期，每日膳食中碘的供给量为 175μg，提倡在整个妊娠期服用含碘食盐。④锌：也是蛋白质和酶的组成部分，对胎儿生长发育很重要。若孕妇于妊娠后 3 个月摄入不足，可导致胎儿生长受限、矮小症、流产、性腺发育不良、皮肤疾病等。推荐孕妇于妊娠 3 个月后，每日从饮食中补锌 20mg。⑤硒：是谷胱甘肽过氧化物酶的重要组成部分。若孕妇膳食中硒缺乏，会引起胎儿原发性心肌炎和孕妇围产期心肌炎。含硒较高的食物有：海产品、食用菌、肉类、禽蛋、西蓝花、紫薯、大蒜等。

（5）维生素：参与机体重要的生理过程，是生命活动中不可缺少的物质，主要从食物中获取，分为水溶性（维生素 B 族、维生素 C）和脂溶性（维生素 A、维生素 D、维生素 E、维生素 K）两类。①维生素 A 与胡萝卜素：维生素 A 与胡萝卜素有助于胎儿正常生长发育，预防孕妇阴道上皮角化、皮肤过分干燥和乳头皲裂。若孕妇体内缺乏维生素 A，孕妇易发生夜盲、贫血、早产，胎儿可能致畸（唇裂、腭裂、小头畸形等）。因此，妊娠期间应适当增加维生素 A 供给量，我国推荐孕妇每日膳食中维生素 A 供给量为 1000μg。维生素 A 主要存在动物性食物中，如肝脏、牛奶等。②维生素 B 族：尤其是叶酸供给量应增加。我国推荐孕妇每日膳食中叶酸供给量为 0.8mg，特别是在妊娠前 3 个月。妊娠早期叶酸缺乏，容易发生胎儿神经管缺陷畸形。叶酸的重要来源是谷类食品。③维生素 C：为形成骨骼、牙齿、结缔组织所必需。我国推荐孕妇每日膳食中维生素 C 供给量为 80mg。维生素 C 广泛存在于新鲜蔬菜和水果中。④维生素 D：维生素 D 能促进钙和磷的吸收，使骨骼硬化。我国推荐孕妇每日膳食中维生素 D 的供给量为 10μg。维生素 D 在鱼肝油中含量最多，其次为肝、蛋黄、鱼。若孕妇缺乏维生素 D，可影响胎儿骨骼发育。

2. 中医饮食指导　中医认为孕期饮食"宜淡泊，不宜肥厚，宜轻清，不宜重浊，宜甘平，不宜辛热"；同时，要依据孕妇口味之好恶，"择其所欲食者食之"（《达生篇》）。妊娠初期，因常有恶心呕吐，故饮食宜清淡滋润，少食多餐，少食辛辣油腻之品，以免助热生痰。妊娠中后期，胎儿增长迅速，孕妇食欲较佳，可多选补益之品，同时营养要全面，不可偏食。中医对肉类的选择很有讲究，如与其食飞鸟，不如食家禽，因飞鸟偏燥，家禽偏润；与其食走兽，不如食家畜，因兽肉偏燥，畜肉偏润；禽畜中雄性者偏热，孕妇应少食或忌食；狗肉、羊肉偏燥热，孕妇均不宜；水产之类与其吃虾，不如吃鱼，吃鲢鱼又不如吃鲫鱼，因虾偏助阳，鱼偏养阴，鲢鱼偏温阳，鲫鱼偏益阴。另外，辛辣香燥之品调味即可，嗜之则忌，古训"胎前宜凉"，不可不慎。

3. 监测体重　妊娠期需监测体重变化。较理想的增长速度为妊娠早期共增长 1 ~ 2kg；妊娠中期及晚期每周增长 0.3 ~ 0.5kg，如每周的体重增重小于 0.3kg 或大于 0.55kg 者，应指导孕妇适当调整能量摄入，使每周体重增量维持在 0.5kg 左右。整个妊娠期体重增长 10 ~ 12.5kg。

（四）活动与休息

一般孕妇可坚持日常工作，28 周后宜适当减轻工作量，避免长时间站立或重体力劳动、勿攀高或举重物。坐位时可抬高下肢，以减轻下肢水肿。孕妇因身心负荷加重，易感疲惫，需保证充足的休息和睡眠，休息时宜取左侧卧位，同时保证每日 8 小时的睡眠及 1 ~ 2 小时的午休。

1. 孕期运动的目的　可促进血液循环，增加肌肉的力量和机体的能量，增强腹肌、腰背肌、盆底肌的张力，改善盆腔充血状况，缓解腰痛；可促进胃肠蠕动，减少便秘，维持良好的食欲；可控制体重的合理增长；可锻炼心肺功能，提高对分娩过程的耐受性，有利于顺利分娩，改善心肺的耐受性；缓解压力，减轻焦虑，促进睡眠，减少产后抑郁症的发生；可保持正常的体型，有利于产后恢复。

2. 孕期运动的禁忌证　血流动力学改变明显的心脏病；伴有各种心功能不全、心律失常，且活动后加重；阻塞性肺部疾病；宫颈功能不全；先兆流产；先兆早产；有早产风险的多胎妊娠；妊娠中晚期阴道流血；前置胎盘；胎膜早破等。

3. 孕期运动的方法　孕期最适宜的运动方式是散步，此外，孕妇可选择以下几个方式进行运动：

（1）腿部运动：手扶椅背，左腿固定，右腿抬高向外画圆圈，膝关节勿弯曲，做完后还原再换对侧下肢。目的是增进骨盆与会阴部肌肉的弹性，以利生产。

（2）腰部运动：手扶椅背，缓慢吸气，同时手用力，使身体重心集中于椅背，脚尖立起使身体抬高，腰部伸直使下腹部紧贴椅背，然后缓慢呼气的同时，手放松，脚还原。目的是减少腰背部疼痛，并可在分娩时增加腹压及会阴部肌肉的伸展性。

以上两项运动在妊娠早期即可开始。

（3）盘腿坐式：平坐于床上，两小腿平行交接，两膝远远分开，两小腿不可重叠。可在看电视或聊天时采取此姿势（图 4-18）。目的是增强腹股沟肌肉及关节处韧带的弹性和张力，预防妊娠末期膨大子宫的压力所产生的痉挛或抽筋；伸展会阴部肌肉。

（4）盘坐运动：平坐于床上，将两跖骨并拢，两膝分开，双手轻放于两膝上，然后用手臂力量，缓慢下压膝盖，配合深呼吸运动，再把手拿开，持续 2 ~ 3 分钟。目的是加强小腿肌肉张力，避免腓肠肌痉挛。

以上两项运动可在妊娠 3 个月后进行。

（5）骨盆与背摇摆运动：平躺仰卧，双腿屈曲，两腿分开与肩同宽，用足部和肩部的力量，将背部和臀部轻轻抬起，然后并拢双膝，收缩臀部肌肉，再分开双膝，将背部和臀部缓慢放下，重复运动 5 次（图 4-19）。目的是锻炼骨盆底及腰背部肌肉，增加其韧性和张力。

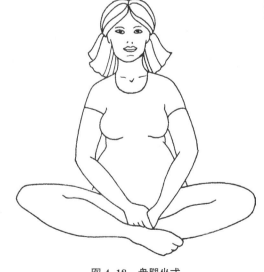

图 4-18　盘腿坐式

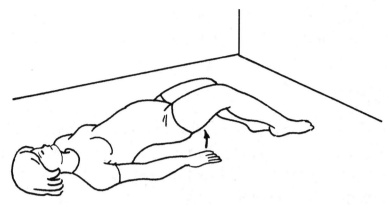

图 4-19　骨盆与背摇摆运动

（6）骨盆倾斜运动：双手和双膝支撑于床上，两手背沿肩部垂直，大腿沿臀部垂下，利用背部和腹部的缩摆运动（图 4-20）。目的同骨盆与背摇摆运动。

以上两项运动通常在妊娠 6 个月以后开始进行。

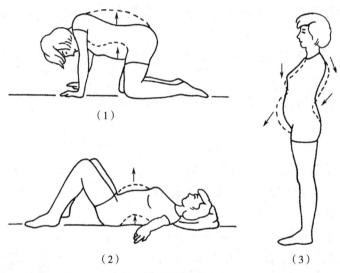

（1）

（2）　　　　　　　　　（3）

图 4-20　骨盆倾斜运动

（7）双腿抬高运动：平躺仰卧，双腿垂直抬高，足部抵墙，每次持续 3 ~ 5 分钟（图 4-21）。目的是伸展脊椎骨，锻炼臀部肌肉张力，促进下肢血液循环。此运动自妊娠 8 ~ 9 个月开始练习。

（8）腹式深呼吸的锻炼：平卧屈腿，以鼻深吸气，使腹部隆起。两手自两侧向腹中央移动，再用口呼气，同时收缩腹部，两手向两侧移动并放回原处。目的是放松腹部肌肉和转变注意力，配合分娩过程。此运动自妊娠 8 ~ 9 个月开始练习。

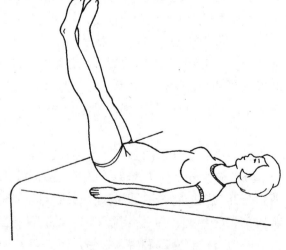

图 4-21　双腿抬高运动

（五）胎动计数

胎动计数是孕妇自我监护胎儿宫内情况的一种重要手段。应教会孕妇计数胎动。若每两小时胎动次数≥10次为正常，胎动次数<10次或较正常情况减少50%者，提示有胎儿宫内缺氧的可能，应立即就诊。

（六）性生活指导

孕期性生活应依据孕妇具体情况而定，需注意调整姿势和频率。妊娠期间应适当减少性生活次数，建议妊娠前3个月及末3个月，应禁止性生活，以防流产、早产及感染。

（七）孕期用药

许多药物可通过胎盘进入胚胎、胎儿体内，对胚胎及胎儿不利的药物会影响胚胎分化和发育，导致胎儿畸形和功能障碍，孕12周内是药物的致畸期，用药应特别慎重，须在医生指导下合理用药。孕产妇用药原则是：能用一种药物，避免联合用药；能用疗效比较肯定的药物，避免用尚难确定对胎儿有无不良影响的新药；能用小剂量药物，避免用大剂量药物；严格掌握药物剂量和用药持续时间，注意及时停药。

（八）胎教

胎教能有目的、有计划地促进胎儿生长发育。现代科学研究发现，胎儿具有记忆、感知觉等能力，胎儿的眼睛会随传入的光亮而活动，触其手足可产生收缩反应，外界音响可传入胎儿听觉器官，并能引起心率的改变。因此，孕妇保持心情愉快，对胎儿进行抚摸、讲话和音乐训练等，有助于胎儿的生长发育。

（九）心理护理

孕妇的情绪变化可通过血液和内分泌调节的改变对胎儿产生影响，如孕妇心情不佳，经常紧张、焦虑、恐惧、悲伤等，可致胎儿脑血管收缩，脑血流减少，影响脑部发育。严重焦虑的孕妇，往往恶心、呕吐加剧，流产、早产发生率高。过度紧张、恐惧，可致子宫收缩乏力，产程延长或难产。告知孕妇妊娠期可能出现的生理症状及相关的孕期保健知识，共同解决孕期出现的问题，解除孕妇的顾虑，帮助其消除不良情绪，轻松、愉快地度过妊娠期。

中医学情志护理：①以情胜情法：通过怒胜思、喜胜悲、思胜恐、悲胜怒、恐胜喜来缓解孕妇焦虑、抑郁等不良情绪。②移情解惑法：使思想焦点转移他处，以解除孕妇对事物的误解和疑惑；③暗示法：利用语言、动作或其他方式，也可以结合其他治疗方法，使孕妇在不知不觉中受到积极暗示，从而不加主观意志地接受某种观点、信念、态度。

（十）育儿知识指导

对孕妇及家属进行母乳喂养及新生儿护理相关知识的健康宣教。讲解母乳喂养的好处，示教母乳喂养的方法、技巧；讲解新生儿的生理特点，示教新生儿脐部护理、更衣、沐浴、抚触及更换尿布等。

（十一）识别先兆临产

分娩发动前，出现预示孕妇不久即将临产的症状，称先兆临产（threatened labor）。临产前的症状有假临产、胎儿下降感和见红。

1.假临产（false labor） 在分娩前 1~2 周，常会出现不规律子宫收缩，即假临产。其特点为：宫缩持续时间短（＜30 秒）且不恒定，间歇时间长而不规律；宫缩强度不增加；宫缩时宫颈管不短缩；宫颈口不扩张；常在夜间出现，清晨消失；给予强镇静剂可抑制宫缩。

2.胎儿下降感（lightening） 随着胎先露下降入骨盆，宫底随之下降，孕妇肺部和胃部受压程度缓解，感上腹部较前轻松，进食量增加，呼吸较轻快。但由于胎先露入盆压迫膀胱，常出现尿频症状。

3.见红（bloody show） 分娩发动前 24~48 小时内，因宫颈内口附近的胎膜与该处的子宫壁分离，毛细血管破裂出血，与宫颈管内的黏液混合而形成血性分泌物经阴道排出，称为见红，是分娩即将开始比较可靠的征象。若孕妇出现规律宫缩（间歇 5~6 分钟，持续 30 秒）则为临产，应尽快就诊。

如出血量超过月经量，则不应认为是见红，而应考虑妊娠晚期出血性疾病的可能，应及时到医院就诊。若阴道突然有大量液体流出，嘱孕妇平卧，由其家属送往医院，防止脐带脱垂而危及胎儿生命。

（十二）分娩前物品的准备

指导孕妇及家属准备孕妇和新生儿的物品。①孕妇物品准备：准备围产期保健手册、产妇专用的卫生巾、内裤、合适的胸罩、数个垫于胸罩内的小毛巾、数套替换的内衣等。②新生儿物品准备：准备数套柔软、舒适、宽大、便于穿脱的衣服，质地柔软、吸水、透气性好的纯棉质尿布。

【知识链接】

减轻分娩不适的方法——拉梅兹分娩法

该法又称"精神预防法"（psycho-prophylaxis），由法国医生拉梅兹提出，是目前临床最常用的预习分娩法。基于巴甫洛夫的条件反射原理，拉梅兹提出分娩时的疼痛也是机体对刺激（宫缩）的一种心理反应。首先应训练产妇在分娩时听到"开始收缩"口令或感觉收缩开始时，使自己自动放松；其次，产妇要学习集中精神于自己的呼吸上，并专注于某一特定目标，排除其他干扰，即利用这一特定目标占据脑中用以识别疼痛的神经细胞，使痛的冲动无法被识别，从而达到减轻疼痛的目的。

应用该方法的前提是：孕妇在分娩前已获得足够的知识，会应用腹式呼吸运动来减轻分娩时的不适；临产后子宫阵缩时，如能保持腹部放松，则不适感会减轻；疼痛感会随着注意力分散而得到减轻。具体做法为：

1.放松技巧 首先有意识地放松某些肌肉，然后逐渐放松全身肌肉。放松的方法多样，可通过触摸紧张部位、想象某些美好事物或听轻松愉快的音乐，使在分娩过程中不会因不自觉的紧张而造成不必要的肌肉用力和疲倦。

2.廓清式呼吸 拉梅兹呼吸运动开始和结束前均要先深吸一口气再完全吐出。目的是减少因快速呼吸而造成过度换气，从而使胎儿得到足够的氧气供应。

3. 意志控制呼吸　主要是浅呼吸，可使横膈不完全下降，以免增加对膨大子宫的压力。产妇平躺于床上，头下、膝下各置一小枕，以很轻的方式吸气后，再以稍强于吸气的方式吐出。

分娩过程中要根据子宫收缩强度的不同，使用不同频率的呼吸。这种呼吸训练需要在医务人员指导下，于孕中、晚期进行。宫缩早期，进行缓慢而有节奏性的胸式呼吸，频率为正常呼吸的1/2；随着产程进展，宫缩的频率和强度增加，呼吸频率调整为正常呼吸的2倍；当宫颈口扩张至7～8cm时，调整为喘息-吹气式呼吸，即先快速呼吸4次后吹气1次，并保持该节奏。产妇可根据自身状况调整吹气式呼吸的比率至6:1或8:1，但应避免过度换气。

【复习思考题】

1. 试述妊娠合并重度贫血的孕妇易发生胎儿生长受限或胎儿宫内窘迫的原因。
2. 试述妊娠中晚期的常见症状及护理措施。
3. 查阅相关文献，试述适合孕期妇女运动的方式。

扫一扫，查阅本章数字资源，含PPT、音视频、图片等

【案例】

女，30岁。孕39^{+5}周，枕左前位，活胎，阴道见红7小时伴阵发性腹痛5小时入院。平素月经规则，$14\dfrac{4\sim5}{30}$天，无痛经，G_1P_0，妊娠期行正规产前检查，未见明显异常。入院前三天B超检查双顶径9.3cm，股骨径7.2cm，胎盘成熟度Ⅱ级，羊水指数9，胎动后胎心有加速。入院查体：一般情况好。产科检查：宫高31cm，腹围100cm，头先露，LOA，已入盆，胎心148次/分，有规律宫缩，30～40秒/4～5分钟，骨盆外测量正常。阴道检查：宫颈管消失，宫口开1cm，S-2。入院后常规待产，胎心监测未见异常，宫缩时宫腔压力50mmHg。

问题：

1. 判断该待产妇的产程进展情况及临床依据。

2. 简述针对该待产妇的主要护理措施。

分娩（delivery），是指妊娠满28周及以后，胎儿及其附属物从临产发动到从母体全部娩出的过程。妊娠满28周至不满37足周间分娩称早产（premature delivery）；妊娠满37周至不满42足周间分娩称足月产（term delivery）；妊娠满42周及其后分娩称过期产（postterm delivery）。

第一节 影响分娩的因素

产力、产道、胎儿及待产妇的精神心理状态是影响分娩方式、分娩进程及结局的四大因素，若这些因素均在正常范围并能相互适应，则胎儿能顺利经阴道自然娩出，称正常分娩。

一、产力

分娩时将胎儿及其附属物从子宫内逼出的力量称为产力，包括子宫收缩力（简称宫缩）、腹肌及膈肌收缩力（统称腹压）和肛提肌收缩力。

（一）子宫收缩力

子宫收缩力是临产后的主要产力，贯穿于分娩全过程。临产后的宫缩能使宫颈管逐渐缩短直至消失、宫口扩张、胎先露下降和胎儿、胎盘娩出。正常子宫收缩力具有节律性、对称性、极性和缩复作用。

1. 节律性 宫缩的节律性是临产的重要标志。正常宫缩是宫体肌不随意的、有节律的阵发性

收缩并伴有疼痛。每次宫缩由弱渐强（进行期），并持续一段时间（极期），随后再由强转弱（退行期），直到消失进入间歇期。间歇期子宫肌肉松弛，疼痛消失（图5-1）。宫缩如此反复出现，直至分娩全过程结束。

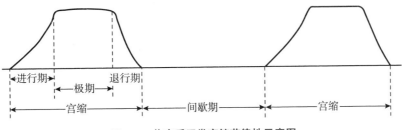

图5-1　临产后正常宫缩节律性示意图

临产初期，宫缩持续时间约30秒，间歇期5～6分钟。随着产程进展，子宫收缩持续时间渐长，间歇期渐短。当宫口开全之后，子宫收缩持续时间可长达60秒，间歇期可缩短至1～2分钟。宫缩强度也随产程进展逐渐增加，宫腔压力由临产初期25～30mmHg，至第一产程末增至40～60mmHg，第二产程宫缩极期时宫腔压力可高达100～150mmHg，而间歇期宫腔压力仅为6～12 mmHg。宫缩时子宫壁血管受压，致使子宫血流量减少；宫缩间歇期，子宫血流量又恢复到原来水平，胎盘绒毛间隙的血流量重新充盈。宫缩的节律性有利于胎儿逐渐适应分娩。

2. 对称性和极性　正常宫缩起自两侧子宫角部，迅速向子宫底中线集中，左右对称，再以2cm/s速度向子宫下段扩散，约在15秒内均匀协调地扩展至整个子宫，此为子宫收缩力的对称性（图5-2）。宫缩的极性指子宫底部的宫缩最强、最持久，向下逐渐减弱，子宫底部收缩力的强度约为子宫下段的2倍。

3. 缩复作用　宫缩时子宫体部肌纤维缩短变宽，间歇期肌纤维松弛，但不能完全恢复到原来的长度，经过反复收缩，子宫体部的肌纤维越来越短，这种现象称缩复作用。子宫体肌纤维的缩复作用可使宫腔容积逐渐缩小，迫使胎先露部下降、宫颈管消失、宫口扩张。

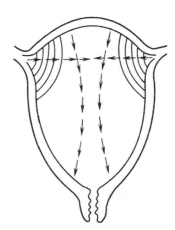

图5-2　子宫收缩力的对称性

（二）腹肌及膈肌收缩力

腹肌及膈肌收缩力是第二产程中娩出胎儿的重要辅助力量。当宫口开全后，胎先露已降至阴道。每当宫缩时，前羊水囊或胎先露压迫骨盆底组织及直肠，反射性地引起排便动作，此时产妇屏气向下用力，腹肌和膈肌收缩使腹压增高，促使胎儿娩出。腹压在第二产程，特别是第二产程末期配合有效的宫缩将顺利娩出胎儿。第三产程运用腹压可促进已剥离的胎盘娩出。

（三）肛提肌收缩力

肛提肌收缩力可协助胎先露在盆腔进行内旋转。当胎头枕部降至耻骨弓下时，能协助胎头仰伸及娩出。胎儿娩出后，肛提肌收缩力还能协助已剥离的胎盘娩出。

二、产道

产道是胎儿娩出的通道，分骨产道和软产道两部分。

（一）骨产道

骨产道指的是真骨盆部分，其大小、形状与分娩关系密切，是产道的重要组成部分。骨产道共分为3个平面，每个平面由多条径线组成。

1. 骨盆的三个平面及其主要径线

（1）骨盆入口平面：为骨盆腔上口，呈横椭圆形。其前方为耻骨联合上缘，两侧为髂耻缘，后方是骶岬上缘（图5-3）。入口平面有4条径线：①入口前后径：又称真结合径，是耻骨联合上缘中点到骶岬上缘中点的距离，平均值为11cm，其长短与胎先露部衔接关系密切；②入口横径：两侧髂耻缘间的最大距离，平均值为13cm；③入口斜径：左右各一，左骶髂关节至右髂耻隆突间的距离为左斜径，右骶髂关节至左髂耻隆突间的距离为右斜径，平均值为12.75cm。

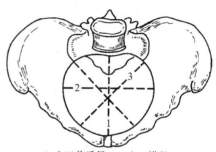

1. 入口前后径；2. 入口横径；
3. 入口斜径

图5-3　骨盆入口平面各径线

（2）中骨盆平面：是骨盆最小平面，呈前后径长的纵椭圆形。前方为耻骨联合下缘，两侧为坐骨棘，后方为骶骨下端（图5-4）。中骨盆平面有2条径线：①中骨盆前后径：耻骨联合下缘中点通过两侧坐骨棘连线中点至骶骨下端间的距离，平均值为11.5cm。②中骨盆横径：也称坐骨棘间径，为两坐骨棘间的距离，平均值为10cm，其长短与胎头内旋转关系密切。

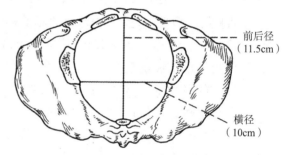

前后径
（11.5cm）

横径
（10cm）

图5-4　中骨盆平面各径线

（3）骨盆出口平面：即骨盆腔下口，由不在同一平面上的两个三角形组成，共同的底边为两侧坐骨结节连线。前三角平面顶端为耻骨联合下缘，两侧为耻骨降支；后三角平面顶端为骶尾关节，两侧为骶结节韧带（图5-5）。骨盆出口平面有4条径线：①出口前后径：耻骨联合下缘至骶尾关节间的距离，平均值为11.5cm。②出口横径：也称坐骨结节间径，是两个坐骨结节内侧缘间的距离，是决定胎先露部能否通过骨盆出口的重要径线，平均值为9cm，其长短与分娩关系密切。③出口前矢状径：耻骨联合下缘至坐骨结节间径中点间的距离，平均值为6cm。④出口后矢状径：骶尾关节至坐骨结节间径中点间的距离，平均值为8.5cm。由于骶尾关节于分娩时可稍向后翘起，所以若出口横径稍短，而出口后矢状径较长，两径之和＞15cm时，一般正常大小的胎儿可以利用后三角区经阴道娩出。

2. 骨盆轴与骨盆倾斜度　连接骨盆各平面中点的假想曲线称为骨盆轴，骨盆轴上段向下向后，中段向下，下段向下向前。分娩时，胎儿沿此轴完成一系列分娩动作，故又

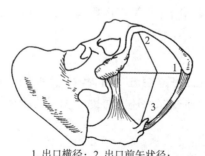

1. 出口横径；2. 出口前矢状径；
3. 出口后矢状径

图5-5　骨盆出口平面各径线（斜面观）

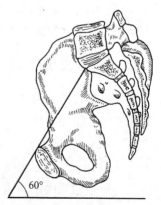

60°

图5-6　骨盆倾斜度

称为产轴。助产时应按骨盆轴方向协助胎儿娩出。

女性直立时骨盆入口平面与地平面所形成的角度称骨盆倾斜度，一般为 60°（图 5-6）。若骨盆倾斜度过大，则影响胎头衔接和娩出。

（二）软产道

软产道是由子宫下段、子宫颈、阴道及骨盆底软组织构成的弯曲管道。

1. 子宫下段　子宫下段由非妊娠时长约 1cm 的子宫峡部伸展形成。子宫峡部于妊娠 12 周后逐渐扩展为宫腔一部分，至妊娠晚期逐渐被拉长形成子宫下段。临产后的规律宫缩将子宫下段进一步拉长达 7～10cm，肌壁变薄成为软产道的一部分。由于子宫肌纤维的缩复作用，子宫上段肌壁越来越厚，而子宫下段由于被动拉长变薄，故子宫上下段的肌壁厚薄不同，在两者间的子宫内面有一环状隆起，称为生理性缩复环（physiologic retraction ring）（图 5-7）。正常情况下，此环不能自腹部见到。

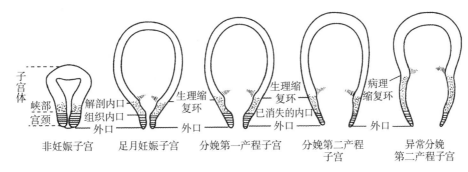

图 5-7　子宫下段形成及宫颈扩张

2. 宫颈的变化

（1）宫颈管消失：临产前宫颈管长 2～3cm，初产妇较经产妇稍长。临产后的规律宫缩牵拉宫颈内口的子宫肌纤维及周围韧带，加之胎先露支撑前羊水囊呈楔状，致使宫颈内口向上向外扩张，宫颈管形成漏斗形，随后宫颈管逐渐变短直至消失。初产妇多是宫颈管先消失，宫口后扩张；经产妇多是宫颈管消失与宫口扩张同时进行（图 5-8）。

（2）宫口扩张：临产前，初产妇子宫颈外口仅容一指尖，经产妇可容一指。临产后，宫口扩张主要是子宫收缩及缩复向上牵拉的结果。胎先露部衔接使前羊水于宫缩时不能回流，加之子宫下段的蜕膜发育不良，胎膜容易与该处蜕膜分离向宫颈管突出，形成前羊水囊，协助扩张宫口。胎膜多在宫口近开全时自然破裂。破膜后，胎先露部直接压迫宫颈，扩张宫口的作用更明显。产程不断进展，当宫口开全（10cm）时，妊娠足月胎头方能通过。

3. 阴道、骨盆底及会阴　临产后，胎先露部将羊水分为"前羊水"和"后羊水"。前羊水囊和胎先露部扩张阴道上部，破膜后胎先露部下降直接压迫骨盆底，使软产道

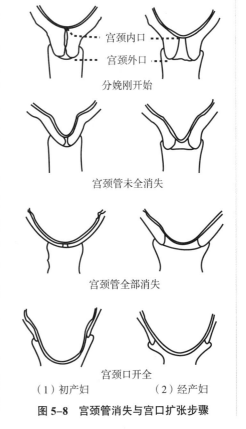

宫颈内口
宫颈外口
分娩刚开始

宫颈管未全消失

宫颈管全部消失

宫颈口开全
（1）初产妇　　　（2）经产妇

图 5-8　宫颈管消失与宫口扩张步骤

下段形成向前弯的长筒，前壁短后壁长，阴道黏膜皱襞展平使腔道加宽。肛提肌向下及两侧扩展，肌纤维拉长，使4~5cm厚的会阴体变成2~4mm薄的组织，以利于胎儿娩出。阴道及骨盆底的结缔组织和肌纤维在妊娠期增生肥大，血管变粗，血运丰富，组织变软，具有更好的伸展性。临产后，会阴体虽能承受一定压力，但分娩时若保护会阴不当，易造成裂伤。

三、胎儿

胎儿能否顺利通过产道，还取决于胎儿大小、胎位及有无造成分娩困难的胎儿畸形。

（一）胎儿大小

在分娩过程中，胎儿大小是决定分娩正常与否的重要因素之一。胎儿过大致胎头径线过大，不易通过产道；胎儿颅骨较硬时胎头不易变形，尽管骨盆大小正常，也可引起相对性头盆不称造成难产。

1.胎头颅骨　颅骨由一块枕骨和两块顶骨、额骨、颞骨构成。颅骨间缝隙称颅缝，两顶骨间为矢状缝，顶骨与额骨间为冠状缝，枕骨与顶骨之间为人字缝，颞骨与顶骨间为颞缝，两额骨间为额缝。两颅缝交界较大空隙为囟门，位于胎头前方呈菱形的称前囟（大囟门），位于胎头后方呈三角形的称后囟（小囟门）（图5-9）。颅缝与囟门均有软组织覆盖，使骨板有一定活动余地，胎头有一定的可塑性。在分娩过程中，通过颅缝的轻度重叠，缩小胎头体积，有利于胎头的娩出。

2.胎头径线　主要有：①双顶径（biparietal diameter，BPD）：为两顶骨隆突间的距离，是胎头最大横径，足月时平均值约为9.3cm，临床上可通过B超测量此径线来估计胎儿大小（图5-9）；②枕额径（occipital frontal diameter）：为鼻根至枕骨隆突的距离，胎头常以此径线衔接，足月时平均值约为11.3cm；③枕下前囟径（suboccipitobregmatic diameter）：又称小斜径，为前囟中点至枕骨隆突下方的距离，胎头俯屈后以此径线通过产道，足月时平均值约为9.5cm；④枕颏径（occipitomental diameter）：又称大斜径，为颏骨下方中央至后囟顶部的距离，足月时平均值约为13.3cm（图5-9）。

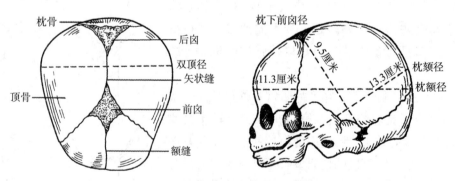

图5-9　胎头颅骨、颅缝、囟门及径线

（二）胎位

产道为一纵行管道。若为纵产式（头先露或臀先露），胎体纵轴与骨盆轴相一致，胎儿容易通过产道。纵产式中，头先露最易顺利通过产道。因头先露时，胎头在分娩过程中颅骨重叠，使周径变小，有利于胎头娩出。在胎头娩出后，因产道经过扩张，且胎肩和胎臀的周径比胎头小，胎肩和胎臀的娩出一般没有困难。而臀先露时，胎臀较胎头周径小，因软产道扩张不充分，当胎头娩出时颅骨未经挤压变形，容易使胎头娩出困难。而横产式时，由于胎体纵轴与骨盆轴垂直，分娩更困难，妊娠足月活胎则不能通过产道。

（三）胎儿畸形

当胎儿某一部分发育异常，如脑积水、联体双胎等，由于胎头或胎体过大，通过产道时发生困难，造成难产。

四、产妇精神心理状态

除了产力、产道、胎儿三种影响分娩的因素外，产妇的精神心理因素正日益受到重视。分娩是一个正常的生理过程，但对产妇而言却是一种持久而强烈的应激源。分娩应激既可以产生生理上的应激，也可以产生精神心理上的应激。不少初产妇在产前通过各种渠道获得有关分娩的负面信息，从而害怕分娩，对分娩产生恐惧，怕疼痛、怕出血、怕发生难产、怕胎儿性别不理想、怕胎儿有畸形、怕有母婴生命危险等，致使临产后精神紧张，常处于焦虑、不安和恐惧的心理状态。现已证实，产妇的这种情绪改变会使机体产生一系列变化，如心率加快、呼吸急促、肺内气体交换不足，致使子宫缺氧收缩乏力、宫口扩张缓慢；胎先露部下降受阻，产程延长，导致产妇体力消耗过多，同时也使产妇神经内分泌发生变化，交感神经兴奋，释放儿茶酚胺，血压升高，导致胎儿缺血缺氧，出现胎儿宫内窘迫等。

另外，待产室环境陌生，产房内的各种噪音，加之产妇自身的恐惧及宫缩逐渐变频和增强，均能使待产妇血压升高，导致子宫胎盘血流量减少，极易发生胎儿宫内窘迫。待产妇在分娩过程中期望能有家属陪伴，以获得足够的安全感。故应该积极完善家庭式产房和提供导乐服务，讲解分娩的过程并耐心安慰产妇，加强分娩过程中的人文关怀，尽可能消除产妇的焦虑和恐惧，增强顺利分娩的信心。

第二节　枕左前位分娩机制

分娩机制（mechanism of labor）是指胎儿先露部为适应骨盆各平面的不同形态，被动地进行一系列的适应性转动，以其最小径线通过产道的全过程。临床上枕先露占95.55%～97.55%，以枕左前位最多见。现以枕左前位为例说明分娩机制（图5-10）。

1. 衔接（engagement） 胎头双顶径进入骨盆入口平面，胎头颅骨最低点接近或达到坐骨棘水平称为衔接（入盆）。胎头呈半俯屈状态进入骨盆入口，以枕额径衔接，由于枕额径大于骨盆入口前后径，胎头矢状缝落在骨盆入口的右斜径上，胎头枕骨在骨盆左前方。初产妇多在预产期前1～2周内胎头衔接，经产妇多在分娩开始后衔接。若初产妇已临产而胎头仍未衔接，应警惕是否有头盆不称。

2. 下降（descent） 胎头沿骨盆轴前进的动作称为下降。下降动作贯穿于分娩全过程，与其他动作相伴随。下降动作呈间歇性，宫缩时胎头下降，间歇时胎头又稍回缩。临床上以胎头下降的程度作为判断产程进展的重要标志之一。

3. 俯屈（flexion） 胎头下降至骨盆底时，处于半俯屈状态的胎头枕部遇肛提肌阻力，借杠杆作用进一步俯屈，使胎儿的颏部接近胸部，变胎头衔接时较大的枕额径为较小的枕下前囟径，以适应产道的最小径线，有利于胎头继续下降。

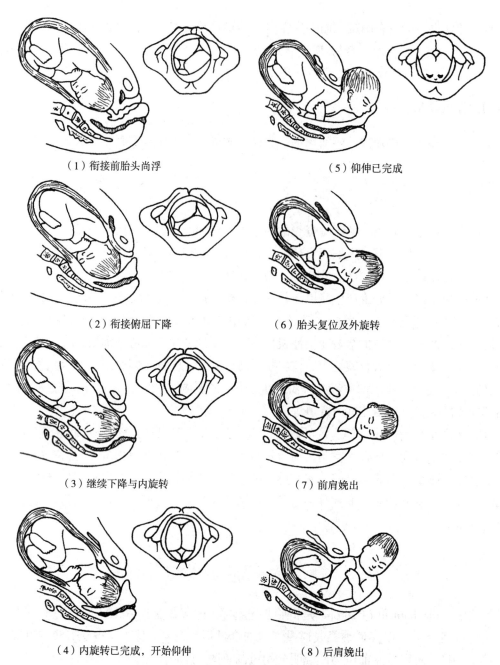

（1）衔接前胎头尚浮

（5）仰伸已完成

（2）衔接俯屈下降

（6）胎头复位及外旋转

（3）继续下降与内旋转

（7）前肩娩出

（4）内旋转已完成，开始仰伸

（8）后肩娩出

图 5-10　枕左前位分娩机制示意图

4. 内旋转（internal rotation）　为适应中骨盆及骨盆出口前后径大于横径的特点，在肛提肌作用下，胎头枕部向前旋转 45°，使其矢状缝与中骨盆及骨盆出口前后径相一致的动作称内旋转。胎头一般在第一产程末完成内旋转动作。

5. 仰伸（extension）　完成内旋转后俯屈的胎头即到达阴道外口，宫缩、腹压和膈肌收缩继续迫使胎头下降，而肛提肌收缩力又将胎头向前推进，两者的合力迫使胎头沿骨盆轴下段转为向前，并以耻骨弓为支点，使胎头逐渐仰伸，胎头的顶、额、鼻、口、颏相继娩出。当胎头仰伸时，胎儿双肩径沿左斜径进入骨盆入口。

6. 复位及外旋转（restitution and external rotation）　胎头娩出时，胎儿双肩径沿骨盆入口左斜径下降。胎头娩出后，为使胎头与胎肩恢复垂直关系，胎头枕部再向左旋转 45°，称为复位。胎肩在盆腔内继续下降，前（右）肩向母体前方旋转 45°，使胎儿双肩径转成与出口前后径相一致的方向，胎头枕部需在外继续向左旋转45°，以保持胎头与胎肩的正常关系，称为外旋转。

7. 胎肩及胎儿娩出　胎头完成外旋转后，前（右）肩在耻骨弓下方娩出，继之后（左）肩在会阴部娩出，然后胎体及其下肢随之娩出。至此，胎儿娩出过程全部完成。

分娩机制各动作虽分别介绍，但却是连续进行的，下降动作始终贯穿于分娩全过程。

第三节　正常分娩的护理

一、临产诊断

临产（in labor）的重要标志是有规律且逐渐增强的子宫收缩，持续30秒或以上，间歇5~6分钟，同时伴有进行性子宫颈管消失、宫颈口扩张和胎先露下降。用镇静剂不能抑制临产。

二、产程分期

总产程（total stage of labor）即分娩全过程，是指从开始出现规律宫缩到胎儿及其附属物完全娩出的全过程。临床上分为三个产程：第一产程（first stage of labor）又称宫颈扩张期，从出现规律宫缩开始到宫口开全，初产妇宫颈较紧，宫颈口扩张缓慢，而经产妇宫颈较松，宫颈口扩张较快。第二产程（second stage of labor），又称胎儿娩出期，从宫口开全到胎儿娩出，初产妇最长不应超过3小时，经产妇不应超过2小时，实施硬膜外麻醉镇痛者，可在此基础上延长1小时。第三产程（third stage of labor）又称胎盘娩出期，从胎儿娩出到胎盘胎膜娩出，需5~15分钟，不应超过30分钟。

二、第一产程妇女的护理

【临床表现】

1. 规律宫缩　产程开始时，子宫收缩力弱，宫缩持续时间较短，约30秒，间歇期较长，为5~6分钟。随着产程进展，子宫收缩强度不断增加，持续时间不断延长。当宫口近开全时，宫缩持续时间可长达1分钟或以上，间歇期仅1~2分钟。

2. 疼痛　表现为逐渐加重的阵发性腹痛。疼痛的发生可能与下列因素有关：①宫缩时子宫血管收缩引起子宫缺氧；②宫缩时的子宫移动引起腹部肌肉张力增高；③宫颈生理性扩张刺激盆壁神经，引起后背下部疼痛；④胎头压迫引起会阴部被动伸展导致会阴部固定性疼痛；⑤分娩过程中，膀胱、尿道、直肠受胎儿压迫引起疼痛。

3. 宫口扩张　当宫缩渐频且不断增强时，由于子宫肌纤维的缩复作用，宫颈管逐渐缩短直至消失，宫口逐渐扩张。当宫口开全时（10cm），宫颈口边缘消失，子宫下段及阴道形成宽阔的管腔，有利于胎儿通过。

4. 胎头下降　胎头下降程度是决定胎儿能否经阴道分娩的重要观察项目。伴着宫缩和宫颈的扩张，胎儿先露部逐渐下降，一般在宫口开大4~5cm时，胎头应达坐骨棘水平。

5. 胎膜破裂　简称破膜。胎先露部衔接后，将羊水阻断为前后两部分，分别称"前羊水"和"后羊水"。前羊水有助于扩张宫口。随宫缩继续增强，当羊膜腔内压力增高到一定程度时胎膜自然破裂。破膜多发生在第一产程末，宫口近开全时。

【护理评估】

1. 健康史　根据产前检查记录评估产妇的一般情况，重点了解年龄、身高、体重、一般营养状况，询问预产期、婚育史等，对既往有不良孕产史者要了解原因。评估本次妊娠经过情况，有无高危因素，有无阴道流血或液体流出等情况。询问规律宫缩开始的时间、强度及频率。

2. 身体状况

（1）一般情况：观察生命体征，心肺有无异常，评估皮肤张力情况，有无水肿。

（2）子宫收缩：产程中必须定时观察并记录宫缩持续时间、间歇时间及强度，及时掌握产程进展情况。宫缩时，子宫体部隆起变硬、间歇期松弛变软。随着产程的进展，宫缩强度渐强，持续时间渐长，间歇期渐短。

（3）胎心：在宫缩间歇期，用胎心听诊器或多普勒仪监测胎心。正常胎心率为 110 ~ 160 次 / 分。

（4）宫口扩张和胎头下降：通过阴道检查了解宫颈口扩张程度和胎头下降情况。①宫口扩张：根据宫口扩张速度，第一产程分为潜伏期和活跃期。潜伏期是指宫口扩张的缓慢阶段，初产妇一般不超过 20 小时，经产妇不超过 14 小时。活跃期是指宫口扩张的加速阶段，可在宫口开大至 4 ~ 5cm 即进入活跃期，最迟至 6cm 才进入活跃期，直至宫口开全（10cm）。此期间宫口扩张速度应 ≥ 0.5cm/h。②先露下降：胎头下降的标志是胎头颅骨最低点与坐骨棘平面的关系。胎头颅骨最低点平坐骨棘时，以"0"表示；在坐骨棘平面上 1cm 时，以"-1"表示；在坐骨棘平面以下 1cm 时，以"+1"表示；依此类推（图 5-11）。

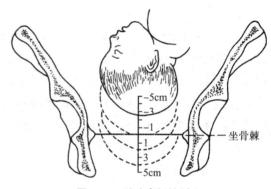

图 5-11 胎头高低的判定

为了严密观察产程，发现异常及时处理，临床上多采用产程图记录检查结果。产程图以临产时间（h）为横坐标，以宫口扩张程度（cm）为左侧纵坐标，先露下降程度（cm）为右侧纵坐标，描记出宫口扩张曲线和先露下降曲线。

（5）胎膜情况：了解是否破膜，并观察羊水的颜色、性状及流出量。如先露为胎头，羊水呈黄绿色混有胎粪，提示有胎儿宫内窘迫存在，应立即行阴道检查，注意有无脐带脱垂。

3. 心理社会状况   处于第一产程的初产妇，由于产程较长，容易产生焦虑、紧张和急躁情绪，不能按时进食和很好休息，精力和体力消耗较大，可能影响宫缩和产程进展。

4. 相关检查   可结合胎儿监护仪或超声多普勒监测宫缩及胎儿宫内情况。

【主要护理诊断 / 问题】

1. 焦虑   与担心能否顺利分娩有关。

2. 疼痛   与逐渐增强的宫缩有关。

3. 知识缺乏   缺乏分娩的相关知识。

【护理措施】

1. 一般护理   介绍待产室及产房环境。结合产前检查记录，采集病史并完成病历书写。同时，剔除外阴部阴毛，并用肥皂水和温开水清洗会阴，以增进舒适感。

2. 观察血压   第一产程期间，宫缩时血压升高 5 ~ 10mmHg，间歇期复原。应每隔 4 ~ 6 小时测量一次。发现血压升高，应增加测量次数并及时报告医生。

3. 观察产程进展

（1）监测子宫收缩：监测宫缩最简单的方法是触诊法，即助产人员将手掌放于产妇腹壁上感受宫缩的强弱，宫缩时宫体部隆起变硬，间歇期松弛变软。潜伏期应每 2～4 小时观察 1 次，活跃期每 1～2 小时观察 1 次，一般需要连续观察至少 3 次宫缩。此外可用胎儿监护仪连续观察宫缩和胎心情况。目前临床最常用的是外监护，适用于第一产程任何阶段。将电子监护仪的宫腔压力探头固定在产妇腹壁宫体底部，连续描记 40 分钟，可显示子宫收缩持续时间及相对强度。10 分钟内出现 3～5 次宫缩即为有效产力，可使宫颈管消失、宫口扩张和胎先露下降；10 分钟内＞5 次宫缩则定义为宫缩过频。

（2）监测胎心：可用胎心听诊器、超声多普勒仪或胎儿电子监护仪监测胎心。在宫颈扩张潜伏期，一般每小时听胎心 1 次，进入活跃期后每 15～30 分钟听诊 1 次，每次听诊 1 分钟，应在宫缩间歇期听胎心（原因在于宫缩间歇期，胎儿供血得以恢复），并及时记录。

（3）观察宫颈扩张和胎头下降程度：初产妇在宫口开大＜3cm 时，建议每 4 小时做阴道检查 1 次，宫口开大 3～6cm 时，每 2 小时进行 1 次阴道检查，以了解宫口扩张情况。同时根据宫缩情况和产妇的临床表现，适当地增减检查次数。阴道检查：产妇平卧，两腿屈曲分开，检查者站在产妇的右侧，严格消毒外阴后，戴无菌手套，从阴道伸入示指和中指检查子宫颈口扩张及胎先露下降情况。阴道检查能直接触清宫口四周边缘，准确估计宫颈管消退、宫口扩张、破膜与否、胎先露及位置。若先露为头，还能了解矢状缝及囟门位置，以确定胎方位。

（4）观察胎膜及羊水：胎膜多在宫口近开全时自然破裂，前羊水流出。一旦确诊破膜应立即听胎心，并观察羊水性状和流出量，注意有无宫缩，同时记录破膜时间。破膜后，要保持外阴清洁，垫上消毒垫并嘱产妇卧床抬高臀部。若破膜超过 12 小时尚未结束分娩者，遵医嘱用抗生素预防感染。

4. 促进舒适

（1）维持产妇体力：为保证精力和体力充沛，应鼓励产妇少量多次进食，摄入高热量易消化食物，注意供给足够水分，必要时可静脉补液支持，以维持产妇体力。

（2）排尿及排便：临产后，鼓励产妇每 2～4 小时排尿 1 次，以免充盈的膀胱影响宫缩及胎头下降。排尿困难者，必要时导尿。

（3）缓解疼痛：若产妇于宫缩时喊叫不安，应在有宫缩时指导产妇进行深呼吸，或用双手轻轻按摩下腹部。若腰骶部胀痛，用手拳压迫腰骶部常能减轻不适感。

5. 心理护理 产妇的心理及精神状态会影响宫缩和产程进展，故应耐心讲解分娩是正常生理过程，增强产妇对自然分娩的信心；同时应加强沟通，尤其是进行各项检查时，应告知其检查的目的及重要性，使产妇与助产人员密切配合，促进产程的顺利进展。

四、第二产程妇女的护理

【临床表现】

1. 子宫收缩增强 进入第二产程后，宫缩的强度及频率都较前增强，宫缩持续约 1 分钟或以上，间歇仅 1～2 分钟。

2. 胎儿下降及娩出 宫缩使胎先露继续下降，当降至骨盆出口压迫骨盆底组织时，产妇产生排便感，不自主地向下屏气，会阴渐膨隆和变薄，肛门括约肌松弛。胎头在宫缩时露出于阴道口，在间歇期又缩回阴道内，称为胎头拨露。随着产程进一步进展，露出阴道口外的胎头部分逐渐增多，当胎头双顶径越过骨盆出口，宫缩间歇时胎头也不回缩，称为胎头着冠。随着产程继续进展，胎头枕骨于耻骨弓下露出，出现仰伸动作，胎儿额、鼻、口、颏部相继娩出。胎头娩出后，接着出现胎头复位及外旋转，随后前肩、后肩和躯体相继娩出，后羊水随之涌出。经产妇的第二产程短，有时仅需几次宫缩即可完成上述动作。

【护理评估】

1. 健康史 了解产程进展及胎心是否正常，胎膜是否破裂，并了解第一产程的经过及处理情况。

2. 身体状况 了解子宫收缩的持续时间、间歇时间、强度和胎心情况。询问产妇有无便意，观察胎头拨露和着冠情况，并评估会阴局部情况，结合胎儿大小，判断是否需要行会阴切开术。

3. 心理社会状况 评估产妇的精神心理状态，对自然分娩的信心等。

4. 相关检查 可采用胎儿监护仪监测胎心率及其基线变化，如发现胎心异常及时处理。

【主要护理诊断 / 问题】

1. 焦虑 与担心能否顺利分娩及胎儿健康有关。

2. 知识缺乏 缺乏分娩的相关知识。

【护理措施】

1. 一般护理 监测生命体征，及时告知产妇产程进展相关情况。出汗多者及时用毛巾擦拭，宫缩间歇期协助饮水。

2. 观察产程进展 此期宫缩频而强，需密切监测胎心，仔细观察胎儿有无急性缺氧情况，通常每次宫缩过后或每 5 分钟听诊 1 次胎心或使用连续电子胎心监护，有异常时及时给予产妇吸氧并通知医生，尽快结束分娩。若出现第二产程延长，应及时查找原因，避免胎头长时间受压。

3. 指导产妇用力 宫口开全后，指导产妇正确运用腹压是缩短第二产程的关键。具体方法是：让产妇双足蹬在产床上，两手握产床把手，宫缩时深吸气屏住，然后随子宫收缩如排便样向下用力以增加腹压。宫缩间歇时，产妇呼气，全身放松，安静休息。护理人员应及时给予反馈意见，不断纠正产妇的屏气方法，以保证产程的顺利进行。

4. 做好接产准备 初产妇宫口开全、经产妇宫口扩张到 6cm 且宫缩规律有力时，应将待产妇送至分娩室做好接产准备。嘱产妇仰卧于产床（姿势与选择的分娩体位有关），双腿屈曲分开，露出外阴部，用 5% 聚维酮碘溶液消毒外阴部 2 ~ 3 次，顺序依次是阴阜、大阴唇、小阴唇、大腿内 1/3、会阴及肛门周围（图 5-12），铺无菌巾于臀下。接产者按无菌操作常规洗手、戴手套及穿手术衣，打开产包，铺好无菌巾准备接产。

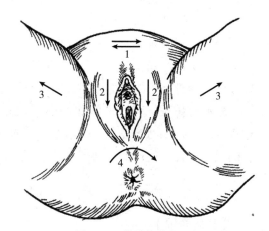

图 5-12　外阴部消毒顺序

5. 接产

（1）评估是否需行会阴切开术：初产妇不应常规行会阴切开术。需综合评估胎儿大小、会阴体长度及弹性后，确定是否行会阴切开术，防止发生严重撕裂伤。

（2）接产要领：保护会阴的同时协助胎头俯屈，让胎头最小径线（枕下前囟径）在宫缩间歇时缓慢通过阴道口，是预防会阴撕裂的关键。胎肩娩出时也要注意保护会阴。

（3）接产步骤：接产者站在产妇右侧，当胎头拨露使阴唇后联合紧张时开始保护会阴。具体方法：在会阴部盖消毒巾，接产者右肘支在产床上，右手拇指与其余四指分开，利用手掌大鱼际肌顶住会阴部。每当宫缩时应向内上方托压，同时左手应轻轻下压胎头枕部，协助胎头俯屈和使胎头缓慢下降。宫缩间歇时，保护会阴的右手稍放松，以免压迫过久引起会阴水肿。当胎头枕部在耻骨弓下露出时，左手协助胎头仰伸。此时若宫缩强，应嘱产妇张口哈气消除腹压，让产妇在宫缩间歇时稍向下屏气，使胎头缓慢娩出，以避免胎头娩出过快导致软产道撕裂或新生儿颅内出血。当胎头娩出时见脐带绕颈但较松时，用手将脐带顺肩推下或从头部脱出；如绕颈较紧或缠绕2周以上，则用两把止血钳将脐带夹住，从中剪断。注意不要损伤胎儿颈部（图5-13）。

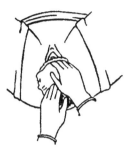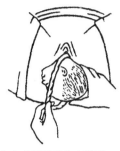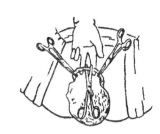

（1）将脐带顺肩部推下　　　（2）把脐带从头上退下　　　（3）用两把血管钳夹住，从中间剪断

图5-13 脐带绕颈的处理

胎头娩出后，右手仍应注意保护会阴，不要急于娩出胎肩，而应先以左手自鼻根向下颏挤压，挤出口鼻腔内的黏液和羊水以防止吸入呼吸道后引起吸入综合征或吸入性肺炎，然后协助胎头复位及外旋转，使胎儿双肩径与骨盆出口前后径相一致。接产者左手向下轻压胎儿颈部，使前肩从耻骨弓下先娩出，再托胎颈向上使后肩从会阴前缘缓慢娩出。双肩娩出后，保护会阴的右手方可放松，然后双手协助胎体及下肢相继以侧位娩出（图5-14）。记录胎儿娩出时间。

胎儿娩出后1~2分钟内，在距脐带根部15~20cm处，用两把止血钳钳夹，在两钳之间剪断脐带。胎儿娩出后，在产妇臀下放一弯盘接血，以估计出血量。

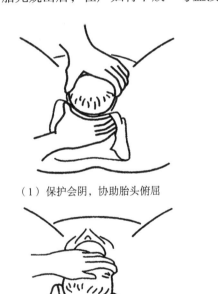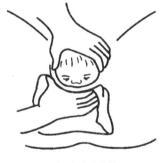

（1）保护会阴，协助胎头俯屈　　　　　　（2）协助胎头仰伸

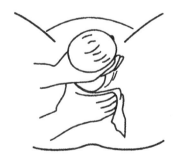

（3）协助前肩娩出　　　　　　（4）协助后肩娩出

图5-14 接产步骤

6. 心理护理 第二产程期间助产人员应陪伴在旁，给予产妇安慰和支持，缓解、消除其紧张和恐惧。

五、第三产程妇女的护理

【临床表现】

1.子宫收缩 胎儿娩出后,宫底降至脐平,宫缩暂停数分钟后又重新出现,以利于胎盘娩出。

2.胎盘娩出 胎儿娩出后宫腔容积突然明显缩小,胎盘不能相应缩小,与子宫壁发生错位而剥离,在子宫的收缩作用下娩出。

3.阴道流血 胎盘与子宫壁分离,阴道出现流血。

【护理评估】

1.健康史 详细了解第一产程、第二产程的经过及处理情况。

2.身体状况

(1)母亲

一般情况:监测产妇的生命体征,询问其有何自觉症状,如产妇自觉有肛门坠胀感多为阴道后壁血肿。

胎盘:胎盘剥离征象有:①子宫体变硬呈球形,胎盘剥离后降至子宫下段,下段被扩张,宫体呈狭长形被推向上,宫底升高达脐上(图5-15)。②剥离的胎盘降至子宫下段,阴道口外露的一段脐带自行延长。③阴道少量流血。④用手掌尺侧在产妇耻骨联合上方轻压子宫下段时,宫体上升而外露的脐带不再回缩。胎盘剥离及排出方式有两种:①胎儿面娩出式:胎盘胎儿面先排出。其特点是胎盘先排出,随后见少量阴道流血,该娩出方式较多见。②母体面娩出式:胎盘母体面先排出。其特点是先有较多量阴道流血,胎盘后排出,该方式少见。

胎盘胎膜:胎盘娩出后,评估胎盘的形状和胎盘、胎膜是否完整;评估胎膜破口边缘与胎盘边缘的距离以判断是否有胎盘前置;评估有无胎盘小叶,胎盘周边有无断裂的血管残端以判断是否有副胎盘。

软产道检查:胎盘娩出后,仔细检查会阴、小阴唇内侧、尿道口周围及阴道子宫颈有无裂伤。

宫缩及阴道出血量评估:产后密切观察两小时,评估产后宫缩情况,宫底高度、阴道出血量、会阴及阴道有无血肿等,发现异常及时处理。

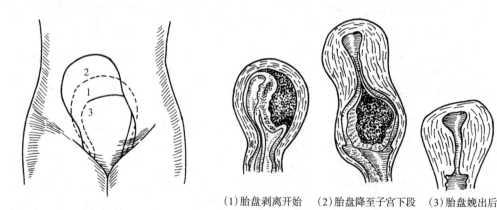

(1)胎盘剥离开始　(2)胎盘降至子宫下段　(3)胎盘娩出后

图5-15 胎盘剥离时子宫的形状

(2)新生儿

Apgar评分:用于判断新生儿有无窒息及其窒息严重程度。评估内容包括心率、呼吸、肌张力、喉反射及皮肤颜色五项体征，每项为 0 ~ 2 分，满分为 10 分（表 5-1）。8 ~ 10 分属正常新生儿；4 ~ 7 分为轻度窒息，又称青紫窒息，需清理呼吸道、人工呼吸、吸氧、用药等措施才能恢复；0 ~ 3 分为重度窒息，又称苍白窒息，因缺氧严重需紧急抢救，行喉镜直视下气管内插管给氧。重度窒息者需在出生后 5 分钟、10 分钟再次评分，直到连续两次 ≥ 8 分才能结束抢救。1分钟评分是出生当时的情况，反映在宫内的情况；5 分钟及以后评分则反映复苏效果，与预后关系密切。

表 5-1 新生儿 Apgar 评分法

体征	0 分	1 分	2 分
心率（次 / 分）	0	< 100	≥ 100
呼吸（次 / 分）	0	浅、慢，不规则	佳，哭声响亮
肌张力	松弛	四肢稍屈曲	四肢屈曲，活动好
喉反射	无反射	有些动作	咳嗽，恶心
皮肤颜色	全身苍白	躯干红，四肢青紫	全身粉红

一般评估：评估新生儿体重、身长及头径，判断与孕周是否相符。胎头有无产瘤及颅内出血、四肢活动情况、体表有无畸形等。

3. 心理社会状况 评估产妇的情绪状态，对新生儿性别、健康及外形等是否满意，能否接受新生儿，有无进入母亲角色等。

4. 相关检查 根据产妇情况，选择必要的检查。

【主要护理诊断 / 问题】

1. 有组织灌注量改变的危险 与产后出血有关。

2. 有父母不称职的危险 与产后疲惫、会阴切口疼痛或新生儿性别不理想有关。

【护理措施】

1. 新生儿处理

（1）清理呼吸道：胎儿全部娩出后，应迅速擦拭新生儿面部，吸除其口咽部及鼻腔中的黏液和羊水，以免发生吸入性肺炎。如呼吸道通畅而仍未啼哭，可用手轻拍新生儿或按摩背部。新生儿大声啼哭，表明呼吸道已通畅。

（2）处理脐带：临床上处理脐带有多种方法，如脐带夹、气门芯、血管钳等。气门芯套扎具体方法：将灭菌后系有丝线的气门芯套入血管钳，用血管钳夹住距离根部约 0.5cm 处的脐带，在血管钳上端的 0.5cm 处将脐带剪断，牵拉丝线将气门芯拉长套入脐带，取下血管钳，挤出脐带残端血后用 75% 乙醇或 5% 聚维酮碘溶液消毒脐带断面，最后用无菌纱布覆盖脐带断面。在处理脐带时，注意新生儿保暖。

（3）一般护理：擦净新生儿足底胎脂，打足印及母亲拇指印于新生儿病历上，经体格检查后，系以标明新生儿性别、体重、出生时间、母亲姓名、床号和住院号的手腕带和包被。协助产妇识别婴儿性别。

2. 协助胎盘娩出 当确认胎盘已完全剥离时，于宫缩时左手握住宫底并按压，同时右手轻拉脐带，协助娩出胎盘。当胎盘娩至阴道口时，接产者用双手捧住胎盘，向一个方向旋转并缓慢向外牵拉，协助胎膜完整剥离排出。若发现胎膜部分断裂，可用血管钳夹住断裂上端的胎膜，再继续向原方向旋转至完全排出（图5-16）。

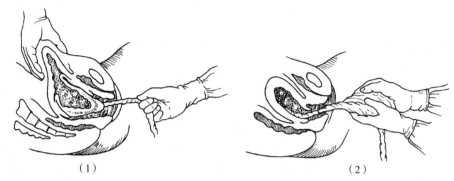

（1）　　　　　　　　　　（2）

图5-16　协助胎盘胎膜娩出

3. 胎盘、胎膜残留的处理　胎盘娩出后，若有副胎盘、部分胎盘残留或大块胎膜残留时，应及时取出残留组织。若确认仅有少量胎膜残留，可给予子宫收缩剂待其自然排出。

4. 缝合软产道撕裂伤　胎盘娩出后，软产道若有撕裂伤应立即缝合。

5. 预防产后出血　正常分娩出血量多不超过300mL。如遇有产后出血高危因素（有产后出血史、双胎妊娠、羊水过多、滞产、巨大儿等）产妇，可在胎儿前肩娩出时静脉滴注缩宫素10～20U，也可在胎儿前肩娩出后立即肌内注射缩宫素10U或缩宫素10U加于0.9%氯化钠注射液20mL内静脉快速注入，均能促使胎盘迅速剥离减少出血。

6. 促进舒适　为产妇擦汗、更换衣服、床单及会阴垫，注意保暖。提供易消化、营养丰富的饮料及食物，以帮助产妇恢复体力。

7. 心理护理　协助产妇与新生儿早接触、早吸吮、早开奶。

【健康教育】

1. 适当进行产前运动，促进对分娩过程的适应。

2. 正确对待分娩阵痛，坚定自然分娩信心。

3. 积极发挥家庭支持系统的作用，帮助产妇顺利度过分娩期。

【知识链接】

分娩镇痛

分娩镇痛又称为"无痛分娩"，可有效缓解产痛，副作用小，起效快。分娩镇痛时机：产妇进入临产至第二产程均可用药。目前常用的分娩镇痛方法包括：连续硬膜外镇痛、产妇自控硬膜外镇痛、腰麻-硬膜外联合阻滞、微导管连续腰麻镇痛、产妇自控静脉瑞芬太尼镇痛、氧化亚氮吸入镇痛。其中，镇痛效果较理想的是硬膜外腔阻滞和腰麻-硬膜外联合阻滞麻醉，在宫口开2～3cm行L3～L4硬膜外穿刺置管用药，选择在镇痛的同时具有不抑制感觉、运动、交感神经的局麻药，常用药物为罗哌卡因加芬太尼。

水中分娩

水中分娩，顾名思义就是在水里生孩子。其定义是：新生儿娩出时完全浸没在水中。在此过程中，新生儿的头部必须完全浸没在水中直到身体全部在水下娩出，随后立即将新生儿抱出水面。水中分娩被认为是自然的、非药物性减痛的分娩方式之一。它主要是利用水的浮力及温水作用，使产妇放松；以及利用水的压力与地心引力，促进产程进展。避免产妇感染是水中分娩最为关键的一点。

胎头入盆情况的国际五分类法

　　腹部触诊在骨盆入口平面（真假骨盆分界）上方可触及的剩余胎头部分，以国际五分法表示，用于初步诊断：双手掌置于胎头两侧，触及骨盆入口平面时，双手指尖可在胎头下方彼此触及为剩余 5/5；双手指尖在胎头两侧有汇聚但不能彼此触及为剩余 4/5；双手掌在胎头两侧平行为剩余 3/5；双手掌在胎头两侧呈外展为剩余 2/5；双手掌在胎头两侧呈外展且手腕可彼此触及为剩余 1/5。剩余部分越少，说明胎头下降位置越低。

【复习思考题】

　　1. 分析影响分娩的各因素之间的相互作用。
　　2. 简述如何判断产程进展是否顺利。
　　3. 简述如何正确协助胎盘娩出。

扫一扫，查阅本章数字资源，含PPT、音视频、图片等

第一节 产褥期妇女的生理及心理变化

产妇全身各器官（除乳腺外）从胎盘娩出至恢复或接近正常未孕状态所需的时期称为产褥期，一般为 6 周。在产褥期，产妇身体的各个系统，特别是生殖系统变化最为显著。同时，伴随新生儿的出生，产妇及其家庭也经历着心理和社会的适应过程。产妇的性格倾向、生活经历、夫妻间及家庭成员的关系等是其产后心理变化的重要影响因素。

一、产褥期妇女的生理变化

（一）生命体征及基本情况

1. 体温 产后体温大多在正常范围，如产程中过度疲劳、产程延长，体温在产后 24 小时内可稍升高，但不超过 38℃；产后 3～4 日由于乳房血管、淋巴管极度充盈，乳汁不能排出，可能会出现"泌乳热"，体温 37.8～39℃，一般在 4～16 小时内自行恢复，不属病态。

2. 脉搏 产后脉搏一般略慢，为 60～70 次／分，与子宫胎盘循环停止及卧床休息等因素有关，产后 1 周恢复正常。

3. 呼吸 由于产后腹压降低、膈肌下降，呼吸方式以腹式呼吸为主，呼吸深慢，一般 14～16 次／分。

4. 血压 血压在产褥期无明显变化。

5. 褥汗 产褥早期，皮肤排泄功能旺盛，孕期潴留的大量组织间液经皮肤排出，表现为大量出汗，称为褥汗，不属病态。睡眠和初醒时尤其明显，产后 1 周好转。

6. 体重 由于胎盘娩出、羊水排出及产时失血，产后体重会即刻减轻 6kg 左右。产后由于子宫复旧，恶露、汗液及尿液的大量排出，体重将继续下降。

（二）生殖系统

1. 子宫 产褥期子宫变化最大。在胎盘娩出后子宫逐渐恢复至未孕状态的过程，称子宫复旧（involution of uterus）。一般为 6 周。其主要变化为子宫体肌纤维缩复和子宫内膜再生，同时还有子宫血管变化、子宫下段和宫颈的复原。

（1）子宫体肌纤维缩复：胎盘娩出后，子宫体逐渐缩小，于产后 1 周缩小至妊娠 12 周大小，在耻骨联合上方可触及。在产褥早期因子宫收缩引起下腹部阵发性疼痛，称产后宫缩痛，一般出

现在产后 1~2 日，持续 2~3 日后自然消失，经产妇较初产妇明显。产后 10 日，子宫降至骨盆腔内，在腹部扪不到子宫底，产后 6 周恢复至未孕大小。子宫重量也逐渐减少，分娩结束时约为 1000g，产后 1 周时约 500g，产后 2 周时约 300g，产后 6 周时则为 50~60g，较未孕时稍大。

（2）子宫内膜再生：胎盘、胎膜从蜕膜海绵层分离并娩出后，残存的蜕膜分两层，表层坏死脱落，形成恶露自阴道排出。正常恶露有血腥味，但无臭味，持续 4~6 周，总量为 250~500mL。根据性状特征和出现的先后，恶露依次为：①血性恶露（lochia rubra）：色红，含大量血液，量多，有时有小血块、少量胎膜及坏死蜕膜组织，持续 3~4 日后转变为浆液恶露；②浆液恶露（lochia serosa）：色淡红，含少量血液，有较多的坏死蜕膜组织、宫腔渗出液、宫颈黏液，且有细菌，持续 10 日左右后转变为白色恶露；③白色恶露（lochia alba）：色泽较白，黏稠，含大量白细胞、坏死蜕膜组织、表皮细胞及细菌等，持续约 3 周干净。子宫内膜基底层逐渐再生新的功能层，产后第 3 周除胎盘附着部位外的子宫内膜基本修复，胎盘附着部位的内膜全部修复需至产后第 6 周。

（3）子宫血管的变化：胎盘娩出后，其附着面积仅为原来的一半。由于肌层收缩，开放的子宫螺旋动脉和静脉窦被压缩变细，数小时后血管内形成血栓，出血量逐渐减少直至停止。若在新生内膜修复期间，胎盘附着面因复旧不良出现血栓脱落，可导致晚期产后出血。

（4）子宫下段及宫颈的变化：产后子宫下段肌纤维缩复，逐渐恢复为未孕时的子宫峡部。分娩后的子宫颈外口呈环状。产后 1 周，宫颈内口关闭，宫颈管复原。产后 4 周，子宫颈完全恢复至非孕时形态。由于子宫颈外口 3 点及 9 点处在分娩时发生轻度裂伤，使初产妇的子宫颈外口由产前的圆形（未产型）变为产后的"一"字形（已产型）横裂。

2. 阴道及外阴　受胎先露部压迫，阴道在产后最初几天内可出现水肿，阴道壁松软、弹性较差，黏膜皱襞减少甚至消失。产褥期阴道壁肌张力逐渐恢复，黏膜皱襞约于产后 3 周重新显现，但是产褥期结束时阴道尚不能完全恢复至未孕状态。分娩后的外阴轻度水肿，一般于产后 2~3 日自行消退。会阴部若有轻度撕裂或会阴切口缝合，一般在 3~4 日愈合。处女膜因在分娩时撕裂形成痕迹，称处女膜痕。

3. 盆底组织　盆底肌及其筋膜在分娩时过度扩张致弹性减弱，且常伴肌纤维部分断裂，若能于产褥期坚持做产后康复锻炼，一般产褥期内可恢复。如盆底肌及其筋膜发生严重断裂而未能及时修复，或在产褥期过早从事体力劳动，可导致盆底组织松弛，较难完全恢复正常，这也是导致子宫脱垂、阴道壁膨出的重要原因。

（三）乳房

产褥期乳房的主要变化是泌乳。分娩后，产妇体内雌、孕激素及胎盘生乳素水平急剧下降，抑制了催乳素抑制因子的释放，在催乳素的作用下，乳房腺细胞开始分泌乳汁。新生儿每次吸吮刺激乳头时，可以通过抑制下丘脑多巴胺及其他催乳素抑制因子，使垂体催乳素呈脉冲式释放，促进乳汁分泌。同时，吸吮乳头反射性地引起脑神经垂体释放缩宫素，使乳腺腺泡周围的肌上皮细胞收缩，使乳汁从腺泡、小乳导管进入输乳导管和乳窦而喷出，乳汁形成喷乳反射，因此，吸吮是保持乳腺不断泌乳的关键。此外，乳汁分泌还与产妇的营养、睡眠、情绪和健康状况密切相关。

产后 7 日内分泌的乳汁称为初乳。初乳色偏黄是由于含有较多 β-胡萝卜素，且含有大量抗体，有助于新生儿抵抗疾病的侵袭。产后 7~14 天分泌的乳汁为过渡乳，产后 14 天以后分泌的乳汁为成熟乳。母乳中含有丰富的蛋白质、脂肪、多种免疫物质、矿物质、维生素和酶，对新生儿发育有重要的作用，是新生儿最佳的天然食物。哺乳产妇尤其是初产妇在最初几日哺乳后容易产生乳头皲裂，表现为乳头红肿、裂开、有时出血、哺乳时疼痛，大多是因为哺乳姿势不当引起。产后哺乳延迟或没有及时排空乳房，产妇可有乳房胀痛，触摸乳房时有坚硬感。鉴于多数药物可经过母血渗入乳汁中，产妇哺乳期用药时，应考虑药物对新生儿有无不良影响。

（四）循环系统

妊娠期血容量增加，一般于产后 2～3 周恢复至未孕状态。在产后最初 3 日内，特别是产后 24 小时，因子宫收缩及胎盘循环的停止，大量血液从子宫涌入体循环，同时由于产后大量的组织间液回吸收，体循环血容量增加 15%～25%，使心脏的负担加重，应注意预防心衰的发生。产褥早期，产妇血液仍处于高凝状态，这有利于胎盘剥离创面迅速形成血栓，减少产后出血。纤维蛋白原、凝血活酶、凝血酶原于产后 2～4 周内降至正常。白细胞总数于产褥早期仍较高，可达（15～30）×10^9/L，中性粒细胞和血小板数也增多，一般于产后 1～2 周恢复至正常水平。血红蛋白水平于产后 1 周左右回升。红细胞沉降率于产后 3～4 周完全恢复。

（五）消化系统

妊娠期胃肠平滑肌张力及蠕动减弱，约产后 2 周恢复。胃酸分泌一般在产后 1～2 周恢复正常。产妇因卧床时间长、活动少、肠蠕动减弱、食物中缺乏纤维素、腹直肌及盆底肌松弛等原因，产后容易发生便秘。

（六）泌尿系统

妊娠期体内潴留的过多水分在产后主要由肾脏排出，故产后 1 周内尿量增多。妊娠期肾盂及输尿管生理性的扩张一般在产后 2～8 周恢复正常。但因分娩过程中膀胱受压使其黏膜水肿、充血、肌张力降低，加之会阴切口疼痛、不习惯床上排尿等原因，产妇容易出现排尿困难，可能发生尿潴留及尿路感染。

（七）内分泌系统

妊娠期垂体、甲状腺及肾上腺增大，分泌激素增多，在产褥期逐渐恢复正常。产后雌激素、孕激素水平急剧下降，至产后 1 周降至未孕水平。胎盘生乳素于产后 6 小时已不能测出，垂体催乳素水平因是否哺乳而异。产褥期恢复排卵的时间及月经复潮的时间因人而异，不哺乳产妇月经复潮一般在产后 6～10 周，产后 10 周左右恢复排卵。哺乳产妇月经复潮延迟，甚至整个哺乳期不来月经，平均在产后 4～6 个月恢复排卵。产后较晚恢复月经者首次月经复潮前多有排卵，故产后月经虽未来潮，却仍有受孕的可能。

（八）腹壁

妊娠期出现的下腹正中线色素沉着，在产褥期逐渐消退。初产妇紫红色的妊娠纹变为银白色陈旧妊娠纹。腹壁皮肤受妊娠子宫增大的影响，部分弹力纤维断裂，腹直肌呈不同程度分离，致产后腹壁明显松弛，需 6～8 周恢复。

二、产褥期妇女的心理变化

产后产妇可能经历一系列不同的心理变化，表现为高兴、幸福、兴奋或疲倦、乏力、焦虑、易激惹、注意力不集中、思维迟钝、哭泣、失眠等。产后心理波动与产妇体内的雌、孕激素水平急剧下降和产后心理压力、疲劳、经济条件、知识水平、性格特征、家人及社会支持等有关，常表现为对角色转换的不适应、对育儿重任的焦虑、对新生儿性别期待的落差、对体形变化的担忧、生产方式未如预期的抑郁。若产妇拥有较好的家人关心及社会支持，同时自身具有较好的调节能力，则能顺利度过产褥期特殊的心理变化过程，如果不能适应则可能发生产后抑郁、产后精神病。

Rubin 的研究结果显示，产褥期妇女典型的心理调适需经历三个阶段：①依赖期：产后前 3 天。产妇需要依赖别人来护理自己和照顾孩子，需要在别人的帮助下进食及进行乳房和会阴护理、母乳喂养、婴儿沐浴等。②依赖 – 独立期：产后 3 ~ 14 天。产妇开始表现出较为独立的行为，主动参与护理自己和照顾孩子，并开始尝试独自地完成新角色所承担的任务。③独立期：产后 2 周至 1 个月。产妇、家人和婴儿成为一个完整的系统，产妇及其家人能正确认识和承担家庭关系中新的角色和任务。

第二节　产褥期妇女的护理

【案例】

患者，女，28 岁。阴道正常分娩，产后 2 小时聚血盆内积血 200mL，宫底高度平脐，子宫收缩良好。产后 4 小时检查，发现阴道流血量为 100mL，宫底高度脐上 2 指，子宫稍软。产妇产后一直未小便。

问题：
1. 试述该患者目前主要的医疗诊断和诊断依据。
2. 试述该患者目前需要采取的护理措施。

【护理评估】

1. 健康史　详细了解产妇既往有无慢性病史、家族史、过敏史，了解个人生活习惯。认真阅读产前检查、分娩过程的相关记录。

2. 身体状况

（1）评估生命体征、褥汗、排尿、排便、体重和腹壁皮肤等情况。

（2）评估乳房情况。有无乳头凹陷、乳房胀痛、乳头皲裂、乳汁不足等问题。

（3）评估会阴情况。有无血肿、水肿、硬结、疼痛、渗血、分泌物等。

（4）评估子宫复旧情况。方法：嘱产妇排空膀胱后平卧、双膝稍屈曲、腹部放松，评估者站于产妇右侧，以左手示指按压子宫底，测量子宫底至脐及耻骨联合上缘间的距离。评估恶露颜色、质地、量、气味。

3. 心理社会状况　分娩后，产妇心理尚处于脆弱和不稳定状态，此时需评估产妇自我心理调节能力、丈夫是否配合、家庭氛围是否和谐、家人对产妇和婴儿是否接受等。

4. 相关检查　检查血容量及白细胞、血小板、血纤维蛋白原、凝血活酶、凝血酶原的水平、胃肠蠕动功能、雌激素、孕激素、胎盘生乳素、垂体催乳素的水平。

5. 母乳喂养　评估乳房类型、乳汁的量及母乳喂养的方法和技能。

【主要护理诊断 / 问题】

1. 尿潴留   与产时损伤及活动减少有关。

2. 便秘   与产后活动减少有关。

3. 舒适改变   与产后宫缩痛、会阴部切口疼痛等有关。

4. 母乳喂养无效   与产妇知识缺乏及喂养技能不熟有关。

5. 潜在并发症   产后出血。

【护理措施】

1. 一般护理

（1）环境：为产妇提供舒适、安静的产后休养环境，保持室内空气清新，保证产妇充足的睡眠。保持床单位清洁、整齐。

（2）排尿：鼓励和指导产妇于产后 4 小时内排尿，以防发生尿潴留而使充盈的膀胱影响子宫收缩导致产后出血。如不能自行排尿，可通过改变体位、温开水冲洗会阴部、热敷下腹部、按摩膀胱，刺激膀胱肌收缩诱导排尿。针刺三阴交（小腿内侧，当足内踝尖上 3 寸，胫骨内侧缘后方）、阴陵泉（胫骨内侧髁后下缘凹陷中）、气海（在下腹部，前正中线上，当脐中下 1.5 寸）、关元（在下腹部，前正中线上，当脐中下 3 寸）等穴位，或遵医嘱肌内注射甲硫酸新斯的明 1mg 或酚妥拉明 1mg，以促进排尿。若仍然无法自行排尿应进行导尿。

（3）休息与活动：①保证产妇足够的睡眠：充分的休息有助于产妇身体的恢复和促进乳汁分泌。指导产妇与婴儿同步休息，生活有规律。鼓励产妇早期下床活动，以促进产后恢复和预防下肢静脉血栓形成，但应避免负重劳动或蹲位活动，以免由于盆底肌肉松弛而发生子宫脱垂。②产褥期保健操（图 6-1）：自然分娩的产妇应尽早适当活动，6 ~ 12 小时内即可起床轻微活动。会阴切开或剖宫产的产妇，可适当推迟活动时间，待伤口拆线后，鼓励产妇早期下床活动，做产褥期保健操，以促进腹壁、盆底肌肉张力的恢复，防止尿失禁、膀胱直肠膨出及子宫脱垂。产妇应该根据实际情况，由弱到强循序渐进地进行保健操练习。一般在产后第 2 日开始，每 1 ~ 2 日增加 1 节，每节做 8 ~ 16 次。出院后继续做保健操直至产后 6 周。6 周后应根据情况选择新的锻炼方式。

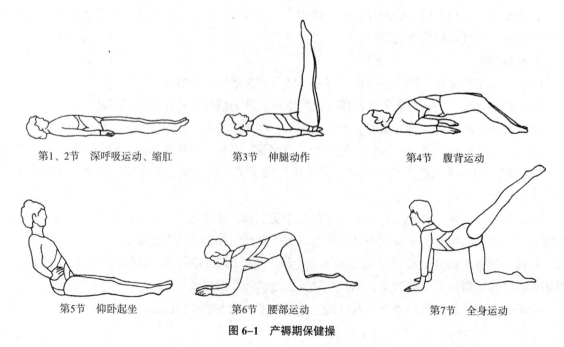

第1、2节 深呼吸运动、缩肛   第3节 伸腿动作   第4节 腹背运动

第5节 仰卧起坐   第6节 腰部运动   第7节 全身运动

图 6-1 产褥期保健操

第 1 节：仰卧，深吸气，收腹部，然后呼气。

第 2 节：仰卧，两臂直放于身旁，进行缩肛与放松动作。

第 3 节：仰卧，两臂直放于身旁，双腿轮流上举和并举，与身体呈直角。

第 4 节：仰卧，髋与腿放松，腿分开稍屈，脚底置于床上尽力抬高臀部及背部。

第 5 节：仰卧起坐。

第 6 节：跪姿，双膝分开，肩肘垂直，双手平放于床上，腰部进行左右旋转动作。

第 7 节：全身运动，跪姿，双臂支撑在床上，左右腿交替向背后高举。

2. 饮食护理　产妇在产褥期及哺乳期所需要的能量和营养成分较未孕时高，乳汁中的蛋白质、脂肪、碳水化合物、维生素和各种无机盐类如钙、铁、硒、碘等主要靠产妇摄入的食物来提供。产妇饮食质量的高低直接影响乳汁的质和量，故应选择富有足够热量、蛋白质、无机盐和水分且易消化的饮食，并适当补充维生素和铁剂，推荐补充铁剂 3 个月。产后 1 小时可让产妇进流质或清淡半流质饮食，以后可进普通饮食。剖宫产术后禁食 6 小时，6 小时后可食萝卜汤等半流质饮食，促进肠蠕动、早日排气。注意少量多餐、多进汤汁、多饮水、多食富含纤维素的食物，早日下床活动，以防便秘。发生便秘者，可口服缓泻剂。但要控制食物中脂肪总量的摄入，避免摄入过多而导致营养过剩和发生产后肥胖。

3. 病情监测　产后 2 小时内易发生严重并发症，应密切监测体温、脉搏、呼吸、血压、子宫收缩情况，以及阴道流血量。如为妊娠期高血压产妇，产后仍应监测血压，预防产后子痫的发生。若血压过低，需警惕产后出血。

4. 子宫复旧护理　正常产后子宫圆而硬，位于腹部的中央。子宫软要考虑是否有产后宫缩乏力，并遵医嘱给予宫缩剂。子宫偏向一侧要考虑是否有膀胱充盈，如有要及时排空膀胱。产后子宫不能如期复原常提示宫缩异常，每日应于同一时间手测宫底高度，以了解子宫复旧情况（图 6-2），并记录，测量前应嘱产妇排尿。每日观察恶露情况，持续性深红色恶露提示宫缩乏力；会阴垫湿透过快、恶露量过多，提示宫缩乏力或胎盘胎膜残留引起的产后出血，需要用弯盘垫于臀下或用称量会阴垫重量的方法来估计出血量。子宫收缩好但有鲜红色恶露且量多，则提示会阴软组织裂伤；恶露有腐臭味且有子宫压痛，提示有宫腔感染的可能，遵医嘱给予广谱抗生素控制感染。产后当日禁用热水袋外敷止痛，以免造成出血过多。

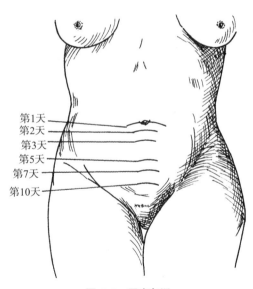

第1天
第2天
第3天
第5天
第7天
第10天

图 6-2　子宫复旧

5. 会阴护理　保持会阴部清洁干燥，每日用 0.05% 聚维酮碘溶液冲洗或擦洗外阴 2 ~ 3 次。擦洗时，注意会阴切口应单独擦洗。会阴部有水肿者，用 95% 乙醇或 50% 硫酸镁溶液湿热敷；有小血肿者可用湿敷或产后 24 小时后远红外线照射，大血肿者配合医生切开处理；有硬结者用大黄、芒硝外敷；有缝线者，应每日检查切口有无红肿、硬结及分泌物，以排除切口感染。嘱产妇取健侧卧位，促进切口愈合，于产后 3 ~ 5 日拆线。如遇伤口感染或愈合不佳，可在产后 7 ~ 10 日起给予高锰酸钾溶液坐浴。如伤口疼痛剧烈或产妇有肛门坠胀感，应及时报告医生，以排除阴道壁及会阴部切口血肿。

6. 乳房护理

（1）一般护理：保持乳房清洁、干燥，哺乳前应先洗手，然后将乳房、乳头用温开水洗净，切忌用肥皂水或乙醇之类擦洗，以免引起局部皮肤干燥、乳头皲裂。乳头处如有痂垢要先用油脂浸软后再用温开水洗净，然后用毛巾湿热敷 3～5 分钟，同时按摩乳房以刺激泌乳反射。哺乳时，产妇取正确、舒适且放松的喂哺姿势。指导产妇于哺乳期佩戴合适的棉质乳罩，避免过松或过紧，过松起不到支托保护作用，过紧则影响乳房的血液循环，进而影响乳汁的分泌。

（2）平坦及凹陷乳头护理：为改善平坦及凹陷乳头以利于婴儿吸吮，可以做乳头牵拉练习。方法为：用一手托乳房，另一手的拇指和中、示指抓住乳头向外牵拉，重复 10～20 次，每日 2次。此外哺乳时可让饥饿的婴儿先吸吮平坦侧的乳头，因此时婴儿的吸吮力强，容易吸住乳头和大部分乳晕，还可变换喂奶的姿势以利于婴儿含住乳头。如乳头过度平坦或凹陷以致婴儿不能吸住乳头时，可配置乳头罩，乳汁可通过乳头罩的中央小孔流进婴儿的嘴里。

（3）乳头皲裂护理：①轻者可继续喂哺，哺乳前先湿热敷乳头和乳房 3～5 分钟，挤出少许乳汁使乳头变软，易于婴儿含住乳头和大部分乳晕，以避免吸吮时局部受力过大；②两侧乳房应交替哺乳，哺乳时间不宜过长，以 10～15 分钟为宜；③哺乳结束后挤少许乳汁涂在乳头和乳晕上，短暂暴露使乳头干燥，也可涂抗生素软膏或 10% 复方苯甲酸酊；④乳头皲裂严重者应停止直接吸吮，可用乳头罩间接哺乳或吸乳器将乳汁吸出后进行喂养。

（4）乳房胀痛护理：产后随着泌乳反射的产生和增强，乳汁分泌增多，但同时乳腺管还未通畅，导致乳汁淤积在乳房内可产生胀痛感，触之有硬结和疼痛感，还可伴有轻度发热。可采用下列方法缓解：①鼓励并协助产妇在产后 30 分钟内开始哺乳。②从乳房边缘向乳头中心按摩，哺乳前热敷，促进乳腺管畅通。在两次哺乳期间冷敷乳房以减少局部充血、肿胀，减少疼痛。当发生乳汁淤积时，可着重按摩硬结处。③佩戴合适的棉质乳罩，扶托乳房，减少胀痛。④用生面饼敷于乳房外侧，促进乳腺管通畅，减少疼痛。⑤每次哺乳时应尽量让婴儿吸空双侧乳房的乳汁，以免乳汁淤积。增加哺乳的次数，每次至少 20 分钟。⑥可口服维生素 B_6 或散结通乳的中药。

（5）乳腺炎护理：产妇乳房局部出现红、肿、热、痛症状，或有结节，提示发生乳腺炎。乳腺炎的处理原则是消除感染、排出乳汁。轻度时不停止哺乳，因停止哺乳不仅影响婴儿的喂养，且会造成乳汁淤积，反而加重乳腺炎；重度时应停止哺乳并到医院就诊。其预防与护理措施包括：①预防发生乳头皲裂（详见乳头皲裂的护理）；②避免发生乳汁淤积（详见乳房胀痛的护理）；③若发生乳腺炎应遵医嘱正确选用抗生素，若形成脓肿应切开引流。

（6）催乳护理：对于乳汁分泌不足的产妇，应鼓励乳母树立信心，指导其正确的哺乳方法。（详见第十二章第二节）。

（7）退乳护理：因疾病或其他原因不能哺乳者，或终止哺乳者应尽早退乳。最简单的退乳方法是停止哺乳，限进汤类食物，不排空乳房。若用芒硝退乳，可用芒硝 250g 碾碎装布袋，分别敷于两乳房上并固定。芒硝潮解时更换，直至乳房不胀。亦可采用生麦芽 60～90g 水煎当茶饮，每日 1 剂，连服 3～5 日，配合退乳。目前不推荐使用雌激素或溴隐亭退乳。

7. 喂养方法指导

（1）哺乳原则：按需哺乳。婴儿饥饿或母亲感到奶胀就喂哺，一般每 1～3 小时哺乳 1 次，每次每侧乳房的哺乳时间为 15～20 分钟。

（2）哺乳方法：协助早吸吮，一般于产后半小时内开始让婴儿进行吸吮。此时乳房内的乳量虽少或无，但新生儿的吸吮动作可刺激泌乳。哺乳可以采用坐式、卧式、环抱式、交叉式等体位母亲及新生儿均应选择舒适位置，使母婴紧密相贴，即胸贴胸、腹贴腹、下颌贴乳房，一手扶托乳房，拇指在上，其余四指在下，并用乳头触动婴儿上唇中间部分，当婴儿的嘴巴张开时顺势把乳头和大部分乳晕放入其中。

（3）注意事项：注意使婴儿将大部分乳晕吸吮住，防止婴儿鼻部被乳房压迫、头部与颈部过度伸展造成吞咽困难。哺乳应两侧乳房交替进行，先吸空一侧乳房后，再吸吮另一侧，以利于乳汁的分泌。哺乳结束时，用食指轻轻向下按压婴儿下颔使其张口，以免在口腔负压情况下拉出乳头而引起损伤。每次哺乳后，应将新生儿直立抱起轻拍背部1～2分钟，排出胃内空气，以防吐奶。

8. 心理护理　产妇入产后休养室时，护理人员应热情接待，与产妇建立良好关系。为使产妇更好地适应母亲这个新角色，产妇与新生儿应24小时在一起，以促进母儿间情感的交流。鼓励和指导丈夫及家人参与新生儿护理活动，以减轻产妇的生理和心理压力。提供新生儿喂养、沐浴，以及新生儿不适和常见问题的观察等知识，同时给予产妇自我护理指导，如饮食、休息、活动的注意事项。耐心倾听产妇的提问，并积极回答。尊重风俗习惯，指导正确的产褥期生活方式。

9. 产后检查　包括产后访视和产后健康检查。

（1）产后访视：产妇出院后3日、产后14日和产后28日由社区医疗保健人员进行三次访视，了解产妇及新生儿健康状况。内容包括：①了解产妇饮食、睡眠及心理状况；②检查乳房，了解哺乳情况；③观察子宫复旧及恶露情况；④观察会阴切口、剖宫产腹部切口情况；⑤了解新生儿的生长、喂养及预防接种情况。

（2）产后检查：产妇于产后6周到医院进行产后健康检查。①全身检查：内容包括测血压、脉搏，查血、尿常规，了解哺乳情况。若有内科合并症或产科合并症，应进一步做相应检查。②妇科检查：观察盆腔内生殖器官是否已恢复至非孕状态。③婴儿全身健康检查。

10. 产褥期中医护理　中医学认为，产妇分娩时耗伤元气及阴精，若产后摄生不慎，复感六淫，或为饮食、房劳所伤，则致产后腠理疏松、表气不固、阴血骤虚、阳气浮越，则变生产后诸疾。产后病有虚、实两端，虚者因产时阴血骤亡而致血亏阴伤，实者因产后余血浊液而致瘀血内阻，称为多虚多瘀之体。因此要注重摄生调养，保持阴阳平衡、脏腑调和，要慎起居，避风寒，注意保暖，调节饮食，不食辛辣、肥腻、生冷之品，调和情志，避免恚怒伤肝、忧思伤脾、过喜伤心、恐惧伤肾，并注意卫生，谨戒房事。

【健康教育】

1. 告知产妇乳头皲裂、乳房胀痛、宫缩异常等常见问题的处理方法。

2. 指导产妇出院后继续保证合理的营养，适当地活动和休息，注意个人卫生和会阴部清洁，保持良好的心境，适应新的家庭生活。

3. 计划生育指导　产褥期内禁忌性交，一般产后42天经复查后，根据实际情况决定是否恢复正常性生活并落实避孕措施。告诉产妇可供选择避孕方式的优缺点、适应证及禁忌证，一般原则是哺乳者以工具避孕为宜，不哺乳者选用口服避孕药和工具避孕均可。

第三节　正常新生儿的护理

【案例】

患者，女，29岁。妊娠40^{+6}周，于今晨分娩一女婴，婴儿出生体重3450g，身长52cm，哭声洪亮，皮肤红润，胎毛少，指（趾）甲长到指（趾）端，足底足纹较深，大阴唇完全覆盖小阴唇。

问题：

1. 简述正常新生儿的生理特点。

2. 简述新生儿的护理措施。

新生儿期，系指从出生后断脐到满 28 天的一段时间。足月新生儿，是指胎龄满 37 周至不满 42 周出生、体重在 2500g 以上的活产新生儿。

【护理评估】

1.出生后即刻评估 见第五章第三节。

2.入母婴同室时评估 一般在出生 24 小时内进行，检查出生记录是否完整，有无床号、住院号、性别、出生时间，新生儿脚印、母亲手印是否清晰，并与新生儿身上的手圈、胸牌核对。如入室评估没有发现新生儿异常，可改为每 8 小时评估 1 次或每天评估 1 次，如有异常则增加评估的次数。

（1）病史评估：了解父母的健康情况，母亲既往孕产史及本次妊娠经过、分娩经过、产程中胎儿情况、出生体重、性别、出生后即刻的检查结果等。

（2）身体评估

外观特点：正常新生儿四肢屈曲，皮肤红润，皮下脂肪丰满，胎毛少，耳郭发育良好，乳晕清楚，乳头突出，乳房可扪及结节，指（趾）甲长到或超过指（趾）端，整个足底有较深的足纹。正常足月新生儿出生体重 ≥ 2500g 并 ≤ 4000g；身高（头顶最高点至脚跟的距离）正常为 45 ~ 55cm。观察皮肤有无青紫、黄疸及其程度，有无瘀斑、瘀点或感染灶。

生命体征：①心率：一般通过心脏听诊获得，新生儿心率通常为 90 ~ 160 次 / 分，深睡时可慢至 100 次 / 分，啼哭时可快至 160 次 / 分；②呼吸：一般在新生儿安静时测满 1 分钟，正常为 40 ~ 60 次 / 分；③体温：一般测腋下体温，一般为 36 ~ 37.2℃。

头面颈部：观察头颅的大小和形状，有无产瘤、血肿、水肿和皮肤破损，检查囟门的大小和紧张度，有无头颅骨折或缺损，评估颅缝宽度；观察巩膜有无黄染或出血点，查看口腔外观有无畸形；观察颈部的对称性、活动情况和肌张力。

胸部：观察胸廓外形；评估呼吸时有无肋下缘和胸骨上下软组织下陷等情况；有无锁骨骨折。

腹部：观察腹部外形是否异常；脐带残端有无出血、红肿或异常分泌物；评估肝脾大小；听诊肠鸣音。

脊柱和四肢：检查脊柱、四肢发育、活动及肌张力有无异常、有无骨折或关节脱位等情况。

外生殖器：男婴睾丸已降入阴囊，女婴大阴唇完全覆盖小阴唇。

二便：正常新生儿出生后不久即排小便，24 小时内排胎粪，若超过 24 小时仍未见胎粪排出，应检查是否存在肛门闭锁或其他消化道畸形。

反射：评估各种反射是否正常，反射活动不正常提示神经系统异常。

肌张力及活动情况：正常新生儿反应灵敏、哭声响亮、肌张力正常，如哭声异常多提示大脑损伤或其他病变。

3.几种特殊生理状态

（1）生理性体重下降：新生儿出生后由于进食少、水分丢失及胎粪排出，可出现体重下降，但一般不超过出生体重的 10%，10 天左右恢复正常。

（2）生理性黄疸：新生儿出生后，体内红细胞破坏众多，产生大量间接胆红素，而肝脏内葡萄糖醛酰转换酶活性不足，不能使间接胆红素全部结合成直接胆红素，导致高胆红素血症，致皮肤、黏膜、巩膜发黄，称生理性黄疸。一般发生于出生后 2~3 天，持续 4~10 天后自然消退。

（3）乳腺肿大和假月经：由于从母体获得一定量的雌激素，新生儿出生后 3~4 天可出现乳腺肿胀，2~3 周后消退。女婴出生后 1 周内，阴道可出现白带和少量血性分泌物，持续 1~2 天后自然消失。

【护理措施】

1. 一般护理

（1）环境：母婴同室的房间温度宜保持在 20~24℃，相对湿度宜在 55%~65%，一张母亲床加一张婴儿床占地面积不少于 6m²。

（2）维持体温恒定：将新生儿置于适宜的环境，采取保暖措施，但应避免烫伤；定时监测新生儿体温，以维持其体温在 36~37.2℃。

（3）保持呼吸道通畅：及时清除口鼻腔内分泌物，避免物品遮挡新生儿口鼻或压迫其胸部，将新生儿置于合适体位，防止窒息。

（4）安全措施：①新生儿出生后，在其病历上印上其右脚印及其母亲左拇指手印；②新生儿应配有床围，床上不放危险物品，如锐角玩具、过烫的热水袋等；③佩戴腕带，且倡导母婴同室，防止新生儿抱错。

（5）预防感染：房间内配有手消毒液，以备医护人员或探视者接触新生儿前消毒双手；患呼吸道、皮肤黏膜、肠道传染性疾病的医护人员在接触新生儿前应采取相应的防护措施，如戴口罩、手套等；新生儿患有脓疱疮、脐部感染等传染性疾病，应采取相应的消毒隔离措施。

2. 喂养护理 新生儿喂养方法有：母乳喂养、人工喂养和混合喂养。

（1）母乳喂养：世界卫生组织提倡母乳喂养，实施母婴同室。母乳喂养对母婴均有益，是近年来大力提倡的一种喂养方法。

1）意义：

对婴儿：①提供营养，促进发育：母乳中所含的各种营养物质，最有利于婴儿的消化吸收，而且随着婴儿生长发育的需要，母乳的质和量发生相应的改变。②提高免疫力，预防疾病：母乳中含有各种免疫活性细胞和丰富的免疫球蛋白，免疫活性细胞有巨噬细胞、淋巴细胞等，免疫球蛋白包括分泌型免疫球蛋白、乳铁蛋白、溶菌酶、纤维结合蛋白、双歧因子等。通过母乳喂养可预防婴儿腹泻、呼吸道和皮肤感染。③有利于牙齿的发育和保护：吮吸时肌肉运动，促进面部肌肉正常发育，预防奶瓶喂养引起的龋齿。④有利于心理健康：通过母乳喂养，增加了婴儿与母亲皮肤接触的机会，有助于母婴间的情感联系，利于婴儿在口欲期心理机制的健全与发展。

对母亲：①预防产后出血：吮吸刺激促使催乳素产生，同时促进缩宫素分泌，后者使子宫收缩，减少产后出血；②哺乳期闭经：哺乳期推迟月经复潮及排卵，有利于产后恢复，有利于延长生育间隔；③降低母亲患癌的危险性：母乳喂养还可以减少哺乳母亲患乳腺癌、卵巢癌的可能性。

2）母乳喂养方法：同本章第二节

（2）人工喂养：不宜母乳喂养者可选用人工喂养。

乳品的种类：①首选配方奶，使用时应按年龄选用；②牛乳；③羊乳。

配方奶奶量：足月新生儿出生第 1 日 30~60mL/（kg·d），第 2 日 60~90mL/（kg·d），第

3 日 90～120mL/（kg·d），以后每日增加 10 mL，10 日后为体重（g）的 1/5。具体的奶量可根据新生儿情况酌情增减。

3. 日常护理

（1）沐浴：沐浴可以清洁皮肤，促进血液循环，增强舒适感。分为淋浴和盆浴两种方法。沐浴前 1 小时内不宜喂奶，新生儿体温未稳定前不宜沐浴。沐浴时应保持室温 26～28℃，水温 38～40℃，动作轻而敏捷，避免新生儿受凉及损伤。一个新生儿用一套沐浴用品，沐浴后所有用物用消毒液浸泡消毒，预防交叉感染。

（2）脐部护理：保持脐部清洁干燥，每次沐浴后用 75% 乙醇消毒脐带残端至脐轮周围，然后用无菌纱布包扎。如脐部有分泌物，亦用 75% 乙醇擦拭消毒，使其干燥；脐部感染者，可应用抗生素。若脐带脱落处出现红色肉芽组织增生，可用 2.5% 硝酸银溶液烧灼，然后用生理盐水棉球擦洗局部，操作时勿灼伤正常组织。使用尿布时勿超过脐部，以防止污染。

（3）臀部护理：尿布松紧适中，透气性好、吸湿性好，及时更换。大便后用温水清洗会阴及臀部，擦干后涂上软膏，预防红臀、皮疹等。如发生红臀，可用红外线照射，每次 10～20 分钟，每日 2～3 次。

4. 免疫接种　正常新生儿出生后 24 小时、1 个月、6 个月各注射乙肝疫苗 1 次，出生后 12～24 小时注射卡介苗 0.1mL。发热、有皮肤病变、早产儿应暂缓接种。

【健康教育】

1. 鼓励母乳喂养，告知母乳喂养的方法及注意事项。

2. 讲解新生儿日常护理方法。

3. 向产妇及家属讲解免疫接种的目的及禁忌证，指导其定期免疫接种。

【复习思考题】

1. 简述产褥期妇女的生理变化特点。

2. 简述产褥期妇女的护理要点。

3. 简述母乳喂养的意义及注意事项。

第一节　高危妊娠妇女的监护

高危妊娠（high risk pregnancy）是指妊娠期有某种并发症、合并症或不良因素，可能危害母儿健康或导致难产者。具有高危妊娠因素的孕妇称高危孕妇。

一、范畴

高危妊娠的范畴广泛，基本包括了所有的病理产科，具有下列一个或一个以上因素者属于高危妊娠范畴：

1. 孕妇的社会经济因素　孕妇及其丈夫职业的稳定性差、收入低下、居住条件差、孕妇未婚或独居、受教育时间＜6年等。

2. 孕妇的身体条件　年龄＜18岁或者＞35岁、有遗传病家族史、营养状况差及妊娠前体重≤40kg或≥80kg、身高＜145cm等。

3. 孕妇的不良生活方式　大量吸烟、饮酒、吸毒、滥用药物等。

4. 异常孕产史　自然流产、异位妊娠、死胎、难产、早产、死产、新生儿死亡、新生儿溶血性黄疸、新生儿畸形或有先天性、遗传性疾病和巨大儿等。

5. 本次妊娠的病理产科情况　妊娠合并心脏病、糖尿病、高血压、肾病、肝炎、甲状腺功能亢进、病毒感染和恶性肿瘤等各种妊娠合并症及妊娠期高血压疾病、前置胎盘、胎盘早期剥离、羊水过多或过少、胎儿生长受限、妊娠期肝内胆汁淤积症、过期妊娠、妊娠期和分娩期并发症等。

6. 其他　妊娠期接触大量放射线、化学性毒物或服用过对胎儿有影响的药物。

二、监护措施

1. 人工监护

（1）确定孕龄：根据末次月经、早孕反应的时间、胎动出现时间推算孕龄。

（2）测量宫底高度及腹围：宫底高度是指耻骨联合上缘中点到宫底的弧形长度，腹围是指以软尺经脐绕腹1周的数值。测量孕妇的宫底高度和腹围，可帮助估计胎龄及胎儿大小，了解胎儿宫内的发育情况。

估算方法为：胎儿体重（g）＝宫底高度（cm）×腹围（cm）+200。

（3）高危妊娠评分：为了早期识别高危人群，推荐采用高危妊娠评分法对孕妇进行动态监护。高危妊娠评分是将妊娠中各项危险因素在产前检查时按"高危妊娠评分指标"（修改后的 Nesbitt 评分指标），用记分的方法进行测量，分别于妊娠早、中、晚期各评 3 次（表 7-1）。

表 7-1　修改后的 Nesbitt 评分指标

1. 孕妇年龄（岁）		5. 妇科疾病	
15 ~ 19	-10	月经失调	-10
20 ~ 29	0	不育史：少于 2 年	-10
30 ~ 34	-5	多于 2 年	-20
35 ~ 39	-10	子宫颈不正常或松弛	-20
40 及以上	-20	子宫肌瘤：大于 5cm	-20
2. 婚姻状况		黏膜下	-30
未婚或离婚	-5	卵巢肿瘤（＞6cm）	-20
已婚	0	子宫内膜异位症	-5
3. 产次（产）		6. 内科疾病与营养	
0	-10	全身性疾病	
1 ~ 3	0	急性：中度	-5
4 ~ 7	-5	重度	-15
8 以上	-10	慢性：非消耗性	-5
4. 过去分娩史		消耗性	-20
流产 1 次	-5	尿路感染：急性	-5
3 次以上	-30	慢性	-25
早产 1 次	-10	糖尿病	-30
2 次以上	-20	慢性高血压：中度	-15
死胎 1 次	-10	重度	-30
2 次以上	-30	合并肾炎	-30
新生儿死亡 1 次	-10	心脏病：心功能 I ~ II 级	-10
2 次以上	-30	心功能 III ~ IV 级	-30
先天性畸形 1 次	-10	心衰史	-30
2 次以上	-20	贫血：Hb: 10 ~ 11g	-5
新生儿损伤：骨骼	-10	9 ~ 10g	-10
神经	-20	＜9g	-20
骨盆狭小：临界	-10	血型不合：ABO	-20
狭小	-30	Rh	-30
先露异常史	-10	内分泌疾病：垂体、肾上腺、甲状腺疾病	-30
剖宫产史	-10	营养：不适当	-10
		不良	-20
		过度肥胖	-30

（注：评分指标的总分为 100 分，当减去各种危险因素的评分后低于 70 分者，属高危妊娠范畴）

（4）胎动计数：胎动计数是评价胎儿宫内情况最简便有效的方法之一。胎动正常表示胎儿在宫腔内存活良好，若胎动次数减少表明胎儿宫内缺氧，胎动过频或胎动过分剧烈，表示严重缺氧，有胎死宫内的危险。

2. 妊娠图　妊娠图是反映胎儿在宫内发育及孕妇健康情况的动态曲线图，具体方法见第四章第四节。

妊娠图中标有正常妊娠情况下人群的第 10 百分位和第 90 百分位线检查值。将每次检查的结果连成曲线，如果子宫长度低于正常同期妊娠子宫长度的第 10 百分位，提示可能为小于胎龄或胎儿生长受限；如果高于第 90 百分位，应考虑巨大儿、双胎、羊水过多。如果增长率出现不规则变异，应警惕有无先天畸形的可能。

3. 仪器监护

（1）B 型超声检查：B 型超声检查不仅能显示胎儿数目、胎位、有无胎心搏动，以及胎盘位置，而且能通过测量胎头的双顶径、胸围、腹围以估计孕龄及预产期，还可估计胎儿体重、有无胎儿体表畸形、胎盘成熟度等。

（2）胎心听诊：临床常用多普勒胎心仪进行胎心听诊，判断胎儿是否存活及胎儿宫内安危状况。

（3）胎儿电子监护：可以连续记录胎心率的变化，观察胎动和宫缩对胎心率的影响。凡有胎动、胎心异常或高危妊娠者，于妊娠末期及临产后都应做胎心电子监护。胎心电子监护有内、外监护两种形式。外监护是将宫缩描绘探头和胎心率探头直接放在孕妇的腹壁上进行监测，操作方便，是临床常用的监护方法。内监护是在宫口开大 1cm 以上时，将单极电极经宫口与胎头直接连接进行监测，记录较准确。但此方法需在破膜后操作，有感染的危险。

（4）胎儿心电图监测：是将电极置于母体腹壁或胎儿体表，记录胎儿心脏活动的电位变化及其在心脏传导过程中的图形。通过胎儿心脏活动的客观指标可及早诊断胎儿是否存在宫内缺氧及先天性心脏病。

（5）羊膜镜检查：是指妊娠晚期或分娩期，在胎膜完整时将羊膜镜插入子宫颈管观察羊水的量及颜色。可早期发现胎儿缺氧，达到监护胎儿的目的。

4. 实验室检查　包括胎儿先天畸形检查（如测定羊水中的酶、甲胎蛋白）、胎盘功能检查（如孕妇尿雌激素／肌酐比值和血清人胎盘生乳素等）、胎儿成熟度检查（如羊水卵磷脂／鞘磷脂比值、磷脂酰甘油、肌酐等）、胎儿缺氧及程度检查（如胎儿头皮血气测定、胎儿头皮血乳酸测定和胎儿血氧饱和度测定等）。

第二节　高危妊娠妇女的护理

【处理原则】

预防并治疗引起高危妊娠的各种病理因素。

【护理评估】

1. 健康史　了解孕妇年龄、生育史（包括病理产科史）、疾病史（合并内、外科疾病），了解妊娠早期是否使用过对胎儿有害的药物或接受过放射线检查、是否有过病毒性感染等。

2. 身体状况

（1）体格评估：进行完整的体格检查，了解孕妇身高、体重、步态。若身高＜ 145cm 者常伴有骨盆狭窄；体重≤ 40kg 或≥ 80kg 者，高危妊娠的危险性增加；步态异常者应注意骨盆有无不对称。如血压高于 140/90mmHg 或较基础血压升高 30/15mmHg 者为异常。

（2）产科评估：检查骨盆出口是否过小，外阴部有无静脉曲张。测量宫底高度和腹围，判断子宫大小与停经周数是否相符，大于或小于正常值3cm者为异常。了解胎位有无异常。计数胎动，若＜10次/2小时或较正常情况减少50%，在排除药物影响后，要考虑胎儿宫内缺氧。

（3）并发症及合并症评估：重视孕妇主诉，了解有无妊娠期并发症及合并症，如胎盘早破、前置胎盘、妊娠高血压疾病等。

（4）胎儿生长发育评估：通过妊娠图、胎动计数、电子监护等了解胎儿的生长发育及宫内情况，警惕胎儿宫内发育迟缓。破膜时了解羊水性状，如羊水被胎粪污染，应评估电子胎儿监护情况，以警惕胎儿宫内缺氧。

3. 心理社会状况   高危孕妇在妊娠早期常担心流产及胎儿畸形，在妊娠28周以后则担心早产、胎死宫内或死产，故孕妇可能会有恐惧、烦躁不安、焦急、无助感等情绪，也可能产生悲哀和失落情感。应认真评估高危孕妇的心理承受能力、应对机制及社会支持系统。

4. 相关检查

（1）实验室检查：血、尿常规检查，肝、肾功能测定，血糖及糖耐量测定，出凝血时间，血小板计数等。

（2）B型超声检查：通常自妊娠22周起，每周双顶径值增加0.22cm。如足月妊娠时双顶径达8.5cm以上，提示胎儿已成熟。

（3）胎心听诊：胎心率的正常范围为110～160次/分，当胎心率＜110次/分或＞160次/分时，提示胎儿宫内缺氧，应加强监护并及时处理。

（4）胎儿电子监护

1）胎心率的监测：胎儿电子监护仪记录的胎心率有两种基本变化，即胎心率基线（FHR-baseline，BFHR）及胎心率一过性变化（periodic change of FHR，PFHR）。

胎心率基线：指在无胎动和无子宫收缩影响时，10分钟以上的胎心率平均值。胎心率基线包括每分钟心搏次数（beat per minute，bpm）及胎心率变异（FHR variability）。正常胎儿的FHR为110～160次/分。若FHR＞160次/分或＜110次/分，历时10分钟，称为心动过速或心动过缓。胎心率基线摆动，包括胎心率摆动幅度和摆动频率。摆动幅度是指胎心率上下摆动波的高度，正常波动范围在6～25次/分之间。摆动频率是指1分钟内波动的次数，正常为≥6次。基线波动活跃则频率增高，基线平直则频率降低或消失，基线摆动表示胎儿有一定的储备能力，是胎儿健康的表现。FHR基线变平即变异消失，提示胎儿储备能力丧失。

胎心率一过性变化：受胎动、宫缩、触诊及声响等刺激，胎心率发生暂时性加快或减慢，随后又恢复到基线水平，称为胎心率一过性变化。是判断胎儿安危的重要指标。常见变化有以下两种：

加速：指在子宫收缩后FHR基线暂时增加15次/分以上，持续时间＞15秒。这可能是胎儿躯干或脐静脉暂时受压的缘故，散发、短暂的胎心率加速是无害的。

减速：指随宫缩出现的暂时性胎心率减慢，分为3种：①早期减速：胎心率曲线下降与宫缩曲线上升同时开始，胎心率下降幅度＜50次/分，持续时间短，恢复快，子宫收缩后即迅速恢复正常（图7-1）。这是宫缩时胎头受压，脑血流量一时性减少的表现，不受孕妇体位或吸氧而改变。②变异减速：胎心率减速与宫缩无固定关系，下降迅速且下降幅度大（＞70次/分），持续时间长短不一，恢复迅速（图7-2）。这是子宫收缩时脐带受压兴奋迷走神经所致，嘱孕妇左侧卧位可减轻症状。③晚期减速：指胎心率减速多在宫缩高峰后开始出现，下降幅度＜50次/分，持续时间长，恢复也缓慢（图7-3）。晚期减速一般认为是胎盘功能不良、胎儿缺氧的表现。

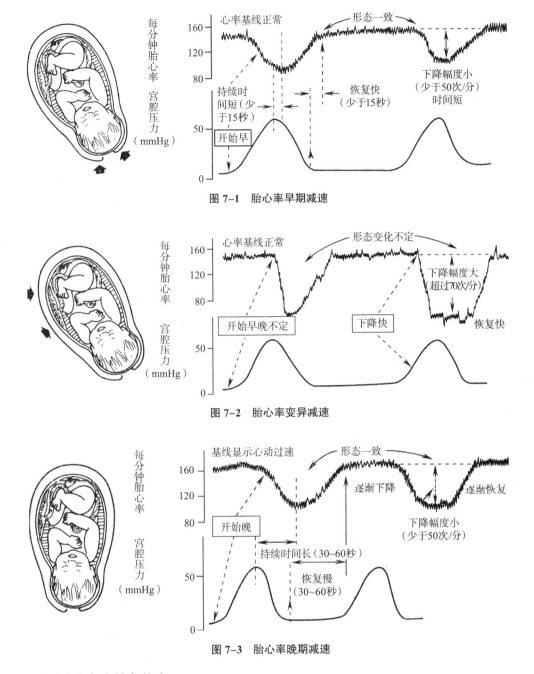

图 7-1 胎心率早期减速

图 7-2 胎心率变异减速

图 7-3 胎心率晚期减速

2）预测胎儿宫内储备能力

①无应激试验（non-stress test，NST）：是指在无宫缩、无外界负荷刺激下，对胎儿进行胎心率和宫缩的观察记录，以了解胎儿储备能力。本试验根据胎心率基线、胎动时胎心率变化（变异、减速、加速）等分为正常 NST、不典型 NST 和异常 NST，见表 7-2。

表 7-2 NST 的评估及处理（SOGC 指南，2007 年）

参数	正常 NST	不典型 NST	异常 NST
胎心率基线	110~160 次/分	100~110 次/分 >160 次/分，<30 分钟 基线上升	胎心过缓<100 次/分 胎心过速>160 次/分，>30 分钟 基线不确定

续表

参数	正常 NST	不典型 NST	异常 NST
基线变异	6~25 次/分（中等变异）；≤5 次/分（变异缺失及微小变异），持续＜40 分钟	≤5 次/分，持续 40~80 分钟内	≤5 次/分，持续≥80 分钟；≥25 次/分，持续＞10 分钟 正弦波型
减速	无减速或偶发变异减速持续短于 30 秒	变异减速，持续 30~60 秒	变异减速，持续超过 60 秒 晚期减速
加速（≥32 周）	40 分钟内两次或两次以上加速超过 15 次/分，持续 15 秒	40~80 分钟内两次以下加速超过 15 次/分，持续 15 秒	大于 80 分钟两次以下加速超过 15 次/分，持续 15 秒
加速（＜32 周）	40 分钟内两次或两次以上加速超过 10 次/分，持续 10 秒	40~80 分钟内两次以下加速超过 10 次/分，持续 10 秒	大于 80 分钟两次以下加速超过 10 次/分，持续 10 秒
处理	观察或者进一步评估	需要进一步评估（复查 NST）	全面评估胎儿状况 生物物理评分 及时终止妊娠

②缩宫素激惹试验（oxytocin challenge test，OCT）或宫缩应激试验（contraction stress test，CST）：其原理为诱发宫缩，监测并记录胎盘于宫缩时一过性缺氧的负荷变化，以了解测定胎儿的储备能力。常用静脉滴注缩宫素和乳头刺激法来诱导宫缩。CST/OCT 的评估及处理（美国妇产科医师学会，2009 年），见表 7-3。

表 7-3 CST/OCT 的评估及处理

Ⅰ类 满足下列条件：
胎心率基线 110~160 次/分
基线变异为中度变异
没有晚期减速或变异减速
存在或者缺乏早期减速、加速
提示观察时胎儿酸碱平衡正常，可常规监护，不需采取特殊措施
Ⅱ类
除了第Ⅰ类和第Ⅲ类胎心监护的其他情况均划为第Ⅱ类。尚不能说明存在胎儿酸碱平衡紊乱，但是应该综合考虑临床情况、持续胎儿监护、采取其他评估方法来判定胎儿有无缺氧，可能需要宫内复苏来改善胎儿状况
Ⅲ类 有两种情况：
1）胎心率基线无变异且存在下面之一
复发性晚期减速
复发性变异减速
胎心过缓（胎心率基线＜110 次/分）
2）正弦波型
提示在观察时胎儿存在酸碱平衡失调即胎儿缺氧，应该立即采取相应措施纠正胎儿缺氧，包括改变孕妇体位、给孕妇吸氧、停止缩宫素使用、抑制宫缩、纠正孕妇低血压等措施，如果这些措施均不奏效，应该紧急终止妊娠

（5）胎儿心电图：如羊水过多时 R 波低；过期妊娠、羊水过少时 R 波可高达 50 ~ 60mV；振幅超过 40 ~ 60mV 表示胎盘功能不全。

（6）羊膜镜检查：正常情况下，羊水呈透明淡青色或乳白色，有胎发、漂浮胎脂片。如羊水呈黄绿色、绿色，提示胎儿宫内窘迫。胎死宫内时羊水呈棕色、紫色或暗红色浑浊状。

（7）胎盘功能检查：①孕妇尿雌激素／肌酐比值测定：足月妊娠正常值＞ 15，10 ~ 15 为警戒值，＜ 10 为危险值。②孕妇血清妊娠特异性 β 糖蛋白测定：若该值于足月妊娠时＜ 170mg/L，提示胎盘功能低下。③孕妇血清胎盘生乳素（HPL）测定：足月妊娠正常值为 4 ~ 11mg/L。如在足月妊娠时该值＜ 4mg/L 或突然降低 50%，表示胎盘功能减退。④阴道脱落细胞检查：若舟状细胞成堆、无表层细胞、嗜伊红细胞指数（EI）＜ 10%、致密核少，提示胎盘功能良好；舟状细胞极少或消失、有外底层细胞出现、嗜伊红细胞指数＞ 10%、致密核多，提示胎盘功能减退。

（8）胎儿成熟度检查：羊水卵磷脂／鞘磷脂比值（L/S）＞ 2，提示胎儿肺成熟；淀粉酶值≥ 450U/L，提示胎儿唾液腺成熟；胆红素类物质值＜ 0.02，提示胎儿肝成熟；羊水泡沫试验，两试管羊水液面均有完整泡沫环，提示胎儿肺成熟；肌酐值≥ 176.8μmol/L，提示胎儿肾成熟；含脂肪细胞出现率＞ 20% 则提示胎儿皮肤成熟。

【主要护理诊断／问题】

1. 照顾者角色紧张　与承担母亲角色感到困难有关。

2. 功能障碍性悲伤　与现实的或预感到胎儿丧失有关。

3. 知识缺乏　与对病情不了解，缺乏自我保健意识有关。

【护理措施】

1. 一般护理　保持室内空气新鲜，通风良好；注意休息，保证每日 8 ~ 10 小时的睡眠时间，指导孕妇取左侧卧位，以改善子宫胎盘血液循环。

2. 饮食护理　指导孕妇增加营养，保证胎儿成长发育的需要。对胎儿生长受限的孕妇应给予高蛋白、高热量饮食，补充维生素、铁、钙及多种氨基酸，对胎儿生长过快及妊娠合并糖尿病的孕妇则要适度控制饮食。

3. 病情监测　对高危孕妇做好生命体征、活动耐受力的观察记录，有无阴道流血、腹痛、水肿、胎儿缺氧等症状和体征。产时严密观察胎心及羊水的色、量、性状，做好母儿监护及监护配合。

4. 用药护理　遵医嘱进行产科处理；为提高胎儿的血氧饱和度，遵医嘱予以 10% 葡萄糖 500mL 加维生素 C 2g 静脉缓慢滴注，每日 1 次，5 ~ 7 日为 1 个疗程；同时间歇吸氧，每日 3 次，每次 30 分钟；嘱孕妇尽可能减少活动以预防早产，如已出现宫缩，遵医嘱使用硫酸镁等药物抑制宫缩；妊娠合并心脏病患者遵医嘱给予洋地黄类药物。

5. 检查及治疗配合　妊娠合并糖尿病患者做好血糖、尿糖监测。适时采取引产或剖宫产术终止妊娠，产时加强监护。经阴道分娩者应尽量缩短第二产程，如发生胎儿窘迫应尽早结束分娩，并做好新生儿抢救的准备。

6. 心理护理　提供有利于孕妇倾诉和休息的环境，避免不良刺激。各种检查和操作之前进行解释，提供指导。减轻和转移孕妇的焦虑和恐惧，鼓励和指导家人的参与和支持。

【健康教育】

指导孕妇按期进行产前检查，高危孕妇提供有针对性的健康指导。指导孕妇自我监测胎动，发现异常情况，应及时到医院就诊。

第三节 胎儿窘迫的护理

【案例】

某孕妇，30 岁。G_1P_0，孕 37 周，自诉几天前胎动频繁，近一日来胎动明显减少而前来医院就诊。查体：胎心 98 次 / 分。

问题：

1. 试述该患者目前最可能的医疗诊断和诊断依据。

2. 试述该患者的处理原则。

3. 试述该患者目前存在的主要护理问题和护理措施。

胎儿窘迫（fetal distress）是指胎儿在子宫内因急性或慢性缺氧危及其健康和生命的综合征，主要发生在分娩期和妊娠晚期。

【病因及发病机制】

母体血液含氧量不足、母胎间血氧运输及交换障碍、胎儿自身因素异常，均可导致胎儿窘迫。

1. 急性胎儿缺氧   系因母胎间血氧运输及交换障碍或脐带血循环障碍所致。常见因素有：①前置胎盘、胎盘早剥；②脐带异常，如脐带绕颈、脐带真结、脐带扭转、脐带脱垂、脐带血肿、脐带附着于胎膜、脐带过长或过短；③母体严重血液循环障碍导致胎盘灌注急剧减少，各种原因导致休克等；④缩宫素使用不当，造成过强或不协调宫缩，宫内压长时间超过母血进入绒毛间隙的平均动脉压；⑤孕妇应用麻醉剂或镇静剂过量，抑制呼吸。

2. 慢性胎儿缺氧   ①母体血液含氧量不足，如合并先天性心脏病或伴心功能不全、肺部感染、慢性肺功能不全、重度贫血及哮喘反复发作；②子宫胎盘血管硬化、狭窄、梗死，使绒毛间隙灌注不足，如妊娠期高血压疾病、糖尿病、慢性肾炎、过期妊娠；③胎儿严重的心血管疾病、呼吸系统疾病、胎儿畸形、母儿血型不合、胎儿宫内感染、颅内出血及颅脑损伤，导致胎儿运输及利用氧能力下降。

【临床表现】

1. 急性胎儿窘迫   主要发生在分娩期。多因脐带因素（如脐带脱垂、绕颈、打结）、胎盘早剥、宫缩过强且持续时间过长及产妇处于低血压、休克、中毒等引起。

（1）胎心率异常：胎心率的改变是急性胎儿窘迫最明显的临床征象。缺氧早期，胎心率加快，> 160 次 / 分。缺氧严重时，胎心率减慢，< 110 次 / 分。

（2）羊水胎粪污染：胎儿可在宫内排出胎粪，影响胎粪排出的最主要的因素是孕周。孕周越大羊水胎粪污染的概率越高，某些高危因素也会增加胎粪排出的概率，如妊娠期肝内胆汁淤积症。10% ~ 20% 的分娩中会出现羊水被胎粪污染，羊水中胎粪污染不是胎儿窘迫的征象。出现羊水污染时，如果胎心正常，不需要特殊处理；如果胎心监护异常，存在宫内缺氧情况，会引起胎粪吸入综合征，造成不良胎儿。

（3）胎动异常：缺氧初期表现为胎动频繁，继而转弱，胎动减少，进而消失。

（4）酸中毒：破膜后检查胎儿头皮血，进行血气分析，胎儿头皮血 pH < 7.20（正常值 7.25 ~ 7.35），PO_2 < 10mmHg（正常值 15 ~ 30mmHg），PCO_2 > 60mmHg（正常值 35 ~ 55mmHg），

可诊断酸中毒。

2.慢性胎儿窘迫　多发生在妊娠末期，多因孕妇全身疾病或妊娠疾病（如过期妊娠、妊娠高血压疾病）引起胎盘功能不全或胎儿因素所致。

（1）胎动减少或消失：胎动减少是胎儿缺氧的重要表现，临床常见胎动消失24小时后胎心消失。

（2）产前胎儿电子监护异常：胎动时胎心率加速不明显，基线变异频率<5次/分，NST异常型，OCT可见晚期或变异减速，提示胎儿窘迫。

（3）胎盘功能低下：24小时尿雌三醇（E_3）值若急骤减少30%～40%，或于妊娠末期多次测定在10mg/24h以下，或随意尿雌激素/肌酐比值<10，提示胎盘功能不良。

【治疗要点】

1.急性胎儿窘迫　应采取果断措施，改善胎儿缺氧状态，停止使用缩宫素，纠正脱水及低血压，一般干预后无法纠正者，均应尽快手术终止妊娠。

2.慢性胎儿窘迫　应针对病因，视孕周、胎儿成熟和窘迫的严重程度决定处理。若胎儿情况尚可，应嘱孕妇左侧卧位休息，定时吸氧，积极治疗妊娠合并症，促进胎盘供血改善，尽量延长妊娠周数。若情况难以改善，已接近足月妊娠，估计胎儿娩出后生存机会极大者，应考虑剖宫产术。

【护理评估】

1.健康史　了解有无引起胎儿窘迫的病因。

2.身体状况　胎儿窘迫时，孕妇自感胎动异常。窘迫的早期表现为胎动频繁，如缺氧未得到纠正，则胎动次数减少，继之消失；伴胎心率的增快（>160次/分）或减慢（<110次/分），应警惕。嘱孕妇自数胎动，评估2小时内胎动情况，若2小时内胎动少于10次，或较正常情况减少50%者，应警惕胎儿宫内窘迫。破膜时评估羊水的性状，若胎儿为头位，羊水被胎粪污染，需要评估胎儿监护情况，判断是否胎儿宫内缺氧。

3.心理状况　孕产妇会因为胎儿的生命遭遇危险而产生焦虑，对需要手术结束分娩而产生犹豫和无助感。对于胎儿不幸死亡的夫妇，通常会经历否认、愤怒、抑郁、接受的心理过程。

4.相关检查

（1）胎盘功能检查：24小时尿雌三醇<10mg或连续测定下降>30%，提示胎盘功能低下。

（2）胎儿电子监护：NST表现为异常型，OCT可见频繁变异减速或晚期减速。

（3）胎儿头皮血血气分析：pH<7.20。

【主要护理诊断/问题】

1.气体交换受损（胎儿）　与胎盘子宫的血流改变、脐带受压有关。

2.焦虑　与胎儿宫内窘迫状态有关。

【护理措施】

1.一般护理　慢性胎儿缺氧者，嘱孕妇左侧卧位，给予低流量吸氧，每日3次，每次30分钟。

2.病情监测　严密监测胎心变化，一般每15分钟听1次胎心或进行胎儿电子监护，注意胎动变化，积极治疗并发症和合并症。

3.对症护理　如宫口开全、胎先露部已达坐骨棘平面以下3cm者，应助产尽快娩出胎儿。尽快为手术分娩者做好术前准备，并做好新生儿复苏和抢救的准备。

4.心理护理　向孕产妇夫妇提供相关信息，如胎儿窘迫的原因和预期结果、医疗措施的目的和配合要点等。必要时陪伴他们，对他们的疑虑和担忧给予适当的解释。

【健康教育】

指导孕妇掌握监测胎动的方法，出现异常及时就医。积极治疗慢性疾病如高血压、心脏病、贫血等。

【知识链接】

新生儿窒息

新生儿窒息（neonatal asphyxia）指胎儿娩出后 1 分钟，仅有心跳而无呼吸或未建立规律呼吸的缺氧状态。新生儿窒息是新生儿死亡及伤残的主要原因之一。

1. 病因　凡是造成胎儿或新生儿血氧浓度降低的任何因素都可以引起新生儿窒息，与胎儿在宫内的环境和分娩过程密切相关。包括胎儿窘迫的延续；胎儿吸入羊水、黏液致呼吸道阻塞，造成气体交换受阻；缺氧、滞产、阴道手术助产使胎儿颅内出血及脑部长时间缺氧，致呼吸中枢受到损害；产妇在分娩过程中接近胎儿娩出时使用麻醉剂或镇静剂；早产、肺发育不良、呼吸道畸形等。

2. 临床表现　根据窒息程度分轻度窒息和重度窒息，以 Apgar 评分为评判标准。

（1）轻度窒息（青紫窒息）：Apgar 评分 4～7 分。新生儿面部与全身皮肤呈青紫色；呼吸表浅或不规律；心跳规则且有力，心率为 80～120 次 / 分；对外界刺激有反应；喉反射存在；肌张力好；四肢稍屈。如果抢救不及时，可转为重度窒息。

（2）重度窒息（苍白窒息）：Apgar 评分 0～3 分。新生儿皮肤苍白；无呼吸或仅有喘息样微弱呼吸；心跳不规则；心率少于 80 次 / 分且弱；对外界刺激无反应；喉反射消失；肌张力差，肌肉松弛。如果抢救不及时可致死亡。出生后 5 分钟 Apgar 评分对估计预后很有意义。如 5 分钟的评分数＜3 分，则新生儿死亡率提高，日后发生脑部后遗症的机会也明显增加。

3. 治疗　预防为主，一旦发生要争分夺秒进行抢救。

医生按 A、B、C、D、E 程序进行复苏。

（1）A（airway）清理呼吸道并保持呼吸道通畅：在胎头仰伸后，助产者用手挤捏新生儿的面、颊部，排出口咽、鼻中的分泌物。胎儿娩出后，用吸痰管吸出咽部的分泌物和羊水。

（2）B（breathing）建立并维持有效的呼吸功能：常采用气囊 - 面罩正压人工呼吸法。

（3）C（circulation）维持正常血液循环：采取拇指法或双指法行胸外心脏按压。

（4）D（drug）药物治疗：肾上腺素、扩容药、碳酸氢钠、纳洛酮等。

（5）E（evaluation）评价：复苏过程中及复苏后均应反复进行评价。

【复习思考题】

1. 试述高危妊娠的因素。
2. 试述与子宫收缩有关的胎心率减速变化的种类及临床意义。
3. 试述急性胎儿窘迫与慢性胎儿窘迫的临床表现。

第八章

妊娠期并发症患者的护理

扫一扫，查阅本章数字资源，含PPT、音视频、图片等

第一节 自然流产

流产（abortion）是指妊娠不足 28 周、胎儿体重不足 1000g 而终止者。妊娠 12 周前终止者，称早期流产；妊娠 12 周至不足 28 周终止者，称晚期流产。流产又分为自然流产和人工流产，胚胎着床后约 31% 发生自然流产，其中早期流产占 80% 以上。

中医学称之为"胎漏""胎动不安""堕胎""小产""滑胎""数堕胎"等，见于《诸病源候论》。

【病因及发病机制】

导致流产的原因很多，主要有以下五个方面：

1. 胚胎因素 在早期流产发生时，染色体异常的胚胎或胎儿占 50%～60%，是早期流产最常见的原因。多为染色体的数目异常，如某条染色体出现三体、X 单体、三倍体及四倍体等。少数为染色体结构异常，如易位、倒置、缺失等。极少数胎儿可能继续发育至足月，但出生后会发生某些功能异常或合并畸形。

2. 母体因素

（1）全身性疾病：妊娠期高热可引起子宫收缩而致流产；细菌毒素或病毒（单纯疱疹病毒、巨细胞病毒等）可通过胎盘进入胎儿血循环，使胎儿死亡而发生流产。此外，孕妇患严重贫血或心力衰竭可致胎儿缺氧，也可能引起流产。孕妇患慢性肝肾疾病或高血压，胎盘可能发生梗死而引起流产。

（2）生殖器官疾病：孕妇因子宫畸形（如双子宫、纵隔子宫及子宫发育不良等）、盆腔肿瘤（如子宫肌瘤等），均可影响胚胎着床发育或胎儿的生长发育而导致流产。宫颈内口松弛或宫颈重度裂伤，易因胎膜早破发生晚期流产。

（3）内分泌异常：黄体功能不全时往往影响蜕膜、胎盘而发生流产。甲状腺功能低下者，也可能因胚胎发育不良而流产。此外，高催乳素血症、多囊卵巢综合征、糖尿病血糖控制不良等均可导致流产。

（4）其他：妊娠期严重的躯体创伤如腹部手术、腹部受到撞击、性交过频，或心理的不良刺激如过度紧张、焦虑、恐惧等，均可引起流产。孕妇有吸烟、酗酒、吸毒等不良习惯，也可刺激子宫收缩而引起流产。

3. 环境因素 影响妊娠的外界因素很多，过多接触砷、铅、汞、甲醛、苯，还有放射线等，均可能引起流产。

4. 免疫因素　妊娠犹如同种异体移植，胚胎与母体间存在复杂而特殊的免疫学关系，这种关系使胚胎不被排斥。若母胎免疫耐受没有建立，则可引起母体对胚胎的排斥而致流产。如夫妇双方的组织相容性抗原相容性过大、母体细胞免疫调节失调、孕期母体封闭性因子缺乏及自然杀伤细胞的数量或活性异常等均有可能导致流产。

5. 胎盘因素　如滋养细胞的发育和功能不全、胎盘内巨大梗死、前置胎盘、胎盘早期剥离等。

【病理】

由于流产发生的时间不同，其病理过程亦不相同。早期流产时胚胎多数先死亡，继之底蜕膜出血，由于妊娠 8 周前胎盘绒毛发育尚不成熟，与子宫蜕膜联系尚不牢固，妊娠物多数可以完全从子宫壁剥离而排出，故出血不多。在妊娠 8 ~ 12 周，胎盘虽未完全形成，但胎盘绒毛发育繁盛，与蜕膜层联系牢固，此时若发生流产，妊娠物往往不易完全从子宫壁剥离而排出，常有部分组织残留于宫内，影响子宫收缩，故出血较多。妊娠 12 周后，胎盘已完全形成，流产过程与足月分娩相似，一般出血不多，特点是先有阵发性腹痛，然后排出胎儿胎盘。若胎儿在宫腔内死亡时间过久，可被血块包裹形成血样胎块而引起出血不止，也可因血红蛋白被吸收形成肉样胎块，或胎儿钙化后形成石胎（lithopedion）。

【临床表现及治疗要点】

流产的主要症状是停经后阴道流血和腹痛。根据流产的类型不同，临床表现也有所不同，流产的类型实际上是流产发展的不同阶段（图 8-1），现分述如下。

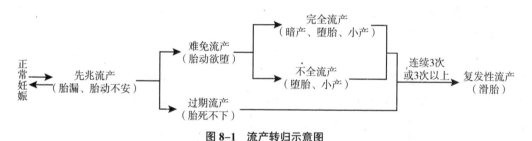

图 8-1　流产转归示意图

1. 先兆流产（threatened abortion）　先兆流产是指妊娠 28 周前先出现少量阴道流血，常为暗红色或血性白带，无妊娠物排出，随后出现阵发性下腹痛或腰背痛。即妊娠物尚留宫腔内，但出现流产的临床症状，常见于早期妊娠。妇科检查宫颈口未开，胎膜未破，妊娠物未排出，子宫大小与停经周数相符。

患者应卧床休息，禁忌性生活；减少刺激；必要时可给予镇静剂或维生素 E 口服；对黄体功能不全者，给予黄体酮 20mg 肌内注射，每日 1 次；甲状腺功能低下者可使用甲状腺素治疗；晚期妊娠时发生先兆流产，可服用宫缩抑制剂；宫颈机能不全者，可于妊娠 12 ~ 14 周时行宫颈环扎术。经休息及治疗后，若流血停止及下腹痛消失，可以继续妊娠；若阴道流血量增多或下腹痛加剧，则可发展为难免流产。

2. 难免流产（inevitable abortion）　由先兆流产发展而来，指流产已不可避免。表现为阴道流血量增多，阵发性腹痛加重。妇科检查宫颈口已扩张，晚期难免流产者还可有羊水流出（胎膜破裂），有时可见胚胎组织或胎囊堵于宫颈口内，子宫大小与停经周数相符或略小。

难免流产一旦确诊，应尽早使胚胎及胎盘组织完全排出。早期流产时及时行清宫术，晚期流产时可用缩宫素 10 ~ 20U 加于 5% 葡萄糖液 500mL 内静脉滴注，促进子宫收缩，以减少出血。当胎儿及胎盘排出后需检查是否完全，必要时行刮宫术。妊娠物应送病理检查，如有可能做绒毛染色体核型分析，对明确流产的原因有帮助。

3. 不全流产（incomplete abortion）　由难免流产发展而来，妊娠物已部分排出体外，尚有部分残留于宫腔内，从而影响子宫收缩，导致阴道出血持续不止，严重时可出现失血性休克。妇科检查宫颈口已扩张，不断有血液自宫颈口流出，有时可见部分妊娠物已排出于阴道内，而部分妊娠物堵塞于宫颈口，子宫小于停经周数。

一旦确诊，及时行吸宫术或钳刮术，清除宫腔内残留组织。流血多有休克者，应在输血输液纠正休克的同时行吸宫术或钳刮术，出血时间较长者，给予抗生素预防感染。

4. 完全流产（complete abortion）　妊娠物已完全排出，阴道出血逐渐停止，腹痛随之消失。妇科检查宫颈口已关闭，子宫接近正常大小。

完全流产如无感染征象，一般不需特殊处理。

5. 稽留流产（missed abortion）　又称过期流产。指胚胎或胎儿已死亡，滞留在宫腔内尚未自然排出者。妊娠早期，若胚胎或胎儿已死亡，子宫不再增大反而缩小，早孕反应消失；若已至妊娠中期，孕妇感腹部不再增大，胎动消失。晚期流产稽留时间过长可能发生凝血功能障碍，导致弥散性血管内凝血（disseminated intravascular coagulation，DIC），造成严重出血。妇科检查宫颈口未开，子宫小于妊娠周数，未闻及胎心。

处理前应常规检查凝血功能，并做好输血准备。若凝血功能正常，可口服炔雌醇 1mg，每日 2 次，或己烯雌酚 5mg，每日 3 次，连用 3 日，提高子宫平滑肌对缩宫素的敏感性。子宫小于 12 孕周者，可行刮宫术，若胎盘机化并与宫壁粘连较紧，手术应特别小心，防止穿孔，1 次不能刮净，可于 5～7 日后再次刮宫；子宫大于 12 孕周者，应静脉滴注缩宫素，也可用前列腺素或其他方法等进行引产，促使胎儿、胎盘排出。若凝血功能障碍，应尽早使用肝素、纤维蛋白原及输新鲜血等。待凝血功能好转后，再行引产或刮宫。

6. 复发性流产（recurrent spontaneous abortion，RSA）　指同一性伴侣连续发生 3 次或 3 次以上的自然流产。每次流产多发生于同一妊娠月份，其病因和临床经过与偶发性流产基本相同。大多数专家认为连续发生 2 次流产即应重视并予以评估，因为再次流产的风险与 3 次者相近。

有复发性流产史的妇女，应在怀孕前进行必要检查，包括卵巢功能检查、夫妇双方染色体检查与血型鉴定及其丈夫的精液检查，女方尚需进行生殖道的详细检查，包括有无子宫肌瘤、宫腔粘连，并做子宫输卵管造影及宫腔镜检查，以确定子宫有无畸形与病变，有无宫颈内口松弛等。查出原因，若能纠正者，应于怀孕前治疗。确诊妊娠后继续给药直至妊娠 10 周或超过以往发生流产的妊娠月份，并嘱其卧床休息，禁忌性生活，给予心理治疗，以解除其精神紧张，并安定其情绪。宫颈内口松弛者，于妊娠前做宫颈内口修补术。若已妊娠，最好于妊娠 12～14 周行宫颈内口环扎术。

7. 流产合并感染（septic abortion）　流产过程中，若阴道流血时间过长、有组织残留于宫腔内或非法堕胎等，有可能引起宫腔内感染。严重时感染可扩展到盆腔、腹腔乃至全身，并发盆腔炎、腹膜炎、败血症及感染性休克等，称流产合并感染。应积极控制感染，若阴道流血不多，应用广谱抗生素 2～3 日，待感染控制后再行刮宫术。

【护理评估】

1. 健康史　详细询问患者停经史，确诊早孕时间，询问早孕反应的经过。此外，还应全面了解患者在妊娠期间有无全身性疾病、生殖器官疾病、内分泌功能失调及有无外伤、接触有害物质等，分析流产的原因。

2. 身体状况　评估阴道流血的量和持续时间，有无腹痛及腹痛的部位、性质及程度，了解有无阴道排液及妊娠物排出。观察患者的生命体征，评估有无贫血、休克。通过妇科检查评估宫颈是否扩张，有无组织物堵于宫颈口，子宫大小是否与妊娠月份相符，有无压痛等，判断流产的类型。

3. 心理社会状况   患者孕后因阴道出血或腹痛而惧怕流产发生，从而出现精神紧张、恐惧不安，或情志抑郁。当流产不可避免时，由于腹痛及阴道出血，甚至大量出血，孕妇常有悲观失望，失眠多梦甚至濒死感。

4. 相关检查

（1）妇科检查：消毒外阴后进行，了解宫颈口是否扩张、羊膜囊是否膨出、有无妊娠物堵塞于宫颈口内；子宫大小与停经周数是否相符，有无压痛等。并应检查双侧附件有无肿块、增厚及压痛等。

（2）B 型超声检查：可根据妊娠囊的形态、有无胎心搏动及胎动，确定胚胎或胎儿是否存活，以指导治疗。

（3）实验室检查：连续测定血 β-hCG、胎盘生乳素（HPL）、孕激素等动态变化，有助于判断流产的预后。

【主要护理诊断 / 问题】

1. 有感染的危险   与阴道出血时间过长、宫腔内有妊娠产物残留等有关。

2. 焦虑   与担心胎儿存活或健康有关。

3. 有组织灌注量改变的危险   与出血有关。

4. 预感性悲哀   与即将失去胚胎或胎儿有关。

【护理措施】

1. 先兆流产孕妇的护理

（1）卧床休息，直至出血停止 3～5 天后，方可下床适当活动；平时不宜穿高跟鞋，避免劳累过度、负重和跌倒闪挫，防再度损伤胎气。卧床期间，护士为其提供生活护理；减少各种刺激，禁止性生活及灌肠；饮食忌辛辣、生冷。

（2）遵医嘱给予孕妇适量镇静剂或孕激素等。配合医生做好 β-hCG 测定及 B 超等检查，监测胚胎宫内发育情况。

（3）严密观察孕妇的病情变化，如观察腹痛是否加重、阴道流血量是否增多等。

（4）注意观察孕妇的情绪反应，加强心理护理，使其情绪稳定，增强保胎信心。

2. 妊娠不能再继续者的护理

（1）做好终止妊娠的准备，协助医生完成手术。

（2）严密监测患者的生命体征；观察患者腹痛、阴道流血及阴道排出物的情况，并注意观察有无感染征象。有凝血功能障碍者，遵医嘱于术前予以纠正，再行引产或手术准备。

（3）做好心理护理。患者若失去胎儿，往往会出现伤心、悲观等情绪，护理人员应同情和理解患者，帮助患者及家属接受现实，顺利度过悲伤期。

3. 预防感染   注意监测患者的体温、血象、阴道流血及阴道分泌物的性状、颜色、气味等与感染有关的征象，发现异常及时报告医生，遵医嘱进行抗感染处理；严格执行无菌操作规程，加强会阴部护理，保持局部清洁。

【健康教育】

孕期慎房事，在妊娠早、晚期应避免性生活，勿做重体力劳动，预防流产的发生；若安胎失败，劝慰患者至少避孕 3～6 个月后再怀孕，与患者及家属分析此次流产的原因，讲解相关知识，为下次妊娠做好准备。妊娠前需加强身体锻炼，增强体质，提高再次妊娠的成功率。

第二节　异位妊娠

【案例】

李女士，32 岁，已婚。停经 52 天，阴道少量流血 1 天。今晨 5 时因下腹剧痛，伴头晕、恶心而急诊入院。入院查体：患者神清、面色苍白，BP 80/50mmHg，P 112 次 / 分。妇科检查：子宫大小正常，宫颈抬举痛明显，左侧附件区触及边界不清的包块，有压痛。实验室检查：尿妊娠试验阳性，Hb 99g/L，WBC 10.8×10^9/L。

问题：

1. 试述该患者目前可能的医疗诊断。

2. 试述该患者目前存在的主要护理问题和护理措施。

正常妊娠时，受精卵着床于子宫体腔内膜。当受精卵在子宫体腔外着床发育时，称为异位妊娠（ectopic pregnancy），习称宫外孕（extrauterine pregnancy）。异位妊娠与宫外孕的含义稍有差别：异位妊娠依受精卵在子宫体腔外种植部位不同而分为输卵管妊娠、卵巢妊娠、腹腔妊娠、阔韧带妊娠、宫颈妊娠及子宫残角妊娠；宫外孕则仅指子宫以外的妊娠，不包括宫颈妊娠及子宫残角妊娠。

异位妊娠是妇产科常见急腹症之一，近年来其发病率有上升趋势。异位妊娠的发生部位较多（图 8-2），但以输卵管妊娠为主，占 95% 左右，其中壶腹部妊娠最多见，约占 78%，其次为峡部、伞部，间质部妊娠较少见。故本节主要阐述输卵管妊娠。当输卵管妊娠破裂后，可造成急性腹腔内出血，发病急、病情重，若不及时诊治，可危及生命。

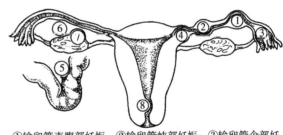

①输卵管壶腹部妊娠；②输卵管峡部妊娠；③输卵管伞部妊娠；④输卵管间质部妊娠；⑤腹腔妊娠；⑥阔韧带妊娠；⑦卵巢妊娠；⑧宫颈妊娠

图 8-2　异位妊娠的发生部位

中医无此病名，根据其临床表现，属"妊娠腹痛""胎动不安""癥瘕"等病证范畴。最早见于《金匮要略·妇人妊娠病脉证并治》。

【病因及发病机制】

任何妨碍受精卵正常进入宫腔的因素均可造成输卵管妊娠。主要有：

1. 输卵管炎症　是输卵管妊娠的主要原因，包括输卵管黏膜炎和输卵管周围炎。输卵管黏膜炎可使输卵管黏膜水肿，管腔变窄，或纤毛缺损，从而导致受精卵在输卵管内运行受阻而于该处着床；输卵管周围炎症病变常造成输卵管周围粘连，输卵管扭曲，蠕动减弱，影响受精卵运行。

2. 输卵管发育不良或功能异常　输卵管过长、肌层发育差、黏膜纤毛缺乏等发育不良可成为输卵管妊娠的原因；输卵管蠕动、纤毛活动及上皮细胞的分泌功能异常，也可影响受精卵的正常运行。

3. 其他　如内分泌失调、输卵管妊娠史、输卵管手术史、子宫内膜异位症以及辅助生殖技术的应用等都可增加受精卵着床于输卵管的可能性。

【病理】

输卵管妊娠时，由于输卵管管腔狭窄，管壁薄，蜕膜变化不完全，受精卵植入后，不利于孕卵的生长发育，因此当输卵管妊娠发展到一定程度，可出现以下结局：

1.输卵管妊娠流产 多见于输卵管壶腹部妊娠，发病多在妊娠8～12周。由于输卵管妊娠时管壁形成的蜕膜不完整，发育中的囊胚常向管腔突出，最终突破包膜而出血。囊胚可与管壁分离，若整个囊胚剥离落入管腔并经输卵管逆蠕动排入腹腔，即形成输卵管妊娠完全流产。若囊胚剥离不完整，有一部分仍残留于管腔，则为输卵管妊娠不完全流产。此时滋养细胞继续侵蚀输卵管壁，导致反复出血，形成输卵管血肿或输卵管周围血肿。由于输卵管壁肌层薄，收缩力差，血管开放，持续反复出血，量较多，血液可积聚在子宫直肠陷凹，形成盆腔积血，量多时甚至流向腹腔（图8-3）。

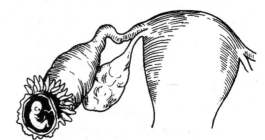

图8-3 输卵管妊娠流产

2.输卵管妊娠破裂 多见于输卵管峡部妊娠，发病多在妊娠6周左右。受精卵着床于输卵管黏膜皱襞间，胚泡生长发育时绒毛向管壁方向侵蚀肌层及浆膜，最终穿破浆膜形成输卵管妊娠破裂。输卵管肌层血管丰富，因此输卵管妊娠破裂出血量较多，短期内可发生大量腹腔内出血，引起患者失血性休克甚至危及生命，亦可反复出血，形成盆腔、腹腔血肿（图8-4）。

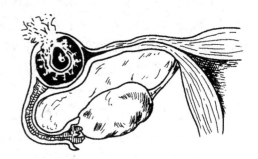

图8-4 输卵管妊娠破裂

3.陈旧性宫外孕 输卵管妊娠流产或破裂，有时内出血停止，病情稳定，时间过久，胚胎死亡或被吸收。但长期反复内出血形成的盆腔血肿，周围由大网膜、肠管包绕，日久血肿机化、变硬，并与周围组织粘连，临床上称为陈旧性宫外孕。

4.继发性腹腔妊娠 发生输卵管妊娠流产或破裂后，胚胎被排入腹腔，大部分死亡，但偶尔也有存活者，当存活胚胎的绒毛组织附着于原位或排至腹腔后重新种植而获得营养时，胚胎可继续生长发育形成继发性腹腔妊娠。

【临床表现】

输卵管妊娠的临床表现与受精卵着床部位、有无流产或破裂，以及出血量多少、时间长短等有关。

1.停经 多数患者停经6～8周以后出现不规则阴道流血，但有些患者因月经仅过期几天，误将不规则的阴道流血视为末次月经，也可能无停经主诉。

2.腹痛 是输卵管妊娠患者就诊的主要症状。输卵管妊娠发生流产或破裂前，由于输卵管膨胀而常表现为一侧下腹隐痛或酸胀感。当输卵管妊娠流产或破裂时，患者突感一侧下腹撕裂样疼痛，常伴恶心、呕吐。疼痛范围与出血量有关，可波及下腹或全腹。当血液局限于病变区，主要表现为下腹部疼痛；当血液由下腹部流向全腹，疼痛可由下腹部向全腹扩散；当血液积聚于子宫直肠陷凹处，可出现肛门坠胀感；当血液刺激膈肌时，可引起肩胛部放射痛。

3.阴道流血 胚胎死亡后，常有不规则阴道流血，色暗红或深褐，量少，呈点滴状，一般不超过月经量，但淋漓不净。少数患者阴道流血量较多，类似月经。阴道流血系子宫蜕膜剥离所致，可伴有蜕膜管型或蜕膜碎片排出。阴道流血一般在病灶除去后方能停止。

4.晕厥与休克　由于腹腔内出血及剧烈腹痛，轻者出现晕厥，严重者出现休克。其程度与腹腔内出血量成正比，即内出血愈多愈急，症状出现也愈迅速愈严重，但与阴道流血量不成正比。

5.腹部包块　当输卵管妊娠流产或破裂后所形成的血肿时间过久，可因血液凝固，逐渐机化变硬并与周围组织器官（子宫、输卵管、卵巢、肠管、大网膜等）发生粘连而形成包块。

【治疗要点】

1.手术治疗　输卵管妊娠的治疗原则以手术治疗为主。一般在确诊后应立即手术。有严重出血休克的患者应积极纠正休克，补充血容量。有生育要求，或对侧输卵管有明显病变或已切除者，可行保留患侧输卵管的手术。目前多使用腹腔镜进行手术治疗。

2.药物治疗　主要是采用化学药物治疗。化学药物治疗适用于早期异位妊娠且病情稳定，要求保存生育能力的年轻患者。需符合下列条件：①无药物治疗的禁忌证；②输卵管妊娠未发生破裂；③妊娠囊直径＜4cm；④血 hCG＜2000IU/L；⑤无明显内出血。常用化学药物治疗，如氨甲蝶呤（MTX）。也可使用中药治疗，以活血化瘀的丹参、赤芍、桃仁为主方，随症加减。

【护理评估】

1.健康史　仔细询问月经史，准确推断停经时间。注意不要将不规则阴道流血误认为末次月经，或由于月经仅过期几天，不认为是停经。对盆腔炎、不孕、放置宫内节育器、绝育术、输卵管复通术等与发病相关的高危因素应予以高度重视。

2.身体状况　评估患者的生命体征，了解患者有无面色苍白、脉快、血压下降、四肢湿冷等休克的征象，输卵管妊娠未发生流产或破裂前，症状及体征不明显。当患者腹腔内出血过多时，可出现典型的临床表现。评估患者阴道流血情况；评估腹痛的性质、部位，有无压痛、反跳痛；叩诊有无移动性浊音。

3.心理社会状况　因有腹痛及出血，患者自觉病情较重，情绪低落，甚则惊慌失措。对于无子女者，担心以后生育问题，多不思饮食，顾虑重重。

4.相关检查

（1）腹部检查：输卵管妊娠流产或破裂者，下腹部有明显压痛和反跳痛，尤以患侧为剧，并有轻度腹肌紧张；出血多时，叩诊有移动性浊音；有些患者下腹可触及不规则包块。

（2）妇科检查：输卵管妊娠未发生流产或破裂者，除子宫略大较软外，仔细检查可触及胀大的输卵管并轻度压痛。输卵管妊娠流产或破裂者，阴道后穹隆饱满，有触痛；将宫颈轻轻上抬或左右摇动时引起剧烈疼痛，称为宫颈举痛或摇摆痛，是输卵管妊娠的主要体征之一；子宫稍大而软，腹腔内出血多时检查子宫呈漂浮感；子宫一侧或其后方可触及大小不等、边界不清、触痛明显的包块。

（3）阴道后穹隆穿刺：是一种简单可靠的诊断方法，适用于疑有腹腔内出血的患者。用长针头自阴道后穹隆刺入子宫直肠陷凹，抽出暗红色不凝血为阳性，提示有腹腔积血存在。当内出血量少、血肿位置较高或子宫直肠陷凹有粘连时，可能抽不出血液，因而穿刺阴性不能否定输卵管妊娠的存在。对有移动性浊音者，可做腹腔穿刺。

（4）妊娠试验：尿或血 hCG 测定对早期诊断异位妊娠至关重要，超过99%的患者 hCG 阳性。

（5）超声检查：B 型超声显像示宫腔无妊娠囊，宫旁部位可见异常低回声区，且见胚芽、胎心搏动，有助于诊断异位妊娠。阴道 B 型超声检查较腹部 B 型超声检查准确性高。

（6）腹腔镜检查：腹腔镜检查不但是异位妊娠诊断首选的确诊方法，更是确诊后的手术治疗手段。

（7）诊断性刮宫：目前临床很少应用，适用于不能存活宫内妊娠的鉴别诊断和超声检查不能确定妊娠部位者。将宫腔排出物或刮出物做病理检查，切片中仅见蜕膜未见绒毛者有助于诊断异位妊娠。

【主要护理诊断／问题】

1. 疼痛 与输卵管妊娠破裂所致的腹腔内出血刺激腹膜有关。

2. 潜在并发症 失血性休克。

3. 恐惧 与生命受到威胁及不确定异位妊娠对未来生育的影响有关。

4. 有感染的危险 与机体抵抗力低下、手术创伤有关。

【护理措施】

1. 手术治疗患者的护理

（1）手术前护理：做好术前准备并严密监测患者生命体征变化；对出现休克症状的患者，积极配合医生进行抗休克处理，如去枕平卧、吸氧、开通静脉通道，交叉配血等；遵医嘱及时、准确用药。（术前准备详见第十七章妇科腹部手术患者的护理）

（2）术后护理：详见第十七章妇科腹部手术患者的护理。

（3）心理护理：术前、术后向患者及家属介绍与疾病相关的知识，减少和消除患者的紧张、恐惧心理，以健康心态积极配合治疗。

2. 非手术治疗患者的护理

（1）休息与饮食：嘱患者卧床休息，避免进行增加腹压的活动，减少异位妊娠破裂的机会；在卧床期间，提供相应的生活护理。指导患者摄取足够的营养物质，尤其是富含铁蛋白的食物，以促进血红蛋白的增加，增强抵抗力；合理进食膳食纤维，预防便秘发生。

（2）病情观察：密切观察患者的生命体征；重视腹痛变化，如有无突然加剧等；了解有无肛门坠胀感，以及阴道的流血量等情况。

（3）用药护理：在应用化学药物如氨甲蝶呤（MTX）治疗期间，应该严密监测血 hCG，并进行 B 型超声检查，注意观察患者的病情变化及药物的毒副反应。常见的毒副反应有消化道反应如恶心、食欲下降，以及骨髓抑制如白细胞下降等。及时正确留取送检血标本，监测血 hCG，了解治疗效果。

（4）心理护理：详见手术治疗患者的护理。

【健康教育】

输卵管妊娠中约有 10% 的再发生率和 50%～60% 的不孕率，护士应告诫患者下次妊娠时要及时就医，并且不要轻易终止妊娠。指导患者保持良好的卫生习惯，勤沐浴、勤换内衣裤，性伴侣固定，防止发生盆腔感染。发生盆腔炎后立即彻底治疗，以免延误病情。

第三节 早 产

妊娠满 28 周至不足 37 周（196～258 日）期间分娩者称为早产（premature delivery）。此时娩出的新生儿称早产儿（preterm neonates），出生体重为 1000～2499g，各器官发育尚不够成熟。婴儿死亡率中早产儿约占 2/3，因此预防早产是降低围生儿死亡率的重要环节之一。

中医学亦称"早产"，最早见于《金匮要略》。

【病因及发病机制】

早产按原因分为 3 类：

1. 自发性早产（spontaneous preterm labor）　最常见的类型，约占45%。其发生的机制主要为：孕酮撤退；缩宫素作用；蜕膜活化。其高危因素包括：早产史、妊娠间隔短于18个月或大于5年、早孕期有先兆流产（阴道流血）、宫内感染、细菌性阴道病、牙周病、不良生活习惯（每日吸烟 ≥ 10支，酗酒）、贫困和低教育人群、孕期高强度劳动、子宫过度膨胀及胎盘因素（如前置胎盘、胎盘早期剥离）。

2. 未足月胎膜早破早产（preterm premature rupture of membranes，PPROM）　其病因及高危因素包括：体重指数（BMI）< 19.0kg/m^2、营养不良、吸烟、宫颈功能不全、子宫畸形、宫内感染、辅助生殖技术受孕、PPROM史等。

3. 治疗性早产（therapeutic preterm birth）　由于母体或胎儿的健康原因不允许继续妊娠，在未足37周时采取引产或剖宫产术终止妊娠，即为治疗性早产。终止妊娠的常见指征有：子痫前期、胎儿窘迫、胎儿生长受限、羊水量异常、胎盘早剥、妊娠合并症、前置胎盘等。

【临床表现】

早产的临床表现主要是子宫收缩，最初为不规则宫缩，常伴有少许阴道血性分泌物，继之可发展为规律的有效宫缩，与足月产相似，胎膜早破的发生较足月临产多。早产分为先兆早产与早产临产两个阶段。先兆早产指有规则或不规则宫缩，伴宫颈管的进行性缩短。早产临产是指有规则宫缩（20分钟 ≥ 4次，或60分钟 ≥ 8次），伴有宫颈的进行性改变；宫颈扩张1cm以上；宫颈展平 ≥ 80%。继之可发展为规律有效宫缩，与足月产相似，使宫颈管消失和宫口扩张。

【治疗要点】

若胎儿存活，无胎儿窘迫，胎膜未破，应抑制宫缩，尽量维持妊娠至足月；若胎膜已破，早产已不可避免时，应预防新生儿合并症以提高早产儿的存活率。

【护理评估】

1. 健康史　询问有无导致早产的高危因素，如妊娠合并急慢性疾病、生殖器官异常、严重的精神创伤等。询问以往有无流产、早产史，再次核实预产期。注意本次妊娠有无异常，如前置胎盘、胎盘早剥、胎儿窘迫、羊水过多等。

2. 身体状况　评估孕妇有无出现规则子宫收缩、宫颈口扩张及胎儿宫内情况。应与妊娠晚期出现的生理性子宫收缩相区别。生理性子宫收缩一般不规则、无痛感，且不伴有宫颈管缩短和宫口扩张等改变。

3. 心理社会状况　由于提前分娩，孕妇及家属没有思想准备，同时担心新生儿的安全和健康，孕妇常把一些相关的事情与早产联系起来，多有焦虑不安、恐惧、自责等情绪反应。

4. 相关检查　诊断早产一般并不困难，可通过全身检查及产科检查，结合阴道分泌物的生化指标检测，核实孕周，评估胎儿成熟度、胎方位等，确定早产的进程。

【主要护理诊断 / 问题】

1. 有新生儿受伤的危险　与早产儿发育不成熟有关。

2. 焦虑　与担心早产儿预后有关。

【护理措施】

1. 预防早产　加强孕期保健工作，指导孕妇定期产前检查，避免创伤，保持身心健康。高危孕妇应卧床休息，以左侧卧位为宜，以增加子宫血液循环，改善胎儿氧供及营养。妊娠晚期禁止性生活及重体力劳动，以免诱发子宫收缩；慎做肛查和阴道检查。积极治疗妊娠合并症，预防妊娠期并发症；宫颈内口松弛者应于妊娠12 ~ 14周做宫颈内口环扎术。指导孕妇及家属识别早产征象，出现临产先兆及时就诊。

2. 用药护理 先兆早产的主要治疗为抑制宫缩，与此同时，还要积极控制感染，治疗合并症和并发症。护理人员应能明确具体药物的作用和用法，并能识别药物的副作用，以避免毒性作用的发生。同时，应对患者做相应的健康教育。常用抑制宫缩的药物有：

（1）β-肾上腺素受体激动剂：激动子宫平滑肌 β₂ 受体，从而抑制宫缩。常用药物有利托君（ritodrine）、沙丁胺醇等。但其副作用较明显，主要有孕母胎心率增快、血糖升高、水钠潴留、血钾降低等。故对合并心脏病、高血压、未控制的糖尿病和并发重度子痫前期、明显产前出血等孕妇慎用或禁用。用药期间需密切监测生命体征和血糖情况。

（2）硫酸镁：镁离子直接作用于子宫平滑肌细胞，使平滑肌松弛，抑制子宫收缩。一般采用 25% 硫酸镁 16mL 加于 5% 葡萄糖液 100mL 中，在 30~60 分钟内缓慢静脉滴注，然后以每小时 1~2g 的速度缓慢静脉滴注，直至宫缩停止。关于硫酸镁使用的注意事项请参看本章第五节。

（3）钙通道阻滞剂：阻止钙离子进入肌细胞而抑制宫缩。常用硝苯地平 10~20mg 口服，每日 3~4 次。用药时必须密切注意孕妇心率和血压的变化，若合并使用硫酸镁时更应慎重，以防血压急剧下降。

（4）前列腺素合成酶抑制剂：前列腺素合成酶抑制剂有减少前列腺素合成的作用，从而抑制宫缩。常用药物有吲哚美辛及阿司匹林等。但此类药物可通过胎盘抑制胎儿前列腺素的合成与释放，使胎儿体内前列腺素减少，而前列腺素有维持胎儿动脉导管开放的作用，缺乏时导管可能过早关闭而导致胎儿血循环障碍。因此，临床已较少用，必要时仅在孕 32 周前短期（不超过 1 周）服用。

3. 预防新生儿合并症的发生 保胎过程中，严密观察并记录宫缩、阴道流血、胎膜破裂、胎心等情况，发现异常及时报告医生并配合处理。教会患者自数胎动，有异常时及时采取应对措施。为避免发生新生儿呼吸窘迫综合征，对于妊娠 < 35 周者，分娩前遵医嘱给孕妇使用糖皮质激素，如地塞米松，可促进胎肺成熟。

4. 为分娩做准备 如早产已不可避免，护理人员应为分娩做好准备：

（1）给孕妇吸氧，临产后慎用镇静剂，密切观察胎心变化，避免发生新生儿呼吸抑制的情况。

（2）剖宫产者，按腹部手术患者的护理做好准备；经阴道分娩者，产程中密切监护胎儿情况，但不提倡常规会阴切开和使用没有指征的产钳助产术。

（3）早产儿出生后，应延长至分娩 60 秒后结扎脐带。做好早产儿保暖和复苏的准备。加强早产儿的护理。

5. 心理护理 为孕妇提供心理支持，多陪伴孕妇，介绍早产的相关知识，让患者了解早产的发生并非她的过错，有时甚至是无缘由的。但要避免为减轻孕妇的负疚感而给予过于乐观的保证。由于早产是出乎意料的，孕妇多没有精神和物质准备，对产程中的孤独感、无助感尤为敏感，因此，家人和护士在身旁提供支持比足月分娩者更显重要，并能帮助孕妇重建自信，以良好的心态承担早产儿母亲的角色。

【健康教育】

向孕妇讲解预防先兆早产的相关知识。对已分娩的产妇，则告知早产儿护理的相关知识，以及产褥期妇女护理的相关知识（详见第六章产褥期妇婴的护理）。

第四节　胎膜早破

在临产前发生胎膜自然破裂称胎膜早破（premature rupture of membrane，PROM）。未足月胎膜早破（preterm premature rupture of membranes，PPROM）指未满37周胎膜发生破裂，其发生率为2%～4%。如发生在妊娠满37周以后，称为足月胎膜早破，其发生率为8%。胎膜早破的结局与破膜时孕周有关，孕周越小，围产儿预后越差，常引起早产、母儿感染、新生儿呼吸窘迫综合征等。

【病因】

虽然有些病例发生胎膜早破的原因不明，但一般与以下因素有关：

1. 羊膜腔压力升高　多胎妊娠、羊水过多等使羊膜腔压力增高，加上胎膜局部缺陷易引起胎膜早破。

2. 生殖道感染　是导致胎膜早破发生的主要原因。由细菌、病毒、弓形体、支原体或沙眼衣原体等感染可引起胎膜炎，使胎膜局部抗张能力下降而破裂。

3. 胎膜受力不均　胎先露衔接不良如头盆不称、胎位异常等，使前羊膜囊压力不均。宫颈机能不全时，前羊膜囊楔入，受压不均。

4. 其他　妊娠后期性交，特别是精液内的前列腺素可诱发宫缩。腹部撞击使羊膜腔压力升高，也可造成胎膜早破。营养因素如缺乏维生素C、锌及铜等，可引起胎膜抗张能力下降，易引起胎膜早破。

【临床表现】

孕妇突感液体自阴道流出，常为持续性，也可时多时少，无腹痛等其他产兆。腹压增加如咳嗽、打喷嚏、负重时，羊水流出量增加。检查时，触不到羊膜囊，上推胎先露，可见羊水流出。若为高位破膜，阴道流水量少，破口可被胎体压迫而羊水停止流出。消毒外阴窥视阴道，可看到有少量液体自宫颈口内流出或后穹窿内有羊水积聚。

【对母儿影响】

1. 对母体影响　破膜后，母体易发生阴道病原微生物上行性感染，或原来隐性感染的绒毛膜羊膜炎可变为显性，感染的程度与破膜时间有关。还可能造成羊水过少，因而剖宫产率增加。部分胎膜早破可造成胎盘早剥。

2. 对胎儿影响　未足月胎膜早破是造成早产的重要原因，早产儿易发生新生儿呼吸窘迫综合征、颅内出血等；并发绒毛膜羊膜炎时常引起胎儿及新生儿感染；胎先露未衔接者可导致脐带脱垂，继发性羊水过少使胎儿窘迫发生率也升高，若羊水过少程度重可有明显胎儿宫内受压表现，表现为铲形手、弓形腿、扁平鼻等。

【治疗要点】

1. 足月胎膜早破的处理　大多数可自然临产，若无其他并发症，不必过早干预；如无明确剖宫产宜在破膜后2～12小时首选缩宫素静脉滴注引产，有产科指征时可行剖宫产术。

2. 未足月胎膜早破的处理

（1）期待疗法：妊娠28～33^{+6}周，不伴感染，无明显胎儿窘迫，羊水池深度≥3cm者，采用期待疗法，适当延长孕周。破膜超过12小时者，给予抗生素预防感染。使用药物抑制早产，促进胎肺成熟。

（2）终止妊娠：若胎肺成熟，或期待疗法过程中有明显感染征象；羊水池深度＜2cm或出现胎儿窘迫表现应立即终止妊娠。妊娠34周以上，宫颈成熟，无禁忌证可经阴道分娩。若头高浮，胎位异常，宫颈不成熟，明显羊膜腔感染伴有胎儿窘迫时采用剖宫产术终止妊娠。

【护理评估】

1. 健康史 详细询问孕期有无创伤、性交、羊水过多等原因。是否有宫缩及感染的表现。确定破膜时间，妊娠周数。

2. 身体状况 观察孕妇阴道内流出液体的情况。同时观察孕妇有无发热，阴道分泌物有无异味等感染症状。评估胎儿宫内情况，包括胎心、胎动、胎儿成熟度等。

3. 心理社会状况 孕妇在发生不可自控的阴道流液后，担心羊水流尽会影响胎儿安全及自身的健康而惊慌失措。有些孕妇会因早产或感染而产生恐惧心理。

4. 相关检查

（1）阴道液 pH 测定：正常阴道液呈酸性，pH 值为 4.5 ~ 5.5；尿液呈酸性，pH 值为 5.5 ~ 6.5；羊水为碱性，pH 值为 7.0 ~ 7.5，若 pH 值 ≥ 6.5 时视为阳性，提示胎膜早破。

（2）阴道液涂片检查：将阴道流液涂于玻片上，干燥后检查有羊齿状结晶，用 0.5% 硫酸尼罗蓝染色，显微镜下见橘黄色胎儿上皮细胞，用苏丹Ⅲ染色见黄色脂肪小粒，均可确定为羊水。

（3）羊膜镜检查：可直视观察胎先露部有无前羊水囊。

【主要护理诊断 / 问题】

1. 有感染的危险 与胎膜破裂后细菌侵入宫腔有关。

2. 有胎儿受伤的危险 与脐带脱垂，胎儿吸入污染的羊水引起肺炎，宫内窘迫有关。

3. 焦虑 与担心胎儿、新生儿的安全有关。

【护理措施】

1. 一般护理 指导孕妇及家属一旦发生胎膜破裂时，应立即平卧，抬高臀部，尽快送往医院，绝对卧床，避免不必要的肛门检查与阴道检查。做好患者生活护理，如协助洗漱、进食、穿脱衣服，每天会阴擦洗两次，使用无菌吸水性好的会阴垫，勤更换，保持局部清洁干燥，预防感染。

2. 病情监测 观察孕妇的一般情况、生命体征、宫缩及羊水性质、查白细胞计数，排除感染。注意观察胎心率，做好胎心听诊或胎心监护，监测胎儿 NST（无应激试验），了解胎儿在宫内情况。记录破膜时间，定时观察羊水性状、颜色、气味等。胎先露部未衔接者应绝对卧床休息，以侧卧抬高臀部为宜，防止脐带脱垂。（胎膜破裂时脐带脱出于宫颈口外，降至阴道内甚至露出于外阴部，称为脐带脱垂。脐带脱垂易引起胎儿缺氧，甚至胎死宫内。）阴道检查确定有脐带脱垂，应在数分钟内结束分娩。

3. 积极配合治疗

（1）孕妇虽然已破膜，但未发生感染：可结合孕周做如下处理：①对于妊娠＜24周的PPROM，应引产终止妊娠。②妊娠24 ~ 27^{+6}周的PPROM，可根据孕妇及其家属的意愿，新生儿抢救能力等决定是否引产。③妊娠28 ~ 33^{+6}周的孕妇，破膜后确定无感染，可期待胎儿更成熟再处理。但应嘱孕妇每日测体温两次，有发热即刻检查治疗。在期待中禁止性交及阴道检查。④妊娠＞34周的孕妇，由医生评估胎儿肺成熟状况，若胎儿肺未成熟可采取期待疗法使胎儿肺成熟再处理，若胎儿肺已成熟可适时结束分娩。大多数在24小时内能够自然分娩，医护人员应严密观察临产征象，结合宫颈成熟的程度，来决定合适的分娩方案。

（2）孕妇已破膜，观察发现有感染征象：一般于破膜12小时后遵医嘱使用抗生素预防感染。遵医嘱做好分娩准备，如缩宫素静滴引产，剖宫产术结束分娩。

4. 心理护理 引导胎膜早破的孕妇及家属讲出其担忧的问题及心理感受，向其说明病程及所采取的治疗方案，以缓解其焦虑心理。因胎膜早破造成的早产或采取剖宫产分娩的新生儿的健康和生命可能受到威胁，应指导产妇做好心理准备。告知孕妇胎膜虽破，但不影响胎膜功能，仍可持续产生羊水，以减少不必要的担心。

【健康教育】

加强孕期保健指导，积极预防和治疗生殖道感染，妊娠期后 3 个月节制性生活，加强营养，及时补充维生素、钙、铜、锌等，不宜做增加腹压的动作，不宜过度劳累。宫颈内口松弛者应多卧床休息，在妊娠 12 ~ 14 周行宫颈环扎术。指导头盆不称、先露高浮的孕妇在预产期前 2 周住院待产。

第五节　妊娠期高血压疾病

【案例】

某女士，38 岁。G_2P_1，孕 34 周，妊娠前血压 110/70 mmHg，孕期未行产前检查。自诉双下肢浮肿 1 月余，近 1 周来出现头晕、头痛症状，休息后未缓解而来医院就诊。查体：血压 160/110mmHg，尿常规检查蛋白（+++），未见颗粒管型及红细胞。

问题：

1. 试述该患者目前可能的医疗诊断。

2. 试述该患者目前存在的主要护理问题和护理措施。

妊娠期高血压疾病（hypertensive disorders of pregnancy，HDP），是指妊娠与血压升高并存的一组疾病，发生率 5% ~ 12%。该病严重影响母婴健康，是孕产妇和围生儿死亡率升高的主要原因。本病包括妊娠期高血压（gestational hypertension）、子痫前期（preeclampsia）、子痫（eclampsia），以及慢性高血压并发子痫前期（chronic hypertension complicated with preeclampsia）和妊娠合并慢性高血压（chronic hypertension complicating pregnancy）。其中子痫前期和子痫为妊娠期特有性疾病。

中医学称本病为"妊娠眩晕"（亦称"子晕""子眩"）"妊娠痫证"（亦称"子痫"），最早见于《诸病源候论》。

【病因及发病机制】

妊娠期高血压、子痫前期和子痫、慢性高血压在发病机制上不同，这里重点阐述子痫前期和子痫的发病机制。

流行病学调查发现，子痫前期多发生于以下情况：①孕妇年龄 ≥ 40 岁；②子痫前期病史；③抗磷脂抗体阳性；④高血压、慢性肾炎、糖尿病；⑤初次产检时 BMI ≥ 35kg/m²；⑥子痫前期家族史（母亲或姐妹）；⑦本次妊娠为多胎妊娠、首次怀孕、妊娠间隔时间 ≥ 10 年及孕早期收缩压 ≥ 130mmHg 或舒张压 ≥ 80mmHg。

子痫前期的发病原因至今尚未阐明，多数学者认为当前较为合理的原因为子宫螺旋小动脉重铸不足、炎症免疫过度激活、血管内皮细胞受损、遗传因素、营养缺乏、胰岛素抵抗等。

本病基本病理变化是全身小血管痉挛，内皮损伤及局部缺血。全身各组织器官因缺血、缺氧而受到不同程度损害，严重时脑、心、肝、肾及胎盘等的病理变化可导致抽搐，昏迷，脑水肿，脑出血，心肾功能衰竭，肺水肿，肝细胞坏死及被膜下出血，胎盘绒毛退行性变、出血和梗死，胎盘早期剥离及凝血功能障碍而导致 DIC 等。

【分类与临床表现】

妊娠期高血压疾病分类与临床表现见表 8-1。

表 8-1　妊娠期高血压疾病分类与临床表现

分类	临床表现
妊娠期高血压	妊娠 20 周后出现高血压，收缩压 ≥ 140mmHg 和（或）舒张压 ≥ 90mmHg，于产后 12 周内恢复正常；尿蛋白（－）；产后方可确诊。
子痫前期	妊娠 20 周以后出现收缩压 ≥ 140mmHg 和（或）舒张压 ≥ 90mmHg 伴蛋白尿 ≥ 0.3g/24h，或随机尿蛋白（+）或虽无蛋白尿，但合并下列一项者： 血小板减少（血小板 < 100×10^9/L） 肝功能损害（血清转氨酶水平为正常值 2 倍以上） 肾功能损害（血肌酐水平 > 1.1mg/dL 或为正常值 2 倍以上） 肺水肿 新发生的中枢神经系统异常或视觉障碍
子痫	在子痫前期基础上发生不能用其他原因解释的抽搐。
慢性高血压并发子痫前期	慢性高血压妇女妊娠前无蛋白尿，妊娠 20 周后出现蛋白尿；或妊娠前有蛋白尿，妊娠后蛋白尿明显增加或血压进一步升高或出现血小板 < 100×10^9/L，或出现其他肝肾功能损害、肺水肿、神经系统异常或视觉障碍等严重表现
妊娠合并慢性高血压	妊娠 20 周前收缩压 ≥ 140mmHg 和（或）舒张压 ≥ 90mmHg（除外滋养细胞疾病），妊娠期无明显加重；或妊娠 20 周以后首次诊断高血压并持续到产后 12 周以后

【治疗要点】

妊娠期高血压疾病的治疗原则是休息、镇静、解痉，有指征地降压、利尿，密切监测母胎情况，适时终止妊娠达到控制病情、延长孕周、确保母儿安全的目的。

1. 一般处理　妊娠期高血压患者可在门诊治疗或住院治疗，在门诊治疗者应加强孕期检查，遵医嘱用药，必要时入院治疗。

2. 子痫前期的处理　病情重者应住院治疗，防止子痫及并发症发生。治疗原则为休息、解痉、镇静、降压、合理扩容和必要时利尿、密切监测母胎状态、适时终止妊娠。常用的治疗药物有：①降压药物：收缩压 ≥ 160mmHg 和（或）舒张压 ≥ 110mmHg 的孕妇必须使用降压药物治疗；收缩压 ≥ 150mmHg 和（或）舒张压 ≥ 100mmHg 的孕妇建议使用降压药物治疗；妊娠前已用降压药治疗的孕妇应继续降压治疗。选用的药物以不影响心搏出量、肾血流量及子宫胎盘灌注量为宜。常用药物有硝苯地平、拉贝洛尔等。②硫酸镁：可预防和控制子痫发作。③镇静药物：适用于硫酸镁有禁忌或疗效不明显时，用于缓解孕妇焦虑情绪，预防子痫。但分娩前 6 小时应慎用，以免药物通过胎盘导致对胎儿呼吸的抑制作用。常用药物有地西泮和冬眠合剂等。④利尿药物：有指征者利尿治疗，仅用于全身性水肿、急性心力衰竭、肺水肿、脑水肿、肾功能不全者。常用呋塞米、甘露醇。

3. 子痫的处理　控制抽搐，纠正缺氧和酸中毒，控制血压，降低颅压，抽搐控制后可考虑终止妊娠。

【护理评估】

1. 健康史　详细询问患者孕前及妊娠 20 周前有无高血压、蛋白尿和（或）水肿及抽搐等征象；既往病史中有无原发性高血压、慢性肾炎及糖尿病等；有无家族史；此次妊娠经过、出现异常表现的时间及治疗经过。

2. 身体状况　本病多发生于妊娠中晚期，初始症状不明显，多不引起重视，或患病后未按时做围产保健，常常延误诊断与治疗。除评估孕妇的一般健康状况外，护士应重点在以下几个方面做好评估：

（1）血压：初测血压有升高时，需休息 1 小时以后再测，才能正确反映血压情况。同时不要忽略将测得的血压与基础血压进行比较。也可通过翻身试验（roll over test，ROT）进行判断，即在孕妇左侧卧位测血压直至血压稳定后，翻身仰卧 5 分钟再测血压，若仰卧位舒张压较左侧卧位 ≥ 20mmHg，提示有发生子痫倾向，应及时治疗和纠正。

（2）尿蛋白：留取 24 小时尿标本进行尿蛋白定量检查。凡 24 小时尿蛋白定量 ≥ 0.3g 者为异常。由于蛋白尿的出现及量的多少反映了肾脏功能受损的程度，所以护士应高度重视。

（3）水肿：妊娠期由于下腔静脉受压使血液回流受阻、低蛋白血症、贫血等也可以引起水肿，所以水肿不一定完全是由妊娠高血压综合征造成的，水肿的轻重也不能作为反映病情严重程度的一个指标。

（4）自觉症状：孕妇出现头痛、眼花、胸闷、恶心、呕吐、抽搐等症状出现的时间和严重程度。

（5）抽搐与昏迷：是最严重的表现，护士应评估抽搐发作状态、频率、持续时间、间隔时间，神志情况，以及有无外伤及并发症发生。

3. 心理社会状况　孕妇随着病情的发展，当病情加重时，其焦虑、恐惧的心理会加重。有些孕妇则出现否认、愤怒、悲观、失望等情绪。孕妇及其家属缺乏疾病相关的知识，没有对妊娠期高血压给予足够的重视而致病情发展到重度，孕妇及家属对母儿双方的预后会过分担忧、自责内疚。

4. 相关检查

（1）尿常规检查：测尿比重，判断尿液浓缩的程度。尿蛋白的定义是指 24 小时尿蛋白含量 ≥ 0.3g 或随机尿蛋白 ≥ 3.0g/L 或尿蛋白定性 ≥（+）。

（2）血液检查：测定血红蛋白、血细胞比容、血浆黏度、全血黏度，以了解血液浓缩程度；重症患者应测定血小板计数、凝血时间，必要时测定凝血酶原时间、纤维蛋白原等，以了解有无凝血功能异常。测定血电解质及二氧化碳结合力，以及时了解有无电解质紊乱及酸中毒。

（3）肝、肾功能检查：测定 ALT、AST、血尿素氮、肌酐及尿酸等，以便综合判断肝、肾功能情况。

（4）眼底检查：视网膜小动脉可以反映体内主要器官的小动脉情况。因此，眼底改变是反映该病严重程度的一项重要指标，对估计病情和决定处理均有重要意义。重度子痫前期时，眼底小动脉痉挛，动静脉比例可由正常的 2:3 变为 1:2，甚至 1:4，或出现视网膜水肿、渗出、出血，甚至视网膜脱离，一时性失明。

（5）其他检查：如心电图、电子胎心监护、胎盘功能、胎儿成熟度检查等，视病情而定。

【主要护理诊断/问题】

1. 体液过多　与下腔静脉受增大子宫压迫使血液回流受阻或营养不良性低蛋白血症有关。

2. 有受伤的危险　与子痫时抽搐昏迷导致坠伤、吸入性肺炎等有关。

3.知识缺乏 缺乏妊娠期高血压疾病相关知识。

4.焦虑 与母体及胎儿健康受到威胁有关。

5.潜在并发症 胎盘早期剥离、急性肾衰竭、心力衰竭等。

【护理措施】

1.一般护理

（1）保证休息：妊娠期高血压的孕妇可在家休息，但需注意适当减轻工作量，创造安静、清洁环境，以保证充分的睡眠（每日 8～10 小时）。在休息和睡眠时以左侧卧位为宜，左侧卧位可减轻右旋子宫对腹主动脉和下腔静脉的压力，增加回心血量，改善肾血流量，增加尿量，并有利于维持正常的子宫胎盘血液循环。此外，鼓励孕妇放松精神，保持心情愉快，也有助于控制病情的发展。

（2）调整饮食：孕妇需摄入足够的蛋白质（每日 100g 以上）、蔬菜，补充维生素、铁和钙剂。食盐不必严格限制，因为长期低盐饮食可引起低钠血症，易发生产后血液循环衰竭，而且低盐饮食也会影响食欲，使蛋白质的摄入减少，对母儿均不利。但全身浮肿的孕妇应限制食盐。

（3）加强产前保健：根据病情需要增加妊娠期高血压疾病孕妇产前检查次数，提高孕妇的自我保健意识，加强母儿监测措施，密切注意病情变化，必要时住院治疗，防止病情进一步发展。

2.子痫前期、子痫孕妇的护理

（1）一般护理：子痫前期应评估是否需住院治疗。重度子痫前期、子痫孕妇需住院治疗，卧床休息，取左侧卧位为宜；间断吸氧，增加血氧含量，改善全身主要脏器与胎盘的氧供。保持病室安静，避免各种刺激。备好抢救车，抢救车内放置抢救所需的物品，如吸引器、开口器、舌钳，以及急救药品如硫酸镁、葡萄糖酸钙等。

（2）病情观察：若孕妇为子痫前期患者，护士应每 4 小时测一次血压，如血压升高，提示病情加重。随时观察和询问孕妇有无头晕、头痛、目眩等自觉症状出现。注意胎动、胎心及子宫敏感性（肌张力）有无改变。每日或隔日测体重，每日记录液体出入量、测尿蛋白，必要时测 24 小时尿蛋白定量，检查肝肾功能、二氧化碳结合力等项目。

（3）用药护理：硫酸镁是目前预防子痫发作和子痫治疗的首选药物。护士应熟悉硫酸镁的用药方法、毒性反应及注意事项。

1）用药方法：硫酸镁可采用肌内注射或静脉用药。①控制子痫：静脉用药：负荷剂量 25% 硫酸镁 4～6g，溶于 10% 葡萄糖液 20mL 中静脉注射（15～20 分钟），或溶于 5% 葡萄糖液 100mL 中快速静脉滴注，继而 1～2g/h 静滴维持。或者夜间睡前停用静脉给药，改为 25% 硫酸镁 20mL 加 2% 利多卡因 2mL 深部（臀部）肌内注射。每 24 小时用药总量不超过 25g，疗程一般不超过 5 日。②预防子痫发作：用药方案与控制子痫相同。

肌内注射通常于用药 2 小时后血药浓度达高峰，体内浓度下降缓慢，作用时间长，但血中浓度不稳定，注射部位疼痛明显。因此，注射时应加 2% 利多卡因，并使用长针头行深部肌内注射，以缓解注射部位的疼痛。注射后用无菌棉球或创可贴覆盖针孔，以防止注射部位感染，必要时可行局部按揉或热敷，促进肌肉组织对药物的吸收。

静脉用药一般在用药后约 1 小时血药浓度达高峰，停药后血药浓度下降较快，但可避免肌内注射引起的不适。基于不同用药途径的特点，临床多采用两种方式互补长短，以维持体内有效浓度。

2）毒性反应：硫酸镁的治疗浓度和中毒浓度相近，血清镁离子有效治疗浓度为 1.8～3.0mmol/L，超过 3.5 mmol/L 即可出现中毒症状。中毒症状首先表现为膝反射减弱或消失，随着血镁浓度的增高可出现全身肌张力减退及呼吸抑制，严重者心跳可突然停止。

　　3）注意事项：护士在用药前及用药过程中除评估孕妇的血压外，还应检测以下指标：①膝腱反射必须存在；②呼吸每分钟不少于 16 次；③尿量每 24 小时不少于 400mL，或每小时不少于 17mL，尿少提示排泄功能受抑制，镁离子易蓄积而发生中毒。镁离子中毒时须停用硫酸镁，遵医嘱静脉缓慢推注（5 ~ 10 分钟）10% 葡萄糖酸钙注射液 10mL。因为钙离子可与镁离子争夺神经细胞上的同一受体，从而阻止镁离子的继续结合，达到解毒目的。因此患者在应用硫酸镁期间应随时备好 10% 葡萄糖酸钙注射液，以便出现中毒现象时及时使用。

　　（4）子痫患者的护理：子痫为妊娠期高血压疾病最严重的阶段，直接关系到母儿安危，须专人护理。

　　保持呼吸道通畅：立即给氧；取头低侧卧位，必要时用吸引器吸出呕吐物及呼吸道分泌物，以免窒息或吸入性肺炎发生；在患者昏迷或未完全清醒时，禁食、禁水。

　　协助医生控制抽搐：患者一旦发生抽搐，应尽快控制。硫酸镁为首选药物，必要时可加用作用较强的镇静药物哌替啶或冬眠合剂；降低颅内压可使用 20% 甘露醇 250mL 快速静脉滴注。

　　减少刺激：将患者安置于单人暗室，避免声、光刺激；限制探视；治疗、护理尽量集中操作、动作轻柔，以免因外部刺激而诱发抽搐。

　　防止受伤：用开口器或缠裹纱布的压舌板置于上、下磨牙之间，用舌钳固定舌头以防咬伤唇舌或舌后坠的发生；使用床栏防止患者坠床。

　　严密监护：密切观察血压、脉搏、呼吸、体温及尿量（留置尿管）变化；记录出入量；观察瞳孔变化、肺部呼吸音、四肢运动、腱反射等情况，以便及早发现脑出血、肺水肿、肾功能不全及药物中毒的征兆；观察有无宫缩及胎儿宫内窘迫；遵医嘱进行必要的血、尿检验及其他特殊检查。

　　做好终止妊娠的准备：终止妊娠是治疗子痫前期和子痫的有效措施。终止妊娠的时机：①妊娠期高血压、子痫前期的孕妇可期待至足月；②重度子痫前期患者：妊娠 < 24 周经治疗病情不稳定者，建议终止妊娠；妊娠 24 ~ 28 周根据母胎情况及当地诊治能力决定是否应用期待疗法；妊娠 28 ~ 34 周，如病情不稳定，经积极治疗 24 ~ 48 小时病情仍加重，促胎肺成熟后终止妊娠；如病情稳定，可考虑应用期待疗法，并建议转至具备早产儿救治能力的医疗机构；妊娠 ≥ 34 周患者，胎儿成熟后可考虑终止妊娠；妊娠 37 周后的重度子痫前期应终止妊娠。③子痫控制后考虑终止妊娠。

　　3. 妊娠期高血压孕妇的产时护理　妊娠期高血压孕妇的分娩方式应根据母儿的情形而定。若决定经阴道分娩，应加强监护及护理。

　　（1）第一产程：密切监测患者的血压、脉搏、尿量、胎心及子宫收缩情况，重视患者主诉，及时了解有无头痛、恶心、视力模糊等自觉症状；如有异常应及时通知医生并做好抢救准备。

　　（2）第二产程：尽量缩短产程，避免产妇过度屏气用力。初产妇可行会阴侧切并用产钳或胎吸术助产。

　　（3）第三产程：须预防产后出血，在胎儿娩出前肩后立即静脉推注缩宫素（禁用麦角新碱），及时娩出胎盘并按摩子宫。继续监测血压及阴道出血情况，病情稳定者 2 小时后方可送回病房。

　　4. 妊娠期高血压孕妇的产后护理　产后 24 小时至 5 日内仍有发生子痫的可能，故产褥期仍需继续监测血压。产后 48 小时内应至少每 4 小时测量一次血压。即使产前未发生抽搐，产后 48 小时亦有发生的可能，故产后 48 小时内仍应继续硫酸镁的治疗和护理。使用大量硫酸镁的孕妇，产后易发生子宫收缩乏力，故应密切观察子宫复旧及恶露情况。另外，妊娠期高血压疾病患者血容量减少，即使少量出血，也会使病情加重，应严密观察子宫复旧情况，严防产后出血。

【健康教育】

护士应加强孕期健康教育，使孕妇及其家属了解妊娠期高血压疾病的知识及其对母儿的危害，从而促使孕妇自觉于妊娠早期开始做产前检查，并坚持定期检查，以便及时发现异常。同时，还应指导孕妇合理饮食，保证充足的蛋白和热量，不建议限制食盐的摄入，并提倡妊娠 20 周后注意补钙。

【知识链接】

HELLP 综合征

HELLP 综合征（hemolysis, elevated liver enzymes, and low platelets syndrome, HELLP syndrome）以溶血、肝酶升高及血小板减少为特点，常危及母儿生命。本病的主要病理改变与子痫前期相同，如血管痉挛、血管内皮损伤、血小板聚集与消耗等，但发展为 HELLP 综合征的启动机制尚不清楚。常见症状为右上腹或上腹部疼痛、恶心、呕吐、全身不适等，少数可有轻度黄疸。发生严重凝血障碍时可出现血尿、消化道出血。本病可以通过血管内溶血、肝酶升高、血小板减少等指标来确诊。HELLP 综合征孕妇可并发肺水肿、胎盘早剥、体腔积液、产后出血、DIC 等，死亡率明显增高。对胎儿而言，可引起胎盘供血、供氧不足，胎盘功能减退，易导致胎儿生长受限、死胎、死产、早产等。其治疗按照重度子痫前期来处理。

第六节　前置胎盘

【案例】

张女士，29 岁。G_3P_0，妊娠 33 周。因阴道流血 4 小时，急诊入院。自诉 4 小时前突然出现阴道流血，多于月经量，无腹痛症状。查体：血压 100/70mmHg，脉搏 92 次 / 分，呼吸 22 次 / 分。产科检查：宫高 32cm，腹围 86cm，胎心 144 次 / 分，先露头，高浮，腹软，无宫缩，耻骨联合上方可闻及胎盘杂音。

问题：

1. 试述该患者目前可能的医疗诊断。

2. 试述患者目前存在的主要护理问题和护理措施。

胎盘在正常情况下附着于子宫体部的前壁、后壁或侧壁。孕 28 周后若胎盘附着于子宫下段，甚至胎盘下缘达到或覆盖宫颈内口处，其位置低于胎儿的先露部，称为前置胎盘（placenta previa）。前置胎盘是妊娠晚期出血的主要原因之一，是妊娠期的严重并发症，若处理不当可危及母儿生命，多见于经产妇，尤其是多孕产次妇女。

中医无此病名，根据其临床表现，属"胎漏"范畴。最早见于《脉经》。

【病因及发病机制】

病因目前尚不明确，其发病可能与以下因素有关：

1. 子宫内膜病变或损伤　如产褥感染、多产、剖宫产或多次流产刮宫史等因素引起子宫内膜炎或子宫内膜受损，使子宫蜕膜生长不良，当受精卵着床后，血液供给不足，为摄取足够营养，胎盘伸展到子宫下段，形成前置胎盘。

2.胎盘异常　胎盘大小和形态异常，均可发生前置胎盘。如多胎妊娠形成过大面积的胎盘，或有副胎盘，伸展至子宫下段。

3.受精卵滋养层发育迟缓　因受精卵滋养层发育迟缓，到达子宫下段才具备着床条件，并在该处生长发育而形成前置胎盘。

前置胎盘出血是由于妊娠晚期或临产后子宫下段逐渐伸展，位于宫颈内口的胎盘不能相应伸展，使前置部分的胎盘自附着处发生错位性分离，致血窦开放之故。

【临床表现及分类】

妊娠晚期或临产时，发生无诱因的无痛性反复阴道流血是前置胎盘的主要症状。初次阴道流血时间的早晚、反复发作的次数、流血量的多少与前置胎盘的类型有关。按胎盘下缘与子宫颈内口的关系，前置胎盘可分为三种类型（图8-5）。

1.完全性前置胎盘　子宫颈内口全部为胎盘组织所覆盖，又称中央性前置胎盘。初次出血的时间早，在妊娠28周左右，反复出血的次数频繁，量较多，有时一次大量阴道流血即可使患者陷入休克状态。

2.部分性前置胎盘　子宫颈内口部分为胎盘组织所覆盖。出血情况介于完全性前置胎盘和边缘性前置胎盘之间。

3.边缘性前置胎盘　胎盘附着于子宫下段，下缘不超越子宫颈内口。初次出血发生较晚，多于妊娠37~40周或临产后，量也较少。

由于反复多次或大量阴道流血，患者易出现贫血，贫血程度与阴道流血量成正比，出血严重者可发生休克，还能导致胎儿缺氧、窘迫，甚至死亡。因前置胎盘影响胎先露入盆，故常合并胎位异常、胎先露下降受阻情况。由于前置胎盘附着于子宫下段，当胎盘剥离后，菲薄的子宫肌收缩力差，局部血窦不易闭合，又因胎盘附着处血运丰富、子宫颈脆弱，分娩时易撕裂等，常发生产后出血。另外，产妇抵抗力下降，加上剥离面靠近子宫颈口，细菌容易经阴道上行而发生产褥感染。

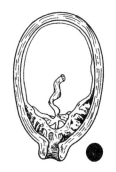 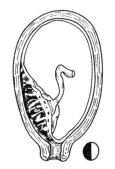 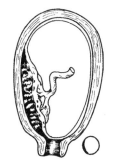

（1）完全性前置胎盘　　（2）部分性前置胎盘　　（3）边缘性前置胎盘

图8-5　前置胎盘的类型

【治疗要点】

治疗原则为抑制宫缩、止血、纠正贫血、预防感染和适时终止妊娠。根据孕妇的一般情况、阴道流血量、孕周、产次、有无休克、胎儿是否存活、胎儿成熟度、产道条件、是否临产、前置胎盘的类型等情况综合分析，采用期待疗法或终止妊娠的方案。

【护理评估】

1.健康史　除个人健康史外，在孕产史中尤其注意识别有无子宫手术史、多次刮宫史、多次分娩史及产褥期感染史等前置胎盘的易发因素，或高龄孕妇、多孕产次、双胎等病史；此次妊娠期间，特别是妊娠 28 周后，是否出现无痛性、无诱因、反复阴道流血症状，详细记录并估计出血量。

2. 身体状况 评估阴道流血时间与流血量；评估有无面色苍白、脉搏细速、血压下降等休克征象；判断有无宫缩；注意有无胎心异常。

3. 心理社会状况 孕妇及家属既担心孕妇的健康，更担心胎儿的安危，常表现为焦虑、恐惧、束手无策等。

4. 相关检查

（1）产科检查：子宫软，无压痛，大小与停经月份一致，胎方位清楚，先露高浮，胎心正常。若孕妇失血量多，胎儿发生宫内缺氧、窘迫，则胎心音可不正常甚至消失；前置胎盘位于子宫下段前壁时，可于耻骨联合上方听到胎盘血管杂音。

（2）B 型超声检查：可清楚看到子宫壁、胎先露部、胎盘和宫颈的位置，并根据胎盘与宫颈内口的关系进一步明确前置胎盘类型，可反复检查，是目前最安全、有效的首选方法，推荐阴道超声检查。需要指出的是，B 超诊断前置胎盘时需要注意妊娠周数。因胎盘组织下缘与宫颈内口的关系，随妊娠时期不同而有变化，分类也可随之改变。临产前的完全性前置胎盘，于临产后因宫口扩张可变为部分性前置胎盘。因此，目前均以处理前的最后一次检查来决定其分类。

（3）阴道检查：主要用于终止妊娠前为明确诊断并决定分娩方式的个案。阴道检查有扩大前置胎盘剥离面致大出血、危及生命的危险，如诊断已明确或流血过多则不应再进行。个别确有必要，必须在输液、输血和做好手术准备的情况下方可进行。怀疑前置胎盘的个案，切忌肛查。

（4）产后检查胎盘及胎膜：对于产前出血的患者，产后应仔细检查娩出的胎盘，以便核实诊断。胎盘的前置部分可见陈旧血块附着，呈黑紫色或暗红色，如这些改变位于胎盘的边缘，而且胎膜破口处距胎盘边缘少于 7cm，则为前置胎盘。如行剖宫产术，术中可直接了解胎盘附着的部位并明确诊断。

【主要护理诊断 / 问题】

1. 有感染的危险 与出血多、机体抵抗力下降及胎盘剥离面靠近宫颈口，细菌易经阴道上行感染有关。

2. 潜在并发症 出血性休克、产后出血。

3. 有胎儿受伤的危险 与阴道大量出血，可能发生胎儿宫内窘迫有关。

【护理措施】

1. 期待疗法孕妇的护理 对阴道流血量少、全身情况好、胎儿存活、妊娠不足 36 周或胎儿体重小于 2300g 者，宜选择期待疗法。

（1）病情监测：严密观察孕妇的生命体征；初次阴道流血的时间及出血量；监测胎儿宫内状态；遵医嘱及时完成实验室各项检查，如查血型，交叉配血备用等；发现异常及时报告医生并配合处理。

（2）保证休息：孕妇需绝对卧床休息，尤以左侧卧位为佳；并间断吸氧，每日 3 次，每次 20～30 分钟，以提高胎儿血氧供应。此外，还需避免各种刺激，医护人员进行腹部检查时动作要轻柔，慎做阴道检查，以减少出血机会。

（3）纠正贫血：除口服硫酸亚铁、输血等措施外，还应加强饮食营养指导，建议孕妇多食高蛋白及含铁丰富的食物，有助于纠正贫血、增强机体抵抗力、促进胎儿生长发育。

（4）预防产后出血和感染：胎儿娩出后及早使用宫缩剂，预防产后大出血。产妇回病房后严密监测生命体征、观察子宫收缩及阴道流血情况；认真观察恶露的量、性状、气味等，保持会阴部清洁，每日会阴擦洗两次，以防上行感染。

2.终止妊娠孕妇的护理　对于入院时出现失血性休克者，或期待疗法中发生大出血或出血量虽少，但妊娠已近足月或已临产者，应采取积极措施选择最佳方式终止妊娠。其中剖宫产术能达到迅速止血的目的，对母儿相对安全，是目前处理前置胎盘的主要手段。对于剖宫产术终止妊娠的孕妇，护士应即刻安排其去枕仰卧位，在抢救休克的同时，按腹部手术患者的护理进行术前准备，并做好母儿生命体征监护及抢救准备工作。

【健康教育】

护士应加强孕妇的管理和宣教，按时产前检查，进行正确的孕期指导，妊娠期出血者，做到及时诊断，正确处理。避免多次刮宫、引产或宫内感染，减少子宫内膜损伤或子宫内膜炎。计划妊娠妇女应戒烟、戒毒和戒酒，避免对自身及胎儿造成伤害。

第七节　胎盘早剥

妊娠 20 周后或分娩期，正常位置的胎盘在胎儿娩出前，部分或全部从子宫壁剥离，称为胎盘早剥（placental abruption）。胎盘早剥是妊娠晚期的严重并发症，其特点是起病急、进展快，若处理不及时，可危及母儿生命。

中医无此病名，根据其临床表现，属"妊娠腹痛""胎动不安""堕胎""小产"等病证范畴。最早见于《诸病源候论》。

【病因及发病机制】

病因目前尚不明确，其发病可能与以下因素有关：

1.血管病变　患有妊娠期高血压疾病、慢性高血压和慢性肾病等病变的孕妇，当底蜕膜螺旋小动脉痉挛或硬化，引起远端毛细血管缺血坏死以致破裂出血，血液流至底蜕膜与胎盘之间，形成血肿使胎盘自子宫壁剥离。

2.机械性因素　如腹部受撞击、挤压，摔伤或行外倒转术纠正胎位等均可导致胎盘早剥。另外，脐带过短或因脐带绕颈、绕体等相对较短时，分娩过程中胎儿下降牵拉脐带造成胎盘早剥。

3.子宫静脉压突然升高　如仰卧位低血压综合征。由于巨大的子宫压迫下腔静脉，子宫静脉淤血，静脉压升高，导致蜕膜静脉床淤血或破裂，部分或全部胎盘自子宫壁剥离。

4.宫腔内压力骤然降低　双胎妊娠的第一胎娩出过快，羊水过多破膜后短时间内大量羊水流出，使子宫内压骤然降低，子宫突然收缩，胎盘与子宫错位而剥离。

【病理】

胎盘早剥的主要病理变化是底蜕膜出血，形成血肿，使胎盘自附着处剥离。依临床表现的症状不同而分为：

1.显性剥离　当胎盘后血肿使胎盘剥离面不断扩大，血液冲开胎盘边缘及胎膜，沿胎膜与宫壁间经宫颈向外流出，称显性剥离或外出血。

2.隐性剥离　胎盘边缘仍附着于子宫壁上，或胎膜与子宫壁未剥离，血液不向外流而积聚在胎盘与子宫壁之间，称隐性剥离或内出血。（图 8-6）。

胎盘剥离内出血严重时，由于胎盘后血肿的压力

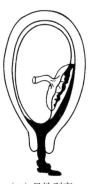
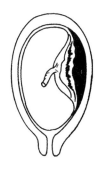

（1）显性剥离　　　　（2）隐性剥离

图 8-6　胎盘早期剥离的类型

加大，可使血液向子宫肌层浸入，甚至达浆膜下，引起肌纤维分离、断裂、变性，子宫表面可呈现紫蓝色瘀斑，尤其在胎盘附着处更明显，称为子宫胎盘卒中。子宫胎盘卒中时，子宫肌层由于受血液浸润，收缩力减弱，可导致产后出血。严重的胎盘早剥可发生凝血功能障碍，出现 DIC。

【临床表现】

妊娠晚期突然发生的腹部持续性疼痛，伴有或不伴有阴道出血，可有子宫张力增高和子宫压痛，尤以胎盘剥离处最明显。推荐 Page 分级标准评估病情严重程度。

0 级：分娩后回顾性产后诊断；

Ⅰ级：外出血，子宫软，无胎儿窘迫；

Ⅱ级：胎儿宫内窘迫或胎死宫内；

Ⅲ级：产妇出现休克症状，伴或不伴有弥散性血管内凝血（DIC）。

【治疗要点】

积极纠正休克，监测胎儿宫内情况，及时终止妊娠，控制 DIC，减少并发症。根据孕妇的病情轻重、胎儿宫内状况、产程进展、胎产次等，决定终止妊娠的方式。对产后出血、凝血功能障碍、肾衰竭等并发症积极处理。

【护理评估】

1. 健康史　孕妇在妊娠晚期或临产时突然发生腹部剧痛，有急性贫血或休克现象，应引起高度重视。详细询问健康史及孕产史、与胎盘早剥相关的诱发因素等，记录发病时间、阴道出血、腹痛等情况。

2. 身体状况　评估孕妇的生命体征和一般状况；腹痛的程度及性质；评估有无阴道流血及阴道流血的量、色；评估有无恶心、呕吐，以及面色苍白、出汗、脉弱及血压下降等休克征象；评估胎位及胎儿宫内情况；及时、正确的了解孕妇的身体状况。

3. 心理社会状况　胎盘早剥病情变化迅速，需积极进行抢救，孕妇及家属常措手不及。或因惧怕小产或早产而心情抑郁、沮丧、忧心忡忡。

4. 相关检查

（1）产科检查：通过四步触诊法判定胎方位、胎心情况、宫高变化、腹部压痛范围和程度等。宫缩间歇期子宫仍呈高张状态，胎心率改变或消失，胎位触诊不清，严重时子宫呈板状，压痛明显。

（2）B 型超声检查：若胎盘与子宫壁之间有血肿时，在胎盘后方出现液性低回声区，暗区常不止一个，并见胎盘增厚；若胎盘后血肿较大时，能见到胎盘胎儿面凸向羊膜腔，甚至能使子宫内的胎儿偏向对侧。但胎盘边缘已与子宫壁分离时，未形成胎盘后血肿，或胎盘附着于子宫后壁时则见不到上述图像。故 B 型超声诊断胎盘早剥有一定的局限性。

（3）实验室检查：主要了解患者贫血程度及凝血功能。Ⅲ级患者应检查肾功能与血气分析。若并发 DIC 时进行筛选试验（血小板计数、凝血酶原时间、纤维蛋白原测定）与纤溶确诊试验（凝血酶时间、优球蛋白溶解时间、血浆鱼精蛋白副凝试验）。

【主要护理诊断/问题】

1. 恐惧　与胎盘早剥起病急、进展快、危及母儿生命有关。

2. 潜在并发症　失血性休克、弥散性血管内凝血。

3. 有胎儿宫内窘迫的危险　与胎盘功能障碍有关。

【护理措施】

1. 纠正休克　护士应迅速建立静脉通道，积极补充血容量，遵医嘱及时输入新鲜血液、血浆、红细胞等，补充血容量，改善血液循环，同时注意给予吸氧、保暖等。

2. 病情监测　严密监测生命体征，注意宫缩及胎心变化，密切监测胎儿宫内状态，及时发现并发症。了解各种实验室检查的结果，密切观察是否有凝血功能障碍，如牙龈出血、皮下黏膜或注射部位出血，有无子宫出血不凝，有无尿血、咯血及呕血等现象；患者尿少或无尿，应警惕急性肾衰竭。护士应高度重视上述症状，一旦发现，及时报告医生并配合处理。

3. 做好终止妊娠准备　一旦确诊，应及时终止妊娠，依孕妇的一般情况、胎盘早剥类型、出血量多少决定分娩方式，护士需做好相应的准备。

4. 预防产后出血　胎盘剥离娩出后易发生产后出血，因此分娩后应及时给予宫缩剂，并配合按摩子宫。必要时遵医嘱做好切除子宫的术前准备。未发生出血者，产后仍应加强生命体征观察，预防晚期产后出血。

5. 产褥期护理　患者在产褥期应注意加强营养，纠正贫血。保持会阴清洁，防止感染。根据孕妇身体情况给予母乳喂养指导。死产者及时给予退乳措施。

【健康教育】

加强孕期保健，预防和及时治疗妊娠期高血压疾病、慢性高血压、慢性肾病等；妊娠晚期避免腹部外伤；施行外倒转术时动作要轻柔；处理羊水过多和双胎时，应避免宫腔内压力骤降等。

第八节　双胎妊娠

【案例】

某孕妇，23 岁。G₁P₀，双胎妊娠，孕 29⁺⁶ 周，因下腹阵痛 4 小时急诊入院。入院查体：宫高 31cm，腹围 90cm，胎方位 ROA/LOA，宫缩规则，持续 35 秒，间隔 3 分钟，强度中，胎心 142/126 次/分。阴道检查：宫颈质地软，宫颈位置中，宫颈扩张 3cm，先露位置 S-0，胎膜未破。骨盆内测量正常。

问题：

1. 试述该患者目前主要的医疗诊断。

2. 试述该患者目前存在的主要护理问题和护理措施。

一次妊娠宫腔内同时有两个胎儿时称为双胎妊娠。近年随着辅助生殖技术的发展及高龄孕妇的增多，双胎妊娠的发生率明显增高。双胎妊娠易引起妊娠期高血压疾病、妊娠期肝内胆汁淤积症、贫血、胎膜早破及早产、胎儿发育异常等并发症。单绒毛膜双胎还可能合并双胎输血综合征、选择性生长受限等特殊并发症，双胎妊娠已成为导致流产、早产、出生缺陷及围产儿病死率和死亡率增加的重要原因。因此双胎妊娠属于高危妊娠范畴，应加强妊娠期及分娩期的管理。

【双胎类型及特点】

1. 双卵双胎　即由两个卵子分别受精而形成的双胎妊娠，约占双胎妊娠的 70%。与应用促排卵药物、多胚胎宫腔内移植及遗传因素有关。两个卵子分别受精形成两个受精卵，各自的遗传基因不完全相同，故形成的两个胎儿有区别，如血型、性别不同或相同，指纹、外貌、精神类型等多种表型不同。胎盘多为两个，也可融合成一个，但血液循环各自独立。胎盘胎儿面有两个羊膜腔，中间隔有两层羊膜和绒毛膜。

2. 单卵双胎　即由一个卵子分裂形成的双胎妊娠，约占双胎妊娠的 30%。形成原因不明，不受种族、遗传、年龄、胎次的影响。一个受精卵分裂形成两个胎儿，具有相同的遗传基因，故两个胎儿性别、血型及外貌等均相同。由于受精卵在早期发育阶段分裂的时间不同，形成下述4种类型。

（1）双羊膜囊双绒毛膜单卵双胎：分裂发生在桑椹期（早期胚泡），相当于受精后3日内，形成两个独立的受精卵、两个羊膜囊。胎盘为两个或一个，两个羊膜囊之间隔有两层绒毛膜和羊膜。此种类型约占单卵双胎的30%左右。

（2）双羊膜囊单绒毛膜单卵双胎：分裂发生于受精后第4~8日，胚胎发育处于胚泡期，即已分化出滋养细胞，羊膜囊尚未形成。胎盘为一个，两个羊膜囊之间仅隔有两层羊膜，此种类型约占单卵双胎的68%左右。

（3）单羊膜囊单绒毛膜单卵双胎：受精卵在受精后9~13日分裂，此时羊膜囊已形成，两个胎儿共存于一个羊膜囊内，共有一个胎盘。此种类型占单卵双胎的1%~2%。

（4）联体双胎：受精卵在受精后第13日后分裂，此时原始胚盘已形成，机体不能完全分裂成两个，形成不同形式的联体儿，极罕见。发生率为单卵双胎的1/1500。

【临床表现】

妊娠早期，恶心、呕吐等早孕反应较重；从孕10周开始子宫增大速度较单胎快，尤其是妊娠24周后体重增加迅速、腹部增大明显、自诉多处有胎动；下肢水肿、静脉曲张等压迫症状出现早且症状明显；妊娠晚期可出现呼吸困难、胃部饱满、活动不便。

【治疗要点】

1. 妊娠期　及早诊断，增加产前检查次数，密切监护胎儿生长发育情况及胎位变化，发现胎儿畸形，尤其是联体双胎，应及早终止妊娠；胎儿正常者，注意休息，补充足够的营养，预防贫血及妊娠期高血压疾病的发生；及时防治早产等妊娠期并发症。

2. 分娩期　掌握剖宫产的指征，选择合适的分娩方式；多数双胎妊娠能经阴道分娩。阴道试产者，密切观察产程的进展及胎心变化，做好输液、输血、抢救新生儿的准备；如发现宫缩乏力或产程延长，应及时处理。

3. 产褥期　注意子宫收缩情况，积极防治产后出血。第二个胎儿娩出后立即使用缩宫素，腹部放置沙袋并以腹带紧裹腹部，防止腹压骤降引起休克。

【护理评估】

1. 健康史　询问家族中有无多胎史、孕妇的年龄、胎次，孕前是否使用促排卵药或体外受精多个胚胎移植；了解本次的妊娠经过及产前检查情况等。

2. 身体状况　测量孕妇宫高、腹围、体重，评估孕妇的早孕反应程度，食欲、呼吸情况，以及下肢水肿、静脉曲张程度。

3. 心理社会状况　双胎妊娠是高危妊娠，评估孕妇是否过度担心母儿的安危以及睡眠质量等。

4. 相关检查

（1）产科检查：子宫大于妊娠周数，妊娠中晚期腹部可触及多个小肢体，胎头较小，与子宫大小不成比例；不同部位可听到两个胎心音，其间隔有无音区，或同时听诊1分钟，两个胎心率相差10次以上。

（2）B型超声检查：对诊断及监护双胎有较大帮助。妊娠35日后，宫腔内可见两个妊娠囊；妊娠6周后，可见两个原始心管搏动。可筛查胎儿结构畸形，如联体双胎、开放性神经管畸形等，还可以帮助确定两个胎儿的胎位。

（3）绒毛膜性判断：由于单绒毛膜性双胎特有的双胎并发症较多，因此，在妊娠早期进行绒毛膜性判断非常重要。在妊娠 6~10 周之间，可通过宫腔内孕囊数目进行判断，如宫腔内有两个孕囊，为双绒毛膜双胎，如仅见一个孕囊，则单绒毛膜双胎可能性较大。

【主要护理诊断/问题】

1. 有胎儿受伤的危险　与双胎妊娠引起早产有关。

2. 潜在并发症　早产、脐带脱垂或胎盘早剥。

【护理措施】

1. 一般护理　增加产前检查次数，增加每日卧床休息时间，减少活动量，休息时取左侧卧位，增加子宫、胎盘的血液供应，减少早产发生的机会；预防胎膜早破，避免增加腹压的活动，一旦出现阴道流液，应立即采取左侧卧位、听胎心，观察阴道流液的性状，并及时报告医生。

2. 孕期护理　孕期定期测量宫高、腹围和体重，B 型超声严密监护胎儿生长发育情况及胎位变化、胎儿体重估测、羊水情况、多普勒血流评估；指导孕妇进食高蛋白、高维生素及富含必需脂肪酸的食物，注意补充铁、叶酸及钙剂，预防贫血及妊娠期高血压疾病。

3. 分娩期护理

（1）保证产妇有足够的摄入量及睡眠，保持产妇良好的体力。

（2）密切观察产程的进展及胎心变化，及时发现脐带脱垂或胎盘早剥等并发症；发现宫缩乏力，在严密监护下，遵医嘱给予低浓度缩宫素静脉滴注加强宫缩。

（3）第二产程必要时行会阴侧切，减轻胎头受压。第一胎儿娩出后，胎盘侧脐带必须立即夹紧，以防第二胎儿失血。助手应在腹部固定第二胎儿为纵产式，并密切观察胎心、宫缩及阴道流血情况，及时阴道检查了解胎位及排除脐带脱垂，及早发现胎盘早剥。如无异常，等待自然分娩，通常在 20 分钟左右第二个胎儿娩出，若等待 15 分钟仍无宫缩，可行人工破膜并遵医嘱静脉滴注低浓度缩宫素，促进子宫收缩。

（4）预防产后出血的发生。产程中开放静脉通道，做好输液、输血准备；第二个胎儿娩出后立即使用缩宫素，并使其作用维持在产后 2 小时以上，同时腹部放置沙袋，防止腹压骤降引起休克；产后严密观察宫缩及阴道流血情况，发现异常，及时配合处理。

4. 心理护理　帮助双胎妊娠的孕妇完成两次角色转变，告知孕妇不必过分担心母儿的安危，说明保持心情愉快、积极配合治疗的重要性。

【健康教育】

产妇出院后应注意休息，加强营养，保持愉快心情，以促进乳汁分泌；注意宫缩及阴道流血量及子宫复旧情况，及早识别产后出血、感染等异常情况；指导产妇正确进行母乳喂养，选择有效的避孕措施。

第九节　羊水异常

【案例】

某孕妇，30 岁。G_2P_1，孕 24 周以后，腹部迅速膨隆，出现腹部胀满疼痛、呼吸困难及下肢水肿，于妊娠 28 周时来院就诊。检查：子宫底在剑突下 3 横指，腹围 96cm，胎位不清，胎心音听不清，隐约触及胎动。

问题：

1. 试述该孕妇最可能的医疗诊断及为明确诊断需做哪些检查？

2．医生拟为孕妇进行经羊膜腔穿刺，放出羊水后注入依沙吖啶引产，请说出该孕妇可能的护理问题，并写出相应的护理措施。

正常妊娠时羊水的产生与吸收处于动态平衡中。若羊水产生和吸收失衡，将导致羊水量异常，出现羊水过多或羊水过少。

一、羊水过多

羊水过多（polyhydramnios）是指在妊娠期间羊水量超过 2000mL 者。羊水量在数日内急剧增多，称为急性羊水过多；羊水量在数周内缓慢增多，称为慢性羊水过多；羊水过多时羊水的外观、性状与正常者并无异样。

【病因及发病机制】

约 1/3 羊水过多的患者原因不明，称为特发性羊水过多。明显的羊水过多患者多与胎儿畸形及妊娠合并症等因素有关。

1. 胎儿疾病　包括胎儿结构畸形、胎儿肿瘤、神经肌肉发育不良、代谢性疾病、染色体或遗传基因异常等。明显的羊水过多常伴有胎儿畸形，常见的胎儿结构畸形以神经系统和消化道畸形最常见。神经系统畸形主要是无脑儿、脊柱裂等神经管缺陷，因脑脊膜裸露，脉络膜组织增殖，渗出液增加，导致羊水过多；缺乏抗利尿激素致尿量增多使羊水过多；无脑儿和严重脑积水患儿，由于缺乏中枢吞咽功能，无吞咽反射使羊水过多。消化道畸形主要是食管及十二指肠闭锁，胎儿不能吞咽羊水，使羊水积聚而导致羊水过多。

2. 多胎妊娠　其并发羊水过多是单胎妊娠的 10 倍，以单绒毛膜双胎居多，还可能并发双胎输血综合征，两个胎儿间的血液循环相互沟通，占优势的胎儿循环血量多，尿量增加，致使羊水过多。

3. 妊娠合并症　妊娠期糖尿病，羊水过多的发病率为 15%～36%。母体高血糖致胎儿血糖升高，产生高渗性利尿，并使胎盘胎膜渗出增加，导致羊水过多。母儿血型不合，胎儿免疫性水肿、胎盘绒毛水肿影响液体交换导致羊水过多。妊娠期高血压疾病、重度贫血均可导致羊水过多。

4. 胎盘脐带病变　胎盘绒毛血管瘤直径＞1cm 时，15%～30% 合并羊水过多。巨大胎盘、脐带帆状附着也可引起羊水过多。

【临床表现】

1. 急性羊水过多　较少见。多发生于妊娠 20～24 周。羊水量急剧增多，在数日内子宫明显增大，产生一系列压迫症状。孕妇自觉腹部胀满疼痛，行走不便，表情痛苦，因横膈上抬，出现呼吸困难，甚至发生紫绀，不能平卧。巨大子宫压迫下腔静脉，影响静脉回流，出现下肢及外阴浮肿、静脉曲张。检查见腹壁皮肤紧绷发亮，严重者皮肤变薄，皮下静脉清晰可见，子宫明显大于孕周，胎位触不清，胎心音遥远或听不清。

2. 慢性羊水过多　较多见，多发生于妊娠 28～32 周。羊水可在数周内缓慢增多，多数孕妇能适应，临床上无明显不适或仅出现轻微压迫症状，常在产检时发现，测量宫底高度及腹围大于同期孕周，腹壁皮肤发亮、变薄。触诊子宫，有水波震颤感，胎位不清，胎心遥远。

【治疗要点】

取决于胎儿有无畸形、孕周大小及孕妇自觉症状的严重程度。

1. 羊水过多合并胎儿畸形　应及时终止妊娠，方法有：①人工破膜引产：若 12 小时未能临产，可静脉滴注缩宫素诱发宫缩。②经羊膜腔穿刺放出适量羊水后，可注入依沙吖啶引产。

2.羊水过多合并正常胎儿　应寻找病因，积极治疗糖尿病、妊娠期高血压疾病等母体疾病；母儿血型不合者，必要时可行宫内输血治疗。

（1）前列腺素合成酶抑制剂（如吲哚美辛）有抗利尿作用。妊娠晚期羊水主要由胎儿尿液形成，抑制胎儿排尿能使羊水量减少。用药期间每周做一次 B 型超声检查监测羊水量。

（2）胎肺不成熟者，应尽量延长孕周。自觉症状轻者，注意休息，取左侧卧位以改善子宫胎盘循环；自觉症状严重者，可经腹羊膜腔穿刺放出适量羊水，缓解压迫症状，并可通过放出的羊水做卵磷脂 / 鞘磷脂（E/C）比值、羊水泡沫试验等了解胎肺成熟度。

（3）羊水量反复增长，自觉症状严重者，妊娠 ≥ 34 周，胎肺已成熟，可终止妊娠；如胎肺未成熟，可在羊膜腔内注入地塞米松 10mg 促胎肺成熟，24 ~ 48 小时后再考虑引产。

【护理评估】

1.健康史　了解孕妇年龄、有无妊娠合并症、有无先天畸形家族史及生育史。

2.身体状况　测量孕妇腹围、宫高、体重，了解孕妇有无因羊水过多引发的压迫症状，如呼吸困难、腹部胀满疼痛、不能平卧等不适，评估胎心、胎动情况。

3.心理社会状况　患者及家属因担心胎儿可能有某种畸形，而感到紧张、焦虑不安，甚至产生恐惧心理。

4.相关检查

（1）B 型超声检查：是重要的辅助检查方法，不仅能测量羊水量，还可以了解胎儿情况。B超诊断羊水过多的标准有：①羊水最大暗区垂直深度（amniotic fluid volume，AFV）≥ 8cm 诊断为羊水过多，其中 AFV 8 ~ 11cm 为轻度羊水过多，12 ~ 15cm 为中度羊水过多，> 15cm 为重度羊水过多；②羊水指数（amniotic fluid index，AFI），≥ 25cm 诊断为羊水过多。

（2）胎儿疾病检查：需排除胎儿染色体异常时，可做羊水细胞培养，或采集胎儿脐带血细胞培养。了解染色体数目、结构有无异常，排除三体型染色体异常。同时行羊水生化检查，若为胎儿神经管畸形（无脑儿、脊柱裂）、上消化道闭锁等，羊水中的甲胎蛋白值超过同期正常妊娠平均值 3 个标准差以上有助于诊断。

（3）其他检查：母体糖耐量试验、Rh 血型不合者检查母体抗体滴定度。

【主要护理诊断 / 问题】

1.焦虑　与担心胎儿可能有畸形有关。

2.胎儿受伤的危险　与破膜时易并发胎盘早剥、脐带脱垂、早产等有关。

3.舒适改变　与腹部胀满、呼吸困难、不能平卧等有关。

【护理措施】

1.一般护理　向孕妇及家属讲解羊水过多的原因及注意事项；指导孕妇注意休息，取左侧卧位以改善子宫胎盘循环；在活动上给予帮助和照顾，有呼吸困难、心悸等压迫症状的孕妇应协助取半坐卧位；抬高水肿的下肢，增加静脉回流，减轻压迫；指导孕妇粗纤维饮食，防止便秘，减少增加腹压的活动，以防胎膜早破。

2.病情监测　妊娠期定期行产前检查，测量宫高、腹围和体重或 B 超检查以了解羊水量的变化及胎儿情况；一旦胎膜破裂，应嘱孕妇立即平卧，抬高臀部，防止脐带脱垂，听胎心并及时报告医生；分娩期应密切观察孕妇的生命体征、胎心和宫缩、阴道流血情况，及时发现胎盘早剥、血压骤降和脐带脱垂的征象；胎儿娩出后及时使用缩宫素，并仔细检查胎儿有无畸形。

3.治疗配合　①羊膜腔穿刺，控制羊水流出速度不超过 500mL/h，一次放羊水量不超过

1500mL；②放羊水时，应从腹部固定胎儿为纵产式，严密观察宫缩、重视患者的自诉、监测胎心，遵医嘱酌情给予镇静剂，预防早产；③放羊水后，腹部放置沙袋或加腹带包扎，以防腹压骤降甚至发生休克；④注意无菌操作，遵医嘱给予抗生素，预防感染。

4. 心理护理　对于羊水过多合并胎儿畸形者，护士应主动、耐心与孕妇及家属交谈，使其获得心理安慰，配合治疗及护理。

【健康教育】

嘱咐再次受孕者应进行遗传咨询及孕前检查，加强孕期检查，进行高危监护。

二、羊水过少

羊水过少（oligohydramnios）是指妊娠晚期羊水量少于300mL。羊水过少的发生率为0.4%~4%。但本病严重影响围产儿预后，羊水量少于50mL，围产儿病死率高达88%，死亡原因主要是胎儿缺氧和胎儿畸形。

中医无此病名，根据其临床表现属"胎萎不长"病证范畴。最早见于《诸病源候论·妊娠胎萎燥候》。

【病因及发病机制】

羊水过少主要与羊水产生减少或羊水外漏增加有关。部分羊水过少原因不明。常见原因有：

1. 胎儿畸形　以泌尿系统畸形为主，如胎儿肾脏缺如、肾小管发育不全、输尿管和（或）尿道梗阻、膀胱外翻等引起少尿或无尿，导致羊水过少；染色体异常、脐膨出、膈疝、法洛四联症等也可引起羊水过少。

2. 胎盘功能减退　过期妊娠、胎儿生长受限、胎盘退行性变可导致胎盘功能减退。胎儿宫内慢性缺氧引起胎儿血液重新分配，为保证胎儿脑和心脏血液供应，肾血流量降低，胎儿尿生成减少，导致羊水过少。

3. 羊膜病变　某些原因不明的羊水过少与羊膜通透性改变，以及炎症、宫内感染有关。胎膜破裂，羊水外漏速度超过羊水生成速度，导致羊水过少。

4. 母体因素　妊娠期高血压疾病可致胎盘血流减少。孕妇脱水、血容量不足时，孕妇血浆渗透压增高能使胎儿血浆渗透压相应增高，尿液形成减少。孕妇服用某些药物（如利尿剂、吲哚美辛），也能引起羊水过少。

【临床表现】

羊水过少的临床症状多不典型。部分孕妇自觉胎动时腹痛，胎盘功能减退时常有胎动减少。产前检查发现宫高、腹围较同期孕周小，合并胎儿生长受限更明显，有子宫紧裹胎儿感。子宫敏感，轻微刺激易引发宫缩。临产后阵痛明显，宫缩多不协调，宫口扩张缓慢，产程延长。阴道检查时，发现前羊膜囊不明显，胎膜紧贴胎儿先露部，人工破膜时羊水流出极少。

【治疗要点】

根据胎儿有无畸形和孕周大小选择治疗方案。

1. 羊水过少合并胎儿畸形　确诊有胎儿畸形者应尽早终止妊娠。

2. 羊水过少合并正常胎儿　寻找与去除病因。对妊娠已足月、胎儿可宫外存活者，应及时终止妊娠；对于妊娠未足月，胎肺不成熟者，可采用羊膜腔灌注液体法，增加羊水量，延长妊娠期。

【护理评估】

1. 健康史　详细询问病史，了解孕妇月经生育史、用药史、有无妊娠合并症、有无先天畸形家族史等。

2. 身体状况　测量孕妇宫高、腹围、体重，了解孕妇的子宫敏感度及胎动情况，评估孕妇胎动时有无腹痛症状。

3. 心理社会状况　患者及家属因担心胎儿可能会有畸形，常感到紧张无措、焦虑不安。

4. 相关检查

（1）产科检查：羊水过少者宫高、腹围增长缓慢。

（2）B超：测量单一最大羊水暗区垂直深度≤2cm即可考虑为羊水过少；≤1cm为严重羊水过少。若用羊水指数法，则≤8cm为可疑羊水过少，≤5cm可诊断羊水过少。B超还可判断胎儿有无畸形，羊水与胎儿的交界情况等。

（3）直接测量羊水：破膜时如果羊水总量＜300mL即可诊断。本法缺点是不能做到早期发现。

（4）胎儿电子监护：羊水过少的胎盘储备功能减低，无应激试验（NST）可呈无反应型。分娩时，子宫收缩致脐带受压加重，可出现胎心变异减速和晚期减速。

【主要护理诊断/问题】

1. 有胎儿受伤的危险　与羊水过少导致胎儿发育畸形或胎儿生长受限有关。

2. 焦虑　与担心胎儿畸形有关。

【护理措施】

1. 一般护理　指导孕妇休息时取左侧卧位，改善胎盘血液供应；教会孕妇监测胎动的方法和技巧，同时积极预防胎膜早破的发生。胎儿出生后应全面评估，识别畸形。

2. 病情监测　定期测量宫高、腹围和体重，判断病情的进展。根据胎盘功能测定结果、胎动、胎心检测和宫缩变化，及时发现并发症。羊水过少者，B超监测并注意观察有无胎儿畸形。

3. 治疗配合　如妊娠未足月，胎肺不成熟者，行羊膜腔灌注期待治疗时，应注意严格无菌操作，预防感染，同时遵医嘱给予宫缩抑制剂，预防早产；对合并胎盘功能不良、胎儿窘迫，或破膜时羊水少且胎粪污染严重者，估计短时间内不能结束分娩，应采用剖宫产术终止妊娠，并遵医嘱做好剖宫产手术前及新生儿复苏的准备，以降低围产儿病死率。对胎儿储备功能尚好，无明显宫内缺氧，人工破膜羊水清亮者，可选择阴道试产，应密切观察产程进展，连续监测胎心变化。

4. 心理护理　对于羊水过少合并胎儿畸形者，护士应主动、耐心与孕妇及家属交谈，使其获得心理安慰，配合治疗及护理。

【健康教育】

1. 向孕妇及家属介绍羊水过少的可能原因，配合治疗。

2. 指导产妇再次受孕应进行遗传咨询及孕前检查，加强孕期检查，进行高危监护。

第十节　妊娠期肝内胆汁淤积症

【案例】

某女士，28岁。G_2P_1，现孕24周，双手轻度瘙痒2天。第1胎孕28周时出现轻度腹部瘙痒，检测血清胆汁酸水平在正常范围，医嘱1周后复查。因血清胆汁酸水平正常，患者未予重视且未行复查。34周始瘙痒严重，2天后胎动消失，急来院检查，发现已无胎心搏动，诊断胎死宫内。

问题：

1. 试述该孕妇第一胎胎死宫内的原因。
2. 试述此次妊娠的护理措施。

妊娠期肝内胆汁淤积症（intrahepatic cholestasis of pregnancy，ICP）是一种妊娠期特有的并发症，发病率 0.8%～12.0% 不等，有明显的地域和种族差异。临床以皮肤瘙痒，生化检测血清总胆汁酸升高为特征，主要危及胎儿，使围产儿发病率和死亡率增高。

【病因及发病机制】

ICP 的病因尚不清楚，可能与女性激素、遗传及环境等因素有关。

1. 女性激素 临床研究发现，ICP 多发生在妊娠晚期、双胎妊娠、卵巢过度刺激及既往使用口服复方避孕药者，以上均为高雌激素水平状态。雌激素可使 Na^+–K^+–ATP 酶活性降低，能量提供减少，导致胆酸代谢障碍；雌激素可使肝细胞胆固醇与磷脂比例上升，使胆汁流出受阻；同时，雌激素改变肝细胞蛋白质的合成，导致胆汁回流增加。另外，ICP 的发生可能与雌激素代谢异常及妊娠期肝脏对生理性增加的雌激素高敏感性有关。

2. 遗传与环境因素 世界各地 ICP 的发病率明显不同，智利、瑞典及我国长江流域等地的发病率较高。另外，也有患者的家族聚集性和复发性。流行病学研究发现 ICP 发病率与季节有关，冬季高于夏季。

【ICP 对母婴的影响】

1. 对孕妇的影响 ICP 患者脂溶性维生素 K 的吸收减少，致使凝血功能异常，导致产后出血。可发生碳水化合物（糖）、脂代谢紊乱，伴发脂肪痢。

2. 对胎儿及新生儿的影响 由于胆汁酸毒性作用使围产儿发病率和死亡率明显升高。可发生胎儿宫内窘迫、生长受限、死胎、死产、早产、羊水胎盘胎粪污染。此外，还可引起新生儿颅内出血及新生儿神经系统后遗症等。

【临床表现】

1. 瘙痒 无皮肤损伤的皮肤瘙痒是首发症状，约 70% 患者在妊娠晚期出现，极少数患者在妊娠 12 周左右出现。瘙痒常呈持续性，白昼轻，夜间加剧。一般先从手掌和脚掌开始，然后逐渐向肢体近端延伸甚至可发展到面部。瘙痒程度不一，大多数患者在分娩后数小时或数天内迅速消失，少数在 1 周或 1 周以上消失。

2. 黄疸 10%～15% 的患者于瘙痒发生后的数日至数周内（平均为 2 周）出现黄疸，黄疸程度一般较轻，有时仅有巩膜黄染，同时伴有尿色加深、粪色变浅等高胆红素血症的表现，分娩后数日内消失，个别可持续达产后 1 个月以上。ICP 孕妇有无黄疸与胎儿预后密切相关，有黄疸者，羊水污染、新生儿窒息和围产儿死亡率均明显增加。

3. 其他 瘙痒严重者可有失眠和情绪改变，四肢皮肤可见抓痕。少部分患者可伴恶心、呕吐、上腹不适、轻度脂肪痢等症状。

【治疗要点】

积极缓解瘙痒症状，恢复肝功能，降低血清总胆汁酸水平等对症处理；加强监护，延长孕周，以改善妊娠结局。目前尚无特殊治疗方法，以对症和保肝治疗为主。熊去氧胆酸为 ICP 治疗的一线用药，可明显改善瘙痒症状和生化指标。茵陈、青蒿、川芎等降黄疸中药治疗 ICP 有一定效果。

【护理评估】

1. 健康史　评估既往有无不良孕产史，如流产、早产、死产、围产儿死亡及低体重儿等；既往妊娠或家庭中有无类似病史；服用避孕药后有无胆汁淤积发病史等。

2. 身体状况　重点评估瘙痒发生的时间、程度、有无黄疸、尿色加深、粪色变浅等症状；同时重点观察胎儿宫内发育情况，有无胎儿生长受限、宫内缺氧及早产征象等。患者多因瘙痒而在四肢皮肤留下抓痕，护士应注意评估患者皮肤是否受损。对于出现黄疸者，应评估患者黄疸的程度，以及有无急、慢性肝病的体征。

3. 心理社会状况　患者若严重瘙痒可引起失眠和情绪改变，因担心胎儿及新生儿健康和预后而焦虑，因此应评估患者的心理耐受程度，有无焦虑感及孕妇和家属对疾病的认知程度。

4. 相关检查

（1）血清总胆汁酸测定：血清总胆汁酸（total bile acid，TBA）测定是 ICP 诊断、监测病情及判断疗效的最重要的指标。无诱因的皮肤瘙痒及空腹血清 TBA ≥ 10μmol/L 可作 ICP 诊断，血清 TBA ≥ 40μmol/L 提示病情较重。

（2）肝功能测定：大多数 ICP 患者的门冬氨酸氨基转移酶（AST）、丙氨酸氨基转移酶（ALT）轻至中度升高，高于正常值 2 ~ 10 倍，ALT 较 AST 更敏感。合并黄疸者，血清胆红素轻 – 中度升高，极少超过 85.5μmol/L，其中 50% 以上为直接胆红素。

（3）病理检查：毛细胆管胆汁淤积及胆栓形成。电镜切片发现毛细胆管扩张合并微绒毛水肿或消失。

【主要护理诊断 / 问题】

1. 有皮肤完整性受损的危险　与瘙痒抓伤有关。

2. 睡眠型态紊乱　与夜间瘙痒症状加重，或全身严重瘙痒有关。

3. 潜在并发症　产后出血。

4. 知识缺乏　缺乏肝内胆汁淤积症的相关知识。

【护理措施】

1. 一般护理

（1）保持病室安静、舒适，温度适宜，床铺整洁。有计划安排好护理活动，减少对孕妇睡眠的影响。

（2）指导孕妇选择宽松、舒适、透气性及吸水性良好的纯棉内衣、裤袜，并保持良好的卫生习惯。避免搔抓造成皮肤损伤，可压迫局部以减轻痒感，保持手部清洁。禁用过热的水沐浴，勿使用肥皂擦洗。对重度瘙痒患者，采取预防性的皮肤保护，如患者勿留长且尖的指甲，宜带柔软的棉质手套等。

（3）指导孕妇配合做好胎儿监护，ICP 患者的胎儿在宫内的变化往往十分突然，因此须严密监护。孕妇入院后，督促孕妇注意休息，取左侧卧位，以增加胎盘的血流量，改善胎儿宫内缺氧的状况。指导孕妇进行胎动计数，协助孕妇完成胎儿监护、B 型超声和实验室检查，了解胎儿和胎盘功能情况，一旦发现异常情况，及时通知医生进行相应处理，适时终止妊娠，防止胎死宫内。

（4）同时指导孕妇摄食清淡饮食，忌辛辣刺激及高蛋白食物，多食水果、蔬菜，补充各种维生素及微量元素。

2. 加强母儿监护，预防并发症的发生

（1）增加产前检查的次数，定期测定孕妇血清胆汁酸、转氨酶及胆红素水平，动态了解病情变化。

（2）对于在 32 周内发病者，伴有黄疸、妊娠期高血压疾病或双胎妊娠，或既往有死胎、死产等不良孕产史者应立即住院监护：①每日吸氧 2 次，每次 30~60 分钟；②适当增加休息时间，取左侧卧位，改善胎盘循环；③遵医嘱给予高渗葡萄糖、维生素及能量合剂，既可保肝又可提高胎儿对缺氧的耐受性，从而改善妊娠结局。由于 ICP 主要危害胎儿，因此护士应加强胎儿监护的管理，及时发现问题，并立即报告医生。

（3）适时终止妊娠是降低围产儿发病率的重要措施。重度 ICP：既往有 ICP 病史并存在死胎、死产及新生儿窒息或死亡病史；有胎儿宫内窘迫者均应及时做剖宫产术前准备，及时终止妊娠。如胎儿监护正常、肝功能轻度异常、血清总胆汁酸正常，且无妊娠并发症及合并症者可阴道分娩。ICP 经对症治疗后各项生化指标恢复正常者，亦可阴道分娩。同时，于分娩前遵医嘱补充维生素 K，预防产后出血。

（4）在分娩期和产后，由于 ICP 产妇维生素 K 的吸收减少，所以应注意缩短第二产程，胎儿娩出后积极遵医嘱给孕妇注射止血药物，预防产后出血的发生。

3. 用药护理 熊去氧胆酸使用期间每 1~2 周检查一次肝功能，检测生化指标的改变。考来烯胺可影响脂溶性维生素 A、维生素 D、维生素 K 及脂肪的吸收，用药时注意补充维生素。苯巴比妥可增加新生儿呼吸抑制的危险，因此临近产前不宜应用。妊娠 34 周前，估计 7 日内分娩者，为预防早产儿呼吸窘迫症的发生，可予地塞米松促胎肺成熟。遵医嘱使用缩宫素、维生素 K，预防和减少产后出血。

4. 心理护理 耐心倾听孕妇的叙述和提问，评估瘙痒程度及睡眠质量，详细讲解疾病的相关知识，及时提供其所需要的信息。帮助孕妇及家人认识疾病并保持良好心态，积极配合治疗，同时发挥家庭系统支持作用，减轻其心理应激，增加孕妇的心理耐受性和舒适感，使其顺利地度过妊娠期和分娩期。部分孕妇和家属对 ICP 认识不足，简单地认为是患了一般的皮肤病，未予重视。此类患者要晓以利害，使其认识本病的严重性，改善遵医行为。而另有一些患者则过度焦虑，心理负担重，此类患者应向其介绍成功病例，使其坚信通过积极有效的治疗能改善预后。

【健康教育】

以通俗易懂的语言向患者及其家属介绍 ICP 的知识，使其充分理解本病的利害关系，并积极配合治疗和护理。定期检测肝脏功能。指导产妇选择正确的避孕方法，不可服用含雌、孕激素的避孕药，以免诱发肝内胆汁淤积。指导产妇及家人正确评估产后身心康复情况，ICP 再发率高，再次妊娠者应予高度重视，早期进行筛查。

【复习思考题】

1. 张女士，28 岁。停经 2 个月余，反复阴道少量流血 2 天，1 小时前在家出现阵发性腹痛及大量的阴道流血（如月经量）而来院就诊。查体：血压正常，子宫如孕 2 个月大小，宫口已开，有肉样组织堵塞。

问题：

（1）试述该患者最可能的医疗诊断。

（2）试述该患者目前的主要护理问题和护理措施。

2. 试述胎盘早剥对母儿的影响。

3. 试述妊娠期高血压疾病分类及临床表现。

4. 简述双胎妊娠对孕妇及围产儿的影响。

5. 简述羊水过多与羊水过少胎儿畸形的特点差异。

第九章
妊娠合并症患者的护理

第一节　心脏病

【案例】

张女士，25 岁，妊娠 39 周。曾患有先天性心脏病，幼年时行手术已治愈。此次妊娠经过顺利，现宫口开大 5cm，胎心 140 次 / 分，心功能 Ⅱ 级，心率 100 次 / 分。

问题：

1. 试述该患者宜采用的分娩方式。

2. 试述该患者主要的护理措施。

心脏病是严重的妊娠合并症，我国发病率约为 1%，是孕产妇死亡的主要原因之一，高居孕产妇死亡原因的第 2 位，为非直接产科死因的第 1 位，仅次于产后出血，故应给予充分的重视。最常见的妊娠合并心脏病的种类及顺位是先天性心脏病、风湿性心脏病、妊娠期高血压疾病性心脏病、围生期心肌病、贫血性心脏病以及心肌炎等。

中医无此病名，根据其临床表现属"妊娠心悸""妊娠怔忡"等病证范畴。

【妊娠、分娩对心脏病的影响】

1. 妊娠期　妊娠期母体血容量自妊娠第 6 周开始逐渐增加，32 ~ 34 周达高峰，比非孕时增加 30% ~ 45%，平均增加 1500mL，维持此水平直至分娩。妊娠期心排出量比非孕时平均增加 40% ~ 50%。心排出量的增加在妊娠早期以每搏输出量增加为主，妊娠中晚期则需增加心率以适应血容量的增加。至分娩前 1 ~ 2 个月，心率平均每分钟增加 10 次，使心脏负担加重。此外，妊娠晚期子宫增大、膈肌上升，心脏向上、向左前移位，导致心脏大血管轻度扭曲，使心脏负担进一步加重，增加了妊娠合并心脏病的孕妇发生心力衰竭的风险。

2. 分娩期　此期心脏负担最重。在第一产程中，每次宫缩有 250 ~ 500mL 血液被挤至体循环，回心血量增加，使心排血量增加 24%，血压升高、脉压增宽、中心静脉压高。第二产程，除子宫收缩外，腹肌、膈肌亦收缩，加之产妇分娩时向下屏气，使外周循环阻力和肺循环阻力均增加；同时腹压增加，内脏血液向心脏回流增加。此时，心脏前后负荷均增加。第三产程，胎儿娩出后腹压骤减，大量血液向内脏灌注，使回心血量急剧减少；随之胎盘娩出，胎盘循环终止，回心血量骤增。此时，急剧的血流动力学变化极易引发心力衰竭。

3. 产褥期　产后由于子宫缩复使大量血液进入体循环，同时组织内原来潴留的液体也开始回到体循环，使循环血量再度增加，加重心脏负担，严重时可导致心力衰竭。尤其以产后 3 日内心脏负荷较重。

综上所述，妊娠 32～34 周后、分娩期及产后的最初 3 天内，是妊娠合并心脏病的孕产妇最危险的时期，极易发生心力衰竭，应严密监护。

【心脏病对妊娠的影响】

心脏病不影响受孕。心脏病变较轻、心功能Ⅰ～Ⅱ级、既往无心衰史亦无其他并发症者，经过密切监护和适当治疗，多能承受妊娠和分娩。不宜妊娠者若一旦受孕或妊娠后有心功能不良者，则可因缺氧而导致流产、早产、死胎、胎儿生长受限和胎儿宫内窘迫，甚至发生新生儿窒息，围产儿死亡率高；同时，心脏病孕妇由于心力衰竭和严重感染等原因，孕产妇死亡率也明显增加。

【临床表现】

1. 常见症状、体征　可出现心悸、气短、发绀、踝部水肿、乏力、心动过速等，心脏检查可有轻度扩大，听诊可闻及舒张期杂音及Ⅱ级以上收缩期杂音。

2. 心功能分级　根据心脏病孕妇的临床表现，按照纽约心脏病协会（NYHA）依据患者生活能力状况，将心功能分为 4 级：

Ⅰ级：一般体力活动不受限制。

Ⅱ级：一般体力活动轻度受限制，休息时无自觉症状，但在日常体力活动时即感心悸、轻度气短。

Ⅲ级：一般体力活动显著受限制，休息时无不适，但从事轻微日常体力活动，即引起不适、心悸、呼吸困难，或既往有心力衰竭史者。

Ⅳ级：一般体力活动严重受限制，不能从事任何体力活动，休息时仍有心悸、呼吸困难等心力衰竭症状。

这种心功能分级具有简便易行、不依赖任何器械检查等优点，多年来一直应用于临床。其不足之处是主观症状和客观检查并非完全一致，有时甚至差距很大。体力活动的能力受平时训练、体力强弱、感觉敏锐性的影响，个体差异很大。因此 NYHA 对心脏病心功能分级进行多次修订，1994 年采取并行的两种分级方案，即第一种是上述的患者主观功能量（functional capacity），第二种是根据客观检查手段（心电图、负荷试验、X 线、超声心动图等）来评估心脏病的严重程度。后者也分为 4 级：

A 级：无心血管病的客观依据。

B 级：客观检查表明属于轻度心血管病患者。

C 级：客观检查表明属于中度心血管病患者。

D 级：客观检查表明属于重度心血管病患者。

其中轻、中、重度没有做出明确规定，由医生根据检查作出判断。分级时将患者的两种分级并列，如心功能Ⅱ级 C。

3. 早期心衰表现　妊娠合并心脏病的孕妇，若出现下列症状和体征，应考虑为早期心衰：①轻微活动后即有胸闷、心悸、气短；②休息时心率超过 110 次/分，呼吸超过 20 次/分；③夜间常因胸闷而需坐起，或需到窗口呼吸新鲜空气；④肺底部出现少量持续性湿啰音，咳嗽后不消失。

【治疗要点】

凡有下列情况之一者一般不宜妊娠：心脏病变较重，心功能Ⅲ～Ⅳ级，既往有心力衰竭史、有肺动脉高压、右向左分流型先心病、严重心律失常、活动性风湿热、心脏病并发细菌性心内膜炎、急性心肌炎等。不宜妊娠者应严格避孕，若已妊娠者应在妊娠12周前行治疗性人工流产。若已发生心力衰竭者，待病情控制再终止妊娠。可以妊娠者，从孕早期开始定期产前检查，积极预防和纠正各种妨碍心功能的因素，适时终止妊娠。

【护理评估】

1. 健康史 评估孕妇的既往史和孕产史，明确心脏病的类型、病程、诊疗经过、是否经手术矫治等。询问孕妇本次妊娠的详细经过、胎儿在宫内发育的情况，以及是否出现过心衰的先兆症状等。

2. 身体状况 评估与心脏病有关的症状和体征，如呼吸、心率、有无活动受限、发绀、心脏增大征、肝大、水肿等，尤其注意评估有无早期心力衰竭的表现。评估患者的睡眠、休息、活动、饮食、出入量等情况。妊娠期评估胎儿宫内健康状况，胎心胎动计数，孕妇宫高、腹围及体重增长是否与妊娠月份相符；分娩期重点评估宫缩及产程进展情况；产褥期评估母体康复情况，尤其注意评估与产后出血及产褥感染相关的症状和体征，如生命体征、宫缩、恶露情况、疼痛与休息、母乳喂养及出入量等，注意及时识别心衰先兆。

3. 心理社会状况 由于心悸、胸闷、气短随妊娠月份逐渐加重，孕妇担心自身健康、担心能否继续保持妊娠、担心胎儿是否缺氧及能否正常生长发育，因此易产生忧虑不安的情绪，甚至产生恐惧心理而不能合作。如分娩顺利，产妇逐渐表现出情感性和动作性护理新生儿的技能；如分娩不顺利则心情抑郁，闷闷不乐。因此，应重点评估孕产妇及家属的相关知识掌握情况，母亲角色的获得及心理状况。

4. 相关检查

（1）X线检查：显示心界扩大（包括心房或心室扩大）。

（2）心电图检查：提示各种心律失常、S-T段改变。

（3）超声心动图检查：提示心脏结构及各瓣膜异常情况。

（4）胎心电子监护仪：无应激试验（NST）、缩宫素激惹试验（OCT）：提示胎儿宫内储备能力和健康状况。

【主要护理诊断/问题】

1. 活动无耐力 与妊娠合并心脏病心功能差有关。

2. 自理能力缺陷 与心脏病活动受限及产后需绝对卧床休息有关。

3. 潜在并发症 心力衰竭、感染。

【护理措施】

1. 非孕期 根据患者心脏病的类型、病变程度、心功能状况及是否手术矫治等因素，判断患者是否适宜妊娠。对不宜妊娠者，指导患者采取有效的措施，严格避孕。

2. 妊娠期

（1）加强产前检查：可以妊娠者，产前检查应从确定妊娠时开始，检查次数及间隔时间可按病情而定，孕20周以前每2周1次，孕20周以后每周1次，以便及时了解孕妇心功能状况和胎儿宫内情况。每次产前检查的内容除一般产科检查外，应重点评估心脏功能情况及变化。

（2）预防心力衰竭

充分休息：适当增加休息及睡眠时间，每日至少保证睡眠10小时，并有2小时左右的午休时间，休息时宜采取左侧卧位或半卧位。根据患者的心功能状况，限制体力活动，避免因劳累而诱发心衰。

合理营养：应进高热量、高蛋白质、高维生素、低盐、低脂肪、富含钙及铁等矿物质的食物，且少量多餐。多吃水果及蔬菜，预防便秘。适当限制食盐的摄入量，每日不超过 4 ~ 5g。注意出入量的平衡。避免营养摄入过量导致体重过度增长，以体重每周增长不超过 0.5kg，整个妊娠期不超过 12kg 为宜。

控制诱因：常见诱发心衰的因素有感染、贫血及妊娠期高血压疾病等。养成良好的卫生习惯，预防泌尿系统、口腔、消化道等的感染，注意保暖，减少出入人多的公共场所，预防上呼吸道感染。若出现感染征象，及时控制。积极预防并治疗贫血，从妊娠 4 个月起补充铁剂。定期监测血压，观察下肢水肿及体重增加情况，及早发现并治疗妊娠期高血压疾病。

心理护理：耐心向孕妇及其家属解释目前的健康状况，告知预防心衰的有效措施，帮助其识别早期心衰的症状和体征以及出现心衰以后的应对措施，减轻孕妇及其家属的焦虑和恐惧心理，增强安全感。

提前待产：心功能 I ~ II 级者，应于预产期前 1 ~ 2 周住院待产；心功能 III 级或以上者，应立即住院治疗，以保证母婴安全。

（3）急性心力衰竭的处理：患者取坐位或半卧位，两腿自然下垂。高流量吸氧，严重者使用无创呼吸机持续加压（Contirtous Positive airway pressure，CPAP）。让患者保持安静，必要时遵医嘱肌内注射吗啡。遵医嘱使用强心剂，发病前两周内未使用过洋地黄制剂的患者可用西地兰 0.2 ~ 0.4mg 稀释后静脉注射。可遵医嘱给患者静脉注射利尿剂，以减少血容量而减轻患者心脏负担。妊娠晚期发生心力衰竭，原则上待心力衰竭控制后再行产科处理，应放宽剖宫产指征。若为严重心力衰竭，处理效果不明显，继续发展必将导致母儿死亡时，也可一边控制心力衰竭一边紧急行剖宫产术，取出胎儿，减轻心脏负担，以挽救孕妇生命。

3. 分娩期

（1）第一产程：①产程中有专人守候，及时解答产妇提出的问题；家属陪同待产，为产妇提供心理支持。指导产妇掌握呼吸技巧以配合宫缩及正确应对产程。②严密观察产妇的生命体征变化，一旦发生心力衰竭征象，应取半卧位，高浓度面罩吸氧，并根据医嘱给予强心药物。监测胎儿宫内情况，每 30 分钟监测 1 次胎心。严密观察产程进展，发现产程进展不顺利或心功能不全者，应立即配合医生做好剖宫产的术前准备。③尽量侧卧，避免仰卧；在宫缩间歇期鼓励产妇放松休息，适当进食、饮水。④宫缩时产妇常有剧烈宫缩痛或腰骶部疼痛，可予腰骶部按摩以减轻不适感，必要时遵医嘱适当应用地西泮（安定）或哌替啶以镇静止痛。⑤临产后，根据医嘱给予抗生素预防感染。

（2）第二产程：①严密观察产妇生命体征的变化、心功能及胎儿宫内情况；②尽量减少产妇屏气用力，适时行会阴切开术或阴道助产（产钳或胎头吸引）术，以缩短第二产程；③根据产妇缺氧情况予以面罩或鼻导管吸氧；④做好新生儿抢救的准备工作。

（3）第三产程：①胎儿娩出后，腹部放置 1 ~ 2kg 重沙袋，持续 24 小时，以防腹压骤降诱发心力衰竭。②给予心理支持，置产妇于安静环境，遵医嘱给予镇静剂，保证产妇安静休息。③严密观察并记录宫底高度、宫缩情况和阴道出血量。膀胱充盈者及时排空膀胱，子宫收缩不良者可予以按摩宫底。必要时遵医嘱静脉或肌内注射缩宫素，禁用麦角新碱，以免静脉压增高而诱发心衰。④产后出血过多者，遵医嘱输血，但应严格控制输血、输液速度，以预防心衰。

4. 产褥期

（1）预防心力衰竭的发生：产褥早期，尤其产后 72 小时内仍应密切观察产妇的生命体征及心功能变化，识别早期心衰症状。

（2）保证充足的休息：产后应保证产妇充足的睡眠和休息，必要时遵医嘱给予小剂量口服镇静剂（苯巴比妥、地西泮等）。产后 24 小时内应绝对卧床休息；病情轻者，产后 24 小时后根据产妇的心功能情况，可适当下地活动。

（3）预防便秘：注意饮食清淡、合理，多吃蔬菜和水果，必要时使用缓泻剂。

（4）预防感染：注意外阴部清洁，预防感染，特别是防止感染性心内膜炎的发生，产后应继续用抗生素 1 周或更长时间。

（5）选择合适的喂养方式：心脏病妊娠风险低且心功能Ⅰ级的产妇可以哺乳，但应避免劳累。不宜哺乳者应及时回奶，指导产妇及其家属正确地进行人工喂养。

（6）指导避孕：不宜再妊娠需做绝育术者，如心功能良好，应于产后 1 周手术；如有心力衰竭，待心衰控制后行绝育手术。未做绝育术者要采取有效措施严格避孕。

（7）产后复查：根据病情，定期产后复查。

【健康教育】

注意休息，加强营养，饮食宜清淡，预防便秘。心功能Ⅲ级或以上者不宜哺乳，指导产妇及其家属人工喂养的方法。指导采用适当的避孕方式，不宜再孕者动员行绝育术。嘱其产后 42 天至产科门诊做产后检查。

第二节　糖尿病

【案例】

李女士，26 岁。因妊娠 33^{+2} 周、多饮多食、消瘦、乏力 2 个月，头晕、眼花、恶心、呕吐 1 天急诊入院。孕期未规范进行产前检查。妊娠 25 周在当地医院查空腹血糖：5.9mmol/L，未进一步检查，未控制饮食。

问题：

1. 试述该患者目前可能的医疗诊断。

2. 试述该患者目前主要的护理问题及护理措施。

糖尿病是一种由多种病因引起的以慢性高血糖为特征的全身代谢性疾病，因胰岛素绝对或相对不足而引起糖、脂肪和蛋白质代谢异常，久病可引起多系统损害。妊娠合并糖尿病属高危妊娠，对母儿均有较大影响，应予以重视。妊娠期间的糖尿病分两种情况：一种为糖尿病合并妊娠，指在原有糖尿病基础上合并妊娠；或者妊娠前为隐性糖尿病，妊娠后发展为糖尿病。该类型约占糖尿病孕妇总数的 10%。另一种称为妊娠期糖尿病（gestational diabetes mellitus，GDM），指妊娠期首次发现或发生的糖代谢异常。糖尿病孕妇中 90% 以上为 GDM。

中医无此病名，根据其临床表现，属妊娠"消渴"病证范畴，最早见于《内经》。

【病因及发病机制】

妊娠早期，随着妊娠周数的增加，胎儿对营养物质的需求量增加，从母体获取葡萄糖是胎儿能量的主要来源，孕妇血浆葡萄糖水平随着妊娠的进展而降低；到妊娠中晚期，孕妇体内抗胰岛素样物质增加，如胎盘生乳素、雌激素、黄体酮、皮质醇等使孕妇对胰岛素的敏感性随孕周增加而下降，为维持正常糖代谢水平，胰岛素需求相应增加。对于胰岛素分泌受限的孕妇，妊娠期不能代偿这一生理变化而使血糖升高，导致原有糖尿病加重或出现 GDM。

【妊娠对糖尿病的影响】

1. 妊娠期 血容量增加、血液稀释，胰岛素相对不足；胎盘分泌的激素（胎盘生乳素、雌激素、孕激素等）在周围组织中具有抗胰岛素作用，使母体对胰岛素的需求较非孕时增加近 1 倍。妊娠妇女肾血流量及肾小球对糖的利用率增加，而肾小管对糖的回吸收率下降，导致肾糖阈下降，有 20%～30% 正常孕妇出现尿糖阳性，故不宜以此计算胰岛素的需要量。妊娠早期，胰岛素敏感性相对增加，因而糖尿病孕妇胰岛素用量相应减少；妊娠晚期，胰岛素敏感性降低，导致胰岛素的需要量较孕前增加 50%。

2. 分娩期 子宫收缩消耗大量糖原，加之产妇进食减少，若不及时减少胰岛素用量，容易发生低血糖症。

3. 产褥期 由于胎盘的排出和全身内分泌激素逐渐恢复至正常未孕水平，使机体对胰岛素的需要量减少，如产后不及时调整胰岛素的用量，会导致低血糖症。

【糖尿病对妊娠的影响】

1. 对孕妇的影响

（1）高血糖可导致胚胎发育异常甚至死亡，流产率较高，可达到 15%～30%。

（2）羊水过多的发生率较非糖尿病妇女高 10 倍以上，原因不明，可能与羊水中含糖量过高刺激羊膜分泌增加有关。羊水过多致胎膜早破和早产的发生率增加。

（3）糖尿病孕妇多有小血管内皮细胞增厚、管腔狭窄，容易并发妊娠期高血压疾病。因此，糖尿病孕妇的妊娠期高血压疾病发病率比普通孕妇高 2～4 倍。子痫、胎盘早剥、脑血管意外的发生率亦相对较高。

（4）糖尿病孕妇的白细胞有多种功能缺陷，其趋化、吞噬、杀菌作用均明显下降。因此，糖尿病孕妇在妊娠及分娩时，泌尿生殖系统极易感染，甚至发展为败血症。

（5）因巨大儿发生率高，所以手术产率相应增加。

（6）GDM 孕妇再次妊娠时，复发率较高，可达到 33%～69%，远期糖尿病发生概率增加，17%～63%GDM 孕妇分娩后将发展为 2 型糖尿病。

2. 对胎儿、新生儿的影响

（1）巨大儿发生率增加：妊娠合并糖尿病妇女生育巨大儿的概率高达 25%～42%。由于孕妇血糖升高，可通过胎盘转运，而胰岛素不能通过胎盘，故使胎儿长期处于高血糖状态，刺激胎儿胰岛素的分泌，使蛋白、脂肪合成增加而脂肪分解减少，从而发生巨大儿。

（2）畸形胎儿发生率增加：发生率高于非糖尿病妊娠妇女，严重畸形的发生率为正常妊娠的 7～10 倍，与早孕时的高血糖环境密切相关。最常见的是心血管畸形和神经系统畸形。孕前患糖尿病者应在妊娠期加强对胎儿畸形的筛查。

（3）围产儿死亡率增加：妊娠合并糖尿病患者往往有严重的血管病变或产科并发症，影响胎盘的血液供应，从而引起死胎或死产。新生儿出生后，由于母体血糖供应中断而新生儿高胰岛素血症不能骤然消退，容易发生反应性低血糖；新生儿由于肺泡表面活性物质不足可导致呼吸窘迫综合征，增加了新生儿死亡率。

【临床表现】

重者妊娠期可出现"三多"症状，即多饮、多食、多尿，轻者大多数症状不明显。孕妇可反复发生外阴阴道假丝酵母菌病，还可表现为肥胖，体重＞90kg 或妊娠期间体重增加过快，糖耐量异常，或尿糖、血糖升高。有些孕妇会出现皮肤瘙痒，尤其是外阴瘙痒等症状。

【治疗要点】

凡糖尿病妇女合并有严重心血管病史、肾功能减退或眼底有增生性视网膜炎者不宜妊娠，应采取避孕措施，如已妊娠者应及早终止妊娠。对器质性病变较轻或病情控制较好者，可以继续妊娠，但应在内科与产科密切合作下，尽可能将孕妇的血糖控制在正常或接近正常范围内。根据孕妇和胎儿情况，适时采取合理的分娩方式。

【护理评估】

1. 健康史　评估既往糖尿病病史和有无糖尿病家族史；了解既往生育史、本次妊娠的详细经过、有无异常情况、胎儿的宫内情况，以及孕产妇及其家属对疾病的认识程度。根据患者发生糖尿病的年龄、病程及是否存在血管并发症等进行分级（White 分类法），评估糖尿病的严重程度。

A 级：妊娠期诊断的糖尿病。

　　A1 级：经控制饮食，空腹血糖＜ 5.3mmol/L，餐后 2 小时血糖＜ 6.7mmol/L。

　　A2 级：经控制饮食，空腹血糖≥ 5.3mmol/L，餐后 2 小时血糖≥ 6.7mmol/L。

B 级：显性糖尿病，20 岁以后发病，病程＜ 10 年。

C 级：发病年龄 10～19 岁，或病程达 10～19 年。

D 级：10 岁前发病，或病程≥ 20 年，或合并单纯性视网膜病变。

F 级：糖尿病性肾病。

R 级：眼底有增殖性视网膜病变或玻璃体积血。

H 级：有冠状动脉硬化性心脏病。

T 级：有肾移植史。

2. 身体状况　评估患者有无"三多"症状及其程度，皮肤或外阴瘙痒情况。有无乏力、头晕、头痛、视力障碍等。评估胎儿发育及宫内情况，注意有无巨大儿或胎儿生长受限。分期重点评估孕妇有无低血糖或酮症酸中毒症状，如心悸、出汗、面色苍白、饥饿感或出现恶心、呕吐、视力模糊、呼吸快且有烂苹果味等；评估产程进展、宫缩、胎心、母体生命体征等有无异常。产褥期主要评估有无低血糖或高血糖症状，有无产后出血及感染征兆，评估新生儿情况。

3. 心理社会状况　由于糖尿病的特殊性，孕妇患病初期未能发现，无饮食禁忌而使病情加重，确诊患病后特别担心自身健康及胎儿安危。评估孕妇及其家属对疾病知识的掌握程度，认知态度，有无焦虑、恐惧心理，社会及家庭支持系统是否完善等。

4. 相关检查

（1）尿糖测定。测定阳性者需排除妊娠期生理性糖尿，应做空腹血糖（fasting plasma glucose，FPG）及 75g 口服葡萄糖耐量试验（oral glucose tolerance test，OGTT）确诊。

（2）医疗资源缺乏地区，建议在妊娠 24～28 周时检查 FPG。FPG ≥ 5.1mmol/L 者可直接诊断为 GDM，不必再做 75g OGTT；4.4mmol/L ≤ FPG ＜ 5.1mmol/L 者，应及早做 75g OGTT；FPG ＜ 4.4mmol/L 者可暂不行 75g OGTT。

（3）有条件的医疗机构，在妊娠 24～28 周及以后，对未诊断糖尿病的孕妇，进行 75g OGTT。具体方法是：禁食 8 小时后，5 分钟内口服 75g 葡萄糖水 300mL，测空腹血糖和服糖后 1 小时、2 小时的血糖值，正常值分别为 5.1mmol/L、10.0mmol/L、8.5mmol/L。若其中有一项达到或超过正常值，即可诊断为 GDM。

（4）其他检查。包括眼底、24 小时尿蛋白定量、尿糖、尿酮体和肝肾功能检查等，及早发现有无并发症。

【主要护理诊断 / 问题】

1. 有胎儿受伤的危险　与糖尿病引起胎儿宫内窘迫、胎盘早剥有关。

2. 有感染的危险　与糖尿病患者白细胞多种功能缺陷有关。

3. 知识缺乏　缺乏有关妊娠期糖尿病的知识。

【护理措施】

1. 非孕期　怀孕前应征求医务人员意见，以制定适宜的怀孕时间、合理的饮食、用药和运动方案。对病情严重不宜妊娠者，应当指导避孕。对病情较轻可以妊娠者应当控制血糖在正常或接近正常后再怀孕，怀孕前至少是怀孕开始应停止使用口服降糖药。

2. 妊娠期　确保妊娠期间病情控制良好，确保母婴安全。

（1）定期产前检查：加强对糖尿病孕妇及其胎儿的监护。初诊时应全面评估既往妊娠分娩史，根据 White 分级确定病情严重程度，并做血糖、尿常规、眼底、肾功能及 B 型超声等检查。A1 级糖尿病孕妇产前检查次数同非糖尿病孕妇，A2 级以上的糖尿病孕妇则 28 周前每 2 周检查 1 次，28 周以后每周检查 1 次。如有特殊情况，增加检查次数，必要时住院检查和治疗。

（2）饮食控制：是糖尿病治疗的基础，部分妊娠期糖尿病孕妇通过饮食疗法即可控制血糖而无须用药。由于孕妇对营养的特殊需要，要保证充足热量和蛋白质的摄入，避免营养不良或发生饥饿性酮症而危害胎儿。控制总热量为每日每千克体重（标准体重）146 ~ 159kJ（35 ~ 38kcal），并根据血糖和酮体情况适当调整。其中碳水化合物占 40% ~ 50%，蛋白质占 20% ~ 30%，脂肪占 30% ~ 40%，并给予维生素、叶酸、铁剂和钙剂。提倡少食多餐，适当限制食盐的摄入，勿食糖果，建议多食富含粗纤维的食物。如饮食控制得当，孕妇体重正常增长，血糖在正常范围且无饥饿感，则无须药物治疗。

（3）运动治疗：适当的运动可降低血糖，提高对胰岛素的敏感性，并保持体重增加不至过高，有利于糖尿病的控制和自然分娩。运动方式可选择极轻度运动（如散步）和轻度运动（如中速步行），不提倡过量运动，每次持续 20 ~ 40 分钟，每日至少 1 次，于餐后 1 小时左右进行。一般散步 30 分钟，可消耗热量约 377kJ（90kcal）；中速步行 30 分钟可消耗热量 628kJ（150kcal）。通过饮食治疗和运动治疗，使患者在整个妊娠期体重增加保持在 10 ~ 12kg 的范围内。

（4）药物治疗：妊娠期对糖尿病病情的控制要求更加严格，要求维持血糖在正常水平。病情控制不满意的 GDM 患者，首先推荐使用胰岛素控制血糖。口服降糖药物在 GDM 患者中应用的安全性及有效性不断得到证实，可根据医嘱谨慎用于部分 GDM 患者。孕期如需口服降糖药，推荐使用二甲双胍。

（5）糖尿病病情监测：妊娠期间需要内科、内分泌科、产科医生的密切合作，共同监测糖尿病病情和产科方面的变化。尿常规检查常用于监测尿酮体和尿蛋白。妊娠期血糖控制目标为：GDM 患者餐前及餐后 2 小时血糖值应控制在 ≤ 5.3mmol/L 和 6.7mmol/L，夜间血糖不低于 3.3mmol/L，妊娠期 HbA1c < 5.5%。孕前糖尿病患者孕早期血糖控制勿过于严格，以防发生低血糖，孕期餐前、夜间血糖及 FPG 控制在 3.3 ~ 5.6mmol/L，餐后峰值血糖 5.6 ~ 7.1mmol/L，HbA1c < 6.0%。如配合饮食和运动管理，妊娠期血糖控制达不到上述标准时，应联系医生进一步调整用药量。通常夜间血糖水平较低而晨间较高，孕妇尤其应注意夜间和晨间血糖的监测。此外，进行 24 小时尿蛋白定量、尿培养、肝肾功能、血脂等检查及眼科监测也十分重要。

（6）低血糖反应的护理：低血糖反应表现为饥饿感、头疼、乏力、颤抖、恶心、视物模糊，甚至意识障碍。低血糖反应易出现在夜间。出现低血糖反应时应立刻测量血糖，如血糖低于 2.8mmol/L（50mg/dL）需立即处理。处理低血糖反应时不建议大量静脉滴注葡萄糖，而以口服葡萄糖或口服果汁（因果汁内的葡萄糖吸收较快）为首选。果汁中以葡萄汁为最佳，其他依次为苹果汁、橙汁。如无果汁，其他葡萄糖饮料也可，其他食物如牛奶、饼干和水果等因葡萄糖的吸收较慢故不用于处理急性低血糖反应。同时，根据对宫内胎儿情况的监测，决定选择终止妊娠的时间和方式。

3. 分娩期

（1）适时终止妊娠：未使用胰岛素治疗的 GDM 患者，且血糖控制满意、无母儿并发症，可在严密监测下等待至预产期。如预产期至而仍未临产，可考虑引产终止妊娠。使用胰岛素治疗的 GDM 患者及孕前合并糖尿病孕妇，血糖控制良好且无母儿并发症，妊娠 39 周后可终止妊娠。如血糖控制不满意，或出现母儿并发症，应严密监测，根据具体病情决定终止妊娠时机。

（2）分娩方式：糖尿病不属于剖宫产指征。可行阴道分娩者，要制订严密分娩计划，产程中密切监测产妇血糖、宫缩、胎心情况，避免产程过长。如有糖尿病伴微血管病变、胎位异常、巨大儿、胎盘功能异常等产科指征者应行剖宫产。

（3）终止妊娠时的注意事项：应密切监测 GDM 患者的血糖、尿糖、尿酮体及胎心变化。阴道分娩者因产程中情绪紧张、疼痛可使血糖发生波动，产程中应根据血糖值及时调整胰岛素使用剂量。行剖宫产者术当日一般按 3～4g 葡萄糖加 1U 胰岛素配制葡萄糖注射液，每小时输注 2～3U 胰岛素的速度静脉持续滴注，使术中使血糖控制在 6.7～10.0mmol/L。分娩后，多数 GDM 患者不再需要胰岛素治疗，但少数患者仍需使用胰岛素，此时用药量应减少到分娩前的 1/3～1/2，并根据血糖值调整胰岛素用量。

（4）新生儿的处理：糖尿病孕妇所生的婴儿抵抗力较弱，均应按早产儿处理。密切观察新生儿有无低血糖、呼吸窘迫综合征、高胆红素血症及其他并发症的发生。为防止新生儿低血糖，出生后 30 分钟开始定时滴服 25% 葡萄糖溶液，多数新生儿在生后 6 小时内血糖可恢复至正常，必要时静脉缓慢滴注 10% 葡萄糖液 30～40mL（每分钟 10～15 滴）。

4. 产褥期　预防产褥期感染，除保持腹部和会阴部伤口清洁外，还应注意皮肤清洁。鼓励母乳喂养，但母乳喂养可使母体血糖降低，对于使用胰岛素者需调整胰岛素用量。指导产妇定期接受产科及内科复查，动态评估糖尿病情况。产后应长期避孕，根据情况选择适宜的避孕方式。有血管病变或高血压、血栓性疾病的妇女慎用口服避孕药；无生育要求者可选择绝育手术。

5. 适宜中医护理技术

（1）耳穴埋豆：根据病情需要可选择皮质下、内分泌、糖尿病点、脾、胰、三焦等穴位。

（2）中药泡洗：适用于下肢麻、凉、痛者，遵医嘱选用活血通络止痛之剂。水温以 37～40℃为宜，时间 20～30 分钟，严防烫伤。

（3）穴位贴敷：遵医嘱选择手三里、足三里、涌泉等穴位，首次贴敷 2 小时左右即可，以后每日 1 次，每次保留 4 小时，4 周为 1 个疗程。

（4）艾灸：适用于阳虚者，遵医嘱取肺俞、脾俞、大椎、神阙、足三里、关元等穴位。

【健康教育】

向糖尿病孕妇及家属介绍疾病知识，教会患者及家属识别高血糖、低血糖、感染等异常情况。指导孕妇自行检测血糖、尿糖的方法，正确注射胰岛素，按时复查根据血糖情况及时调整剂量。指导合理控制饮食，适当运动。鼓励母乳喂养，告知孕妇注射胰岛素不会对胎儿造成不良影响。定期接受产科、内科检查，对病情进行动态评价。产后应长期避孕，建议使用避孕套或行绝育术，不宜采用药物避孕及宫内节育器。

【知识链接】

巨大儿对母婴的影响

巨大儿是导致难产的重要原因之一。由于巨大儿的胎头大而硬，往往胎头会在骨盆入口处"搁浅"，再加上胎儿身体过胖或肩部脂肪过多，同时并发肩难产，则困难更大，常需施行剖宫产术。对产妇的影响还可体现在：①分娩过程中阴道过度伸张或撕裂易造成子宫脱垂；②分娩期的延长造成产后大出血，危及产妇的生命；③剖宫产术后引发的伤口感染、腹腔粘连、子宫内膜异位症等的概率均高于自然分娩。

巨大儿对胎儿也有较大影响：①巨大儿在分娩时由于身体过胖、肩部过宽，通常会卡在骨盆里，通过勉强的牵拉过程易引发骨骼损伤，有时因为时间的延长，还会发生窒息，甚至死亡；②巨大儿产后易发生低血糖、红细胞增多症、高胆红素血症和其他疾病；③流行病学调查显示，巨大儿中发生心脏畸形的比例高于一般正常体重儿，长大后患肥胖症的几率也较大，将成为糖尿病、高血压等多种疾病的易患人群。

第三节　缺铁性贫血

【案例】

江女士，28岁，孕20周。患者平素体质瘦弱，喜食素食。妊娠后早孕反应较重，常因恶心呕吐不能进食。孕12周后，早孕反应逐渐消失，仍感乏力、纳差，并有心悸、气短、头晕等症状。3天前查血常规：红细胞计数 $2.6×10^{12}$/L，血红蛋白58g/L，血细胞比容0.23。

问题：

1. 试述该患者目前主要的医疗诊断。

2. 试述该患者目前主要的护理诊断及护理措施。

贫血是妊娠期常见的一种合并症。由于妊娠期血容量增加，其中血浆量的增加多于红细胞数目的增加，血液出现稀释。当红细胞容量减少，低于正常范围下限时，出现病理改变，贫血对母儿均会造成一定危害，严重贫血是孕产妇死亡的原因之一。妊娠中晚期胎儿生长发育对铁的需求量增加，孕妇对铁的摄取不足或吸收不良则易发生缺铁性贫血。妊娠期贫血中95%属于缺铁性贫血，是孕期最常见的贫血类型。

中医无此病名，根据其临床表现，属"血虚""虚劳"等病证范畴，最早见于《金匮要略·血痹虚劳病脉证并治》。

【病因及发病机制】

正常非孕妇女体内含铁总量约为2g，铁的排泄量与代偿摄取量保持着动态平衡。妊娠妇女铁的需要量增加，胎儿生长发育需铁250~350mg，母体血容量增加而需铁650~750mg，故孕期需铁约1000mg。孕妇每日从饮食中摄取铁10~15mg，正常人铁的吸收率为10%，为1~1.5mg，而此时孕妇每日需铁量至少为4mg。当缺铁时，吸收率可增至40%，但仍不能满足母儿需求，故孕妇易患缺铁性贫血。

【贫血与妊娠的相互影响】

妊娠期母体的骨髓与胎儿组织两者竞争摄取母体血清中的铁，一般总是胎儿组织占优势，而且铁通过胎盘的转运是单向性的，因此不论母体是否缺铁，胎儿总是按其需要量摄取铁，即使在母体极度缺铁时，也不可能逆转运输，故胎儿缺铁的程度不会太严重。但若母体过度缺铁，影响骨髓的造血功能可致重度贫血，会因胎盘供氧和营养供给不足而致胎儿生长受限、胎儿宫内窘迫、早产，甚至死胎。

孕妇重度贫血时常有心肌缺血，以致引起贫血性心脏病，甚至发生充血性心力衰竭。贫血也降低了机体的抵抗力，容易发生产褥感染，对失血的耐受力降低，故孕期、产时或产后发生并发症的机会较多。

【临床表现】

轻者无明显症状；重者可有乏力、头晕、心悸、气短、食欲不振、腹胀、腹泻、皮肤黏膜苍白、皮肤毛发干燥、指（趾）甲薄脆及口腔炎、舌炎等。

【治疗要点】

1. 西医调整饮食，并根据贫血情况适当补充铁剂，重度贫血者可少量多次输血。

2. 中医以调理脏腑，养血安胎为原则。

【护理评估】

1. 健康史　有无营养不良史及慢性失血性疾病史，血常规情况及孕期饮食和铁剂的使用情况，孕产妇及其家属对有关妊娠合并缺铁性贫血知识的掌握情况。

2. 身体状况　本病以乏力、心悸、气短为主要症状，母体产时出血，则加重病情。

3. 心理社会状况　由于妊娠贫血，身体多虚弱，患者易产生精神紧张、忧虑的情绪，担心胎儿安危及健康状况。

4. 相关检查

（1）血常规检查：可见典型的小红细胞、低色素性外周血象。血红蛋白低于110g/L，血细胞比容 < 0.33，红细胞 < 3.5×10^{12}/L。白细胞及血小板计数在正常范围。

（2）血清铁测定：血清铁浓度能更灵敏地反映缺铁状况。正常成年妇女血清铁为7～27μmol/L。如血清铁低于 6.5μmol/L，可以诊断缺铁性贫血。

【主要护理诊断 / 问题】

1. 活动无耐力　与贫血导致疲劳有关。

2. 有受伤危险　与贫血引起头晕有关。

3. 有感染危险　与贫血导致机体抵抗力下降有关。

【护理措施】

1. 非孕期　怀孕前应积极预防贫血，治疗易引起贫血的疾病，如月经过多、消化道慢性失血性疾病等。增加铁的贮备。适当增加营养，必要时补充铁剂。

2. 妊娠期

（1）适当休息：贫血孕妇应适当减轻工作量，血红蛋白在 70g/L 以下者应卧床休息，以减轻机体对氧的消耗。同时应注意安全，避免因头晕、乏力而发生意外。

（2）饮食指导：指导孕妇重视从饮食中摄取所需的铁。食物品种应多样化，纠正偏食，多食富含铁的食物，如瘦肉、家禽、动物肝脏、蛋类等。同时，多摄取富含维生素 C 的蔬菜和水果，以促进铁的吸收。

（3）补充铁剂：铁剂的补充以口服制剂为首选。一般血红蛋白 ≤ 60g/L 的贫血者，遵医嘱选用副作用小、利用率高的口服铁剂，如多糖铁复合物、硫酸亚铁、琥珀酸亚铁、富马酸亚铁。同时口服维生素 C 300mg，每日 3 次，促进铁的吸收。铁剂对胃黏膜有刺激性，常见有恶心、呕吐等副作用，应于饭后服用。服药后大便呈黑色是正常现象，应向孕妇解释。如口服疗效差，或对口服铁剂不能耐受或病情较重者，可注射补充铁剂或少量多次输血。注射时铁的利用率可达90%~100%。常用的制剂有右旋糖酐铁及山梨醇铁。铁的刺激性较强，注射时应行深部肌内注射。

（4）定期产前检查：常规检查血常规，尤其是在妊娠晚期，以便早期发现、早期治疗。积极预防孕期并发症，注意胎儿生长发育情况，预防上呼吸道感染、消化系统及泌尿系统感染。

（5）心理护理：告知患者及其家属，胎儿与母体竞争血清铁时，总是胎儿占优势，故极少出现因母体贫血而导致的胎儿发育不良。而且，单纯的缺铁性贫血也较易纠正，嘱患者放松心态，积极配合治疗和护理。

3. 分娩期

（1）重度贫血者应提前配血备用。输血时控制输血速度和输注总量。

（2）密切观察产程进展情况，为产妇提供心理护理。

（3）注意缩短第二产程，必要时给予阴道助产，减少产伤发生。

（4）胎肩娩出时，遵医嘱应用缩宫素10~20U，肌内注射或静脉注射，同时，应用缩宫素20U加于5%葡萄糖注射液中静脉滴注。严密观察宫缩及阴道出血量，积极预防产后出血。出血多时应及时输血。

（5）产程中严格执行无菌操作原则。

4. 产褥期

（1）遵医嘱应用广谱抗生素预防和控制感染。

（2）观察子宫收缩及恶露情况，预防产后出血，遵医嘱补充铁剂，纠正贫血。

（3）严重贫血者不宜母乳喂养。向产妇及其家属讲解不能母乳喂养的原因，使其理解和配合，并教会其人工喂养方法。

（4）产妇应保证足够的休息及营养，避免疲劳。指导避孕，以免再度怀孕，影响身体康复。

【健康教育】

告知孕妇预防贫血及治疗贫血的相关的知识，定期产前检查，如有异常及时就诊。

第四节　病毒性肝炎

【案例】

某女士，30岁，孕22周。患者5天前出现发热、畏寒、全身酸痛等症状，自认为"感冒"未予重视，自服中成药治疗，效果不明显，随之出现乏力、恶心、纳差、尿黄、腹泻等症状。自诉2天前双目发黄，皮肤黄染，遂急来医院就诊。患者既往体健，1个多月前曾进食生海鲜，否认输血史及病毒性肝炎患者密切接触史。

问题：

1. 试述该患者目前最可能的医疗诊断。

2. 试述该患者目前存在的主要护理问题和护理措施。

病毒性肝炎（viral hepatitis）是由各种肝炎病毒引起的以肝细胞变性坏死为主要病变的传染性疾病，根据病毒类型分为甲型（HAV）、乙型（HBV）、丙型（HCV）、丁型（HDV）、戊型（HEV）、庚型（HGV）及输血传播型肝炎（TTV）。其中以乙型病毒性肝炎最常见。病毒性肝炎在孕妇中较常见，是肝病和黄疸的最常见的原因，据报道孕妇病毒性肝炎发病率为0.8%～17.8%。妊娠合并重症肝炎是我国孕产妇死亡的主要原因之一。

【妊娠、分娩对病毒性肝炎的影响】

妊娠、分娩本身不增加对肝炎病毒的易感性，而妊娠期的生理变化及代谢特点，可使病毒性肝炎病情加重，增加诊断和治疗难度。

1. 妊娠期机体新陈代谢率高，营养物质消耗增多，而且早孕反应可使母体饮食摄入减少，体内营养物质相对不足，可使肝内糖原被消耗，糖原储备降低，导致肝脏抗病能力下降。

2. 妊娠期妇女体内产生大量的雌激素需要在肝脏灭活，雌激素过多妨碍肝脏对脂肪的转运和胆汁的排泄，胎儿代谢产物也需经母体肝脏解毒，加重肝脏负担。

3. 妊娠、分娩可能发生某些并发症，还有分娩期体力消耗，酸性代谢产物蓄积，产后出血等，可进一步加重肝损害。

【病毒性肝炎对妊娠分娩的影响】

1. 对孕妇的影响

（1）病毒性肝炎可加重早孕反应，增加妊娠期高血压疾病的发生率。

（2）因肝功能受损可导致凝血因子合成功能减退，易发生产后出血。重症肝炎时常并发DIC，威胁生命。

（3）孕产妇死亡率高。在发生肝功能不全的基础上，如果再并发产后出血、感染、上消化道出血等情况，可诱发肝性脑病和肝肾综合征，导致孕产妇死亡。

2. 对胎儿及新生儿的影响

（1）围生儿患病率及死亡率高：妊娠合并病毒性肝炎，胎儿畸形发生率较正常妊娠高2倍，肝功能异常的孕产妇流产、早产、死胎、死产和新生儿死亡率明显增加。肝功能异常的孕产妇围生儿死亡率高达4.6%。

（2）肝炎病毒的母婴垂直传播：以乙型肝炎病毒多见，围生期感染的胎儿和新生儿，因免疫系统尚未发育完全，部分可转为慢性病毒携带状态，以后易发展为肝硬化或原发性肝癌。

【临床表现】

妊娠期可出现不能用早孕反应解释的消化系统症状，如食欲减退、恶心、呕吐、腹胀、肝区痛、乏力、畏寒、发热等，部分患者出现黄疸。妊娠早中期可触及肝大，并有肝区叩击痛。妊娠晚期受增大子宫的影响，肝脏极少被触及。重症肝炎多见于妊娠晚期，起病急，病情重，表现为畏寒发热、皮肤巩膜黄染迅速、频繁呕吐、腹胀腹水、肝臭味、肝脏进行性缩小、急性肾衰竭及不同程度的肝性脑病症状。

【治疗要点】

妊娠合并乙型肝炎病毒感染的妇女妊娠前需进行肝功能、血清 HBV-DNA 及肝脏 B 型超声检查。如肝功能和肝脏 B 型超声检查均无异常、血清 HBV-DNA 低水平则为最佳受孕时期。

1. 妊娠期

（1）轻型肝炎：处理原则与非孕期肝炎患者相同。注意休息，加强营养，给予高维生素、高蛋白质、足量碳水化合物、低脂肪饮食。积极应用中西药物进行保肝治疗，避免使用损害肝脏的药物，注意预防感染。

（2）重症肝炎：保护肝脏，积极预防、治疗肝性脑病，限制蛋白质的摄入，每日应＜0.5g/kg，增加碳水化合物的摄入，保持大便通畅。预防 DIC 及肾衰竭。经积极治疗，待病情稳定，

24 小时后，尽快剖宫产术结束妊娠。

2. 分娩期 应配备新鲜血液，为缩短第二产程，可行阴道助产，并注意防止母婴传播及产后出血。

3. 产褥期 应用对肝脏损害较小的抗生素预防感染，避免加重病情。因病情严重不宜哺乳者及早回奶。

【护理评估】

1. 健康史 评估有无与肝炎患者密切接触史，有无输血、注射血制品史，有无肝炎病家族史及当地流行史等。重症肝炎应评估其诱发因素及治疗用药情况，患者及家属对肝炎相关知识的知晓程度。

2. 身体状况 评估患者的症状与体征，孕妇常出现不明原因的食欲减退、恶心、呕吐、腹胀、厌食油腻、乏力、肝区叩痛等消化系统症状。重点警惕重症肝炎发生，多见于妊娠晚期，孕妇出现畏寒发热，皮肤巩膜黄染迅速，尿色深黄，食欲极度减退，呕吐频繁，腹胀，腹水，肝臭气味，肝脏进行性缩小，急性肾衰竭及不同程度的肝性脑病症状，如嗜睡、烦躁、神志不清，甚至昏迷等。

3. 心理社会状况 由于担心感染胎儿，孕妇会产生焦虑、矛盾及自卑心理。评估孕妇及家属对疾病的认知程度及家庭社会支持系统是否完善。

4. 相关检查

（1）肝功能检查：包括血清丙氨酸转氨酶（ALT）和天门冬氨酸转氨酶（AST）。ALT 是反映肝细胞损伤程度的敏感指标。在预后评估上，总胆红素水平较 ALT 和 AST 更有价值。"胆酶分离"为胆红素持续上升而转氨酶下降，提示肝细胞坏死严重，预后不良。凝血酶原时间百分活度（prothrombin time activity percentage, PTA）是判断病情程度和预后的重要指标，正常值是 80%～100%，< 40% 是诊断重症肝炎的重要指标。

（2）血清病原学检测：①甲型病毒性肝炎：急性期患者血清中抗 HAV-IgM 阳性有诊断意义。②乙型病毒性肝炎：主要检测血清"乙肝两对半"和 HBV-DNA。HBsAg 阳性是 HBV 感染的特异性标志，HBsAb 是保护性抗体，阳性表示机体有免疫力，HBeAg 阳性反映 HBV 活动性复制，具有传染性，HBeAb 阳性表示 HBV 在体内减少或消失，传染性减低。抗 HBc 分为 IgM 和 IgG，IgM 阳性见于乙型肝炎急性期，IgG 阳性见于恢复期和慢性感染。HBV-DNA 主要用于观察抗病毒药物疗效和判断传染性大小。③丙型病毒性肝炎：血清中检测出 HCV 抗体，可诊断为 HCV 感染。

（3）凝血功能及胎盘功能：检查凝血酶原时间，HPL 及孕妇血或尿雌三醇检测等。

（4）影像学检查：行超声检查，必要时行磁共振检查，了解肝脾大小，有无肝硬化、腹腔积液、肝脏脂肪变性等。

【主要护理诊断 / 问题】

1. 预感性悲哀 与担心肝炎病毒感染造成的后果有关。

2. 知识缺乏 缺乏有关病毒性肝炎的知识。

3. 潜在并发症 肝性脑病、产后出血。

【护理措施】

1. 非孕期 开展以切断传播途径为主的综合性预防活动，重视高危人群，婴幼儿疫苗接种，夫妇一方有肝炎者应使用避孕套以避免交叉感染。慢性肝炎活动期的育龄妇女应避孕。急性肝炎痊愈 6 个月，最好 2 年后在医生的指导下妊娠。

2. 妊娠期　妊娠合并急性病毒性肝炎的护理措施与非妊娠患者基本相同，但应注意以下内容：

（1）注意休息，避免重体力劳动；加强营养，增加高蛋白、高维生素、足量碳水化合物、低脂肪食物的摄入，适当摄入富含纤维素的蔬菜及新鲜水果，防止便秘。向其详细讲解疾病的相关知识，提高自我照顾能力。

（2）定期产前检查，及时了解孕妇及胎儿生长发育情况；积极治疗各种妊娠并发症。

（3）严格执行消毒隔离制度，防止交叉感染；定期进行肝功能、肝炎病毒血清病原学标志物的检查。

（4）阻断乙型肝炎的母婴传播，妊娠中后期 HBV-DNA 载量 ≥ 2×10^6 IU/mL，在与孕妇及家属充分沟通后可于妊娠 24 ~ 28 周给予替诺福韦进行抗病毒治疗，减少母婴传播。

（5）对重症肝炎患者，应积极防治肝性脑病，遵医嘱给予保肝药物，严格限制蛋白质的摄入。严密观察有无性格改变、行为异常、扑翼样震颤等症状。监测凝血功能，检查出凝血时间及凝血酶原时间，观察孕妇有无口鼻、皮肤黏膜出血倾向，预防 DIC，分娩前 1 周肌内注射维生素 K_1，每日 20 ~ 40mg，备新鲜血液。

3. 分娩期

（1）严密监测产程进展，预防并发症发生。提供良好的待产环境，避免不良刺激，为产妇提供心理支持。

（2）正确处理产程，避免软产道损伤和新生儿产伤，防止发生母婴传播。

（3）严格执行消毒隔离制度，将产妇安置在隔离待产室及产房，避免交叉感染；凡被患者血液、体液污染的可复用的医疗用品需用 2000mg/L 的含氯消毒液浸泡 30 分钟后按相关规定处理。

4. 产褥期

（1）观察子宫收缩及阴道流血情况，预防产后出血。

（2）新生儿出生后 24 小时内接种乙型肝炎疫苗，生后 1 个月、6 个月再分别接种第 2 和第 3 针。HBsAg 阳性母亲的新生儿，应在出生 12 小时内尽早注射乙型肝炎免疫球蛋白，100 ~ 200IU，生后 1 个月、6 个月再各注射 1 次，减少或阻止 HBV 的传染。

（3）指导母乳喂养，对 HBsAg 阳性母亲的新生儿，经过主动以及被动免疫方，不管孕妇 HBsAg 阳性还是阴性，其新生儿都可以母乳喂养，无需检测乳汁中有无 HBV-DNA。因病情严重不宜哺乳者应尽早回奶。回奶禁用雌激素等对肝脏有损害的药物，可选择口服生麦芽或乳房外敷。

（4）继续提供保肝指导，注意休息和营养，指导合适的避孕措施，促进产后恢复。

【健康教育】

告知孕妇预防及治疗病毒性肝炎的相关知识，定期产前检查，如有异常及时就诊。

【复习思考题】

1. 试述防止妊娠合并心脏病妇女发生心力衰竭的方法。

2. 试述妊娠合并乙型肝炎母婴传播的途径。

3. 试述妊娠期糖尿病的护理措施。

影响分娩的因素包括产力、产道、胎儿及产妇的精神心理状态。上述因素间互为因果又相互影响，其中任何一个或一个以上的因素发生异常，或这些因素之间不能相互协调和适应使得分娩过程受阻，称为异常分娩（abnormal labor），又称难产（dystocia）。当出现异常分娩时，要综合分析，正确判断，及时给出恰当处理，保证母胎安全。

【案例】

某女士，34岁。G_1P_0，孕38周，自觉腹痛2小时入院。入院后产妇自觉持续腹痛，触诊发现宫底部收缩不强，间歇期子宫放松不佳，胎心160次/分；阴道检查：宫口开大1～2cm，头先露，S-2，胎膜未破。

问题：
1. 试述该产妇目前出现的宫缩乏力类型及处理要点。
2. 试述该产妇目前主要的护理问题和护理措施。

第一节 产力异常

产力是分娩的动力，由子宫收缩力、腹肌和膈肌收缩力以及肛提肌收缩力组成，其中子宫收缩力贯穿于分娩全过程，是产力的主要组成部分。分娩过程中，子宫收缩力的节律性、对称性及极性不正常或强度、频率有改变，称为子宫收缩力异常，简称产力异常（abnormal uterine action）。子宫收缩力异常分类见图10-1。

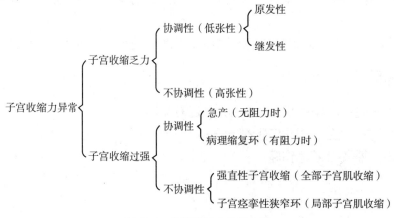
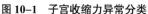

图10-1　子宫收缩力异常分类

一、子宫收缩乏力

【病因及发病机制】

子宫收缩乏力（uterine inertia）多由几种因素综合引起，常见原因如下：

1. 头盆不称或胎位异常　为引起继发性宫缩乏力的常见原因。骨盆异常或胎位异常时，胎先露部下降受阻，不能紧贴子宫下段及子宫颈内口，因而不能引起反射性子宫收缩，引起继发性子宫收缩乏力。

2. 子宫局部因素　因巨大儿、羊水过多、多胎妊娠等引起子宫肌纤维过度伸展而失去正常收缩能力。高龄产妇、经产妇或宫内感染者、子宫肌纤维变性、结缔组织增生影响子宫收缩。子宫发育不良、子宫畸形、子宫肌瘤等，均可能引起原发性宫缩乏力。

3. 精神因素　产妇过度紧张，使得大脑皮层功能紊乱，待产时间长、睡眠少、疲乏、进食少、体力消耗过多、水电解质紊乱、膀胱充盈，均可导致子宫收缩乏力。

4. 内分泌失调　临产后，雌激素、缩宫素、前列腺素等合成和释放不足引起缩宫素受体减少，或使子宫平滑肌间隙连接蛋白数量减少，均可引起子宫收缩乏力。子宫平滑肌细胞钙离子浓度降低、肌浆蛋白轻链激酶及 ATP 酶不足，亦可导致子宫收缩乏力。临产后，产妇体内孕激素下降缓慢，使得子宫对乙酰胆碱敏感性降低，从而影响子宫肌兴奋阈，也可导致宫缩乏力。

5. 药物影响　产程早期使用大剂量解痉药、镇静剂、麻醉药、止痛剂、宫缩抑制剂等，可抑制宫缩。

【临床表现】

1. 协调性子宫收缩乏力（低张性）　特点是子宫收缩具有正常的节律性、对称性和极性，但收缩力量弱（低于 180 Montevideo），持续时间短，间歇期长且不规律，宫缩少于 2 次 /10 分钟。在收缩的高峰期，子宫体隆起不明显，指压宫底部肌壁仍可出现凹陷。根据发生时期的不同，分为原发性和继发性两种。原发性子宫收缩乏力，指产程早期即子宫收缩乏力；而继发性子宫收缩乏力，指产程早期子宫收缩力正常，在产程进行到某一阶段（多在活跃期后期或第二产程）时，子宫收缩转弱。协调性宫缩乏力多属继发性，多见于中骨盆与骨盆出口平面狭窄，胎先露受阻，持续性枕横位或枕后位等。

2. 不协调性子宫收缩乏力（高张性）　初产妇多见，特点是子宫收缩的极性倒置，宫缩兴奋点不是起源于两侧宫角，而是来自子宫下段的一处或多处，收缩波自下而上扩散、小且不规律，频率高，节律不协调，宫缩时宫底部不强，而是下段强，宫缩间歇期子宫壁不能完全松弛。此种宫缩不能使宫口如期扩张和胎先露如期下降，属于无效宫缩。这种宫缩乏力多为原发性宫缩乏力，即产程开始便出现宫缩乏力，需与假临产鉴别。产妇自觉宫缩强，持续下腹疼痛、拒按，精神紧张，烦躁不安，体力消耗大，严重者出现脱水、电解质紊乱、肠胀气、尿潴留；胎儿－胎盘循环障碍，可引起胎儿宫内窘迫。产科检查可发现产妇下腹部有压痛、胎位触不清，胎心不规律，宫口扩张缓慢或停滞，潜伏期延长，胎先露下降延缓或停滞。

3. 产程曲线异常　分娩过程中可将宫口扩张和胎先露下降的动态变化连线为产程曲线，有利于观察产程和及时发现异常。子宫收缩乏力引起的产程曲线异常主要包括：

（1）潜伏期延长（prolonged latent phase）：潜伏期是指从临产规律宫缩开始至活跃期起点（4～6cm），初产妇＞ 20 小时，经产妇＞ 14 小时，为潜伏期延长。

（2）活跃期异常：活跃期是指从活跃期起点（4～6cm）至宫颈口开全，常见的活跃期异常包括活跃期延长（prolonged active phase）和活跃期停滞（protracted active phase）。

①活跃期延长：是指活跃期宫颈口扩张速度＜ 0.5cm/h。

②活跃期停滞：是指当破膜且宫颈口扩张≥ 6cm 后，若宫缩正常，宫颈口停止扩张≥ 4 小时；若宫缩欠佳，宫颈口停止扩张≥ 6 小时。

（3）第二产程异常：包括胎头下降延缓（prolonged decent）、胎头下降停滞（protracted descent）和第二产程延长（prolonged second stage）。

①胎头下降延缓：是指第二产程胎头下降速度初产妇＜ 1.0cm/ 小时，经产妇＜ 2.0cm/ 小时。

②胎头下降停滞：是指第二产程胎头停留在原处不下降＞ 1 小时。

③第二产程延长：是指第二产程初产妇＞ 3 小时，经产妇＞ 2 小时，（硬膜外麻醉镇痛分娩时，初产妇＞ 4 小时，经产妇＞ 3 小时），产程无进展。

【对母儿影响】

1. 对产妇的影响　由于宫缩乏力，产程延长，产妇休息不好，精神体力消耗大，进食少，可引起乏力、排尿困难、肠胀气等，严重者可出现脱水、酸中毒、低钾血症，影响子宫收缩，手术产率升高。第二产程延长者，因膀胱组织被胎先露和耻骨联合所压迫，缺血、坏死形成膀胱阴道瘘或尿道阴道瘘；产程进展慢、滞产、胎膜早破、多次肛查或阴道检查等将增加产褥感染的机会；产后宫缩乏力易致产后出血。

2. 对胎儿、新生儿的影响　产程延长，脐带和胎头受压过久，特别是不协调性宫缩乏力时，子宫壁在宫缩间歇期亦不能完全放松，导致胎盘血液循环受阻，胎儿氧供不足，胎儿宫内窘迫发生机会增加。因产程延长，手术干预机会增多，引起新生儿产伤、窒息、吸入性肺炎、颅内出血等发病率增加。

【治疗要点】

1. 协调性子宫收缩乏力　不论是原发性还是继发性，首先寻找原因。若有头盆不称或胎位异常，估计不能经阴道分娩者，应及时行剖宫产术；若无头盆不称或胎位异常，估计能经阴道分娩者，应采取加强宫缩的措施。

2. 不协调性子宫收缩乏力　首先应调节子宫收缩，使其恢复正常节律性和极性。可给予哌替啶 100mg、吗啡 10mg 肌内注射或地西泮 10mg 静脉推注，使产妇休息，不协调性多能纠正。若经上述处理不协调性被纠正，但宫缩仍较弱，按协调性子宫收缩乏力处理；若不协调性未能得到纠正，或出现胎儿窘迫，或伴有头盆不称或胎位异常，应行剖宫产术。宫缩恢复协调性前严禁使用缩宫素。

【护理评估】

1. 健康史　了解产妇产前检查的一般资料，注意产妇身体发育情况、身高、骨盆形态和大小，胎儿大小，头盆关系；了解产妇既往史，尤其是既往妊娠与分娩史；重点评估临产时间、宫缩情况，包括强度、频率、注意宫缩乏力出现的时间和类型，宫口扩张与胎先露下降等产程进展情况，了解胎心、胎动状况。

2. 身体状况　评估产妇生命体征、腹痛特点、休息、进食、排泄情况。用手触摸腹部或用胎心电子监护仪评估子宫收缩的极性、节律性、持续时间、间隔时间、强度等情况。对使用缩宫素的产妇，要观察产妇对缩宫素的反应。评估胎儿大小及胎产式、胎先露、胎方位。了解宫颈扩张情况及尾骨活动度，了解是否存在骨盆狭窄。

3. 心理社会状况　由于产程延长，产妇及家属多出现焦虑，担心自身及胎儿的安危，对产程进展出现无助感，有的产妇及其家属对阴道分娩失去信心，要求手术分娩。

4. 相关检查

（1）阴道检查：在严密消毒的情况下适时进行阴道检查，了解宫颈软硬度、厚薄、宫口扩张情况、骨盆大小，确定胎方位及胎头下降程度。

（2）Bishop 宫颈成熟度评分：有助于判断引产和加强宫缩的成功率。Bishop 评分法满分为 13 分，若得分 ≤ 3 分，人工破膜多失败，应采用其他方法；4～6 分的成功率约为 50%；7～9 分的成功率约为 80%，≥ 10 分引产成功。

表 10-1　**Bishop 宫颈成熟度评分**

指标	分数			
	0	1	2	3
宫口开大（cm）	0	1～2	3～4	≥ 5
宫颈管消退 %（未消退为 3cm）	0～30	40～50	60～70	≥ 80
先露位置（坐骨棘水平 =0）	-3	-2	-1～0	+1～+2
宫颈硬度	硬	中	软	
宫口位置	后	中	前	

（3）多普勒胎心听诊：有助于发现心率过快、减慢或心律不齐。协调性子宫收缩乏力时，胎心变化出现较晚，不协调性子宫收缩乏力者胎心变化出现较早。

（4）胎儿电子监护：可监测宫缩的节律性、强度和频率，也可连续观察胎心变化，有助于区分协调性子宫收缩乏力和不协调性子宫收缩乏力。

（5）血液、尿液生化检查：检测血二氧化碳结合力、血清钾、钠、氯、钙，尿酮体等。

【主要护理诊断／问题】

1. 疲乏　与孕妇体力消耗、产程延长、水电解质紊乱有关。

2. 有体液不足的危险　与产程延长、出汗、过度疲惫影响摄入有关。

3. 有胎儿受伤的危险　与产程延长、手术产有关。

4. 焦虑　与产程延长、宫缩乏力、担心自身及胎儿安危有关。

5. 潜在并发症　产后出血。

【护理措施】

1. 病情观察　观察产妇精神状况，生命体征，腹痛状况，有无肠胀气、尿潴留等。注意宫缩的频率、强度、极性、对称性，胎方位、胎心，必要时行胎儿电子监护。了解宫口扩张和胎先露下降程度，是否破膜等，发现异常及时报告医生。

2. 协调性子宫收缩乏力者　有明显头盆不称不能经阴道分娩者，应做好剖宫术前准备。估计可经阴道分娩者遵医嘱做好以下护理：

（1）第一产程的护理

一般护理：护士应提供安静、舒适的环境，帮助产妇消除精神紧张，使其多休息。产程时间长，产妇过度疲劳或烦躁不安者，可遵医嘱给予镇静剂。排尿困难者，先给予诱导法，无效时及时导尿，以排空膀胱、增宽产道，促进宫缩。

饮食护理：鼓励产妇多进食清淡、易消化、高热量饮食，水分摄入不足者需补充液体，不能进食者静脉补充营养，可遵医嘱给予 10% 葡萄糖 500 mL 加维生素 C 2g 静脉滴注。酸中毒时可遵医嘱补充碳酸氢钠，低钾血症时遵医嘱给予氯化钾缓慢静脉滴注。

　　加强子宫收缩：经上述处理子宫收缩仍然乏力者，产程无明显进展，可遵医嘱采取下列方法加强子宫收缩。①人工破膜：宫口扩张 3cm 或以上、无头盆不称、胎头已衔接而产程延缓者，可行人工破膜。破膜后，胎头紧贴子宫下段及宫颈内口，可反射性加强子宫收缩。破膜前需检查有无脐带先露，破膜宜在宫缩间歇期进行。破膜后应立即听胎心，注意胎心变化，若发现胎心异常，及时报告医生，慎防脐带脱垂。准确记录破膜时间，破膜前、后胎心的情况，破膜时流出的羊水量及性状。破膜后宫缩仍不理想，可用缩宫素静脉滴注加强宫缩。②缩宫素静脉滴注：适用于协调性子宫收缩乏力、胎心良好、胎位正常、宫口扩张 3cm 或以上、头盆相称、无明显产道梗阻或瘢痕子宫者。先将 0.9% 生理盐水 500mL 静脉滴注，调节滴速至 4~5 滴/分，然后再加入 2.5IU 的缩宫素，摇匀，此时缩宫素静滴速度为 1~2mU/min。根据宫缩强弱进行调整，调整时间间隔为 15~30 分钟，每次增加 1~2mU/min，最大给药剂量通常不超过 20mU/min（60 滴/分）。维持宫缩时宫腔内压力达 50~60mmHg，宫缩间歇期 2~3 分钟，持续 40~60 秒。对缩宫素不敏感者，可酌情增加缩宫素剂量。缩宫素静滴过程中，必须专人监护，观察宫缩情况、胎心、血压、产程进展等。若出现 10 分钟内宫缩 ≥ 5 次、宫缩持续 1 分钟以上，或胎心率异常，应立即停止滴注缩宫素，避免子宫收缩过强出现子宫破裂、胎儿窒迫等并发症；若出现血压升高，应减慢滴注速度。③地西泮静脉推注：地西泮 10mg 缓慢静脉注射，可选择性地使宫颈肌纤维松弛，促进宫颈软化、宫口扩张，适用于活跃期宫口扩张缓慢及宫颈水肿者。与缩宫素联合应用效果更佳。④针刺穴位：针刺合谷、太冲（在足背侧，当第 1 跖骨间隙的后方凹陷处）、三阴交、关元、中极（下腹部，前正中线上，当脐下 4 寸）等穴位，有增强宫缩的效果。此外，刺激乳头可加强宫缩效果。

　　（2）第二产程的护理：第二产程若出现宫缩乏力，在头盆相称情况下，也应静点缩宫素加强宫缩，同时指导产妇屏气用力。若母儿情况良好，胎头下降至 ≥ +3 水平，可自行分娩或行阴道助产分娩，护士应做好助产准备。若经处理后，胎头下降无进展，胎头位置 ≤ +2 水平以上，应遵医嘱做好剖宫产术准备。

　　（3）第三产程的护理：做好产后出血及感染的预防。遵医嘱于胎儿前肩娩出时静脉注射缩宫素 10IU，同时给予缩宫素 10~20IU 静脉滴注，加强宫缩，防治产后出血。破膜超过 12 小时、总产程超过 24 小时、肛查次数多或阴道助产者，应遵医嘱给予抗生素预防感染。

　　3. 不协调性宫缩乏力者　为产妇创造安静的休息环境，遵医嘱给予哌替啶、吗啡等肌内注射或地西泮静脉推注，使产妇休息。严密观察产妇及胎儿状况，若不协调性未能得到纠正，或出现胎儿窘迫，或伴有头盆不称或胎位异常，应遵医嘱做好剖宫产术准备。

　　4. 心理护理　首先要注意产妇和家属的心理状况，多关心产妇，鼓励产妇和家属说出担心，及时回答他们提出的问题，提供相应的解释和知识，耐心疏导，消除紧张情绪。指导产妇听音乐、深呼吸、家属帮助按摩等，既有利于放松，又可帮助缓解疼痛。护士要耐心倾听产妇诉说感受，可适时将产程进展和必要的处理告知产妇，鼓励产妇正确对待难产，积极配合医护人员，树立分娩信心。鼓励和动员产妇的家属及其社会支持系统为产妇提供心理支持，以帮助产妇顺利度过分娩过程。

　　【健康教育】

　　向产妇讲解产程中休息、营养、排便等的重要性，预防宫缩乏力。产程中耐心细致地向产妇讲解产程的经过、大约经历的时间；介绍缓解疼痛的方法。产后因宫缩乏力，容易发生产后出血和产褥感染，应指导产妇观察恶露，做好会阴卫生，勤换内衣，每日行外阴擦洗，发现异常及时向医护人员报告。

二、子宫收缩过强

【病因及发病机制】

目前尚不清楚。多见于经产妇，可能与经产妇的软产道阻力小有关。产妇对缩宫素过于敏感、使用剂量过大，胎盘早剥可能致子宫强直性收缩。产妇精神过度紧张、过度疲劳、产程延长、粗暴或多次宫腔内操作、胎膜早破等情况下，可引起局部子宫壁肌肉痉挛性收缩等。

【临床表现】

1. 协调性子宫收缩过强　其特点为子宫收缩的节律性、对称性和极性均正常，仅子宫收缩力过强、过频，10分钟内宫缩 ≥ 5次，宫腔压力 ≥ 60mmHg。若无头盆不称及胎位异常、产道无阻力，宫颈口可迅速开全，分娩在短时间内即结束，总产程不足3小时，称急产（precipitate labor）。若存在产道梗阻或瘢痕子宫，过强宫缩可形成病理性缩复环（pathologic retraction ring），甚至子宫破裂。产妇往往有痛苦面容，大声喊叫。

2. 不协调性子宫收缩过强　可分为两种情况：

（1）强直性子宫收缩：特点为子宫肌壁出现强烈、痉挛性收缩，宫缩无间歇，失去节律性；产妇多烦躁不安，持续性腹痛、拒按；胎位触不清，胎心听不清或消失。若在脐下或平脐处见一环状凹陷，多为病理性缩复环，也可合并血尿等，属于先兆子宫破裂征象。

（2）子宫痉挛性狭窄环：特点为子宫局部肌壁呈痉挛性不协调性收缩，形成环状狭窄，持续不放松。狭窄环可发生在宫颈、宫体的任何部分，多在子宫上下段交界处见到，也易出现于胎颈、胎腰等胎体较狭窄部位。产妇持续腹痛、烦躁不安，宫颈扩张缓慢，胎先露下降停滞，胎心时快时慢。阴道检查可在宫腔内触及较硬、无弹性的狭窄环，但该环不会随宫缩上升，与病理性缩复环相区别（图10-2）。

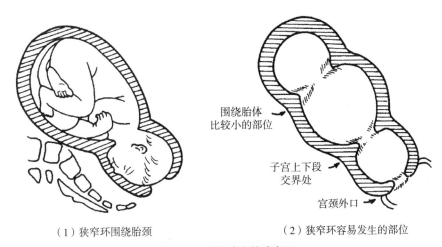

（1）狭窄环围绕胎颈　　　　　　　　（2）狭窄环容易发生的部位

图10-2　子宫痉挛性狭窄环

【对母儿影响】

1. 对产妇的影响　过强宫缩导致产程过快，可引起产妇软产道裂伤，接产时来不及消毒可致产褥感染。宫缩过强，宫腔压力增高，羊水栓塞的风险增加。不协调性子宫收缩过强形成子宫痉挛性狭窄环或强直性子宫收缩，导致产程延长及停滞，产妇极度痛苦，疲乏无力，手术产机会增多。宫缩过强伴胎先露下降受阻或强直性子宫收缩时可发生子宫破裂。胎儿娩出后子宫肌纤维缩复不良，易发生胎盘滞留或产后出血。

2. 对胎儿及新生儿的影响　宫缩过强、过频可影响子宫胎盘的血液循环，胎儿缺血缺氧易发生胎儿宫内窘迫、新生儿窒息，甚至死亡。胎儿娩出过快，胎头在产道内受到的压力突然解除可致新生儿颅内出血。接生时若来不及准备可致新生儿坠地，导致骨折、外伤等，若来不及消毒，易引起新生儿感染。

【治疗要点】

有急产史者应提前住院待产，以免发生意外；临产后提前做好接生及新生儿窒息抢救准备。临产后慎用促宫缩措施，胎儿娩出时嘱产妇勿向下屏气用力。

强直性子宫收缩或子宫痉挛性狭窄环者，停止阴道内操作，停用促宫缩药物。给予产妇吸氧同时应用宫缩抑制剂，如特布他林或硫酸镁等，必要时使用哌替啶。若宫缩恢复正常可等待自然分娩或阴道助产；若不能缓解，出现病理性缩复环而宫口未开全，先露位置高，或出现胎儿窘迫，应立即剖宫产。如胎死宫内，宫口已开全，可用药物缓解宫缩，经阴道助产处理死胎。

【护理评估】

1.健康史 仔细评估产前检查记录，注意妊娠分娩史及急产史，产妇骨盆情况、有无妊娠并发症或合并症；胎儿情况等。

2.身体状况 评估子宫收缩的节律性，持续和间隔时间，宫腔压力等；注意产妇腹痛情况，使用缩宫素时注意产妇的反应。评估宫口扩张、胎先露下降等产程进展情况，是否有急产可能。评估是否有病理性缩复环、子宫下段压痛、血尿等先兆子宫破裂的征象。评估胎心、胎动等胎儿情况。

3.心理社会状况 对于突然发生的异常情况，产妇及家属容易产生焦虑、担心、无助，害怕胎儿与自身的安全受到威胁。

4.相关检查

（1）阴道检查：了解胎位，宫口扩张及胎先露下降情况，有无痉挛性狭窄环等。

（2）胎心及宫腔压力监测：根据胎心监护图形，观察宫缩特点，收缩期及间歇期时限及宫腔压力改变情况，监测胎心监护图的变化。

【主要护理诊断/问题】

1.疼痛 与子宫收缩过强、过频有关。

2.有受伤的危险（母儿双方） 与急产、手术产有关。

3.焦虑 与担心自身及胎儿安危有关。

4.潜在并发症 子宫破裂、产后出血、软产道裂伤等。

【护理措施】

1.病情观察 注意子宫收缩节律性、强度、极性。密切观察产程进展，记录宫口扩张和胎先露下降情况。观察产妇生命体征，腹痛状况。注意有无病理性缩复环、血尿等先兆子宫破裂迹象。记录胎位变化、胎动、胎心状况。发现异常及时通知医生，积极配合处理。

2.协调性宫缩过强者

（1）警惕急产：有急产史者应提前住院待产，护士应勤巡视观察。

（2）做好接产准备：临产后提前做好接产及抢救新生儿窒息的准备。分娩过程中嘱产妇勿向下屏气用力，鼓励产妇做深呼吸，尽量放松，以帮助减轻宫缩强度和频率。接生时防止会阴撕裂。如有阴道及会阴撕裂伤，应及时缝合。

（3）正确处理新生儿：对于急产，应遵医嘱给予新生儿肌内注射维生素 K_1 10mg，预防颅内出血。必要时注射精制破伤风抗毒素 1500IU 和抗生素，预防感染。

3.不协调性宫缩过强者 若有产道梗阻，应及时做好剖宫产术准备；若无梗阻，则停止一切刺激，如停用缩宫素，禁止阴道内操作等。遵医嘱使用25%硫酸镁20mL加入5%葡萄糖20mL缓慢静脉注射，时间不少于5分钟。使用宫缩抑制剂时需密切观察产妇情况、产程进展和胎儿安危。若处理无效或伴有胎儿窘迫征象，立即遵医嘱行剖宫产术前准备。

4. 预防产后并发症　产后观察恶露量及性状、子宫复旧、会阴伤口、生命体征等情况，注意有无产后出血和感染的发生。

5. 心理护理　为产妇及家属提供减轻焦虑的支持性措施，树立产妇分娩的信心，告知并耐心解释病情及处理方法，缓解焦虑、恐惧。

【健康教育】

有急产史者，预产期前1~2周避免外出、远走，最好能提前住院待产，嘱其勿远离病房。产妇有解大便感时，切勿下地或如厕，应及时呼叫医护人员。若为初产妇发生了急产，告知其下次分娩时要提前2周住院待产。指导产妇选择合适的避孕措施，产后42日到门诊复查。

第二节　产道异常

【案例】

某女士，28岁。G_1P_0，孕40周，估计胎儿体重4000g，胎方位：ROT，未入盆，胎心146次/分。骨盆测量：对角径12.5cm，坐骨棘间径9cm，坐骨结节间径7.5cm，出口后矢状径6.5cm，耻骨弓角度<90°。

问题：

1. 试述该孕妇骨盆测量中哪几条径线出现了异常。
2. 试述该孕妇宜选择何种分娩方式。

产道是胎儿娩出的通道，包括骨产道和软产道。产道异常可阻碍胎儿娩出，以骨产道异常多见。

骨产道异常，又称狭窄骨盆（contracted pelvis），指骨盆形态异常或径线过短，导致骨盆腔小于胎先露能通过的限度，使胎先露下降受阻，影响产程进展。狭窄骨盆可为一个或多个径线过短，也可为一个或多个平面狭窄。当某一径线过短时，要注意同一平面其他径线的大小，再结合整个骨盆腔的大小和形态加以综合判断。

软产道异常包括阴道、宫颈、子宫及骨盆底软组织的异常，可由先天发育异常或后天疾病引起。

【分类】

1. 骨产道异常

（1）骨盆入口平面狭窄（contracted pelvic inlet）：以扁平型骨盆常见，主要为入口前后径狭窄，骨盆入口平面呈横扁圆形。根据狭窄程度可分为3级：Ⅰ级为临界性狭窄，对角径11.5cm，入口前后径10.0cm，多可经阴道分娩；Ⅱ级为相对性狭窄，对角径10.0~11.0cm，入口前后径8.5~9.5cm，阴道分娩难度明显增大；Ⅲ级为绝对性狭窄，对角径≤9.5cm，入口前后径≤8.0cm，难以经阴道分娩，必须剖宫产术。常见的入口狭窄类型主要包括以下两种：

单纯扁平骨盆（simple flat pelvis）：骨盆入口平面呈横扁圆形，骶岬向前下突出，骨盆入口前后径缩短，横径正常（图10-3）。

佝偻病性扁平骨盆（rachitic flat pelvis）：骨盆入口平面呈横肾形，骨盆入口前后径缩短明显，骶岬向前突出，骶骨变直后移，尾骨呈钩状前翘，坐骨结节多外翻，导致坐骨结节间径及耻骨弓角度增大，骨盆出口横径变宽（图10-4）。

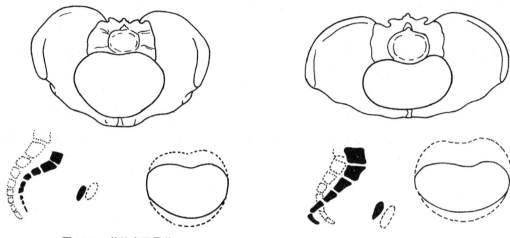

图10-3　单纯扁平骨盆　　　　　　　　　　　　图10-4　佝偻病性扁平骨盆

（2）中骨盆平面狭窄：较入口平面狭窄更常见，主要见于类人猿型骨盆和男型骨盆，以坐骨棘间径及中骨盆后矢状径狭窄为主。类人猿型骨盆又称横径狭窄型骨盆，骨盆各平面横径减小，多因中骨盆及骨盆出口平面狭窄影响分娩。按照狭窄程度可分为3级，Ⅰ级为临界性狭窄，坐骨棘间径10.0cm，坐骨棘间径加中骨盆后矢状径13.5cm；Ⅱ级为相对性狭窄，坐骨棘间径8.5~9.5cm，坐骨棘间径加中骨盆后矢状径12.0~13.0cm；Ⅲ级为绝对性狭窄，坐骨棘间径≤8.0cm，坐骨棘间径加中骨盆后矢状径≤11.5cm。

（3）骨盆出口平面狭窄：多与中骨盆平面狭窄伴随。常见于男型骨盆，以坐骨结节间径及出口后矢状径狭窄为主。按照狭窄程度可分为3级，Ⅰ级为临界性狭窄，坐骨结节间径7.5cm，坐骨结节间径加出口后矢状径15.0cm；Ⅱ级为相对性狭窄，坐骨结节间径6.0~7.0cm，坐骨结节间径加出口后矢状径12.0~14.0cm；Ⅲ级为绝对性狭窄，坐骨结节间径≤5.5cm，坐骨结节间径加出口后矢状径≤11cm。

中骨盆及骨盆出口平面狭窄常见于两种类型：

漏斗型骨盆（funnel shaped pelvis）：骨盆入口正常，两侧骨盆壁内收，状似漏斗。中骨盆及出口平面均明显狭窄，坐骨棘间径和坐骨结节间径缩短，耻骨弓角度<90°，坐骨结节间径与出口后矢状径之和小于15cm，常见于男型骨盆（图10-5）。

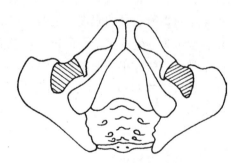

图10-5　漏斗型骨盆

横径狭窄骨盆（transversely contracted pelvis）：类似于类人猿型骨盆，骨盆三个平面横径均缩短，入口平面呈纵椭圆形。

（4）骨盆三个平面狭窄：又称均小骨盆（generally contracted pelvis），指骨盆外形属正常女性骨盆，骨盆形态正常但每个平面的径线均小于正常值2cm或更多，多见于身材矮小、体型匀称的妇女。

（5）畸形骨盆：指骨盆失去正常的形态及对称性。可因跛行、脊柱侧突、骨盆骨折等引起。如尾骨骨折致尾骨尖前翘或骶尾关节融合，可引起骨盆出口前后径缩短而影响分娩。

2. 软产道异常

（1）阴道异常：阴道横隔、纵隔，瘢痕性狭窄、阴道壁囊肿、阴道肿瘤、阴道尖锐湿疣等。

（2）宫颈异常：宫颈粘连和瘢痕、宫颈水肿、宫颈坚韧、宫颈癌等。

（3）子宫异常：子宫畸形（如中隔子宫、双子宫、双角子宫），瘢痕子宫等。

（4）盆腔肿瘤：子宫肌瘤、卵巢肿瘤等。

【临床表现】

1. 骨盆入口平面狭窄　骨盆入口狭窄时，可出现已临产胎头仍未入盆的现象，初产妇腹部多为尖腹，经产妇则呈悬垂腹，经检查可发现胎头跨耻征阳性。胎儿臀先露、肩先露、面先露发生率为正常骨盆者3倍。

骨盆入口临界性狭窄者，临产后若产力正常、胎位、胎儿大小正常，胎头常呈后不均倾位衔接，再使前顶骨入盆，呈矢状缝位于入口横径之头盆均倾势，可经阴道分娩；临床表现为潜伏期及活跃早期延长；活跃晚期产程进展顺利。若胎头迟迟不能入盆，常出现胎膜早破及脐带脱垂，继发性宫缩乏力致潜伏期延长，宫颈扩张缓慢。

骨盆入口绝对性狭窄者，即使产力、胎位、胎儿大小均正常，胎头仍不能入盆，常发生梗阻性难产。产妇可出现腹痛拒按、排尿困难、尿潴留、宫颈水肿，甚至出现病理性缩复环、肉眼血尿等先兆子宫破裂征象。胎先露嵌入骨盆入口较长时，血液循环障碍，组织坏死，可形成泌尿生殖道瘘。在强大宫缩压力下，胎头颅骨重叠，严重者可出现颅骨骨折及颅内出血。

2. 中骨盆平面狭窄　胎头能正常衔接时，潜伏期及活跃早期进展顺利，胎头下降达到中骨盆时，内旋受阻，胎头双顶径被阻于中骨盆狭窄部位之上，常出现持续枕横或枕后位，同时表现为继发性宫缩乏力，活跃期晚期及第二产程延长甚至第二产程停滞。胎头受阻于中骨盆致胎头受压、颅骨重叠、软组织水肿、产瘤较大，严重者可发生胎儿宫内窘迫和颅内出血。若中骨盆狭窄严重，宫缩较强，可发生先兆子宫破裂和子宫破裂。

3. 骨盆出口平面狭窄　骨盆出口狭窄与中骨盆狭窄多并存。单纯骨盆出口平面狭窄多表现为第一产程进展顺利，胎头到达盆底后受阻，引起继发性宫缩乏力和第二产程停滞。强行阴道助产可导致严重软产道裂伤和新生儿产伤。

【对母儿影响】

1. 对产妇的影响　入口平面狭窄影响胎先露衔接，易发生胎位异常和胎膜早破。中骨盆平面狭窄，影响胎头内旋和俯屈，易发生持续性枕横位、枕后位。胎头下降受阻常引起继发性宫缩乏力，引起产程延长、停滞，使手术助产、软产道裂伤及产后出血机会增大。胎头长时间嵌顿于产道，压迫周围软组织，引起其水肿、缺血、坏死，可形成生殖道瘘。严重梗阻性难产若处理不及时，可使子宫破裂机会增多，胎膜早破、阴道检查与手术机会增多，产褥感染发生率也增加。阴道纵隔、横隔、包块等阻碍胎先露下降；宫颈粘连、瘢痕、坚韧、水肿等影响宫颈扩张；子宫畸形时，难产、胎位和胎盘位置异常、宫缩乏力、产程异常、宫颈扩张缓慢等发生率均可能增加；瘢痕子宫者试产时子宫破裂风险增加；子宫肌瘤合并妊娠时，易发生流产、早产，分娩时宫缩乏力、产程延长等。

2. 对胎儿、新生儿的影响　骨盆入口狭窄易发生胎膜早破，导致脐带脱垂危险增加，引起胎儿窘迫，甚至死亡。产程延长，胎头在下降过程中受阻、极度变形、受压、缺血缺氧等易引起颅内出血。手术机会增多，导致新生儿产伤、感染可能增加。

【治疗要点】

1. 骨产道异常

（1）骨盆入口平面狭窄：骨盆入口平面绝对狭窄者，足月活胎不能经阴道分娩，应行剖宫产术结束分娩。骨盆入口平面相对狭窄者，在足月胎儿体重＜3000g，胎位、胎心、产力均正常时，可在严密监护下阴道试产。试产成功与否，除参考宫缩强度外，应以宫口扩张程度为衡量标准，试产可等到宫口扩张至4cm以上。胎膜未破者，可在宫口扩张≥3cm时行人工破膜。若出现宫缩乏力，可静脉滴注缩宫素。若试产后胎头迟迟不能入盆，宫口扩张停滞，或出现胎儿窘迫，应及时行剖宫产术结束分娩。

（2）中骨盆平面狭窄：若宫口开全，胎头双顶径达坐骨棘水平或更低，可经阴道徒手旋转胎头为枕前位，待其自然分娩或行阴道助产术。若双顶径未达坐骨棘水平或出现胎儿宫内窘迫，应及时行剖宫产术结束分娩。

（3）骨盆出口平面狭窄：骨盆出口平面狭窄不宜行阴道试产。临床上多用坐骨结节间径和出口后矢状径之和判断，若二者之和＞15cm，多数可经阴道分娩，有时需阴道助产，若二者之和≤15cm，足月儿不易经阴道分娩，应行剖宫产术。

（4）骨盆三个平面均狭窄：估计胎儿不大，产力、胎位、胎心均正常时，可以阴道试产；若胎儿较大，估计不能通过产道，应行剖宫产术。

（5）畸形骨盆：根据畸形程度、种类等综合判断。畸形严重者，应行剖宫产术。

2. 软产道异常 阴道横隔若较厚可阻碍产道，必要时需行剖宫产术结束分娩；若横隔较薄，在分娩过程中可被胎先露撑薄，可予以切开，胎盘娩出后缝合残端。双宫颈伴有阴道纵隔者胎儿多能顺利娩出；单宫颈伴有阴道纵隔者，可于分娩时切断胎先露前方纵隔，产后缝合残端。轻度宫颈膜性粘连可行粘连分离、机械性扩张或宫颈放射状切开，严重的宫颈粘连和瘢痕应行剖宫产术。宫颈坚韧、水肿者，可静脉推注地西泮或于宫颈两侧注射利多卡因，无效者行剖宫产术。宫颈癌者需行剖宫产术，以免引起癌肿扩散及出血。子宫畸形合并妊娠者，临产后应严密观察，适当放宽剖宫产指征。子宫下段及宫颈肌瘤、阴道肿瘤等阻碍产道者，可行剖宫产术。卵巢肿瘤位于骨盆入口阻碍胎先露部衔接者，应行剖宫产术同时切除肿瘤。

【护理评估】

1. 健康史 了解产前检查病历，尤其注意骨盆测量和妇科检查记录，是否进行过相关处理等。询问孕妇有无佝偻病、脊髓灰质炎、脊柱和骨关节结核以及外伤史。了解孕妇既往孕产史，有无难产史及发生原因，有无新生儿产伤等。

2. 身体状况 了解产妇本次妊娠经过，有无病理妊娠情况，有无软产道畸形、肿瘤等。注意产妇的身高是否＜145cm，观察产妇的体形、腹形、步态，有无跛足、脊柱及髋关节畸形；有无跨耻征阳性，宫缩情况、宫口扩张及胎先露下降情况，胎膜有无破裂，有无腹痛拒按、排尿困难、尿潴留、肉眼血尿、腹部凹陷、过早排便感等。

3. 心理社会状况 了解产道异常经阴道试产产妇，是否对试产过程和分娩结局感到担心，是否具有不确定感和焦虑。需行剖宫产术时，是否具有因关心手术过程、术者水平、手术及麻醉对自身，特别是胎儿的影响而产生的疑虑。了解产妇的社会支持系统状况，产妇家属特别是丈夫的情绪状态。

4. 相关检查

（1）骨盆测量：了解骨盆大小，包括对角径、中骨盆前后径、坐骨棘内突程度、坐骨结节间径、出口后矢状径、耻骨弓角度、骶凹弧度、骶尾关节活动度等。

（2）腹部检查：测量子宫底高度及腹围，估计胎儿大小。腹部触诊判断胎位是否正常，胎头是否入盆，头盆是否相称。

检查头盆是否相称的具体方法为：孕妇排空膀胱，仰卧，两腿伸直。检查者将一手放在耻骨联合上方，另一手将胎头向骨盆方向推压，如胎头低于耻骨联合平面，表示头盆相称，称为跨耻征阴性（图 10-6①）；如胎头与耻骨联合在同一平面，表示可疑头盆不称，称跨耻征可疑阳性（图 10-6②）；如胎头高于耻骨联合平面，表示头盆明显不称，称为跨耻征阳性（图 10-6③）。对出现跨耻征阳性的孕妇，应让其取两腿屈曲半卧位，再次检查，如转为跨耻征阴性，提示骨盆倾斜度异常，而不是头盆不称，仍有经阴道分娩的可能。

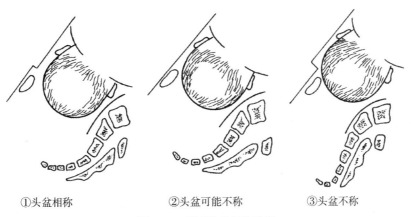

①头盆相称　　　　　②头盆可能不称　　　　　③头盆不称

图 10-6　检查头盆相称程度

（3）B超检查：可判断胎先露、胎方位、胎先露与骨盆的关系，有无生殖道畸形、肿瘤等，还可通过测量胎儿身体径线估计胎儿体重，判断是否能阴道试产。

【主要护理诊断/问题】

1. 有新生儿窒息的危险　与产道异常、胎头受压、产程延长有关。

2. 焦虑　与担心胎儿及自身的安全有关。

3. 有感染的危险　与胎膜早破，产程延长，手术操作有关。

4. 潜在并发症　子宫破裂、胎儿窘迫。

【护理措施】

1. 做好治疗配合　骨盆入口平面相对狭窄者，在足月胎儿体重 < 3000g，胎位、胎心、产力均正常时，可在严密监护下阴道试产；已破膜者，应适当缩短试产时间，遵医嘱使用抗生素以预防感染。中骨盆平面狭窄，若宫口开全，胎头双顶径达坐骨棘水平或更低，可经医生阴道徒手旋转胎头为枕前位，待其自然分娩或行阴道助产术，护士需做好阴道助产准备。骨盆出口平面狭窄，坐骨结节间径和出口后矢状径之和 > 15cm，胎儿不大时多数可经阴道分娩，护士需根据产程进展和胎儿情况，做好阴道助产准备。产道异常不适宜阴道试产或试产失败者，应尽早为其做好剖宫产术准备。

2. 监测产程　骨盆狭窄者，当有试产条件时，护士应在试产过程中严密观察产程进展、宫缩、宫口扩张、胎先露下降及胎心情况。子宫畸形者分娩时易发生难产，需密切观察宫缩及产程进展。瘢痕子宫产妇试产时，需注意有无病理性缩复环、血尿等先兆子宫破裂表现。

3. 预防产后并发症　产后遵医嘱使用宫缩剂和抗生素，预防产后出血和感染。协助产妇保持外阴清洁，勤换内裤，每日行会阴冲洗 2 次。产程过长者，尿道和生殖道被压迫过久，应遵医嘱留置尿管 8 ~ 12 天，以免形成生殖道瘘，保留尿管期间做好相应的护理。产道压迫时间过长或手术产的新生儿，严密观察有无颅内出血或其他并发症发生。

4. 心理护理　可以试产者，在分娩过程中，护士要为产妇及家属提供心理支持，认真解答产妇及亲属疑问，及时反馈产程进展情况，鼓励和安慰产妇，增强其对分娩的信心，以缓解焦虑，增加安全感，帮助产妇以尽可能好的身心状态度过分娩过程。

【健康教育】

向产妇及家属讲解异常骨盆的类型及选择分娩方式的原因和依据。告知产妇产后保持会阴部卫生的重要性，讲解会阴部自我护理措施。保留尿管者向其说明目的和护理方法。

【知识链接】

剖宫产后再次妊娠孕妇分娩方式的选择

剖宫产后因子宫有瘢痕、再次妊娠分娩时有子宫破裂风险，但并非下次妊娠分娩均必须再次剖宫产。本次妊娠的分娩方式选择需要依据前次剖宫产手术方式、指征、术后有无感染、再孕间隔时间、既往剖宫产次数、有无紧急剖宫产条件、本次妊娠胎儿大小、胎位、产力产道等情况综合决定。若只有 1 次剖宫产史、切开为子宫下段横切口、术后再孕间隔时间超过 2 年、胎儿体重适中者，阴道试产成功率较高。若前次剖宫产为子宫体部纵切口或 T 形切口、术后有感染、剖宫产次数 ≥ 2 次，本次妊娠巨大儿、前置胎盘、骨盆狭窄、胎位异常等情况者，不宜阴道试产。

第三节　胎儿异常

【案例】

某女士，30 岁。G_1P_0，孕 40 周，阴道流液 1 小时入院。产科检查：胎儿臀位，胎心 144 次/分，骨盆测量无异常。阴道检查：宫颈管消失，宫口扩张 2cm，有液体流出，未触及条索状物。B 超检查：胎儿臀位，胎头双顶径 10.9cm。

问题：

1. 试述该产妇目前的处理要点。

2. 简述该产妇目前的主要护理措施。

胎儿异常是影响正常分娩的第三个因素，胎儿异常包括胎位异常（abnormal fetal position）及胎儿发育异常。胎位异常包括胎头位置异常、臀先露、肩先露等。胎位异常可导致头盆不称，产程进展受阻，是造成难产的常见因素之一。

【分类】

1. 胎位异常

（1）持续性枕后位、枕横位：分娩过程中，当胎儿先露部到达中骨盆平面时，胎头通过内旋转向前，以最小径线通过产道自然分娩。临产后以枕后位或枕横位衔接者，胎头枕部持续不能转向前方，导致分娩困难，称为持续性枕后位、枕横位。发生率 5% 左右。

（2）臀先露：是最常见的胎位异常类型，占足月分娩之 3% ~ 4%。分为单臀先露（胎儿双髋关节屈曲，双膝关节伸直，先露为胎儿臀部，又称腿直臀先露），完全臀先露（胎儿双髋关节、双膝关节均屈曲，又称混合臀先露），不完全臀先露（胎儿先露部为单足或双足、单膝或双膝，或单足加单膝），其中以单臀先露最多见。以骶骨为指示点，有 6 种胎位，骶左（右）前，骶左（右）横，骶左（右）后。

（3）面先露：胎头以颜面为先露称为面先露，多于临产后发现。以颏骨为指示点，有 6 种胎位，颏左（右）前，颏左（右）横，颏左（右）后。发生率 0.8‰ ~ 2.7‰。

（4）前不均倾位：枕横位入盆的先露部侧屈以其前顶骨先入盆，称为前不均倾位。发生率 0.5% ~ 0.8%。

（5）胎头高直位：胎头以不屈不仰姿势衔接于骨盆入口，其矢状缝与骨盆入口前后径一致，称为胎头高直位。枕骨向前靠近耻骨联合者称为高直前位，枕骨向后靠近骶岬者称为高直后位。发生率约 1%。

（6）其他：包括肩先露，复合先露等。胎儿身体纵轴与母体纵轴垂直，胎体横卧于骨盆入口之上，称为肩先露，占足月分娩总数的 0.25%，是最不利分娩的胎位。胎头或胎臀伴有肢体（上肢或下肢）作为先露部同时进入骨盆入口，称为复合先露，极少见。

2. 胎儿发育异常

（1）巨大儿：任何孕周胎儿体重达到或超过 4000g 者，称巨大儿。多见于糖尿病孕妇、孕期营养过剩、体重过重，父母身材高大，经产妇，过期妊娠等。国内发生率约为 7%。巨大儿手术产率及死亡率均较正常胎儿高。

（2）脑积水：大脑导水管不通畅导致脑脊液回流受阻，胎头颅腔内、脑室内外有大量脑脊液（500 ~ 3000mL），致脑室系统扩张和压力升高，常压迫正常脑组织。表现为头颅体积增大，颅缝明显增宽，囟门增大，颅压增高。

（3）其他：如联体双胎，胎儿颈部、胸部、腹部等发育异常或肿瘤等。

【临床表现】

1. 胎位异常

（1）持续性枕后位、枕横位：临产后，胎头衔接较晚及俯屈不良。分娩过程中，由于枕后位、枕横位的胎头不易紧贴宫颈及子宫下段，常导致协调性宫缩乏力及宫颈扩张缓慢。枕后位枕骨压迫直肠，产妇自觉肛门坠胀及排便感，在子宫颈口尚未开全时，便使用腹压，导致产妇疲劳及宫颈前唇水肿，影响产程进展，尤其是活跃晚期和第二产程延长，甚至停滞。如阴道口虽已见到胎发，但历经多次宫缩屏气却不见胎头继续顺利下降时，应考虑有持续性枕后位的可能。

（2）臀先露：妊娠晚期孕妇常有因胎动引起的季肋部胀痛感。临产后，因胎臀不能紧贴子宫下段及宫颈内口，常导致宫缩乏力、产程延长。

（3）面先露：面先露胎头多迟迟不能入盆。颏前位时因颜面部不能紧贴子宫下段及宫颈内口，多表现为潜伏期延长、活跃期延长或停滞。颏后位时，导致梗阻性难产，若不及时处理，可造成子宫破裂。

（4）前不均倾位：胎头后顶骨不能入盆，使胎头下降停滞，产程延长。前顶骨与耻骨联合之间的膀胱颈受压，产妇易过早出现尿潴留。

（5）胎头高直位：临产后由于胎头未俯屈，导致入盆困难，活跃早期宫口扩张延缓或停滞，一旦胎头入盆，则产程进展顺利，若胎头不能衔接，则常出现活跃期停滞。高直后位，胎头不能进入骨盆入口，胎头不下降，先露高浮，活跃期早期延缓或停滞。先露高浮，易发生滞产及子宫破裂。

（6）其他：肩先露时，先露部不能紧贴子宫下段及宫颈内口，易出现宫缩乏力。因羊膜囊受压不均，易出现胎膜早破；破膜后羊水外流，胎儿脐带容易脱出，造成胎儿宫内窘迫甚至死亡。复合先露易引起梗阻性难产，出现脐带脱垂、产程延长时，胎儿宫内窘迫甚至死亡可能增加。

2. 胎儿异常 巨大儿者妊娠期多有子宫增大较快，于妊娠后期可出现呼吸困难，腹部及两侧肋部胀痛。由于巨大儿引起头盆不称、子宫过度扩张，可导致子宫收缩乏力，产程延长。因双肩径大于双顶径，巨大儿分娩过程中易发生肩难产，引起产道裂伤甚至子宫破裂可能性增大。脑积水患儿表现出明显头盆不称，跨耻征阳性。胎儿身体发育异常或形成肿瘤时，因局部体积大，多引起第二产程胎先露下降受阻，产程延长。

【对母儿影响】

1. 对母体的影响　因胎位异常或胎儿因素，胎先露不能紧贴子宫下段和子宫颈部，造成胎膜早破、子宫收缩乏力、产程延长、阴道助产和剖宫产概率增大。行阴道助产时，由于过度牵引易导致软产道裂伤，严重者甚至造成子宫破裂。子宫收缩乏力、产程延长可使产后出血、产褥感染机会增加。产程延长时，膀胱、直肠等周围软组织受压过久有形成生殖道瘘的危险。

2. 对胎儿、新生儿的影响　产程延长、阴道助产及胎膜早破等常引起早产儿及低体重儿增多、胎儿窘迫、胎死宫内、新生儿窒息、产伤、新生儿死亡等。臀先露经阴道分娩时，可因后出头困难，引起胎儿窘迫、新生儿产伤、颅内出血等并发症，围生儿死亡率大大增加。

【治疗要点】

1. 妊娠期

（1）妊娠期臀先露者，妊娠30周前多能自行转为头先露，无需处理。若妊娠30周后仍为臀先露者，可采用胸膝卧位、艾灸或激光照射至阴穴、外转胎位术等方法进行纠正。

①胸膝卧位：嘱孕妇排空膀胱，松解裤带，采取膝胸卧位。每次15分钟，每日2～3次，1周后复查也可采用胎背背侧卧位、促进胎儿俯屈转位。

②艾灸或激光照射至阴穴：可选用艾灸或激光照射双侧至阴穴（足小趾外侧，距趾甲角0.1寸），每次15～20分钟，每日1次，1～2周为1个疗程。

③外倒转术：一般建议36～37周后，排除外倒转术禁忌证，在超声及电子胎心监护下进行，术前需做好紧急剖宫产准备。操作者通过向孕妇腹壁施加压力，向前或向后旋转胎儿，使胎儿改变胎位。外倒转术有胎盘早剥、胎膜早破、胎儿窘迫、早产等风险，但发生率较低。

（2）既往有巨大儿分娩史者或妊娠期发现巨大儿者，应确定有无糖尿病或糖耐量异常，若有上述情况，应给予积极治疗。

（3）联体双胎、脑积水等一经确诊，应及时终止妊娠。

2. 分娩期　妊娠足月后，根据产妇及胎儿的具体情况，以母婴安全为原则，综合考虑选择终止妊娠方式。若骨盆无异常、胎儿不大时，持续性枕后（横）位、高直前位，均可试产；试产失败给予剖宫产术。持续性颏横位、高直后位、肩先露也应行剖宫产术。臀先露应根据骨盆类型、胎儿大小、臀先露种类、有无合并症等，于临产初期做出判断，决定分娩方式。

【护理评估】

1. 健康史　评估产妇的年龄、妊娠前和妊娠期体重增长情况，父母身高等。了解产妇孕产史，是否有多胎妊娠、巨大儿及畸形儿家族史。有无妊娠糖尿病、前置胎盘、羊水过多等病理妊娠情况。

2. 身体状况　注意胎位及变化，有无头盆不称，估计胎儿大小；评估试产者的子宫收缩情况和产程进展状况，胎膜是否破裂，产妇有无过早出现排便感和屏气用力。了解产妇主诉和排尿状况，有无排尿困难和血尿等。评估胎儿状况，注意胎位、胎心及其变化。

3. 心理社会状况　妊娠期，孕妇会担心胎位异常和胎儿畸形有关；在试产过程中往往会担心试产的成败及其对胎儿是否会有影响；因产程延长，过度疲乏，胎心不规则等，产妇容易丧失分娩信心，产妇及家属多十分担心母婴安全，易产生急躁情绪。

4. 相关检查

（1）腹部检查：持续性枕后位、横位时子宫呈纵椭圆形，胎体纵轴与母体纵轴一致。如在宫底部触及胎臀，胎背偏向母体后方或侧方，前腹壁触及胎体，胎心在脐下偏外侧处听得最清楚时，一般为枕后位。臀先露未衔接时，在宫底部可触到圆而硬、按压时有浮球感的胎头，在耻骨联合上方可触及软而宽、不规则的、上下可移动的胎臀；若已衔接，胎臀多固定；胎心在脐上左（或右）侧听得最清楚。胎头高直前位时，胎背占据腹前壁，胎体触不到，胎心听诊位置高，在近腹中线；高直后位，胎儿肢体占据腹前壁，有时可于耻骨联合上方触及胎体。前不均倾位时，于临产早期可在耻骨联合上方触及胎头顶部。面先露颏前位者，在胎儿肢体侧的下腹部胎心听诊清楚，颏后位者可在胎背侧触及极度仰伸的枕骨隆突，胎心听诊遥远。

（2）阴道检查：当宫口部分扩张或开全时，若为枕后位，则感到盆腔后部空虚，胎头矢状缝位于骨盆斜径上。枕左后位时，前囟在骨盆右前方，后囟在骨盆左后方，反之则为枕右后位。胎头矢状缝位于骨盆横径上，后囟在骨盆左侧方，则为枕左横位，反之为枕右横位。胎头水肿等导致囟门摸不清时，可阴道检查胎儿耳郭及耳屏位置及方向，来判定胎位，若耳郭朝向骨盆后方，诊断为枕后位，若耳郭朝向骨盆侧方，诊断为枕横位。臀先露时，宫颈扩张 2cm 以上，胎膜已破者可触及胎臀部位，完全臀先露可触及胎臀，不完全臀先露触及胎儿下肢时注意是否有脐带脱垂。胎头高直位时，胎头矢状缝落在骨盆入口前后径上，偏斜不超过 15°，高直前位前囟在后，后囟在前，反之为高直后位。前不均倾位，胎头矢状缝在骨盆入口横径上，前顶骨嵌于耻骨联合后方，后顶骨因大部分位于骶岬上方，引起盆腔后半部空虚。面先露时，不能触及颅骨，宫口开大后可触及胎儿颜面特征。

（3）B 型超声检查：可探及胎先露、胎方位，及不同胎方位的具体特点，判断明显的胎儿畸形，估计胎儿体重，进行羊水量测量等。

（4）实验室检查：胎儿发育过大或过快的孕妇，需行妊娠糖尿病筛查，妊娠晚期抽羊水做胎儿肺成熟度检查、胎盘功能检查。疑为脑积水合并脊柱裂者，可检测孕妇血清或羊水甲胎蛋白水平。

【主要护理诊断 / 问题】

1. 有胎儿受伤的危险　与胎位异常、脐带脱垂、阴道助产、手术产等有关。

2. 有感染的危险　与胎膜早破、产程延长有关。

3. 恐惧　与担心难产及胎儿发育异常有关。

4. 潜在并发症　胎膜早破、产后出血及产后感染等。

【护理措施】

1. 做好治疗配合　因胎位或胎儿异常，不能经阴道分娩者，遵医嘱做好剖宫产术的手术前准备。

2. 阴道试产者

（1）一般护理：保证产妇充分休息，枕后（横）位产妇向胎儿肢体方向侧卧，以利于胎头枕部转向前方。嘱枕后位产妇尽量不要过早屏气用力，以防宫颈水肿及体力消耗。保持良好的营养状况及水、电解质平衡，必要时遵医嘱给予补液。

（2）产程观察：注意宫缩情况，宫口扩张和先露下降情况，观察胎位和胎心变化。一旦破膜，应立即听胎心，并做好记录；如胎心有改变，应立即报告医生，及早发现并处理脐带脱垂。破膜后产妇应卧床休息，抬高床尾，监测胎心、胎动、羊水、产妇宫缩及体温、脉搏等情况，及时发现感染迹象。

（3）预防胎膜早破：指导胎位异常产妇在待产过程中尽量少活动，勿下蹲，尽量少做肛查，禁灌肠，预防胎膜早破。

（4）防治母儿并发症：协助医生做好新生儿抢救准备，必要时为缩短第二产程可行阴道助产。新生儿出生后应仔细检查有无受伤。认真检查胎盘，胎膜完整性及软产道损伤情况。遵医嘱给予宫缩剂预防产后出血，使用抗生素预防感染。

3. 心理护理　护理人员应对产妇及家属的疑问给予及时恰当的解释，促进其更好地与医护人员配合，确保母婴安全。指导产妇呼吸与放松技巧，适时抚摸腹部，增加舒适感，帮助产妇尽量放松。

【健康教育】

指导孕妇定期进行产前检查，以便及时发现胎位及胎儿异常，及时处理；对妊娠合并糖尿病者，应重视血糖控制，预防巨大儿。

第四节　产妇精神心理异常

绝大多数的产妇，尤其是初产妇，面对分娩时都或多或少地会产生担心、焦虑，甚至是害怕和恐惧，主要表现在对胎儿安危的关注和对自己能否顺利分娩的担心。

分娩过程中过度的紧张、焦虑会刺激交感神经系统，促使儿茶酚胺类激素分泌增加，使心跳加快，血压上升，周围血管收缩，子宫胎盘血供减少；与此同时，会引起糖原分解增加，储存减少，使子宫收缩缺乏足够的能量支持。此外，分娩过程中过度紧张和焦虑还会导致产妇的痛阈降低，疼痛感增强，使得产妇体力消耗进一步增多。上述诸多因素综合作用，会引起子宫收缩乏力、产程延长，易诱发胎儿宫内窘迫。

【护理评估】

1. 健康史　了解产妇的年龄、职业、婚姻、经济状况、受教育程度等一般情况。了解产妇对分娩知识的知晓程度，有无接受过产前健康教育。评估既往孕产史，评估本次妊娠情况，查阅产前检查资料，是否属于高危妊娠等。

2. 身体评估　了解产程进展和胎儿情况，注意有无过度紧张引起的宫缩乏力、胎儿缺氧等表现。

3. 心理社会评估　评估分娩过程中产妇的语言、行为，以及对治疗护理措施的配合等。有无过度兴奋、紧张、激动或异常沉默等。了解产妇家属对产妇的支持情况，是否出现过度紧张的表现。

【主要护理诊断 / 问题】

1. 焦虑　与担心分娩过程中的母婴安全、疼痛等有关。

2. 个人应对无效　与过度焦虑未能或不能采取放松技巧等有关。

【护理措施】

1. 妊娠期　妊娠期要开展多种形式的教育，帮助产妇认识分娩、理解分娩，正确地对待分娩，增加分娩的信心。

2. 分娩期　分娩开始后，阵发性宫缩会引发逐渐增强的疼痛感，护士应陪伴产妇，给予其生活方面的照顾，如协助擦汗、按摩腰骶或背部，以增加舒适感；通过交谈、抚摸、握手等方式转移产妇注意力，减轻疼痛及焦虑。分娩过程中，态度温和，及时向产妇提供产程进展信息，使其更有效地自我调整，增强分娩信心。第二产程时，指导并鼓励产妇正确运用腹压，使产程得以顺利进展。

3. 产褥期　分娩结束后，应协助产妇获得社会及家庭的支持，特别是丈夫的理解与关爱，对产妇心态平和、预防产后抑郁有重要意义。

【健康教育】

妊娠期开展分娩相关的健康教育对增强孕妇分娩信心有重要帮助。如给孕妇介绍分娩的过程，指导分娩过程中的自我管理和放松技巧，分娩过程中应如何配合等，有条件时让产妇提前熟悉产房环境，开展分娩体验课程，均有利于孕妇更好地认识并积极地面对分娩，减少不良心理反应发生。

【复习思考题】

1. 试述不同类型异常宫缩的临床表现、治疗要点及护理措施。

2. 试述骨产道异常的分类及其对分娩的影响。

3. 查阅相关文献，试述缓解分娩过程产妇精神心理过度反应的方法。

第十一章

分娩期并发症患者的护理

扫一扫，查阅本章数字资源，含PPT、音视频、图片等

第一节　子宫破裂

【案例】

某产妇，28岁。G_2P_1，孕38周，临产入院，查：宫口开大2cm，先露S-2，胎心140次/分。因子宫收缩乏力静脉滴注缩宫素，2小时后产妇烦躁不安，自诉腹痛剧烈，脐耻之间见一凹陷，有压痛，查：P 120次/分，R 24次/分，宫缩50～60秒/1～2分钟，导尿见血尿，胎心80次/分，胎心监护出现晚期减速，宫口开大3cm，先露S-1，胎膜未破。

问题：

1. 试述该患者目前最可能的医疗诊断。

2. 试述该患者目前存在的主要护理问题和护理措施。

妊娠晚期或分娩期子宫体部或子宫下段发生破裂称为子宫破裂（rupture of uterus），是危及产妇及胎儿生命的严重并发症。多见于经产妇。子宫破裂的发生随着剖宫产率增加有上升趋势。根据发生的时间、部位、程度不同，子宫破裂分为妊娠期破裂和分娩期破裂、子宫体部破裂和子宫下段破裂、完全性破裂和不完全性破裂。

【病因及发病机制】

1. 瘢痕子宫　是近年来导致子宫破裂的常见原因。剖宫产术或子宫肌瘤剔除术后的子宫肌壁留有瘢痕，妊娠晚期或分娩期子宫腔压力增高可使瘢痕破裂。前次手术后伴感染、切口愈合不良、剖宫产间隔时间过短者再次妊娠，临产后发生子宫破裂的危险性更大。

2. 梗阻性难产　由于骨盆狭窄、软产道阻塞、胎位异常、胎儿异常等，造成分娩过程中胎先露下降受阻，为克服阻力，子宫强烈收缩，使子宫下段过度拉长变薄超过最大限度，引起子宫破裂。

3. 宫缩剂使用不当　胎儿娩出前缩宫素使用指征或剂量不当，或子宫对宫缩剂敏感性过高，引起子宫收缩过强，加之有产道梗阻可发生子宫破裂。

4. 产科手术创伤　多发生于不适当或粗暴的阴道手术助产，毁胎或穿颅术，肩先露无麻醉下行内倒转术，强行剥离植入性胎盘或严重粘连的胎盘，也可引起子宫破裂。

【临床表现】

子宫破裂多见于分娩过程中，通常为渐进的过程，多数由先兆子宫破裂进展为子宫破裂。

1. 先兆子宫破裂　常见于产程长，有梗阻性难产因素的产妇。①子宫呈强直性或痉挛性过强

收缩：产妇表现为下腹剧痛难忍、表情痛苦、烦躁不安、呼吸急促、心率加快。②因胎先露下降受阻，子宫收缩过强，子宫体部肌肉增厚变短，子宫下段肌肉拉长变薄，两者之间形成一环状凹陷，称为病理性缩复环（pathologic retraction ring）（图 11-1）。此凹陷可逐渐上升平脐或达脐上，有明显压痛。③膀胱由于受压过久而充血，孕妇出现排尿困难和血尿。④因宫缩过强、过频，胎儿血供受阻，表现为胎儿窘迫，胎心加快或减慢或听不清。

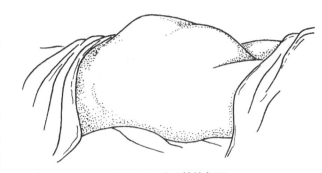

图 11-1　病理性缩复环

2. 子宫破裂

（1）不完全性子宫破裂：子宫肌层部分或全层破裂，但浆膜层完整，宫腔与腹腔不相通，胎儿及其附属物仍在宫腔内。多见于子宫下段剖宫产切口疤痕破裂，常缺乏先兆破裂症状，仅在不全破裂处有压痛，体征也不明显。若破裂口累及两侧子宫血管可导致急性大出血或形成阔韧带内血肿，多有胎心异常。

（2）完全性子宫破裂：子宫肌层全层破裂，宫腔与腹腔相通。继先兆子宫破裂症状后，产妇突感下腹部撕裂样剧痛，后宫缩骤停。腹痛稍缓解后，随着羊水、血液进入腹腔，可出现全腹持续性疼痛，并伴有低血容量性休克征象。全腹压痛明显、有反跳痛，腹壁下可清楚地扪及胎体，子宫缩小位于侧方，胎心、胎动消失。阴道检查可见鲜血流出，开大的宫颈口回缩，下降中的胎先露升高甚至消失（胎儿进入腹腔）。

【治疗要点】

1. 先兆子宫破裂　应立即抑制子宫收缩，尽快行剖宫产术。

2. 子宫破裂　一旦确诊，无论胎儿是否存活，均应在积极抢救休克的同时，尽快手术治疗。手术前后使用广谱抗生素控制感染。

【护理评估】

1. 健康史　注意收集与子宫破裂相关的既往史与现病史，了解产妇是否有子宫瘢痕、此次妊娠胎位是否有头盆不称；是否有滥用缩宫素史；是否有阴道助产手术操作史等。

2. 身体状况　主要评估产妇的临床表现。评估产妇的宫缩强度、间歇时间长短，腹部疼痛程度、性质；有无排尿困难、血尿；有无出现病理性缩复环；胎心、胎动有无异常。

3. 心理社会状况　注意产妇情绪变化，产妇有无烦躁不安、疼痛难忍、恐惧等，特别是胎儿生命受到威胁时，产妇是否出现悲哀、无助等。

4. 相关检查

（1）腹部检查：子宫破裂不同阶段可出现相应的体征。

（2）B 型超声检查：可协助确定破裂口部位及胎儿与子宫之间的关系。

（3）实验室检查：血、尿常规检查。

【主要护理诊断／问题】

1. 疼痛　与子宫收缩过强、子宫破裂血液流入腹腔刺激腹膜有关。

2. 组织灌注量不足　与子宫破裂后大量出血有关。

3. 有感染的危险　与失血较多、抵抗力下降、宫腔内容物进入腹腔有关。

4. 焦虑　与子宫破裂后可能威胁产妇和胎儿生命安全有关。

【护理措施】

1. 子宫破裂的预防　建立健全孕产期保健三级管理体系，积极宣传围产保健的重要性。做好产前检查，有瘢痕子宫、产道异常等高危因素者，应提前入院待产；分娩过程中，密切观察产程进展，及早发现先兆子宫破裂征象并及时报告、处理；严格掌握宫缩剂的使用指征及方法，在胎儿娩出前禁止缩宫素肌内注射防止造成子宫破裂；严格掌握阴道助产和剖宫产手术指征，严格按规程操作。

2. 先兆子宫破裂的护理　密切观察产程进展，及时发现导致难产的诱因，注意胎心的变化。当产妇出现宫缩过强、下腹部压痛或腹部出现病理性缩复环、血尿等先兆子宫破裂征象时，应立即停止静滴缩宫素及一切操作并报告医生。遵医嘱给予抑制宫缩、吸氧、肌注哌替啶100mg并立即做好剖宫产术前准备。

3. 子宫破裂的护理　严密观察并记录生命体征、出入量、意识状态等，迅速给予输液、输血，短时间内补足血容量，纠正酸中毒及电解质失衡，并在积极抢救休克的同时，迅速做好剖宫产或剖腹探查手术准备，尽快实施手术。术中、术后遵医嘱使用广谱抗生素控制感染。

4. 心理护理　子宫破裂病情危重，产妇及家属会表现出恐惧、无助，护士应提供疾病和治疗信息，稳定她们的情绪，取得配合，争取抢救时间。若胎儿死亡，护士应倾听、安慰产妇，适当引导，鼓励其积极面对新生活。

【健康教育】

1. 指导育龄期妇女避免多次人工流产，有子宫手术史者应根据不同手术方式在规定时间内避孕；有子宫破裂高危因素者应提前入院待产。

2. 手术后出院的患者，鼓励其进食清淡、营养丰富、易消化的食物，如瘦肉、鸡蛋、牛肉、鱼、牛奶、新鲜水果等，逐渐增加活动量，促进身体恢复。

3. 告知产妇产褥期注意事项、产后及术后复查的时间、目的并做好避孕指导。

第二节　产后出血

【案例】

某产妇，28岁。G_1P_0，孕38周，双胎妊娠、足月分娩。胎盘在胎儿娩出后10分钟未娩出，阴道流血300mL，暗红色，徒手剥离胎盘后产妇阴道又流出暗红色血400mL，伴有血块；触摸子宫大而软、轮廓不清；产妇面色苍白、神志淡漠，BP 90/58mmHg，P 102次/分。

问题：

1. 试述最可能引起该患者出血的原因。

2. 试述该患者目前存在的主要护理问题和护理措施。

产后出血（postpartum hemorrhage，PPH）是指胎儿娩出后24小时内阴道分娩者出血量≥500mL，剖宫产者≥1000 mL。产后出血的发病率为2%~3%，是分娩期的严重并发症，是我国产妇死亡之首位原因。出血多、休克时间长者可引起脑垂体前叶缺血坏死，导致严重的垂体功能减退——希恩综合征（Sheehan's syndrome）。

中医学称本病为"产后血崩""产后血晕"，最早见于《诸病源候论·产后血运闷候》。

【病因及发病机制】

引起产后出血的原因主要有子宫收缩乏力、胎盘因素、软产道裂伤和凝血功能障碍等，这些因素可共存、相互影响或互为因果。

1. 子宫收缩乏力 是产后出血最常见的原因。胎儿娩出后，子宫肌纤维收缩和缩复作用使胎盘剥离面迅速缩小，同时，肌纤维周围的螺旋动脉血窦关闭，出血控制。任何影响肌纤维收缩和缩复功能的因素，均可引起子宫收缩乏力性出血。常见因素包括：

（1）全身因素：产妇精神过度紧张，对分娩恐惧，体质虚弱或合并慢性全身性疾病等。

（2）产科因素：产程延长使产妇体力消耗过多；前置胎盘、胎盘早剥、妊娠期高血压疾病等使子宫肌水肿或渗血，影响子宫收缩。

（3）子宫因素：子宫肌纤维过分伸展（羊水过多、多胎妊娠、巨大胎儿）；子宫肌壁损伤（剖宫产史、肌瘤剔除术、产次过多）及子宫病变（子宫畸形、子宫肌瘤、子宫肌纤维变性等）。

（4）药物因素：临产后过多使用镇静剂、麻醉剂或子宫收缩抑制剂。

2. 胎盘因素 胎盘滞留、胎盘部分残留、胎盘植入等影响子宫收缩和胎盘剥离面血窦的关闭，导致产后出血。

（1）胎盘滞留：胎儿娩出后，胎盘若30分钟后仍不排出，将导致产后出血。常见原因：①膀胱充盈：使已剥离的胎盘滞留在宫腔；②胎盘嵌顿：子宫收缩剂应用不当，宫颈内口附近子宫肌出现环形收缩，使已剥离的胎盘嵌顿于宫腔；③胎盘剥离不全：第三产程过早牵拉脐带或按压子宫，影响胎盘正常剥离，胎盘已剥离部位血窦开放而出血。

（2）胎盘植入：指胎盘绒毛在其附着部位与子宫肌层紧密连接。根据胎盘绒毛侵入肌层深度分为胎盘粘连、胎盘植入、穿透性胎盘植入。胎盘绒毛黏附于子宫肌层表面为胎盘粘连；绒毛深入子宫肌壁间为胎盘植入；穿过子宫肌层达到或超过子宫浆膜面为穿透性胎盘植入。胎盘植入主要引起产时出血、产后出血、子宫破裂和感染等并发症，穿透性胎盘植入也可导致膀胱或直肠损伤。

（3）胎盘部分残留：指部分胎盘小叶、副胎盘或部分胎膜残留于宫腔，影响子宫收缩而出血。

3. 软产道裂伤 常见原因有阴道手术助产（如产钳助产、臀牵引术等）、巨大胎儿分娩、急产、外阴水肿、软产道组织弹性差、产力过强等。常见裂伤部位有会阴、阴道、宫颈，严重裂伤可达阴道穹隆、子宫下段，引起大出血。

4. 凝血功能障碍 任何原发或继发的凝血功能异常均可造成产后出血。原发性血小板减少、再生障碍性贫血、重症肝炎等因凝血功能障碍可引起手术创伤处及子宫剥离面出血；胎盘早剥、死胎、羊水栓塞、重度子痫前期等可引起 DIC 导致出血。

【临床表现】

产后出血主要的临床表现为胎儿娩出后阴道流血及出现失血性休克、严重贫血等。

1. 阴道流血 阴道流血特点因病因而异。胎儿娩出后立即出现鲜红色阴道流血，多为软产道裂伤所致，裂伤深、波及血管时出血量大；若有严重的会阴疼痛及突然出现张力大、有波动感的肿物，表面皮肤颜色有改变为阴道壁血肿。胎儿娩出后数分钟出现阴道流血，色暗红，应考虑胎盘因素；子宫收缩乏力引起的出血多有产程延长，胎盘剥离延缓，阴道流血呈间歇性、色暗红、有凝血块，宫缩差时出血多，宫缩改善时出血量减少。若胎儿娩出后阴道持续流血且血液不凝，应考虑凝血功能障碍引起的产后出血。

2. 低血压症状 失血过多产妇可有头晕、面色苍白、烦躁、皮肤湿冷、脉搏细数等。

【治疗要点】

针对出血原因，迅速止血；补充血容量，纠正失血性休克；防治感染。

【护理评估】

1. 健康史 重点收集与产后出血有关的病史，包括有无剖宫产史或其他子宫手术史，有无子宫肌瘤、妊娠期高血压疾病、前置胎盘、胎盘早剥、羊水过多、双胎、巨大儿等；了解是否存在产程延长、分娩期产妇精神过度紧张、过多地使用镇静剂、麻醉剂；了解是否患有影响凝血功能的疾病，如血液病、严重肝脏疾病等；了解胎盘剥离及娩出情况、胎盘胎膜完整性等。

2. 身体状况 评估产后出血量、时间以及与胎儿、胎盘娩出的关系，评估由于产后出血所导致症状及体征的严重程度。

3. 心理社会状况 一旦发生产后出血，产妇担心自己的生命安全，表现出惊慌失措、恐惧，由于出血过多与精神过度紧张，有些产妇很快进入休克状态。

4. 相关检查

（1）评估产后出血量：临床上常用估测失血量的方法有：①称重法：失血量（mL）＝〔胎儿娩出后接血敷料湿重（g）－接血前敷料干重（g）〕/1.05（血液比重 g/mL）；②容积法：用接血容器收集血液后，放入量杯测量失血量；③面积法：可按接血纱布血湿面积粗略测量失血量；④休克指数法（shock index，SI）：休克指数＝脉率/收缩压（mmHg），SI=0.5 为正常；SI=1 时则为轻度休克；SI=1.0～1.5 时，失血量约为全身血容量的 20%～30%；SI=1.5～2.0 时，约为30%～50%；若 SI＞2.0，约为 50% 以上，重度休克。另外，目测失血量往往只有实际出血量的一半。

（2）实验室检查：检查产妇的血常规，出凝血时间，凝血酶原时间及纤维蛋白原测定等。

【主要护理诊断/问题】

1. 潜在并发症 失血性休克。

2. 有感染的危险 与失血后机体抵抗力降低及手术操作有关。

【护理措施】

1. 预防产后出血

（1）产前预防：加强产前保健，及时治疗高危妊娠或必要时及早终止妊娠。有产后出血高危因素如妊娠期高血压疾病、肝炎、前置胎盘、多胎妊娠、羊水过多等的孕妇，应加强妊娠期管理，提前入院监护，并做好抢救准备，防止产后出血的发生。

（2）产时预防：消除产妇分娩时的紧张情绪，严密观察产程进展，防止产程延长。及时补充热量和水分帮助保持体力，必要时遵医嘱合理使用镇静剂和宫缩剂；宫口开全后，指导产妇正确使用腹压，适时适度行会阴切开，保护好会阴，胎肩娩出后立即肌注缩宫素；胎盘未剥离，不可牵拉脐带或按摩、挤压子宫，胎盘娩出后仔细检查胎盘、胎膜是否完整，避免残留；检查软产道是否裂伤，若有裂伤及时缝合。

（3）产后预防：80% 的产后出血发生于产后 2 小时内，此期间护士应每隔 15～30 分钟观察产妇的生命体征、子宫收缩、子宫高度、阴道流血量、膀胱充盈情况及有无头晕、心慌、会阴部疼痛等主诉，及早发现出血和休克。督促产妇排空膀胱，让新生儿早接触、早吸吮，以刺激子宫收缩，减少阴道出血。

2. 协助医生针对病因止血

（1）子宫收缩乏力：加强宫缩能迅速止血，导尿排空膀胱后可采用以下方法加强宫缩：

按摩子宫：①腹壁单手按摩宫底法：胎盘娩出后，术者一手的拇指在前、其余四指在后，在下腹部按摩并按压宫底，挤出宫腔内积血，均匀而有节律地按摩子宫。②腹壁双手按摩子宫法：术者一手置于耻骨联合上缘，向上托起子宫按压下腹中部，另一手置于宫底，握住宫体，均匀而有节律地按摩并间断用力挤压子宫。③腹部–阴道双手按摩子宫法：若腹壁按摩子宫效果不佳，可选用腹部–阴道双手压迫子宫法。术者一手戴无菌手套握拳置于阴道前穹隆，顶住子宫前壁，另一手在腹部按压子宫后壁，使宫体前屈，两手相对紧压并均匀有节律地按摩子宫（图11-2）。评价按摩子宫有效的标准是子宫轮廓清楚、收缩有皱褶、阴道或子宫切口出血减少。按摩时配合使用宫缩剂。

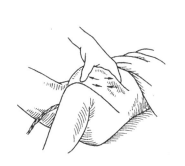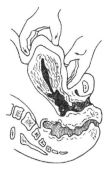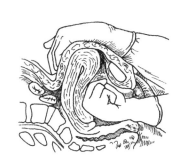

（1）单手按摩子宫法　　　　（2）双手按摩子宫法　　　　（3）腹部-阴道双手按摩子宫法

图11-2　按摩子宫的方法

应用宫缩剂：①缩宫素10U加于生理盐水500 mL中静脉滴注，必要时缩宫素10U直接宫体注射；②前列腺素类药物：缩宫素无效时，尽早使用前列腺素类药物。

宫腔填塞：如果经子宫按摩或按压联合强效宫缩剂都无法有效止血，可首先采用宫腔填塞的方法来止血。宫腔填塞包括宫腔纱条填塞（图11-3）和宫腔球囊填塞（图11-4）。阴道分娩后宜使用球囊填塞，剖宫产术中可选用球囊或纱条填塞。宫腔填塞后应密切观察产妇出血量、子宫底高度、生命体征变化等，动态监测血常规及凝血功能。填塞24~48小时后取出纱条，注意预防感染。宫腔填塞时及取出纱条或球囊后应配合使用强效宫缩剂。

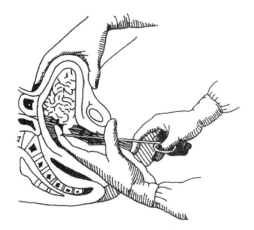

图11-3　宫腔纱条填塞

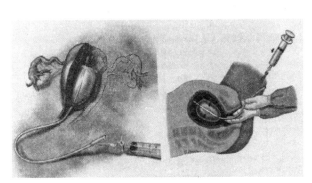

图11-4　宫腔球囊填塞

以上治疗无效时，可行子宫动脉上、下行支结扎，必要时行髂内动脉结扎。

栓塞髂内动脉或子宫动脉：行股动脉穿刺插入导管至髂内动脉或子宫动脉，注入明胶海绵颗粒栓塞动脉。栓塞剂可于2~3周后吸收，血管复通。适用于产妇生命体征稳定时进行。

切除子宫：经积极抢救无效、危及产妇生命时，应遵医嘱做好子宫次全切除或子宫全切术的术前准备，以挽救产妇生命。

（2）软产道裂伤：应及时按解剖层次逐层缝合裂伤止血。若为软产道血肿所致，应切开血肿，清除积血，再缝合止血。

（3）胎盘因素：若胎盘已经剥离但未娩出者，可协助排空膀胱，轻轻牵拉脐带，按压宫底协助胎盘娩出；胎盘胎膜残留者做好刮宫准备；胎盘部分剥离或胎盘粘连者，可试行徒手剥离胎盘后取出；若剥离困难疑有胎盘植入者，根据患者出血情况及胎盘剥离面积行保守治疗或子宫切除术，并做好手术准备。

（4）凝血功能障碍：尽快输注新鲜全血、补充血小板、凝血因子、纤维蛋白原等，若并发DIC，应按DIC处理。

3. 病情监测　严密观察并记录产妇生命体征、意识状态、尿量、皮肤色泽及温度、子宫收缩及阴道流血情况、血液是否凝固。

4. 失血性休克护理　予去枕平卧体位、吸氧、保暖；建立两条以上有效的静脉通道，止血的同时大量快速补充晶体平衡液及血液、新鲜冷冻血浆等，迅速补充血容量，维持体液平衡，纠正低血压；持续监测生命体征，特别是血压、脉搏和血氧饱和度，观察皮肤、黏膜、口唇、指甲是否苍白，发现早期休克并做好记录；准确记录出入水量，动态监测尿量与尿比重；监测中心静脉压，调整输血输液速度；遵医嘱予强心剂、利尿剂或升压药等，以改善心、肾功能。抢救过程中，应注意无菌操作，遵医嘱给予大剂量广谱抗生素，防治感染；监测血气分析，及时纠正酸中毒。

5. 心理护理　抢救工作应有条不紊，护士要主动安慰患者，尽量满足产妇身心需要，增加安全感。

【健康教育】

1. 指导产妇进食营养丰富、易消化、富含蛋白质、铁、维生素等的食物，如瘦肉、鸡蛋、奶类、绿叶蔬菜、新鲜水果等改善贫血；出院后应劳逸结合，逐渐增加活动量，以促进身体恢复。

2. 指导产妇出院后保持会阴清洁，产褥期禁止性生活、盆浴等；教会产妇及家属子宫复旧和恶露变化的观察方法，如出现阴道流血多、恶露异味、腹痛、发热等应及时就诊。

3. 告知产后复查的时间、目的，使产妇按时回院接受检查，以了解产妇的康复情况。

【知识链接】

希恩综合征

产妇在短时间内大量出血和休克时间过长可引起腺垂体梗死和坏死，导致希恩综合征（Sheehan's syndrome）。患者表现出一系列腺垂体功能低下症状，包括闭经，产后无泌乳，脱发，阴毛腋毛脱落、稀少、性欲减退、外生殖器萎缩，子宫、乳房萎缩等低促性腺激素和低泌乳素表现，同时可发生甲状腺及肾上腺皮质功能减退，患者出现畏寒、头晕、表情淡漠、嗜睡、乏力、食欲缺乏、体重减轻、贫血、血压下降、晕厥，甚至休克、昏迷等。

第三节　羊水栓塞

【案例】

某孕妇，28岁。G_1P_0，孕39周，临产后出现宫缩乏力，产程进展缓慢，排除头盆不称后行人工破膜，破膜后突然出现呼吸困难、烦躁不安、发绀、血压下降。

问题：

1. 试述该患者最可能的医疗诊断。

2. 试述该患者目前存在的主要护理问题和护理措施。

羊水栓塞（amniotic fluid embolism，AFE）是指在分娩过程中羊水突然进入母体血循环后引起的急性肺栓塞、过敏性休克、弥散性血管内凝血（DIC）、肾衰竭等一系列病理改变的严重分娩并发症。可发生于足月分娩和妊娠 10～14 周钳刮术时。死亡率 19%～86%，是孕产妇死亡的主要原因之一。

【病因及发病机制】

一般认为羊水栓塞是由于羊水中的有形物质（胎儿毳毛、角化上皮、胎脂、胎粪）进入母体血循环所引起。羊膜腔内压力增高（子宫收缩过强）、胎膜破裂和宫颈或宫体损伤处有开放的静脉或血窦，是导致羊水栓塞发生的基本条件。经产妇、高龄初产妇、子宫收缩过强、急产、胎膜早破、前置胎盘、胎盘早剥、子宫破裂，以及剖宫产术等均可诱发羊水栓塞。羊水进入母体血循环后，可引起一系列病理生理变化。

1.肺动脉高压　羊水中有形物质如胎儿毳毛、角化上皮细胞、胎脂、胎粪等直接形成栓子，进入肺循环，造成肺小血管机械性阻塞，引起肺小血管痉挛，形成肺动脉高压，从而使右心负荷加重，左心房回心血量减少，左心室排出量明显减少，导致周围循环衰竭，血压下降，出现休克甚至死亡。

2.过敏性休克　羊水中的有形物质成为致敏原作用于母体，引起 I 型变态反应，导致过敏性休克。

3.弥散性血管内凝血（DIC）　羊水中含有大量促凝物质类似组织凝血活酶，进入母血后易在血管内产生大量的微血栓，消耗大量凝血因子及纤维蛋白原而发生 DIC。DIC 时，由于大量凝血物质被消耗、纤溶系统被激活，产妇血液系统由高凝状态迅速转为纤溶亢进，出现凝血功能障碍，极易发生严重产后出血及失血性休克。

4.急性肾衰竭　由于休克和 DIC 可使母体多脏器受累，急性肾缺血导致的肾功能障碍和衰竭最常见。

【临床表现】

羊水栓塞多起病急骤、来势凶险，可在极短时间内因心、肺功能衰竭，休克而死亡。典型的临床经过可分为心肺功能衰竭和休克期、DIC 引起的出血期及肾衰竭期 3 个阶段，但有时表现也可不典型。多数产妇在破膜后突发寒战、气急、呛咳、呼吸困难、烦躁不安，继而出现发绀、血压下降、脉搏细数、抽搐、昏迷等心肺功能衰竭和休克表现。有时产妇表现大声惊叫一声后迅速进入昏迷状态，血压骤降，甚至数分钟内迅速死亡。度过心肺功能衰竭和休克阶段后，进入凝血功能障碍阶段，产妇表现为全身皮肤黏膜出血点或瘀斑、针眼及切口渗血、阴道大量流血、呕血、便血、血尿等。循环衰竭导致肾功能受损甚至衰竭，产妇出现少尿、无尿等。

【治疗要点】

一旦怀疑羊水栓塞，立刻抢救。抗过敏、纠正呼吸循环功能衰竭和改善低氧血症、抗休克、防治 DIC 和肾衰竭发生。

【护理评估】

1.健康史　评估有无诱发羊水栓塞的因素，如是否为经产妇、高龄初产妇，有无剖宫产史、急产史，胎膜是否破裂，是否有前置胎盘、胎盘早剥，分娩过程中宫缩情况，缩宫素使用情况等。

2. 身体状况   在诱发子宫收缩、宫颈扩张或分娩、剖宫产过程中或产后短时间内，出现下列不能用其他原因解释的情况：①血压骤降或心脏骤停；②急性缺氧如呼吸困难、发绀或呼吸停止；③凝血功能障碍或无法解释的严重出血。有这些情况首先考虑羊水栓塞。

3. 心理社会状况   本病起病急骤，由于急性呼吸循环衰竭，产妇多烦躁，注意产妇及家属心理状态，有无焦急、无助、恐惧、愤怒等。

4. 相关检查

（1）下腔静脉血涂片查找羊水有形物质：镜检见到羊水有形成分。

（2）床旁胸部 X 线检查：双肺弥散性点片状浸润影，沿肺门周围分布，伴右心扩大。

（3）床旁心脏彩超、心电图检查：提示右心房室增大，而左心室缩小，ST 段下降。

（4）与 DIC 有关的实验室检查：提示凝血功能障碍。

【主要护理诊断 / 问题】

1. 气体交换受损   与肺动脉高压、肺水肿有关。

2. 组织灌注不足   与弥散性血管内凝血及失血有关。

3. 有胎儿宫内受伤的危险   与母体呼吸循环功能衰竭有关。

4. 潜在并发症   休克、DIC、肾衰竭。

5. 恐惧   与病情危重、濒死感有关。

【护理措施】

1. 羊水栓塞的预防   注意诱发因素，及时发现并处理前置胎盘、胎盘早剥、子宫破裂等并发症；严格掌握破膜的时机，人工破膜宜在宫缩间歇期进行，破口要小并控制羊水的流出速度；严密观察产程进展，遵医嘱正确使用缩宫素，防止宫缩过强；剖宫产时要快速吸尽羊水；钳刮术时应先刺破胎膜，羊水流出后再钳夹胎块。

2. 羊水栓塞的抢救

（1）给氧：保持呼吸道通畅，立即予面罩吸氧或气管插管正压给氧，以保证供氧，预防和减轻肺水肿，改善心、脑、肾等重要脏器的缺氧。

（2）抗过敏：遵医嘱使用氢化可的松 100 ~ 200mg 加于 5% ~ 10% 葡萄糖液 50 ~ 100mL 快速静脉滴注，然后 300 ~ 800mg 加于 5% 葡萄糖液 250mL 静脉滴注，每日可达 500 ~ 1000mg 或甲泼尼龙 80 ~ 160mg/ 天或遵医嘱使用地塞米松 20mg 加于 25% 葡萄糖液静脉推注，然后 20mg 加于 5% ~ 10% 葡萄糖液静脉滴注，以抗过敏、解痉、稳定溶酶体，保护细胞。

（3）解除肺动脉高压：遵医嘱使用前列环素、西地那非、一氧化氮及内皮素受体拮抗剂等特异性舒张肺血管平滑肌的药物。也可给予盐酸罂粟碱、阿托品、氨茶碱、酚妥拉明等药物。

（4）积极抗休克：尽快输注新鲜血和血浆以补充血容量；当血容量已补足而血压仍不稳定时，可用多巴胺 20 ~ 40mg 加于 10% 葡萄糖 250 mL 中静脉滴注升高血压，注意根据血压调整滴速。抢救过程中，护士采血做动脉血气及血清电解质测定。若出现酸中毒，可用 5% 碳酸氢钠 250mL 静脉滴注；若有电解质紊乱，及时给予纠正。

（5）纠正心衰：遵医嘱选用毛花苷丙 0.2 ~ 0.4mg 加入 10% 葡萄糖 20 mL 中缓慢静脉推注，配合辅酶 A、三磷酸腺苷等营养心肌药物纠正心衰。

（6）防治 DIC：早期处于高凝状态时，使用肝素抗凝并及时输注新鲜血和血浆、纤维蛋白原；纤溶亢进时，在肝素化基础上使用抗纤溶药物，如氨基己酸、氨甲苯酸、氨甲环酸等静脉滴注，以抑制纤维蛋白原的溶解。

（7）预防肾衰竭：注意观察产妇尿量，及时补足血容量。若血容量补足后仍然少尿，应给予呋塞米 20～40mg 静脉推注或 20% 甘露醇 250mL 快速静脉滴注（10mL/min），以扩张肾小球动脉，预防肾衰竭。

（8）预防感染：遵医嘱选用肾毒性小的广谱抗生素，预防感染。

（9）应用新的循环支持策略：羊水栓塞发生后，对于血管活性药物无效的顽固性休克孕产妇，在初步复苏干预无反应的情况下，可考虑体外膜肺氧合（extracorporeal membrane oxygenation，ECMO）和主动脉内球囊反搏等有创性支持治疗策略。

3. 产科处理 应积极改善呼吸循环功能，防止 DIC，抢救休克，待好转后迅速结束分娩。第一产程发病者，剖宫产术终止妊娠；第二产程发病者，阴道手术助产。若发生产后大量出血，经积极处理仍出血不止者，遵医嘱做好子宫切除术的术前准备。

4. 病情监测 注意产妇心率、呼吸、血压、尿量、意识状态、皮肤黏膜有无出血点或瘀斑及针眼、切口渗血情况，观察血液是否可凝固，有无呕血、便血、酱油色血尿及阴道大量出血等；测定中心静脉压（CVP），了解心脏负荷、调整输液速度，并抽取静脉血检查羊水有形成分；在应用肝素时以试管法测定凝血时间。

5. 心理护理 羊水栓塞起病急骤，病情凶险，产妇会表现焦虑、恐惧等，护理人员应鼓励并安慰产妇。对于家属的恐惧情绪表示理解和安慰，适当的时候允许家属陪伴患者，向家属介绍患者病情的严重性，以取得配合。

【健康教育】

1. 指导产妇进行规律产前检查，高龄初产妇及经产妇、有前置胎盘等羊水栓塞诱发因素者更应注意。

2. 指导产妇产褥期保健知识，胎儿存活者，为其讲解新生儿护理知识与技能。出院前嘱咐其复查，告知目的及时间。

【复习思考题】

1. 如何识别先兆子宫破裂？
2. 简述不同原因产后出血的特点。
3. 简述羊水栓塞发生的基本条件及诱发因素。

扫一扫，查阅本章数字资源，含PPT、音视频、图片等

第一节　产褥感染

【案例】

患者，女，26岁。自然分娩。产后第3日突然出现畏寒、发热症状，体温达40℃，并伴有恶心呕吐，恶露增多呈脓性，下腹剧痛，有压痛及反跳痛，腹肌紧张。

问题：

1.试述该患者目前最可能的医疗诊断和诊断依据。

2.试述该患者目前存在的主要护理问题和相应的护理措施。

产褥感染（puerperal infection）是指分娩及产褥期生殖道受病原体侵袭，引起局部或全身感染，发病率约6%。产褥病率（puerperal morbidity）是指分娩24小时以后的10日内，每日测量体温4次，间隔时间4小时，有2次体温≥38℃。产褥病率主要由产褥感染引起，也可由生殖道以外的感染如急性乳腺炎、上呼吸道感染、泌尿系感染、血栓静脉炎等原因所致。产褥感染、产后出血、妊娠合并心脏病及严重的妊娠高血压疾病仍是目前导致孕产妇死亡的四大原因。

中医学称本病为"产后发热"，最早见于《素问·通评虚实论》。

【病因及发病机制】

1.诱因　任何削弱产妇生殖道和全身防御能力的因素均可成为产褥感染的诱因，如产妇体质虚弱、营养不良、孕期贫血、胎膜早破、羊膜腔感染、慢性疾病、产科手术操作、产程延长、产后出血等情况，使产妇抵抗力下降，致病原体入侵并繁殖而发病。

2.病原体种类

（1）需氧菌。如链球菌（以β-溶血性链球菌致病性最强）、杆菌（以大肠杆菌、克雷伯菌属、变形杆菌属多见）、葡萄球菌（金黄色葡萄球菌和表皮葡萄球菌）。

（2）厌氧菌。革兰阳性球菌、杆菌属、芽孢梭菌。

（3）支原体、衣原体。

（4）沙眼衣原体、淋病奈瑟菌。

3.感染来源

（1）外源性感染：由外界的病原体侵入生殖道而引起。可通过被污染的衣物、用具、各种手术诊疗器械或产妇临近预产期性生活等途径造成感染。

（2）内源性感染：正常孕产妇生殖道或其他部位寄生的病原体，在有感染诱因存在的情况下可致病。

【临床表现】

发热、疼痛、异常恶露是产褥感染三个主要症状。产褥早期发热最常见的原因是脱水，但在2～3日低热后突然出现高热，应考虑感染可能。由于感染部位、程度、扩散范围不同，其临床表现也不同。

1. 急性外阴、阴道、宫颈炎 急性外阴炎多由分娩时会阴部裂伤或会阴切开部位感染引起，表现为伤口边缘红肿，局部灼热、疼痛、下坠感，甚至形成脓肿。阴道、宫颈感染表现为黏膜充血、溃疡，脓性分泌物增多。宫颈裂伤感染向深部蔓延，可达宫旁组织，引起盆腔结缔组织炎。

2. 子宫感染 包括急性子宫内膜炎、子宫肌炎，表现为恶露量多、浑浊且有臭味，下腹疼痛及压痛明显。重者出现高热、头痛、寒战、白细胞明显增高等全身感染症状。

3. 急性盆腔结缔组织炎、急性输卵管炎 病原体经宫旁淋巴和血液扩散到子宫周围组织而引起盆腔结缔组织炎，出现急性炎症反应而形成炎性包块，累及输卵管时可引起输卵管炎。患者出现持续高热、下腹痛、肛门坠胀，伴寒战、全身不适，子宫旁结缔组织增厚并有压痛，严重者侵及整个盆腔形成"冰冻骨盆"。

4. 急性盆腔腹膜炎及弥漫性腹膜炎 炎症扩散至子宫浆膜，形成盆腔腹膜炎，甚至弥漫性腹膜炎。患者出现严重全身中毒症状及腹膜炎症状和体征，如高热、恶心、呕吐、腹胀，检查时下腹部明显压痛及反跳痛，因产妇腹壁松弛，腹肌紧张多不明显。如脓肿波及肠管及膀胱，可有腹泻、里急后重和排尿困难。急性期若治疗不彻底可发展成盆腔炎性疾病后遗症而导致不孕。

5. 血栓性静脉炎 来自胎盘剥离处的感染性栓子，经血行播散引起盆腔血栓静脉炎，病变以单侧居多，患者多于产后1～2周继子宫内膜炎后出现寒战、高热，持续数周或反复发作。下肢血栓性静脉炎多继发于盆腔静脉炎，病变多在股静脉、腘静脉及大隐静脉，表现为弛张热、下肢持续性疼痛、局部静脉压痛或呈硬条索状，致血流受阻，引起下肢水肿、皮肤发白，称"股白肿"。病变轻时无明显阳性体征，彩色多普勒超声检查可协助诊断。

6. 脓毒血症及败血症 感染血栓脱落进入血循环可引起脓毒血症，随后可并发感染性休克和迁徙性脓肿（肺脓肿、左肾脓肿）。若病原体大量侵入血液循环并繁殖形成败血症，出现持续高热、寒战、全身明显中毒症状，可危及生命。

【治疗要点】

1. 西医

（1）支持疗法：加强营养并补充足够维生素，纠正水、电解质失衡。

（2）切开引流：会阴伤口或腹部切口感染，及时切开引流。

（3）胎盘胎膜残留处理：经有效抗感染同时，清除宫腔内残留物。

（4）应用抗生素：未能确定病原体时，应根据临床表现及临床经验，选用广谱高效抗生素。

（5）肝素治疗：血栓性静脉炎时，应用大量抗生素的同时，可加用肝素，用药期间监测凝血功能。

（6）手术治疗：子宫严重感染，出现不能控制的出血、败血症或脓毒血症时，应及时行子宫切除术。

2. 中医 以调气血，和营卫，清热毒为治则。

【护理评估】

1. 健康史 评估产褥感染的诱发因素，询问产妇是否有贫血、营养不良，是否有泌尿道、生殖道感染病史，月经史及产妇的个人卫生习惯；孕产史包括本次妊娠是否合并糖尿病、心脏病或高血压，本次分娩是否有胎膜早破、产程延长、手术助产、软产道损伤、产后出血等。

2. 身体状况　评估产妇全身状况、伤口愈合及子宫复旧情况。观察恶露量、颜色、性状、气味等。

3. 心理社会状况　评估产妇心理状态及家人支持情况，产妇是否存在因感染所致发热、疼痛、不能喂哺、与婴儿分离而出现的沮丧及焦虑情绪。

4. 相关检查

（1）腹部检查：下腹部压痛、反跳痛。

（2）妇科检查：外阴伤口感染时，局部皮肤红、肿、硬且有压痛。窥阴器检查阴道、宫颈及分泌物情况。双合诊检查宫颈举痛阳性，提示腹腔有一定量炎性渗出。子宫体软，轮廓不清，压痛明显，子宫一侧或双侧压痛或扪及增粗的输卵管或炎性包块。

（3）实验室检查：①血常规检查：严重感染或全身感染时可有白细胞计数增高，尤其是中性粒细胞升高明显，血沉加快；②病原体检查：对阴道流出液、宫腔分泌物、切口周围分泌物、后穹隆穿刺液、脓肿穿刺物进行细菌培养和药敏试验，以确定病原体并指导治疗。

（4）影像学检查：超声、CT 及磁共振检查了解产褥感染形成的炎性包块、脓肿的位置及性状。

【主要护理诊断 / 问题】

1. 体温过高　与感染有关。

2. 疼痛　与产褥感染有关。

3. 焦虑　与疾病及母子分离或自理能力受影响有关。

4. 知识缺乏　缺乏有关产褥感染的自我护理知识。

【护理措施】

1. 一般护理　保持病室安静、整洁、空气新鲜，并注意保暖。保持床单位、衣物、用物清洁，保证产妇获得充足休息和睡眠，必要时遵医嘱给予镇静剂。采取半卧位或抬高床头，有利于恶露排出及炎症局限，防止感染扩散。

2. 饮食护理　加强营养，增强机体抵抗力。给予高蛋白、高热量、高维生素和易消化饮食，并保证足够的液体摄入，防止高热引起脱水。

3. 病情观察　密切观察产妇生命体征的变化，及时评估疼痛的部位及程度，观察是否有恶心、呕吐、全身乏力、腹痛、腹胀等症状；呕吐、腹泻严重者，监测血清电解质情况，详细记录出入量；观察并记录恶露量、颜色、性状、气味及子宫复旧情况；观察会阴伤口有无红、肿、热、痛及分泌物情况。

4. 会阴护理　指导和帮助产妇做好会阴部护理。遵医嘱使用 0.02% ~ 0.05% 聚维酮碘溶液或 1:5000 高锰酸钾溶液进行会阴冲洗或擦洗，每日 2 次，应注意由前向后的清洗原则。可配合红外线烤灯照射，以促进伤口愈合。督促产妇及时更换会阴垫，每位产妇应有专用便盆及会阴清洁用品，共用的治疗仪器应保持清洁，消毒后备用。

5. 治疗配合　严格、准确、及时执行医嘱。注意抗生素使用间隔时间、使用方法、剂量等，维持有效血药浓度。遵医嘱使用宫缩剂、肾上腺皮质激素等。配合做好脓肿切开引流术、清宫术、后穹隆穿刺术的准备及护理工作。

6. 心理护理　解除产妇及家属的疑问，让其了解产褥感染的症状、诊断和治疗的一般知识。帮助产妇及家属照顾孩子，选择适当时机，提供母婴接触的机会，减轻其焦虑；鼓励家属为产妇提供良好的社会支持；鼓励产妇表达自己的情绪，让其倾诉不安、恐惧及母子分离的痛苦。

【健康教育】

1. 建立良好的个人卫生习惯，大小便后及时清洗会阴，保持外阴清洁干燥；清洗会阴的用物要及时清洁和消毒。

2. 告知产妇恶露未尽时不要盆浴，可采用淋浴。

3. 指导产妇产后定期复查，教会产妇识别产褥感染复发征象，如恶露不绝、腹痛、发热等，如有异常情况及时就诊。

第二节 乳汁过少

【案例】

患者，女，25岁。5天前自然顺产1男婴，24小时哺乳3次，查乳房柔软无胀痛，挤压乳房乳汁点滴而出，新生儿不能得到满足，尿量较少。

问题：

1. 试述该患者目前的医疗诊断及诊断依据。

2. 试述该患者目前存在的主要护理问题和相应的护理措施。

产后哺乳期内，产妇乳汁分泌量少或全无，不能满足婴儿需要，称乳汁过少。多发生于产后2~3日或半个月内，也可发生于整个哺乳期。

中医学称本病为"缺乳"或"产后乳汁不行""产后乳无汁"，最早见于《诸病源候论》。

【病因及发病机制】

1. 垂体功能低下、孕期胎盘功能不全或激素分泌不足，阻碍乳腺发育，出现乳汁不足。

2. 产妇营养不足，全身健康状况差。

3. 情绪不稳定，过度疲劳，睡眠不足，压力过大，生活无规律。

4. 产妇未掌握正确哺乳方法，或由于乳头凹陷、皲裂，婴儿不能很好吸吮，因而乳汁常得不到排空，造成乳汁淤积，继而影响乳汁分泌。

5. 产妇服用含雌激素的药物，或因疾病正服用某种药物，可影响泌乳量。

【临床表现】

观察婴儿喂养和排尿、排便情况，如不能达到以下指标，则为乳汁过少。

1. 哺乳次数 出生1~2个月的婴儿，24小时哺乳8次以上，哺乳时能听到吞咽声。

2. 排泄情况 尿布24小时湿6块以上，每日有多次软便或1次多量软便。

3. 睡眠 两次授乳之间婴儿满足、安静，3个月婴儿常在吸吮中入睡，自发放弃乳头。

4. 体重 平均每日增加18~30g，每月增加0.5~1kg。

5. 神情 婴儿双眼明亮，反应灵敏。

另外，母亲在哺乳前乳房有胀感，哺乳时有下乳感，哺乳后乳房柔软。

【治疗要点】

1. 西医 针对病因处理，帮助产妇树立哺乳信心。

2. 中医 虚者，补益气血、通络增乳；实者，疏肝解郁、通络下乳。

【护理评估】

1. 健康史 评估产妇乳汁分泌情况及母乳喂养中是否有不合理现象，是否误食具有退乳作用的药物或食品等。有无乳腺疾病，曾接受过哪些治疗，询问家族史等。

2. 身体状况 评估产妇身体状况是否良好，营养摄入水平是否达标，激素分泌是否异常，产妇乳头有无凹陷或皲裂，乳房是否柔软，有无胀痛等表现。

3. 心理社会状况 产后乳汁过少或全无，担心婴儿喂哺不足，影响孩子生长发育，易产生焦虑、抑郁情绪。

4. 相关检查 全身检查可发现营养不良，或激素分泌异常，引起乳汁分泌过少。挤压乳房，不见乳汁排出或乳汁点滴而出，或乳房胀硬成块，挤压乳房疼痛难忍、乳汁难出。

【主要护理诊断/问题】

1. 焦虑 与担心婴儿营养不足有关。

2. 母乳喂养无效 与乳汁分泌过少有关。

【护理措施】

1. 一般护理 协助母婴早接触，实行24小时母婴同室，产后30分钟内早吸吮，促进早期泌乳。

2. 饮食护理 注意产妇营养，应鼓励产妇少食多餐，多吃富含蛋白质、维生素和碳水化合物的食物，如豆浆、牛奶、鱼、肉、蛋、新鲜蔬菜和水果等。加强富含胶原蛋白食物的摄入，如动物的皮、筋类，并要多喝汤水，尤其是营养丰富的肉汤，以补充体液。但不要滋腻太过，忌辛辣酸咸。

3. 乳房护理 用双手手掌从乳房两侧的外围向乳晕方向抚按、挤压，用力要适中，再按乳根穴（乳头直下，乳房根部，第5肋间隙，距前正中线4寸），1天2～3次，积极刺激乳头，加快乳腺排空，促进乳汁分泌。如果发现乳头凹陷或皲裂，应加以纠正和治疗（详见第六章第二节）。

4. 指导正确哺乳方法 鼓励产妇坚持按需哺乳，养成良好的哺乳习惯，一侧乳房吸空后再吸另一侧。保持舒适的哺乳体位和正确的婴儿的含接姿势。勿过早给婴儿添加辅食（详见第六章第二节）。

5. 心理护理 产妇需得到家庭尤其是丈夫的支持，帮助产妇树立母乳喂养成功的信心，同时需消除产妇焦虑情绪，避免紧张，保证充足的睡眠时间和适当的户外活动，保持心情舒畅。

6. 乳腺先天发育不良者可行人工喂养。

【健康教育】

1. 产妇保证充足的睡眠、足够的营养以及愉快的心情。

2. 坚持6个月内婴儿纯母乳喂养。

3. 当母婴分离时，指导母亲如何保持泌乳。

【知识链接】

如何进行乳房护理，保证母亲有充足的乳汁

一、哺乳期乳房保健

1. 每次喂哺前需常规清洁双手。

2. 不必常规清洁乳头。

3. 切忌用肥皂或酒精之类物品，以免引起局部皮肤干燥、皲裂；如需要可用温热毛巾清洁乳头和乳晕。

4. 哺乳前柔和地按摩乳房，有利于刺激排乳反射。

5. 喂哺时，乳母掌握正确的喂哺技巧，以保证婴儿有效吸吮。

6. 每次哺乳，应左右乳房交替进行。先吸空一侧，再吸另一侧；如另一侧未哺完，待下次喂哺时先喂。

7. 哺乳结束时，不要强行拉出乳头，以免引起局部疼痛或皮损。

8. 每次哺乳后，常规挤二至三滴乳汁，均匀地涂在乳头和乳晕上，可预防乳头皲裂或感染。

9. 哺乳期间，乳母应佩戴合适的棉质胸罩，以起到支托乳房和改善乳房血液循环的作用（以前胸开扣为宜）。

二、怎样保证有充足的乳汁

1. 做到早接触，早吸吮，早开奶，多喂奶，勤排空、不限时、不限量。

2. 不用奶瓶奶嘴，开奶前不喂其他食物。

3. 乳母睡眠充足，营养合理，保持心情愉快。

4. 吃奶时间要充足，喂奶姿势要正确。

5. 坚持母婴同室，坚持 6 个月纯母乳喂养和正确的乳房保健。

第三节 晚期产后出血

【案例】

患者，女，27 岁。产后 10 日。主诉疲乏、头晕。血性恶露持续一周后，阴道反复流血。检查发现：BP80/60mmHg，子宫复旧不全，宫口松弛，可触及残留组织。有腹痛和发热等全身症状。

问题：

1. 试述该患者目前最可能的主要医疗诊断和诊断依据。

2. 试述该患者目前存在的主要护理问题和相应的护理措施。

分娩 24 小时后，在产褥期内发生的子宫大量出血，称晚期产后出血（late puerperal hemorrhage）。以产后 1～2 周发病常见，亦有迟至产后 2 月余发病。

【病因及发病机制】

1.胎盘、胎膜残留 这是最常见的病因，多发于产后 10 日左右。

2.蜕膜残留 蜕膜多在产后一周内脱落，并随恶露排出。蜕膜剥离不全，长时间残留，可影响子宫复旧，继发子宫内膜炎症，引起晚期产后出血。

3.子宫胎盘附着面感染或复旧不全 多发生在产后 2 周左右。

4.剖宫产术后子宫切口愈合不良 多见于下段剖宫产横切口两侧端。引起切口愈合不良造成出血的原因主要有：

（1）子宫下段横切口两端切断子宫动脉向下斜行分支，造成局部供血不足，术中止血不良，形成局部血肿或局部感染组织坏死，致使伤口不愈合。

（2）横切口选择过低或过高。①过低，宫颈侧以结缔组织为主，且靠近阴道；②过高，切口上缘宫体肌组织与切口下缘子宫下段肌组织厚薄相差大，缝合时不易对齐，愈合不良。

（3）缝合技术不当、组织对位不佳、手术操作粗暴、出血血管缝扎不紧、切口两侧角部未将回缩血管缝扎形成血肿、缝扎组织过多过密、切口血液循环供应不良等。

5.其他　产后滋养细胞肿瘤，子宫黏膜下肌瘤等。

【临床表现】

1.阴道流血　胎盘、胎膜残留表现为血性恶露持续时间延长，以后反复出血或突然大量流血。检查发现：①子宫复旧不全，宫口松弛，有时可触及残留组织；②子宫胎盘附着面感染或复旧不全，表现为突然大量阴道流血，检查发现子宫大而软，宫口松弛，阴道及宫口有血块堵塞；③剖宫产术后：在肠线溶解脱落后子宫伤口裂开，血窦重新开放。多发生在术后 2～3 周，出现大量阴道流血，甚至引起休克。

2.腹痛和发热　常合并感染，伴恶露增加，有恶臭。

3.全身症状　继发性贫血，甚至出现失血性休克而危及生命。

【治疗要点】

1.药物治疗　少量或中等量阴道流血，应给予足量广谱抗生素、子宫收缩剂、支持疗法及中药治疗。

2.手术治疗　疑有胎盘、胎膜、蜕膜残留或胎盘附着部位复旧不全者，应行刮宫术。刮出物进行病理检查，以明确诊断。疑有剖宫产术子宫切口开裂，应严密观察。阴道大量流血需积极抢救，此时刮宫手术应慎重。必要时应开腹探查，可选择清创缝合以及髂内动脉、子宫动脉结扎法止血而保留子宫；若组织坏死范围大，酌情做子宫次全切除术或子宫全切除术。

【护理评估】

1.健康史　详细询问患者有无出血史、剖宫产史，询问患者在分娩过程中有无胎盘、胎膜残留，有无下腹痛、低热或产后低热史。若为剖宫产术后，应注意剖宫产术前或术中特殊情况及术后恢复情况，尤其应注意术后有无发热等情况，同时应排除全身出血性疾病。

2.身体状况　评估患者出血的严重程度、症状和体征，是否有腹痛、发热、感染、头晕、疲乏等表现。

3.心理社会状况　评估患者及家属对疾病的了解程度，有无焦虑、恐惧等情绪变化，评估家庭及社会支持程度。

4.相关检查

（1）血、尿常规：了解贫血和感染情况。

（2）B 型超声检查：了解宫腔有无残留物及子宫切口愈合情况。

（3）宫腔分泌物培养或涂片检查：以进行细菌培养和药敏试验。

（4）血 hCG 测定：有助于排除胎盘残留及绒毛膜癌。

【主要护理诊断 / 问题】

1.体液不足　与产后出血有关。

2.有感染的危险　与阴道流血时间过长、侵入性操作、贫血易造成感染有关。

3.焦虑　与担心自身健康和婴儿喂养有关。

4.潜在并发症　失血性休克。

【护理措施】

1.预防措施

（1）术前预防：剖宫产术前做到合理选择切口位置，避免子宫下段横切口两侧角部撕裂，合理缝合。

（2）产后检查：产后仔细检查胎盘、胎膜，如有残缺，应及时取出。

（3）预防感染：严格无菌操作，手术后合理应用抗生素。

2. 一般护理　产妇宜卧床休息，注意保暖。保持病室环境安静，床单位及衣物整洁，及时更换消毒会阴垫，每日用0.5%碘伏棉球擦洗外阴2次，保持局部清洁。

3. 饮食护理　鼓励产妇进食营养丰富易消化饮食，多食富含铁、蛋白质、维生素的食物，如瘦肉、鸡蛋、鱼、牛奶、绿叶蔬菜、水果等。忌食辛辣、温燥之品，防止加重出血。

4. 病情监测　严密观察产妇恶露量、颜色、气味、子宫复旧情况及膀胱充盈情况等；严密观察产妇面色、体温、脉搏、呼吸、血压变化，做好记录。及时检查血常规、凝血功能等。

5. 治疗配合　遵医嘱给予促进宫缩的药物，如缩宫素、麦角新碱、益母草等；大量出血或伴休克先兆者取平卧位，吸氧，遵医嘱输液、输血，补充血容量，纠正酸中毒和休克；如胎盘、胎膜残留在子宫腔时，在给予补液、输血、宫缩剂、抗生素控制感染后，协助医生行清宫术，刮出组织及时进行病理检查；如剖宫产术后出血，首先考虑感染引起出血，给予宫缩剂和抗生素保守治疗，若保守治疗无效，应积极做好子宫切除术术前准备。

6. 失血性休克患者的护理　详见第十一章第二节。

7. 心理护理　绝大多数患者对出血存在恐慌心理，在做好抢救及护理工作的同时，耐心向患者及家属讲解晚期产后出血的有关知识，减轻患者紧张焦虑情绪。

【健康教育】

1. 指导产妇关于加强营养和适量活动的自我保健技巧。

2. 告知产妇注意产褥期个人卫生，禁止盆浴；禁止性生活。

第四节　产褥期抑郁症

【案例】

患者，女，29岁。产后2周，家属发现其无精打采，情绪低落，睡眠质量差，常常一个人流泪，对刚出生的儿子情感平淡，不愿和孩子接近，也不愿与人交流。

问题：

1. 试述该患者目前最可能的医疗诊断。

2. 试述该患者目前存在的主要护理问题和相应护理措施。

产褥期抑郁症（postpartum depression，PPD）是指产妇在产褥期出现抑郁症状，是产褥期精神综合征最常见的一种类型。主要表现为持续或严重的情绪低落以及一系列症候，如动力减低、失眠、悲观等，甚至影响对新生儿的照料能力。其发病原因较复杂，一般认为由多种因素造成，因此应从产妇生理、心理及社会支持等多方面予以预防、治疗与护理。

中医学称本病为"产后癫狂""产后脏躁""产后乍见鬼神"，最早见于《诸病源候论·产后风虚瘀狂候》。

【病因及发病机制】

1. 内分泌因素　产时内分泌系统发生一系列急剧变化。临产前胎盘类固醇的释放达最高值，分娩后胎盘类固醇分泌突然减少，体内雌、孕激素的不平衡，可能在产后抑郁的发生上起一定作用。

2.分娩因素 产时及产后的并发症、难产、滞产、手术产等均可给产妇带来紧张与恐惧等情绪，容易造成心理不平衡，对本病发生有一定影响。

3.社会因素 孕期遭遇不良生活事件，如夫妻分离、亲人丧亡、家庭不和睦、失业以及缺少家庭和社会支持与帮助等，均是产褥期抑郁症发生的危险因素。

4.心理因素 产妇性格内向敏感，情绪不稳定，产后易发生心理障碍。另外，由于产妇对婴儿的期待，对即将承担母亲角色的不适应，对各种生活难题心理准备不充分，均可对产妇造成心理压力。

5.遗传因素 是产褥期抑郁症发生的潜在因素。有精神病家族史者特别是有家族抑郁病史的产妇易患本病。

【临床表现】

多在产后 2 周内出现症状，产后 4~6 周症状明显，可持续 3~6 个月，少数患者可持续 1 年以上。主要表现有：

1.情绪改变 心情压抑、沮丧、感情淡漠，甚至焦虑、恐惧。

2.自我评价降低 自责、自罪，对身边的人充满敌意，与家人、丈夫关系不协调；有时表现为孤独、社会退缩行为。

3.创造性思维受损，主动性降低，意志活动减退，对事物缺乏兴趣。

4.流露出对生活的厌倦，出现厌食、睡眠障碍、乏力、性欲减退等。严重者甚至绝望，有迫害妄想，出现自杀或杀婴倾向。

【治疗要点】

1.西医

（1）心理治疗：心理治疗对产后抑郁症尤为重要。包括心理支持、咨询与社会干预等。心理治疗的关键在于根据产妇实际情况，个性化的设计心理辅导方案，增强产妇自信心，提高产妇自我评价意识，尽快摆脱抑郁状态。

（2）药物治疗：适用于中重度抑郁症及心理治疗无效患者。尽量选用不进入乳汁的抗抑郁药物。首选 5-羟色胺再吸收抑制剂：包括盐酸帕罗西汀、盐酸舍曲林，三环类抗抑郁药：阿米替林。

2.中医 以调和气血、安神定志为治则。

【护理评估】

1.健康史 评估患者是否存在抑郁症、精神疾病的个人史和家族史，有无重大精神创伤史；评估分娩过程是否顺利，即有无难产、滞产、手术产及产时、产后并发症，婴儿健康状况等。

2.身体状况 观察产妇的日常行为。

3.心理社会状况 评估本次妊娠心理状态。婚姻家庭关系及社会支持系统，尤其是来自丈夫的支持等因素。

4.相关检查 可采用心理治疗仪及心理量表判断：

（1）爱丁堡产后抑郁量表（Edinburgh postnatal depression scale，EPDS）是目前多采用的筛选工具，总分 ≥ 13 分者可诊断为产褥期抑郁症。

（2）汉密尔顿抑郁量表（Hamilton Depression Scale，HAMD），一般总分 ≥ 35 分可能为严重抑郁，≥ 20 分可能为轻度或中度抑郁，< 7 分没有抑郁症状。

【主要护理诊断/问题】

1. 个人应对无效　与产妇抑郁行为有关。

2. 有暴力行为的危险　与产后精神状态不佳有关。

3. 有婴儿生长、发育改变的危险　与缺乏智力刺激有关。

4. 家庭运行中断　与无法承担母亲角色有关。

【护理措施】

1. 一般护理　提供温暖、舒适的环境，合理安排饮食，保证产妇的营养摄入，使产妇有良好的哺乳能力。保证产妇有良好的休息和足够的睡眠。

2. 病情观察　早期识别和早期干预是预防产后抑郁症加重、造成严重后果的根本办法。观察产妇的情绪变化、食欲、睡眠、疲劳程度及精力集中能力。注意有无头痛、疲乏无力等症状。观察产妇的日常活动、行为及情感反应，及时了解产妇心理状态，发现异常及时进行心理疏导。对于有精神病家族史或死产、畸形儿等不良分娩结局的产妇需重点观察。

3. 用药护理　重症患者需请心理医生或精神科医生协助治疗，遵医嘱指导产妇正确用药，并注意观察用药疗效，加强药物管理。

4. 心理护理

（1）鼓励产妇表达内心感受，教会产妇处理情绪问题的方法与技巧，引导患者采取积极的认知、情绪和行为模式，提高对环境的适应能力。

（2）给予有效的心理疏导，根据患者的发病原因、个性特点、心理状态，给予个性化的心理辅导，消除不良的社会、心理因素，减少或避免不良精神刺激。

（3）分娩过程中给予个性化关怀。让家人充分重视产妇，鼓励家人参与分娩过程，使他们理解、关心产妇，多与产妇进行交流沟通，形成良好的家庭氛围。

（4）协助和促进产妇适应母亲角色，指导产妇与婴儿进行交流、接触，为婴儿提供照顾，培养产妇的自信心。

5. 去除危险因素　警惕产妇早期的伤害性行为，注意产妇自身及婴儿的安全保护，去除环境中的危险因素，防止暴力行为发生。

【健康教育】

1. 保证合理的营养与充足的睡眠，教会产妇自我心理调节方法。

2. 指导患者及家属正确使用抗抑郁药物。

3. 指导家属注意观察产妇异常行为及情绪反应，并能主动寻求医疗帮助。

【复习思考题】

1. 简述产褥感染的治疗原则和护理措施。

2. 简述晚期产后出血的病因、临床表现及处理原则。

3. 简述产褥期抑郁症的护理评估内容和护理措施。

扫一扫，查阅本章数字资源，含PPT、音视频、图片等

护理人员每一次收治患者，包括采集健康史、身体评估、心理社会评估、分析综合、确定护理诊断、制订护理计划、实施护理措施和随访指导。书写妇科护理病历时，要求健康史采集全面，护理评估及时，常见症状识别正确。本章重点介绍护理评估、护理计划与常见症状鉴别要点。

第一节 护理评估

护理评估是有计划、有目的、系统地收集患者资料且加以整理、综合、判断的过程，能为护理活动提供依据。既是护理人员了解患者的第一步，又是护患沟通、建立良好护患关系的重要时机。

护理评估是妇产科护理临床实践的基本技能。常用的评估方法有交谈、观察、体格检查和心理测试等。因妇产科护理评估通常涉及患者的隐私问题，常使患者感觉羞怯、不适和不愿意多说，出现不配合的情况，故在护理评估的过程中应重视沟通技巧，尽可能让患者理解评估过程，注意保护患者的隐私，做到语言亲切、态度和蔼、耐心细致。询问健康史应有目的性，切勿遗漏关键内容；采用启发式提问，避免暗示和主观臆测。对危重患者初步评估后，立即抢救，以免贻误病情。

妇科护理评估包括健康史采集、身体评估、心理社会评估。

【健康史采集】

包括一般项目、主诉、现病史、月经史、婚育史、既往史、个人史、家族史8个方面。

1. 一般项目 包括患者的姓名、年龄、籍贯、职业、婚姻、民族、教育程度、宗教信仰、家庭住址、入院日期、入院方式、病史记录日期、病史陈述者、可靠程度，若非患者陈述，应注明其与患者的关系。

2. 主诉 指促使患者就诊的主要症状（或体征）与持续时间。产科常见的就诊问题有停经、停经后阴道流血和（或）下腹疼痛不适、见红、产后发热、下腹痛等。妇科常见的症状有闭经、阴道流血、外阴瘙痒、白带异常、下腹痛及下腹部包块、不孕等。若患者无任何自觉症状，仅于妇科普查发现问题，应据实写为：普查发现"×××"×日。

3. 现病史 现病史的主要组成部分，以主诉为核心，按时间的先后顺序描述患者本次疾病发生、发展和治疗的全过程。包括诱因、起病时间、主要症状特点、伴随症状、发病后诊疗情况及结果、心理反应、食欲、睡眠、大小便、活动能力、自我感觉、角色关系、应激能力等的变化情况。

4.**月经史**　包括初潮年龄、月经周期、经期持续时间、月经量、经期伴随症状。如初潮年龄 11 岁，周期 26～28 天，经期 5～6 天，记录为 $11\dfrac{5\sim6}{26\sim28}$ 天。常规询问末次月经（LMP）情况，包括末次月经的时间、经期、经量等。经量可问每日更换卫生巾次数，有无血块，伴随症状包括经前和经期有无乳房胀痛、水肿、精神抑郁或易激动等不适，有无痛经，疼痛部位、性质、程度及痛经起始时间和消失时间。若流血情况不同于平常月经时，应询问前次月经（PMP）起始日期。绝经后患者应询问绝经年龄、绝经后有无再现阴道流血、阴道分泌物增多及其他不适。

5.**婚育史**　包括婚次及每次结婚年龄，是否近亲结婚（直系血亲及三代旁系血亲），男方健康状况及夫妻同居情况，有无性病史。生育史包括足月产、早产、流产次数及现存子女数，以 4 个阿拉伯数字顺序表示。如足月产 1 次，无早产，流产 2 次，现在子女 1 人，可记录为 1-0-2-1，或用孕 3 产 1（G_3P_1）表示。记录分娩方式、有无产后出血及感染史、有无难产史、新生儿出生情况等；自然流产或人工流产情况；末次分娩或流产日期，采取何种计划生育措施及其效果。

6.**既往史**　指既往健康情况。包括以往健康状况、疾病史、传染病史、预防接种史、手术外伤史、输血史、药物过敏史。

7.**个人史**　生活和居住情况，出生地和曾居住地区，有无烟、酒嗜好，有无吸毒史。

8.**家族史**　父母、兄弟、姐妹及子女健康情况。家族成员有无遗传性疾病（如血友病、白化病等），或可能与遗传有关的疾病（如癌症、高血压、糖尿病等），以及传染病（如结核等）。

【**身体评估**】

身体评估常常在采集健康史后进行，包括全身检查、腹部检查和盆腔检查。除急诊外，一般可按以下顺序进行检查：

1.**全身检查**　常规测量体温、脉搏、呼吸、血压，必要时测量体重、身高。其他检查项目包括神志、精神、面容、体态、全身发育、毛发分布、皮肤、浅表淋巴结（尤其是左锁骨上淋巴结及腹股沟淋巴结）、头颈、乳房（注意发育、有无皮肤凹陷、包块及分泌物）、心肺、脊柱及四肢。

2.**腹部检查**　腹部检查是妇科患者身体评估的一个重要组成部分，应于盆腔检查前进行。视诊腹部有无凹陷或隆起，腹壁有无疤痕、妊娠纹、静脉曲张、腹壁疝及腹直肌分离等。扪诊腹壁厚度，肝、脾、肾有无增大及压痛，腹部有无压痛、反跳痛和肌紧张，能否扪到包块。若扪及包块，应记录包块部位、大小（以 cm 为单位或用相当于妊娠月份表示，如包块相当于妊娠 2 个月大）、形状、质地、活动度、表面是否光滑及有无压痛等。叩诊鼓音和浊音分布范围，有无移动性浊音。若合并妊娠，应检查宫高、腹围、胎心、胎位及胎儿大小等。

3.**盆腔检查**　盆腔检查又称妇科检查，为妇科所特有的检查。包括外阴、阴道、宫颈、宫体及双侧附件检查。检查前要准备阴道窥器、无菌手套、长镊、宫颈刮板、玻片、棉拭子、消毒液、生理盐水、液状石蜡或肥皂水等器械和物品。

（1）基本要求

①检查前嘱患者排空大小便。

②检查者关心体贴患者，语言亲切，态度严肃，检查时仔细认真，动作轻柔。男性护理人员检查时，应有其他医护人员陪同，以减轻患者的紧张心理，避免发生不必要的猜疑和误会。

③每检查一人，均应更换检查器械、无菌手套及垫于臀部下面的一次性中单，做到一次性使用，防止交叉感染。

④一般患者取膀胱截石位，臀部置于检查床沿，头部略抬高，双手平放于身体两侧，以使腹肌松弛。检查者面向患者，立于患者两腿之间。尿瘘患者可取膝胸位。不宜搬动的危重患者，可在病床上检查。

⑤尽量避开月经期。若为阴道异常出血必须检查者，检查前应先消毒外阴，佩戴无菌手套，使用无菌器械，以防发生感染。

⑥无性生活的患者，禁行阴道窥器和双合诊检查，仅限于直肠－腹部诊。如必须检查时，应在征得其家属及本人同意后，方可将示指缓慢放入阴道进行扪诊。

⑦怀疑有盆腔内病变而腹壁肥厚、高度紧张不配合或无性生活史的患者，如盆腔检查不满意时，可行 B 型超声检查，必要时麻醉下进行盆腔检查。

（2）检查方法

1）外阴部检查：观察外阴发育、阴毛多少及分布、阴蒂、阴阜、会阴、大小阴唇等情况，注意有无畸形、溃疡、水肿、炎症、赘生物或肿块，观察皮肤和黏膜的色泽有无减退及有无变薄、萎缩或增厚等。用拇指和示指分开小阴唇，暴露阴道前庭、阴道口和尿道口。查看尿道口周围黏膜色泽及有无赘生物，注意观察处女膜是否完整。让患者用力向下屏气，观察有无阴道前后壁膨出、子宫脱垂及尿失禁等。

2）阴道窥器检查：根据患者年龄、身高及阴道大小和阴道壁松弛情况，选择合适的阴道窥器。①放置与取出：将阴道窥器前后两叶并合，表面涂润滑剂（若做宫颈细胞学检查或阴道分泌物涂片检查时，改用生理盐水润滑），以利于插入，减轻不适感。放置阴道窥器时，检查者以左手拇指、示指将两侧小阴唇分开，暴露阴道口，右手持阴道窥器避开敏感的尿道周围区，沿阴道后壁斜行缓慢插入阴道，然后向上向后推进，边推进边将两叶转平，并逐渐张开两叶，充分暴露宫颈、阴道壁及后穹隆（图13-1，图13-2）。取出窥器时，应先将两叶合拢再取出。②视诊阴道及宫颈：观察阴道黏膜颜色、皱襞及有无红肿、溃疡、结节或囊肿等，是否有阴道隔或双阴道等先天畸形，阴道分泌物的色泽、量、性状，有无臭味。阴道分泌物异常者应涂片检查或培养，查找滴虫、假丝酵母菌、淋菌等。观察宫颈大小、颜色、外口形状，有无出血、糜烂、撕裂、腺囊肿、息肉、赘生物、外翻、畸形，宫颈管内有无出血或分泌物。此时可留取宫颈分泌物标本做宫颈细胞学检查。

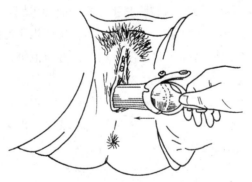 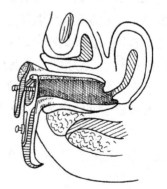

图13-1 沿阴道侧后壁放入阴道窥器　　　　图13-2 暴露宫颈

3）双合诊检查：指检查者一手示指和中指涂润滑剂后伸入阴道内，另一手在腹部配合检查，是盆腔检查中最重要的部分，适用于有性生活的妇女。目的是检查阴道、宫颈、宫体、输卵管、卵巢及宫旁结缔组织和韧带，以及盆腔内壁情况（图13-3，图13-4）。

检查方法：检查者戴好无菌手套，一手示指和中指顺阴道后壁轻轻插入，检查阴道通畅度、深度、弹性，有无畸形、结节及肿块等；触诊宫颈大小、形状、硬度及宫颈外口，有无接触性出血和宫颈举痛。随后将阴道内两指放在宫颈后方，另手掌心朝下手指平放在患者腹部平脐处，当阴道内手指向上向前方抬举宫颈时，腹部手指往下按压腹壁，并逐渐向耻骨联合部移动，通过内、外手指同时分别抬举和按压，相互协调，即可触及清楚子宫的位置、大小、形状、软硬度、活动度及有无压痛。正常子宫位置一般是前倾略前屈。扪清子宫后，阴道内的两指由子宫后方分别移向一侧穹隆部，尽可能往上向盆腔深部触及，另一手从同侧腹壁髂嵴水平开始，由上往下按压腹壁，与阴道内手指相互对合，相互协调，触摸该侧输卵管、卵巢、宫旁组织情况。正常输卵管不能触及，卵巢偶可触及，稍有酸胀感。

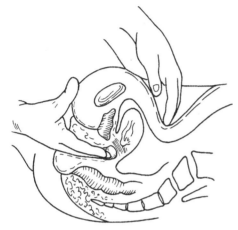

图 13-3 双合诊（检查子宫）

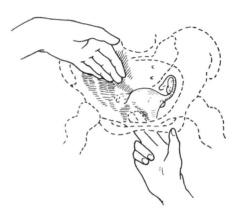

图 13-4 双合诊（检查子宫旁附件）

4）三合诊检查：指经直肠、阴道、腹部的联合检查，是双合诊的补充。方法：检查者一手示指伸入阴道，中指伸入直肠，另一手仍在腹部配合（图 13-5）。通过三合诊可了解后倾或后屈子宫的大小，盆腔后壁的情况，直肠阴道隔、骶骨前方及直肠内有无病变，因此三合诊在生殖器官肿瘤、子宫内膜异位症、炎症、结核等检查时尤显重要。

5）直肠-腹部诊：适用于无性生活、阴道闭锁或其他原因不宜做阴道检查的患者。检查者一手示指伸入直肠，另一手在腹部配合检查，又称为肛腹诊。

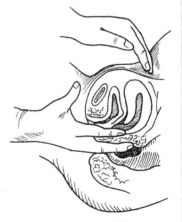

图 13-5 三合诊检查

（3）记录：检查完毕，按照解剖部位先后顺序记录检查结果。

①外阴：阴毛分布形态、发育情况、婚产类型、有无异常。

②阴道：是否通畅，黏膜情况，分泌物量、色、性状及有无异味。

③宫颈：大小、硬度、糜烂、息肉、腺囊肿、撕裂，是否有接触性出血、举痛及摇摆痛等。

④宫体：位置、大小、硬度、活动度、表面是否光滑、有无压痛等。

⑤附件：有无肿块、增厚、压痛。如扪及肿物，应记录其位置、大小、质地、活动度、表面是否光滑、有无压痛，与子宫及盆壁关系。左右两侧情况应分别记录。

【心理社会评估】

妇科疾病常牵涉到生育、性生活等个人隐私和家庭问题，患者易有各种不同的心理社会问题，如害羞、焦虑、恐惧、否认、绝望、自责、沮丧、愤怒、悲哀等情绪变化，应予重视。评估内容包括：精神状态、患者的定向力、意识水平、注意力、仪表、举止、情绪、沟通交流能力、思维、记忆和判断能力等。可采用拉斯如斯（Lazarus）与弗克曼（Folkman）编制的量化评估量表进行评估。

第二节　护理计划

护理计划是系统地制订护理活动的过程，包含对护理诊断排序、制订预期目标、选择护理措施，并及时进行护理评价。

【护理诊断】

护理诊断（nursing diagnosis）是对患者生命历程中所遇到的生理、心理、精神、社会和文化等方面问题的阐述，可以通过护理措施解决。护理诊断应包括患者的潜在性与现存性问题、合作性问题、自我护理的能力及妇女群体健康改变的趋势。

我国目前使用的是北美护理诊断协会（NANDA）认可的 155 个护理诊断。

妇科患者以恐惧、焦虑、疼痛、舒适的改变、自我形象紊乱、皮肤完整性受损、知识不足等问题最多见。确认相应护理诊断后，按照其重要性和紧迫性先后排序，威胁最大的问题放在首位，其他的依次排列，利于护理人员根据患者病情的轻、重、缓、急采取先后的护理措施。

【预期目标】

预期目标是指通过护理干预，护理人员期望患者达到的健康状态或行为上的改变，也是护理效果评价的标准。

预期目标有长期目标和短期目标之分。每个目标都应针对护理诊断而设，一个护理诊断可制订多个目标，但一个目标不能针对多个护理诊断。目标应切实可行，在患者的能力和护理技能所能解决的范围之内。

【护理措施】

护理措施是指护士为帮助患者达到预期目标所采取的具体护理活动。针对不同的护理诊断，采用不同的护理措施。一般包括缓解症状、促进舒适、减轻和消除病变反应的护理措施。护理措施有依赖性、协作性和独立性 3 类。制订护理措施必须具有科学依据，不要与医疗措施相冲突；针对性强，能实现护理目标，保证患者的安全；护理措施具体，可执行性强，便于实施。

【护理评价】

护理评价是有计划、系统地将患者的健康状况与预期目标进行比较的活动，是对整个护理效果的鉴定。基本方法包括调查法、对比法、观察法和统计分析法。其目的是判断预期目标是否达到，现实与目标之间可能会存在目标完全实现、部分实现、未实现等结果。若目标未实现，应重新评估患者的健康状况，寻找原因，调整护理诊断及护理措施，不断改进护理质量，争取患者早日康复。

第三节　妇科常见症状的鉴别要点

不同的妇科疾病可以引起相同形式的症状，如阴道流血、白带异常、下腹痛、外阴瘙痒及下腹部肿块等，掌握这些症状的鉴别要点对妇科疾病的诊治及护理极为重要。

一、阴道流血

最常见。女性生殖道任何部位，包括阴道、宫颈、宫体及输卵管均可发生出血。多来自宫体，除正常月经外，一般均称"阴道流血"。引起阴道流血的原因是多方面的，临床表现呈现多样化。

1. 经量增多　月经量增多（＞80mL）或经期延长，但月经周期基本正常，为子宫肌瘤的典型症状，其他如子宫腺肌病、排卵性月经失调、放置宫内节育器，均可有经量增多。

2. 周期不规则的阴道流血　多为无排卵性异常子宫出血，但围绝经期妇女应注意排除早期子宫内膜癌。性激素或避孕药物引起的"突破性出血"也表现为不规则的阴道流血。

3. 无任何周期可辨的长期持续阴道流血　多为生殖道恶性肿瘤所致，首先应考虑子宫颈癌或子宫内膜癌的可能。

4. 经前或经后点滴出血　月经来潮前数日或来潮后数日，持续极少量阴道褐红色分泌物，可见于排卵性月经失调，或为放置宫内节育器的副作用。此外，子宫内膜异位症亦可能出现类似情况。

5. 经间出血　若发生在下次月经来潮前14～15日，历时3～4日，且血量少，偶可伴有下腹疼痛和不适，多为排卵期出血。

6. 停经后阴道流血　发生于育龄妇女，应首先考虑与妊娠有关的疾病，如流产、异位妊娠、葡萄胎等；发生于围绝经期妇女，多为无排卵性异常子宫出血，但应排除生殖道恶性肿瘤。

7. 绝经多年后阴道流血　若流血量极少，历时2～3日即净，多为绝经后子宫内膜脱落引起的出血或萎缩性阴道炎；若流血量较多、流血持续不净或反复阴道流血，应考虑子宫内膜癌的可能。

8. 阴道流血伴白带增多　一般应考虑晚期子宫颈癌、子宫内膜癌或子宫黏膜下肌瘤伴感染。

9. 间歇性阴道排出血性液体　应警惕有输卵管癌的可能。

10. 接触性出血　性交或阴道检查后立即出现阴道流鲜血，应考虑急性子宫颈炎、子宫颈癌、宫颈息肉或子宫黏膜下肌瘤的可能。

11. 外伤后阴道流血　常见于骑跨伤后，流血量可多可少。

除上述各种不同形式的阴道流血外，年龄对诊断有重要参考价值。新生女婴出生后数日有少量阴道流血，系因离开母体后雌激素水平骤然下降，子宫内膜脱落所致。幼女出现阴道流血应考虑有性早熟，或生殖道恶性肿瘤的可能。青春期少女出现阴道流血，多为无排卵性异常子宫出血。

二、白带异常

白带异常是妇科疾病中最常见的症状，常指女性阴道分泌物的异常。白带是由阴道黏膜渗出液、宫颈管及子宫内膜腺体分泌液等混合而成，与雌激素作用有关。正常白带呈白色稀糊状或蛋清样，黏稠、量少、无腥臭味，pH ≤ 4.5，其量及性状随月经周期稍有变化，称为生理性白带。当生殖道炎症或有癌变时，白带量显著增多且性状亦有改变，称为病理性白带。临床常见的有以下几种：

1. 透明黏性白带　外观与正常白带相似，但数量显著增多，应考虑可能是卵巢功能失调、阴道腺病或宫颈高分化腺癌等疾病。

2. 脓性白带　色黄或黄绿，黏稠，多有臭味，为细菌感染所致。可见于淋病奈瑟菌阴道炎、急性子宫颈炎及子宫颈管炎。阴道癌和子宫颈癌并发感染、宫腔积脓或阴道内异物残留也可导致脓性白带。

3. 血性白带 白带中混有血液，血量多少不一，应考虑子宫颈癌、子宫内膜癌、宫颈息肉、宫颈柱状上皮异位合并感染或子宫黏膜下肌瘤等。放置宫内节育器亦可引起血性白带。

4. 灰黄色或黄白色泡沫状稀薄白带 为滴虫阴道炎的特征，可伴外阴瘙痒。

5. 凝乳块状或豆渣样白带 为外阴阴道假丝酵母菌病的特征，常伴严重外阴瘙痒或灼痛。

6. 灰白色匀质鱼腥味白带 常见于细菌性阴道病，伴外阴轻度瘙痒。

7. 水样白带 持续流出淘米水样白带且带有奇臭者，一般为晚期子宫颈癌、阴道癌或黏膜下肌瘤伴感染。间断性排出清澈、黄红色或红色水样白带，应考虑输卵管癌的可能。

三、下腹痛

根据下腹痛的性质和特点，考虑各种不同的妇科情况，但来自内生殖器以外的疾病引起的下腹痛并不少见，应注意鉴别。

1. 起病缓急 起病缓慢而逐渐加剧者，多为内生殖器炎症或恶性肿瘤所引起；急骤发病者，应考虑卵巢囊肿蒂扭转或破裂，或子宫浆膜下肌瘤蒂扭转；反复隐痛后突然出现撕裂样剧痛者，应想到输卵管妊娠破裂型或流产型的可能。

2. 疼痛部位 下腹正中出现疼痛，多为子宫病变引起，较少见；一侧下腹痛，应考虑为该侧附件病变，如卵巢囊肿蒂扭转、输卵管卵巢急性炎症、异位妊娠等；右侧下腹痛，应考虑急性阑尾炎；双侧下腹痛常见于盆腔炎性病变；整个下腹痛，甚至全腹疼痛常见于卵巢囊肿破裂、输卵管妊娠破裂或盆腔腹膜炎。

3. 疼痛性质 持续性钝痛多为炎症，或腹腔内积液所致；顽固性疼痛难以忍受，常为晚期生殖器官癌肿所致；阵发性绞痛，可以是子宫或输卵管等空腔器官收缩的表现；撕裂性锐痛，可由输卵管妊娠或卵巢肿瘤破裂引起；下腹坠痛，常为宫腔内有积血或积脓不能排出。

4. 疼痛时间 在月经周期中间出现一侧下腹痛，应考虑为排卵性疼痛；经期出现腹痛，或为原发性痛经，或有子宫内膜异位症的可能；周期性下腹痛但无月经来潮，多为经血排出受阻，见于先天性生殖道畸形或术后宫腔、宫颈管粘连等。与月经周期无关的慢性下腹痛见于下腹部手术后组织粘连、子宫内膜异位症、盆腔炎性疾病后遗症、残余卵巢综合征、盆腔静脉淤血综合征及妇科肿瘤等。

5. 放射部位 腹痛放射至肩部，应考虑为腹腔内出血；放射至腰骶部，多为宫颈、子宫病变所致；放射至腹股沟及大腿内侧，多为该侧附件病变所引起。

6. 伴随症状 腹痛同时有停经史，多为妊娠合并症；伴恶心、呕吐，应考虑有卵巢囊肿蒂扭转的可能；伴畏寒、发热，常为盆腔炎性疾病；伴休克症状，应考虑有腹腔内出血；出现肛门坠胀，常为直肠子宫陷凹积液所致；伴恶病质，常为生殖器官晚期癌肿的表现。

四、外阴瘙痒

外阴瘙痒多由外阴各种不同病变引起，外阴正常者也可发生。当瘙痒严重时，可影响患者生活与工作。外阴阴道假丝酵母菌病和滴虫阴道炎是引起外阴瘙痒的最常见的原因，也有因全身性疾病如糖尿病、黄疸等引起，应注意鉴别。

1. 外阴阴道假丝酵母菌病、滴虫阴道炎 以外阴瘙痒、白带增多为主症。

2. 外阴上皮非瘤样病变 以外阴奇痒为主症，伴有外阴皮肤色素脱失。

3. 蛲虫病　外阴瘙痒以夜间为甚。

4. 糖尿病　因尿糖对外阴皮肤刺激，特别是并发外阴阴道假丝酵母菌病时，外阴瘙痒特别严重。

5. 黄疸　出现外阴瘙痒时，常为全身瘙痒的一部分。

五、下腹部肿块

下腹部肿块是妇科患者的常见主诉。肿块可能是患者或家属无意发现，或因其他症状（如下腹痛、阴道流血等）做妇科检查或超声检查时发现。根据肿块质地不同，分为囊性肿块和实性肿块。囊性肿块多为良性病变，如卵巢囊肿、输卵管积水等，或为充盈的膀胱。实性肿块除妊娠子宫为生理情况，子宫肌瘤、卵巢纤维瘤、盆腔炎症包块、卵泡膜细胞瘤等为良性病变外，其他实性肿块均应首先考虑为恶性肿瘤。

下腹部肿块可以是子宫增大，附件肿块、肠道或肠系膜肿块、泌尿系肿块、腹腔肿块、腹壁或腹膜后肿块。此处重点介绍子宫增大及附件肿块。

1. 子宫增大　常见原因是：

（1）妊娠子宫：育龄妇女有停经史，扪及正中下腹部包块，应首先考虑为妊娠子宫。停经后出现不规则阴道流血，且子宫增大超过停经周数者，可能为葡萄胎。

（2）子宫肌瘤：子宫均匀增大，或表面有单个或多个球形隆起，月经过多为主症。

（3）子宫腺肌病：子宫均匀增大，通常不超过妊娠三个月大，质硬。患者多伴有逐年加剧的痛经、经量增多及经期延长。

（4）子宫恶性肿瘤：年老患者子宫增大且伴有不规则阴道流血，应考虑子宫内膜癌。子宫增长迅速伴有腹痛及不规则阴道流血，可能为子宫肉瘤。有生育史或流产史，特别是有葡萄胎史，子宫增大且外形不规则及子宫不规则出血时，应考虑妊娠滋养细胞肿瘤的可能。

（5）子宫畸形：双子宫或残角子宫，可扪及子宫另一侧有与其对称或不对称的包块，两者相连，硬度也相似。

（6）宫腔阴道积血或宫腔积脓：青春期无月经来潮但有周期性腹痛，且下腹部正中可扪及肿块，应考虑处女膜闭锁，或阴道无孔横隔。

2. 附件肿块　附件包括输卵管和卵巢，通常不能扪及。当附件出现肿块时，多属病理现象。

（1）输卵管妊娠：肿块位于子宫旁，大小、形状不一，有明显触痛。多有短期停经史，随后出现阴道持续少量流血及腹痛。

（2）附件炎性肿块：肿块多为双侧性，位于子宫两旁，与子宫有粘连，压痛明显。急性附件炎症患者有发热、腹痛。慢性附件炎症患者，多有不育及下腹隐痛史，甚至出现反复急性盆腔炎症发作。

（3）卵巢子宫内膜异位囊肿：多为与子宫有粘连、活动受限、有压痛的囊性肿块，可有继发性痛经、性交痛、不孕等病史。

【复习思考题】

1. 为完整采集健康史，简述常用的评估方法和沟通技巧。

2. 简述盆腔检查时的注意事项。

3. 简述白带异常的鉴别要点。

扫一扫，查阅本章数字资源，含PPT、音视频、图片等

第十四章

女性生殖系统炎症患者的护理

第一节 外阴和阴道炎症

外阴和阴道炎症是妇科最常见疾病，各年龄阶段均可发病。外阴阴道与尿道、肛门毗邻，局部潮湿，容易受污染；生育年龄妇女性活动较频繁，且外阴阴道是分娩、宫腔操作的必经之道，容易受到损伤及外界病原体的感染；绝经后妇女及婴幼儿雌激素水平低，局部抵抗力下降，也易发生感染。外阴炎主要包括非特异性外阴炎、前庭大腺炎和前庭大腺囊肿，本节主要讲述非特异性外阴炎。阴道炎症主要有滴虫性阴道炎、外阴阴道假丝酵母菌病、细菌性阴道病、萎缩性阴道炎（老年性阴道炎）和婴幼儿外阴阴道炎，本节主要讲述前三者。

一、非特异性外阴炎

非特异性外阴炎（non-specific vulvitis）指由物理、化学因素而非病原体所致的外阴部皮肤与黏膜发生的炎症。由于外阴部暴露于外，与外界接触较多，故易发生炎症，其中以大、小阴唇最多见。

中医学称本病为"阴痒""阴痛"，最早见于《肘后备急方》。

【病因及发病机制】

外阴常受到阴道分泌物、血液、尿液、粪便的刺激，不注意皮肤清洁则易发生外阴部炎症；其次，糖尿病患者糖尿的刺激，粪瘘、尿瘘患者粪、尿的刺激等也可引起外阴部炎症；此外，穿紧身化纤内裤、局部潮湿、经期卫生巾的刺激等亦可引起外阴部炎症。

【临床表现】

外阴皮肤瘙痒，局部红肿，有痛感，尤以性交、活动、排泄时加重。严重时可形成外阴部溃疡而致行走不便。

【治疗要点】

治疗要点为保持局部清洁、干燥，局部应用抗生素；重视消除病因。

1. 局部治疗 可用 0.1% 聚维酮碘液或 1 : 5000 高锰酸钾液坐浴，每日 2 次，每次 15 ~ 30 分钟。坐浴后涂抗生素或紫草油。也可选用中药水煎熏洗外阴部，每日 1 ~ 2 次。急性期还可选用微波或红外线局部物理治疗。

2. 病因治疗 积极寻找病因，若是因个人卫生问题引起，应教会患者会阴部清洗方法；若发现糖尿病应及时治疗糖尿病；若有尿瘘、粪瘘应及时行修补术。

【护理评估】

1. 健康史 多有尿液或阴道分泌物浸渍刺激因素，如长期局部卫生不良或穿紧身化纤内裤，或有糖尿病、维生素缺乏等病史。

2. 身体状况 检查有无尿瘘、粪瘘口，观察外阴皮肤有无充血、肿胀、糜烂、溃疡等表现。

3. 心理社会状况 由于外阴的瘙痒疼痛，患者容易产生精神紧张、烦躁不安等异常情绪，影响工作与生活。

4. 相关检查 急性炎症者妇科检查可见外阴、大小阴唇肿胀充血，重者可有糜烂或溃疡，局部常有搔痕；慢性炎症者外阴瘙痒，皮肤增厚、粗糙或呈苔藓样变，有时可发生皲裂。

【主要护理诊断/问题】

1. 组织完整性受损 与外阴皮肤瘙痒搔抓有关。

2. 疼痛 与局部炎性刺激溃烂有关。

【护理措施】

1. 一般护理 注意个人卫生，洗浴用具和洗脚用具分开使用，勿搔抓外阴。教会患者用中药熏洗外阴，包括外洗药的煎煮、温度、熏洗方法、熏洗时间及注意事项，并告诉患者内服药和外洗药配合能提高疗效，缩短病程。

2. 治疗指导 积极寻找病因，告知患者若有糖尿病应积极治疗，若有尿瘘、粪瘘应适时行修补术。指导患者坐浴，高锰酸钾结晶加温开水配成肉眼观为淡玫瑰红色溶液（浓度约为1：5000），温度以40℃左右为宜，每次坐浴20分钟，每日2次，坐浴时要使会阴部浸没于溶液中。注意药液浓度不宜太高，以防灼伤皮肤，月经期应停止坐浴。

【健康教育】

1. 指导患者勤换内衣裤，穿纯棉内裤，保持外阴清洁、干燥，严禁搔抓，勿用刺激性药物或肥皂擦洗外阴。

2. 外阴溃破者应使用柔软无菌会阴垫，以预防继发感染。勿饮酒，少进辛辣食物。

二、滴虫性阴道炎

【案例】

患者，女，40岁。因"白带增多伴外阴瘙痒5天"就诊，自述白带有臭味。既往无性传播疾病史，患者平时月经规律，月经干净刚3天。妇科检查：外阴及阴道黏膜充血，阴道壁充血，呈草莓样，分泌物黄色、稀薄、泡沫状，宫颈充血，子宫及附件未发现异常。

问题：

1. 试述该患者主要的医疗诊断和诊断依据。

2. 试述该患者存在的主要护理问题和对应的护理措施。

滴虫性阴道炎（trichomonal vaginitis）是由阴道毛滴虫引起的阴道炎症。本病主要经性交直接传播，也可经公共浴池、浴盆、浴巾、游泳池、坐式便器、衣物等间接传播，或通过污染的器械及敷料传播。

中医学称本病为"带下""阴痒"，最早见于《素问·骨空论》。

【病因及发病机制】

阴道毛滴虫呈梨形，体积为多核白细胞的2～3倍，其顶端有4根鞭毛，体侧有波动膜，后端尖并有轴柱凸出，无色透明如水滴。适宜在温度 25～40℃、pH 值为 5.2～6.6 的潮湿环境生长，在 pH 值为 5.0 以下或 7.5 以上的环境中则不生长。滴虫性阴道炎患者的阴道 pH 值一般在 5.0～6.5。滴虫能消耗或吞噬阴道上皮细胞内的糖原，阻碍乳酸的生成，降低阴道酸度而有利于滴虫的繁殖。月经前后阴道 pH 值发生变化，月经后阴道 pH 值升高，接近中性，妊娠期、产后等阴道环境改变，均适于滴虫生长繁殖而易发生滴虫性阴道炎。滴虫不仅寄生于阴道，还常侵入尿道或尿道旁腺，甚至膀胱、肾盂，以及男性的包皮皱褶、尿道或前列腺中。

【临床表现】

潜伏期为 4～28 日。典型症状是外阴瘙痒及稀薄泡沫样白带增多。瘙痒部位主要为阴道口及外阴，间或有灼热、疼痛、性交痛等。若尿道口有感染，可有尿频、尿痛，有时可见血尿。妇科检查时见阴道黏膜充血，严重者有散在出血点，甚至宫颈有出血斑点，形成"草莓样"宫颈，后穹隆有多量白带，呈灰黄色、黄白色稀薄液体或黄绿色脓性分泌物，常呈泡沫状。少数患者阴道内有滴虫存在而无炎症反应，称为带虫者，带虫者阴道黏膜常无异常表现。

【治疗要点】

切断传播途径，杀灭阴道毛滴虫，恢复阴道正常 pH 值，保持阴道自净功能。

【护理评估】

1. 健康史 常有不洁性交史，或有滴虫污染源接触史，如公共浴池、浴盆、浴巾、游泳池、坐式便器、衣物、器械及敷料。

2. 身体状况 了解患者有无阴道分泌物增多及外阴瘙痒、灼热、疼痛、性交痛等症状。

3. 心理社会状况 由于白带增多，外阴瘙痒，伴灼热、疼痛、性交痛等，患者易产生烦躁不安、忧虑多疑等异常情绪，影响工作与家庭生活。

4. 相关检查 根据本病的传染病史及伴有黄色或脓性泡沫状白带增多、外阴瘙痒症状、白带化验找到阴道毛滴虫，即可诊断。最常用的诊断方法是阴道分泌物湿片法。

【主要护理诊断 / 问题】

1. 有组织完整性受损的危险 与局部瘙痒搔抓有关。

2. 疼痛 与局部炎性刺激溃破有关。

【护理措施】

1. 向患者介绍治疗方法 可单独局部用药，亦可全身及局部联合用药，以联合用药效果为佳。全身用药一般为甲硝唑 400mg，每日 2～3 次，7 日为 1 个疗程，对初次患病者也可采用单次口服甲硝唑 2g；局部用药是将甲硝唑 200mg 每晚塞入阴道 1 次，7～10 日为 1 个疗程。

2. 指导患者配合检查 拟做分泌物检查者，告知患者在取分泌物前 24～48 小时内避免性交、阴道灌洗及局部用药。分泌物取出后要及时送检并注意保暖，避免滴虫活动力减弱，辨认困难。

3. 指导患者用药 对局部用药者，指导患者用药前可用 1% 乳酸液或 0.1%～0.5% 醋酸液冲洗阴道，改善阴道内环境以提高疗效。在月经期间应暂停坐浴、阴道冲洗及阴道用药。对全身用药者，告知患者甲硝唑口服后偶有胃肠道反应，如食欲减退、恶心、呕吐，此外偶见头痛、皮疹、白细胞减少等，一旦出现应报告医生并停药。另外，由于甲硝唑抑制乙醇在体内氧化而产生有毒的中间代谢产物，故用药期间及停药 24 小时内应禁酒。还应告知患者，甲硝唑可透过胎盘到达胎儿体内，亦可从乳汁中排泄，故妊娠 20 周前禁用，哺乳期患者不宜应用。

【健康教育】

患者注意个人卫生，保持外阴部清洁、干燥，每日更换内裤。内裤及擦洗毛巾煮沸消毒 5～10 分钟后，阳光下曝晒，以消灭滴虫。尽量避免搔抓外阴部，以免皮肤破损。由于滴虫性阴道炎常于月经后复发，故治疗后检查滴虫阴性时，仍应于每次月经干净后复查白带，若连续3次检查均阴性，方可称为治愈。教会患者自我护理，已婚者应避免夫妻间交叉感染，检查男方是否有生殖器滴虫病，前列腺液有无滴虫，若为阳性，宜夫妻双方同时治疗，才能达到理想效果。

三、外阴阴道假丝酵母菌病

【案例】

患者，女，42岁。因肺部感染，应用两周抗生素后出现阴道分泌物增多伴外阴奇痒1周而就诊。自述近一年曾先后3次出现上述症状，给予阴道栓剂局部治疗后好转，患者月经周期规律，G_2P_2，用避孕套避孕。妇科检查见外阴潮红，阴道壁黏膜充血，阴道内大量块状分泌物，无异味，宫颈充血，子宫及附件未发现异常。化验：空腹血糖8.5mmol/L。

问题：

1. 试述该患者主要的医疗诊断和诊断依据。
2. 试述该患者存在的主要护理问题和对应的护理措施。

外阴阴道假丝酵母菌病（vulvovaginal candidiasis，VVC）是一种常见的外阴、阴道炎症，也称外阴、阴道念珠菌病。其主要病原体为白假丝酵母菌，其他还有光滑假丝酵母菌、近平滑假丝酵母菌和热带假丝酵母菌等。假丝酵母菌适宜在酸性环境中生长，有利于感染的阴道pH值多在4.0～4.7，通常小于4.5。假丝酵母菌不耐热，加热至60℃1小时即死亡；但对于干燥、日光、紫外线及化学制剂等抵抗力较强。本病主要为内源性传染，少部分患者可通过性交直接传染，极少通过接触感染的衣物间接传染。

中医学称本病为"阴痒""阴痛""带下"，最早见于《素问·骨空论》。

【病因及发病机制】

白假丝酵母菌为条件致病菌，10%～20%非孕妇女及30%孕妇阴道中有此菌寄生，但菌量极少，呈酵母相，并不引起症状。只有在全身及阴道局部细胞免疫能力下降的情况下，假丝酵母菌才可大量繁殖，并转变为菌丝相，出现临床症状。常见发病诱因有妊娠、糖尿病、大量应用免疫抑制剂及广谱抗生素。妊娠期妇女、糖尿病患者机体免疫力低下，阴道组织内糖原增加，酸度增高，有利于假丝酵母菌生长。大量应用免疫抑制剂如类固醇皮质激素或免疫缺陷综合征，使机体抵抗力降低；长期应用抗生素，抑制乳酸杆菌生长，从而利于假丝酵母菌繁殖。另外，穿紧身衣裤及肥胖等使会阴局部温度及湿度增加，假丝酵母菌易于繁殖而引起感染。

【临床表现】

外阴瘙痒、灼痛，严重时坐卧不宁，还可出现尿频、尿痛及性交痛。急性期白带增多，典型白带为白色稠厚凝乳状或豆渣样。检查可见外阴皮肤有抓痕，小阴唇内侧及阴道黏膜附有白色膜状物，擦除后可露出红肿的黏膜面，急性期还可见到局部糜烂及浅表溃疡。

【治疗要点】

1. 消除诱发因素　若有糖尿病应积极治疗，及时停用广谱抗生素、雌激素及类固醇皮质激素；注意个人卫生，勤换内裤，用开水烫洗用过的内裤、毛巾和盆。

2. 局部与全身用药相结合　局部用药以2%～4%碳酸氢钠溶液冲洗阴道后，再用阴道栓剂治疗为主。常用的阴道栓剂以咪康唑栓剂、克霉唑栓剂和制霉菌素栓剂为主，唑类药物的疗效高于制霉菌素。对于不能耐受局部用药、不愿采取局部用药、局部用药效果差、病情较顽固者，可选用全身用药，可口服氟康唑、伊曲康唑和酮康唑等。

【护理评估】

1. 健康史　常有外阴阴道假丝酵母菌病接触史；或长期服用避孕药物，或处于妊娠期，或有糖尿病及接受大剂量雌激素治疗、大量长期应用抗生素及肾上腺皮质激素，或严重的传染病、消耗性疾病以及 B 族维生素缺乏等病史。

2. 身体状况　了解患者有无外阴瘙痒、灼痛、性交痛及尿痛，阴道分泌物增多等症状。

3. 心理社会状况　由于外阴奇痒灼痛，白带增多，患者容易产生焦虑不安或急躁易怒等异常情绪，影响工作与生活。

4. 相关检查　结合患者的感染病史及临床症状，带下量、性状及妇科检查情况，做阴道分泌物悬滴涂片，如发现芽孢和假菌丝或白假丝酵母菌者，即可确诊。

【主要护理诊断 / 问题】

1. 有皮肤完整性受损的危险　与外阴局部瘙痒搔抓有关。

2. 疼痛　与局部刺激溃破有关。

【护理措施】

1. 一般护理　告诉患者消除诱因的意义，使其了解本病相关知识，加强孕期保健，积极治疗糖尿病，正确应用抗生素，每日清洗外阴、更换内裤，切忌搔抓外阴，养成良好的卫生习惯。

2. 用药指导　指导患者局部用药，先用 2% ~ 4% 碳酸氢钠液坐浴或冲洗阴道，改变阴道酸碱度，再将咪康唑栓、克霉唑栓、制霉菌素栓剂或片剂等药物放于阴道内；经期停药。局部用药效果差者，可选用伊曲康唑、氟康唑、酮康唑等药物口服；但对妊娠期合并感染者，应告知患者为避免胎儿感染，要坚持局部治疗至妊娠 8 个月。性伴侣应同时进行检查和治疗。

【健康教育】

消除发病诱因，讲究卫生，避免公共场所的交叉感染。锻炼身体，增强抗病能力。饮食宜清淡，少吃辛辣、甜腻之品。

四、细菌性阴道病

【案例】

患者，女，32 岁。因"阴道分泌物腥臭味 2 周余，性交后更甚"就诊，末次月经为 3 周前。患者否认阴道炎或性传播疾病治疗史。平素体健，曾口服避孕药，无其他服药史。体格检查：血压 110/70mmHg，心率 80 次 / 分，无发热，甲状腺正常，未触及震颤，心肺查体正常。外生殖器正常，窥阴器检查见匀质白色阴道分泌物，有腥臭味，未见阴道红斑或损伤。阴道分泌物 pH ＞ 4.5。

问题：

1. 试述该患者主要的医疗诊断和诊断依据。

2. 试述该患者存在的主要护理问题和对应的护理措施。

细菌性阴道病（bacterial vaginosis，BV）常发生于绝经前、后的妇女。主要表现为阴道分泌物增多及外阴瘙痒、灼热。

中医学称本病为"带下""阴痒"，最早见于《素问·骨空论》。

【病因及发病机制】

正常阴道以产生过氧化氢的乳杆菌占优势，细菌性阴道病时，阴道内产生过氧化氢的乳杆菌减少，导致其他微生物大量繁殖，其中以厌氧菌居多，厌氧菌数量可增加 100 ~ 1000 倍。阴道菌群发生变化的原因尚不清楚，可能与频繁性交、多个性伴侣或阴道灌洗使阴道碱化有关。

【临床表现】

10% ~ 40% 患者无临床症状，有症状者主要表现为阴道分泌物增多，有鱼腥臭味，性交后加重，可伴有轻度外阴瘙痒或烧灼感。分泌物呈鱼腥臭味是因为厌氧菌繁殖时产生胺类物质所致。

【治疗要点】

以抗厌氧菌生长为原则。

1. 局部用药　可用甲硝唑栓剂或克林霉素软膏进行局部治疗。

2. 全身用药　首选甲硝唑 400mg，每日 2 次口服，连续用药 7 日。也可用替硝唑或克林霉素代替甲硝唑。

【护理评估】

1. 健康史　评估患者有无频繁性交或多个性伴侣交往史，是否有阴道炎病史等。

2. 身体状况　检查患者是否有分泌物增多，分泌物呈鱼腥臭味等情况。

3. 心理社会状况　由于阴道分泌物有鱼腥臭味，严重者有外阴瘙痒或烧灼感，患者容易产生焦虑不安或急躁易怒等异常情绪，影响工作与生活。

4. 相关检查　根据 Amsel 临床诊断标准，下列 4 项中有 3 项阳性，即可临床诊断为细菌性阴道病。

（1）检查见阴道黏膜无充血的炎症表现，分泌物特点为灰白色，均匀一致，稀薄，常黏附于阴道壁，但黏度低，容易将分泌物从阴道壁拭去。

（2）线索细胞（clue cell）阳性实验。

（3）阴道分泌物 pH > 4.5。

（4）胺臭味实验（whiff test）阳性。

【主要护理诊断 / 问题】

有自尊紊乱的危险　与阴道分泌物呈鱼腥臭味有关。

【护理措施】

1. 一般护理　指导患者注意个人卫生，合理膳食，增强身体免疫力。

2. 用药护理　遵医嘱按时按量服药，若出现症状持续或症状重复出现者，应随时复诊，接受治疗。

3. 心理护理　由于病变部位处于患者的隐私处，患者往往有害羞心理，不愿及时就医，护理人员应耐心向患者解释疾病相关知识。细菌性阴道病患者往往因阴道分泌物呈鱼腥臭味而有恐惧心理，应详细向患者解释，取得患者信任，主动配合治疗和护理。

【知识链接】

细菌性阴道病与其他阴道炎的鉴别诊断

项目	细菌性阴道病	外阴阴道假丝酵母菌病	滴虫性阴道炎
症状	分泌物增多，无或轻度瘙痒	重度瘙痒，烧灼感	分泌物增多，轻度瘙痒

续表

项目	细菌性阴道病	外阴阴道假丝酵母菌病	滴虫性阴道炎
分泌物特点	白色、匀质、腥臭味	白色，豆腐渣样	稀薄、脓性、泡沫状
阴道黏膜	正常	水肿、红斑	散在出血点
阴道 pH	> 4.5	< 4.5	> 4.5
胺试验	阳性	阴性	可为阳性
显微镜检查	线索细胞，极少白细胞	芽生孢子及假菌丝，少量白细胞	阴道毛滴虫，多量白细胞

五、萎缩性阴道炎

萎缩性阴道炎（atrophic vaginitis）常见于自然绝经或人工绝经后妇女，也可见于产后闭经或药物假绝经治疗的妇女。主要表现为阴道分泌物增多及外阴瘙痒、灼热。

中医学称本病为"带下""阴痒"最早见于《素问·骨空论》。

【病因及发病机制】

绝经前后的妇女因卵巢功能减退、体内雌激素水平降低、阴道上皮细胞内糖原含量减少等原因，阴道壁萎缩，黏膜变薄，阴道内 pH 值增高，多为 5.0 ~ 7.0，嗜酸性的乳杆菌不再为优势菌，局部抵抗力降低，故致病菌容易入侵繁殖而引起阴道炎症。此外，手术切除双侧卵巢、卵巢功能早衰、盆腔放疗后、长期闭经、长期哺乳等均可引起本病发生。

中医学认为，本病的发生是由于年过"七七"，肝肾亏损，冲任虚衰，或下焦感受湿热之邪，任带损伤，固约无力而致。

【临床表现】

阴道分泌物增多，稀薄，呈淡黄色，严重者呈血样脓性白带。由于分泌物刺激，患者可出现外阴瘙痒、灼痛，严重者还可出现尿频、尿急等泌尿系统症状。妇科检查见阴道呈萎缩性改变，阴道上皮萎缩，皱襞消失，上皮平滑、菲薄，且可见阴道黏膜充血，常伴有小出血点，重者可见浅表小溃疡。

【治疗要点】

1. 西医治疗　补充雌激素增强机体及阴道抵抗力，并应用抗生素抑制细菌生长。

2. 中医治疗　滋补肝肾、清热利湿，并配合外治法以提高疗效。

【护理评估】

1. 健康史　多发生于绝经前后或卵巢切除术后，或有肿瘤放、化疗病史，或由于其他原因导致的雌激素水平不足者。

2. 身体状况　了解患者有无阴道分泌物增多及外阴瘙痒、灼热、疼痛等症状。本病主要是以年龄、局部症状为辨证要点。临床常见以下证型：

（1）肝肾阴虚型：带下增多或不多、色白或色黄，阴户干涩疼痛、灼热，腰膝酸软，头晕目眩，心悸，潮热汗出，口干咽燥，尿赤，舌红，苔薄，脉细或细数。

（2）湿热下注型：带下增多，色黄臭秽，甚则呈脓样，口干口苦，小便黄赤，大便干结，舌红，苔黄腻，脉弦数。

3. 心理社会状况　由于白带增多，伴外阴瘙痒，灼热干涩及盆腔坠胀不适，患者容易产生焦虑、恐惧等异常情绪，影响工作与生活。

4.相关检查　根据发病的年龄，或有卵巢切除、盆腔放射治疗史，患者出现带下增多、呈黄水样，阴部灼痒干涩，外阴、阴道呈萎缩性并有急性炎症改变的症状和体征，阴道分泌物检查，镜下见大量基底细胞和白细胞，排除真菌和滴虫感染，即可确诊。

妇科检查发现阴道出现病变者，应与生殖道恶性肿瘤鉴别，并做局部刮片或病理组织学检查。

【主要护理诊断 / 问题】

1.有组织完整性受损的危险　与局部搔抓有关。

2.疼痛　与局部灼热干涩有关。

【护理措施】

1.一般护理

（1）健康教育：指导患者加强营养，宜多食含有维生素的食物，如新鲜蔬菜和水果，保持心情愉快。告知患者切勿滥用抗生素及过度清洗外阴、阴道，以维持阴道的酸碱平衡。

（2）指导局部用药方法：用药前要注意洗净双手及会阴，以减少交叉感染的机会。自己用药有困难者，指导其家属协助用药或由医务人员帮助使用，做到正确用药。

2.辨证施护　保持外阴清洁，穿棉质内裤，减少对外阴的刺激，使其掌握萎缩性阴道炎的预防措施和技巧，指导局部用药方法，定期查体。忌食油炸、辛温助阳之品。

（1）肝肾阴虚型：宜滋补肝肾、清热止带，用知柏地黄丸（《医宗金鉴》）加莲须、金樱子、芡实、女贞子、旱莲草，水煎温服。也可用柏己片，研末制片，每晚睡前阴道内塞 1 片，10 次为 1 个疗程。

平素食枸杞炒猪肝：枸杞子 30g，猪肝 250g，加适量调味品炒熟佐餐。

（2）湿热下注型：宜清热利湿止带，用止带方（《世补斋》），水煎凉服。也可用黄连膏。用药前先清洗阴道分泌物，将黄连膏涂于阴道壁，每日 1 次，10 天为 1 个疗程。

平素常服芹菜、鸡冠花、车前草等品，或用适量粳米、糯米、山药、扁豆煮粥服。

第二节　子宫颈炎症

【案例】

患者，女，30 岁。G₄P₁，用避孕套避孕。白带增多伴下腹不适 3 个月为主诉就诊。查体：生命体征平稳，心肺阴性，腹软。妇科检查：外阴阴道未见异常，宫颈见糜烂样改变，糜烂面凹凸不平，占整个宫颈面积的 2/3 以上，多发纳氏囊肿，宫体前位，正常大小，双附件未及异常。宫颈刮片检查结果为"炎症"。

问题：

1.试述该患者主要的医疗诊断和诊断依据。

2.试述该患者存在的主要护理问题和对应的护理措施。

子宫颈炎症（cervicitis）是妇科常见的疾病，有急性和慢性两种类型。正常情况下，宫颈具有多种防御功能，但容易受分娩、宫腔操作的损伤，且宫颈管单层柱状上皮抗感染能力较差，并且由于宫颈管黏膜皱襞多，一旦发生感染，不易彻底清除，故常形成慢性宫颈炎症。临床上以慢性子宫颈炎多见，本节主要讲述慢性子宫颈炎。

中医学无此病名，根据其临床表现属"带下"病证范畴，最早见于《素问·骨空论》。

【病因及发病机制】

慢性子宫颈炎（chronic cervicitis）多由急性子宫颈炎（acute cervicitis）转变而来，常因急性宫颈炎治疗不彻底，病原体隐藏于宫颈黏膜内而形成慢性炎症，多见于分娩、流产或手术损伤宫颈后，病原体侵入而引起感染。也有患者无急性宫颈炎的表现，直接发生慢性宫颈炎。病原体主要为葡萄球菌、链球菌、大肠杆菌及厌氧菌。目前，沙眼衣原体及淋病奈瑟菌感染引起的慢性宫颈炎亦日益增多。慢性宫颈炎的病理有以下几种类型：

1. 慢性子宫颈管黏膜炎　宫颈阴道部外观光滑，病变局限于宫颈管黏膜及黏膜下组织，表现为子宫颈管黏液及脓性分泌物，反复发作。

2. 子宫颈息肉　慢性炎症长期刺激使宫颈管黏膜增生，增生的黏膜逐渐自基底部向宫颈外口突出而形成息肉，息肉通常为单个，也可为多个，呈舌形、色红、质软而脆，易出血，蒂细长。光镜下息肉表面被覆高柱状上皮，间质水肿、血管丰富以及慢性炎症细胞浸润。由于宫颈炎症刺激的持续存在，息肉摘除后极易复发。子宫息肉极少恶变，但应与子宫的恶性肿瘤鉴别。

3. 子宫颈肥大　由于慢性炎症的长期刺激，宫颈组织充血、水肿，腺体和间质组织增生，使宫颈呈不同程度的肥大，但表面多光滑。由于纤维结缔组织增生，宫颈硬度增加。

【临床表现】

主要症状是白带增多，白带的性状因病原体的种类、炎症的范围和程度不同而各异。可呈乳白色黏液状、淡黄色脓性或血性白带，还可出现经间期出血、性交后出血等症状。当炎症沿宫骶韧带扩散到盆腔时，可有腰骶部疼痛、下腹部坠痛等。因黏稠脓性分泌物不利于精子穿过，亦可造成不孕。

【治疗要点】

不同病变采取不同的治疗方法。局部治疗包括物理治疗、药物治疗和手术治疗。

1. 表现为糜烂样改变，但无症状的生理性柱状上皮异位者，无须处理。

2. 糜烂样改变伴有分泌物增多、乳头状增生或接触性出血者，给予局部物理治疗，包括激光治疗、冷冻治疗、红外线凝结疗法及微波疗法等，也可给予中药保妇康栓治疗或作为物理治疗前后的辅助治疗。治疗前谨记必须先筛查有无子宫颈上皮内瘤变和子宫颈癌。

3. 糜烂面积小和炎症浸润较浅者，采取局部药物治疗；糜烂面较深广且累及宫颈管者，可考虑做宫颈锥切术。

4. 宫颈息肉者，需行息肉摘除术，术后将切除的息肉送病理组织学检查；子宫颈肥大一般无须治疗。

5. 持续性子宫颈管黏膜炎症，需了解有无沙眼衣原体及淋病奈瑟菌的再次感染、性伴侣是否已进行治疗、阴道微生物群失调是否持续存在。针对病因给予治疗。对于病原体不清者，可试用物理治疗。

【护理评估】

1. 健康史　常有分娩、流产、手术史，或经期不卫生、不洁性生活史，或有宫颈损伤、化学物质刺激、病原体感染等病史。

2. 身体状况　检查患者有无子宫颈管黏膜炎症表现、有无宫颈息肉或宫颈肥大等。

3. 心理社会状况　由于白带增多，或伴有腰骶及小腹坠胀疼痛、性交时出血等，患者多烦躁不安，甚至影响夫妻生活。

4. 相关检查　妇科检查宫颈可见不同程度糜烂、肥大、息肉、裂伤外翻或宫颈腺体囊肿。排除宫颈上皮内瘤变或早期子宫颈癌，即可确诊。

【主要护理诊断 / 问题】

1. 有组织完整性受损的危险　与宫颈表面出现糜烂有关。

2. 出血　与宫颈糜烂样改变、息肉有关。

【护理措施】

1. 疾病预防指导　妇女定期做妇科检查，发现宫颈炎症要及时、规范、彻底的治疗。治疗前常规行宫颈刮片细胞学检查，以排除子宫颈上皮内瘤变或早期子宫颈癌。避免分娩或器械损伤宫颈，产后发现宫颈裂伤应立即缝合，以减少宫颈炎症的发生。

2. 配合物理治疗　物理治疗应选择月经干净后 3 ~ 7 日内进行，有急性生殖器炎症者，应先治疗急性生殖器炎症。告知患者物理治疗周期为 3 ~ 4 周，病变较深者需 6 ~ 8 周。物理治疗后阴道分泌物增多，甚至有大量黄水流出，术后 1 ~ 2 周脱痂时有少量血水或少许流血均属正常现象，但如出血量多需及时就诊。

3. 术后护理　术后每日清洗外阴 2 次，保持外阴清洁，禁止性交、盆浴及阴道冲洗，直至创面完全愈合（4 ~ 8 周）。选择两次月经干净后 3 ~ 7 日时复查，未痊愈者可择期再进行第二次治疗，复查时注意有无颈管狭窄或粘连。

【健康教育】

讲述防病治病常识，注意个人卫生，每日更换内裤，清洗外阴，保持清洁，提倡晚婚，实行计划生育，避免反复人工流产。

第三节　盆腔炎性疾病

盆腔炎性疾病（pelvic inflammatory disease，PID）指女性上生殖道的一组感染性疾病，主要包括子宫内膜炎、输卵管炎、输卵管卵巢脓肿、盆腔腹膜炎，为妇科常见疾病。炎症可局限于一个部位，也可同时累及几个部位。多发生在性活跃期、有月经的妇女。初潮前、绝经后或未婚女性很少发生。盆腔炎性疾病若被延误诊断和未能得到有效治疗有可能导致上生殖道感染后遗症，成为盆腔炎性疾病后遗症。

本节重点介绍盆腔炎性疾病后遗症。

盆腔炎性疾病后遗症（sequelae of PID）既往称为慢性盆腔炎。病情较顽固，很难彻底治愈，当机体抵抗力较差时，可有急性发作。严重影响妇女健康、生活及工作，也会造成家庭与社会的负担。

中医学无此病名，根据其临床表现属"妇人腹痛""带下病""癥瘕""月经不调""不孕"等病证范畴，最早见于《金匮要略》。

【病因及发病机制】

盆腔炎性疾病后遗症常为盆腔炎性疾病未能得到彻底治疗，或患者体质较差病程迁延所致。其病理特点如下：

1. 慢性子宫内膜炎　可发生于产后、流产后或剖宫产后，因胎盘、胎膜残留或子宫复旧不良，极易感染。也见于绝经后雌激素低下的老年妇女，由于内膜菲薄，易受细菌感染，严重者宫颈管粘连形成宫腔积脓。

2. 慢性输卵管炎与输卵管积水　慢性输卵管炎以双侧居多，输卵管呈轻度或中度肿大，伞端可部分或完全闭锁，并与周围组织粘连。积水的输卵管表面光滑，管壁甚薄，形似腊肠或曲颈蒸馏瓶状，可游离或与周围组织粘连。

3.输卵管卵巢炎及输卵管卵巢囊肿　输卵管炎症时波及卵巢，输卵管与卵巢相互粘连形成炎性肿块，或输卵管伞端与卵巢粘连贯通，液体渗出形成输卵管卵巢囊肿，也可由输卵管卵巢脓肿的脓液被吸收后由渗出物替代而形成。

4.慢性盆腔结缔组织炎　炎症蔓延至宫骶韧带处，使纤维组织增生、变硬。若蔓延范围广泛，可使子宫固定，宫旁组织也增厚变硬，形成"冰冻骨盆"。

【临床表现】

1.症状

（1）全身症状多不明显，有时可出现低热、乏力。由于病程时间较长，部分患者可有神经衰弱症状，如精神不振、周身不适、失眠等。当患者抵抗力下降时，易有盆腔炎性疾病急性或亚急性发作。

（2）炎症形成的瘢痕粘连以及盆腔充血，常引起下腹部坠胀、隐痛及腰骶部酸痛。

（3）盆腔瘀血患者可出现经量增多，卵巢功能损害时可致月经失调，输卵管粘连堵塞时可致不孕。

2.体征　子宫后倾、后屈，活动受限或粘连固定。输卵管炎症时子宫一侧或两侧触及呈索条状的增粗输卵管，伴有轻度压痛。输卵管积水或输卵管卵巢囊肿，盆腔一侧或两侧可触及囊性肿物，活动受限。盆腔结缔组织炎时，子宫一侧或两侧有片状增厚、压痛，宫骶韧带常增粗、变硬，有触痛。

【治疗要点】

1.西医　采用综合性方案控制炎症，包括物理治疗、药物治疗和手术治疗，同时注意增强局部和全身的抵抗力。物理治疗能促进盆腔局部血液循环，改善组织营养状态，提高新陈代谢，以利炎症吸收和消退；药物治疗主要应用抗生素及松解粘连药物，以利粘连分解和炎症吸收；手术治疗以彻底治愈为原则，避免遗留病灶有再复发的机会。

2.中医　以清热利湿，化瘀消癥，佐以扶正为治则。

【护理评估】

1.健康史　有盆腔炎性疾病反复发作史、宫颈炎病史、妇产科手术操作史，或邻近器官的炎症病变史。

2.身体状况　评估患者有无低热、乏力、下腹部坠胀、隐痛及腰骶部酸痛等症状，了解患者有无月经异常及卵巢功能受损等表现。

3.心理社会状况　由于少腹部坠胀隐痛，长期迁延，经久难愈，患者多心烦愁苦，夜寐多梦，生活质量下降，甚或造成不孕。

4.相关检查

（1）妇科检查：若为输卵管病变，则在子宫一侧或两侧可触及呈索条状的增粗输卵管，伴有轻度压痛。若为输卵管积水或输卵管卵巢囊肿时，在盆腔一侧或两侧可触及囊性肿物，活动受限。若为盆腔结缔组织炎时，子宫一侧或两侧可有片状增厚、压痛，宫骶韧带常增粗、变硬，有触痛。

（2）影像学检查：B型超声示盆腔积液或有炎性包块，或子宫输卵管碘油造影示输卵管部分或完全堵塞，或油滴状集聚。

（3）腹腔镜检查：了解盆腔有无充血、水肿、粘连。

【主要护理诊断 / 问题】

1. 有组织完整性受损或慢性炎性包块存在的危险 与炎症反复发作有关。

2. 疼痛 与局部慢性炎症刺激有关。

3. 焦虑 与病程长、反复发作有关。

【护理措施】

1. 一般护理 指导患者注意个人卫生，及时彻底治疗盆腔炎性疾病，预防盆腔炎性疾病后遗症的发生。

2. 饮食护理 饮食宜清淡富有营养，多食高蛋白、高维生素、高矿物质的食物，如鱼肉、蛋清、奶类等。忌食辛辣刺激、肥甘厚味之品。

3. 手术护理 对手术患者做好术前准备及知识宣教工作，讲解术中需要的配合事项及术后病情检查及常规护理。

4. 用药护理 告知患者抗生素的使用应严格遵照医嘱，按时按剂量服用。必要时，可遵医嘱给予镇静止痛药物缓解患者的不适。

5. 心理护理 关心患者的疾苦，耐心倾听患者的诉说，尽可能满足患者的需求，解除患者的思想顾虑，增强其对治疗的信心。与患者及其家属共同探讨适合于个人的治疗方案，取得家人的理解和帮助，减轻患者的心理压力。

【健康教育】

1. 向患者介绍疾病相关知识，解除患者思想顾虑，增强治愈疾病的信心。

2. 鼓励患者加强锻炼，增强体质，提高机体的抗病能力。

3. 保持外阴清洁，房事有节，避免劳倦过度。

第四节 女性生殖系统性传播疾病

性传播疾病（sexually transmitted diseases，STD）是指以性行为为主要传播途径的一组传染病。近年来我国女性生殖系统性传播疾病发病率明显上升，如淋病、梅毒、尖锐湿疣、生殖器疱疹、生殖道沙眼衣原体感染、支原体感染和获得性免疫缺陷综合征等。

本节主要讲述尖锐湿疣、梅毒、淋病。

一、尖锐湿疣

尖锐湿疣（condyloma acuminate）是由人乳头瘤病毒（human papilloma virus，HPV）感染引起的鳞状上皮疣状增生性病变。

中医无此病名，根据其临床表现属"瘙瘊""阴疮"等病证范畴，最早见于《外科正宗》。

【病因及传播途径】

HPV 主要感染鳞状上皮，适宜在温暖、潮湿的外阴皮肤黏膜处生长。妊娠、糖尿病或患有影响细胞免疫功能的全身性疾病时，尖锐湿疣生长迅速，且不易控制。少部分患者的尖锐湿疣可自行消退，但机制尚不明确。HPV 除可引起生殖道的尖锐湿疣外，还可能与生殖道肿瘤的癌前病变有关。主要传播途径是性交直接传播，有不洁性生活史、多个性伴侣者最易感染；其次是通过污染的衣物、器械等间接传播；婴幼儿则可通过患病母亲的产道感染。

【临床表现】

本病潜伏期为 3 周至 8 个月，平均 3 个月。临床多发于 20～30 岁女性，好发于舟状窝附近、大小阴唇、肛门周围、阴道前庭、尿道口，也可累及阴道和宫颈。症状常不明显，部分患者有外阴瘙痒、烧灼痛或性交后疼痛。典型体征是初起为微小散在的乳头状疣，柔软，其上有细小的指样突起，或为小而尖的丘疹，质地稍硬，孤立、散在或呈簇状，粉色或白色。病灶逐渐增大、增多，互相融合成鸡冠状或菜花状，顶端可有角化或感染溃烂。

【治疗要点】

1. 妊娠 36 周前 以去除外生疣体，抗病毒治疗为原则。对于位于外阴的较小病灶，可选用局部药物治疗，80%～90% 三氯醋酸涂擦病灶处。若病灶大且有蒂，可行物理及手术治疗，如激光、微波、冷冻、电灼等。巨大尖锐湿疣可直接行手术切除疣体，伤口愈合后再行局部药物治疗。

2. 妊娠近足月或足月 若病灶局限在外阴者，仍可行冷冻或手术切除病灶，可经阴道分娩。若病灶广泛，存在于外阴、阴道、宫颈时，为避免阴道分娩引起大出血，应行剖宫产术。目前尚不清楚剖宫产术能否预防婴幼儿呼吸道乳头状瘤的发生，因此，妊娠合并尖锐湿疣不是剖宫产术的指征。

【护理评估】

1. 健康史 多有不洁性生活史，或有多个性伴侣，或不注意个人卫生，接触污染的衣物或器具。

2. 身体状况 了解患者有无外阴瘙痒、灼痛或性交后疼痛等不适，评估患者病变部位是否有突起或疣状物。

3. 心理社会状况 由于外阴部乳头状隆起，瘙痒或疼痛，且具有传染性，患者容易产生愤怒、烦躁不安等异常情绪，影响夫妻感情，若为孕妇则担心传染胎儿。

4. 相关检查

（1）妇科检查：外阴、阴道、宫颈见散在或呈簇乳头状隆起，色淡红或暗红，质软或稍硬，触之可出血。

（2）实验室检查：醋酸试验呈阳性。皮损活检见典型的挖空细胞。原位杂交及聚合酶链反应（PCR）可证实标本中有 HPV DNA。

【主要护理诊断/问题】

1. 组织完整性受损 与局部疣状物刺激引起搔抓有关。

2. 焦虑 与治疗后易复发有关。

【护理措施】

1. 一般护理 向患者介绍治疗方法：①局部药物治疗：可用 0.5% 足叶草毒素酊、50% 三氯醋酸、5% 咪喹莫特霜涂抹疣体。②物理或手术治疗：物理治疗有微波、激光、冷冻。对数目多、疣体大及其他治疗失败者，可用微波刀或手术切除。③干扰素：多用于局部治疗后、病变持续存在或反复发作者。

2. 心理护理 尊重患者，以耐心、热情、诚恳的态度对待患者，并替患者保守秘密。指导患者正确对待已发生的疾病，解除其思想顾虑、负担，及时到医院就医、及早接受正规诊断和治疗。

3. 患病孕妇的护理 由于分娩后病灶有可能消退，故主张孕期可暂不处理。如病灶较大，可采用物理疗法。影响阴道分娩者应选择剖宫产术，并为其提供相应的手术护理，以避免感染新生儿。

【健康教育】

宣传普及性病防治知识，避免性关系混乱，以防病情加重或传给他人。被污染的衣裤、生活用品要及时清毒。注意及时治疗各种原因引起的带下病。局部涂搽、湿敷，甚至腐蚀治疗时，要注意保护健康的皮肤和黏膜。疾病治愈前，应禁房事，饮食以清淡富于营养为主，忌辛辣肥腻之品。

二、梅毒

梅毒（syphilis）是由苍白密螺旋体感染引起的慢性全身性传播疾病。根据其病程分为早期梅毒和晚期梅毒。

早期梅毒是指病程在 2 年以内，而晚期梅毒是指病程在 2 年以上。早期梅毒包括：①一期梅毒（硬下疳）；②二期梅毒（全身皮疹）；③早期潜伏梅毒（感染 1 年内）。

晚期梅毒包括：①皮肤、黏膜、骨、眼等梅毒；②心血管梅毒；③神经梅毒；④内脏梅毒；⑤晚期潜伏梅毒。

根据其传播途径不同又可分为先天梅毒和后天梅毒。

【传播途径】

性接触为最主要传播途径，占 95%。未经治疗者在感染后 1 年内最具传染性，随病期延长，传染性逐渐减弱，病期超过 4 年者基本无传染性，偶可经接触污染衣物等间接感染。少数患者是通过输入传染性梅毒患者的血液而感染。

孕妇可通过胎盘将梅毒螺旋体传给胎儿引起先天性梅毒。即使患梅毒孕妇病期超过 4 年，仍可通过胎盘感染给胎儿。胎儿也可在分娩时通过软产道被传染。

【临床表现】

早期主要表现为皮肤黏膜损害、硬下疳、硬化性淋巴结炎；晚期表现为永久性皮肤黏膜损害，并侵犯全身重要组织器官，危及患者生命。

【治疗要点】

所有孕妇均应在首次产检时进行梅毒血清学筛查，争取早期明确诊断，及时治疗。治疗首选青霉素。

【护理评估】

1.健康史　多有不洁性生活史，或有多个性伴侣，或不注意个人卫生，接触污染的衣物或毛巾、浴盆。有无输血史、家族史。

2.身体状况　检查患者全身皮肤黏膜状况，评估梅毒螺旋体有无侵犯心血管、神经系统等多组织器官。

3.心理社会状况　孕妇担心将梅毒螺旋体传染给胎儿，而产生焦虑、恐惧心理。

4.相关检查　主要以实验室检查为主。

（1）病原体检查：取早期病损处分泌物涂片，用暗视野显微镜检查或直接荧光抗体检查梅毒螺旋体确诊。

（2）血清学检查：非梅毒螺旋体实验和梅毒螺旋体实验。

（3）脑脊液检查：主要用于诊断神经梅毒。

（4）先天梅毒：产前诊断先天梅毒很困难。B 型超声检查可以提示其至诊断。PCR 检测羊水中梅毒螺旋体 DNA 可诊断。

【主要护理诊断／问题】

1. 皮肤组织完整性受损　与皮肤黏膜受损有关。

2. 焦虑／恐惧　与担心胎儿受传染有关。

【护理措施】

1. 一般护理　注意个人卫生，保护受损黏膜。

2. 用药护理　整个治疗过程中，严格遵医嘱及时、足量、规范完成治疗方案。鼓励患者早期接受治疗，尤其是孕妇。妊娠早期治疗有可能避免胎儿受到感染；妊娠中晚期治疗也可使受感染的胎儿在出生前治愈。

3. 心理护理　正确对待患者，尊重患者，鼓励患者建立康复的信心和生活的勇气。告知患者疾病相关知识，让患者对疾病的传播途径和危害有正确认识。

【健康教育】

治疗期间禁止性生活，性伴侣同时进行检查及治疗，治疗后进行随访 2～3 年。第 1 年每 3 个月随访 1 次，以后每半年随访 1 次，包括临床表现和非梅毒螺旋体试验。若发现治疗 6 个月内血清滴度未下降 4 倍，需重新加倍治疗剂量，还应行脑脊液检查，确定有无神经梅毒。多数一期梅毒在 1 年内、二期梅毒在 2 年内血清学试验转阴。

三、淋病

淋病（gonorrhea）由革兰阴性淋病奈瑟菌（简称淋菌）感染引起，是我国发病率最高的一种性传播疾病（STD），以侵袭生殖泌尿系统黏膜的柱状上皮和移行上皮为特点。可发生于各年龄段妇女，尤以 20～30 岁有性生活的妇女多见。本病可分为急性和慢性两种，急性淋病以排尿烧灼样痛，伴尿频、白带增多，呈脓性或黏液脓性为特征；慢性淋病以腰骶部或下腹部隐痛，伴有不孕不育等为基本特征。

中医学无此病名，根据其临床表现属"淋证""淋浊""带下""白浊"等病证范畴，最早见于《素问·六元正纪大论》。

【传播途径】

成人淋病 99%～100% 通过性交直接传播，幼女可通过间接途径如接触感染菌衣物、毛巾、床单、浴盆等物品及消毒不彻底的检查器械等感染外阴和阴道。

【临床表现】

潜伏期 3～7 日，大多数患者感染后并无症状，有症状者初期病变局限于下生殖道、泌尿道，随病情发展可累及上生殖道。按病理过程分为急性和慢性两种。

1. 急性淋病　患者有尿频、尿急、尿痛等急性尿道炎的症状，白带增多呈黄色、脓性，外阴部红肿、有烧灼样痛。继而出现前庭大腺炎、急性宫颈炎的表现。如病程发展至上生殖道时，可发生盆腔炎性疾病、盆腔脓肿及弥漫性腹膜炎，甚至中毒性休克。患者出现发热、寒战、恶心、呕吐、下腹两侧疼痛等症状。

2. 慢性淋病　急性淋病未经治疗或治疗不彻底可逐渐转为慢性淋病。患者可出现慢性尿道炎、尿道旁腺炎、前庭大腺炎、慢性宫颈炎、慢性输卵管炎、输卵管积水等相应症状。淋菌可长期潜伏在尿道旁腺、前庭大腺或宫颈黏膜腺体深处，作为病灶可引起反复急性发作。

【治疗要点】

治疗以及时、足量、规范化用药为原则。目前首选药物以第三代头孢菌素为主。合并衣原体感染的孕妇应同时使用阿奇霉素或阿莫西林进行治疗。

【护理评估】

1. 健康史　多有不洁性生活史，或有多个性伴侣，或不注意个人卫生，接触污染的衣物或毛巾、浴盆。

2. 身体状况　了解患者有无排尿烧灼样痛，伴尿频，白带增多，呈脓性或黏液脓性等，患者有腰骶部或下腹部隐痛。

3. 心理社会状况　由于小便不适，阴道分泌物异常或增多，伴少腹痛及腰痛，经检查确诊为性传播疾病，患者容易产生惊讶、怀疑，甚或愤怒等异常情绪，影响夫妻感情，若为孕妇则担心传染胎儿。

4. 相关检查

（1）妇科检查：宫颈充血，宫颈口大量脓性白带，子宫压痛。

（2）实验室检查：宫颈管处分泌物涂片行革兰染色，见到多个革兰阴性双球菌。宫颈管处分泌物培养，见典型革兰阴性双球菌。

【主要护理诊断／问题】

1. 皮肤组织完整性受损　与外阴部瘙痒搔抓有关。

2. 疼痛　与局部炎症或尿液刺激有关。

3. 舒适改变　与带下量多、浸渍阴部有关。

【护理措施】

1. 一般护理　对于急性期患者，应嘱患者卧床休息，做好严密的床边隔离。将患者接触过的生活用品进行严格的消毒灭菌，污染的手须经消毒液浸泡消毒等，防止交叉感染。

2. 心理护理　患病后易产生恐惧、自责心理，有些患者羞于就诊。应尊重患者，给予适当的关心、安慰，解除患者的顾虑。

3. 用药护理　向患者强调急性期及时、彻底治疗的重要性和必要性，根据医嘱正确及时给药，解释大剂量一次彻底治愈的必要性，首选头孢曲松钠的原因及药物的作用和效果。

【健康教育】

1. 应大力宣传性病防治知识，发病后及早就医；注意纠正忍尿、纵欲等不良生活习惯；患病期间禁止性生活，必要时性伴侣做相应检查。

2. 指导患者治疗后 7 日复查分泌物，以后每月查 1 次，连续 3 次阴性方能确定治愈。

3. 因为淋病患者有同时感染滴虫和梅毒的可能，所以随访同时应监测阴道滴虫、梅毒血清反应。教会患者自行消毒隔离的方法，因淋菌喜潮湿、怕干燥，在微湿的衣裤、毛巾、被褥中可生存 10～17 小时，离体后在完全干燥的情况下 1～2 小时死亡，对一般消毒剂或肥皂液敏感，所以指导患者应将内裤、浴盆、毛巾煮沸消毒 5～10 分钟并经太阳晒干，所接触的物品及器具用 1% 苯酚溶液浸泡。

【复习思考题】

1. 简述滴虫性阴道炎、外阴阴道假丝酵母菌病和细菌性阴道病的区别。

2. 简述慢性子宫颈炎患者物理治疗注意事项。

3. 对比尖锐湿疣、梅毒和淋病临床表现的差异。

第十五章
妊娠滋养细胞疾病患者的护理

扫一扫，查阅本章数字资源，含PPT、音视频、图片等

妊娠滋养细胞疾病（gestational trophoblastic disease，GTD）是一组来源于胎盘绒毛滋养细胞的疾病。滋养细胞具有侵蚀周围组织、穿破血管进入血行的能力，但多数情况下其侵蚀的范围仅限于蜕膜层内；少数滋养细胞穿破血管后进入母血，不会造成破坏。当胎盘形成并继续发育至一定阶段时，滋养细胞逐步退化。分娩后，大部分滋养细胞随胎盘排出母体，少数在产褥期随蜕膜脱落而消失。

某些情况下，滋养细胞异常增生，侵蚀能力增强，经血循环远处转移并造成不同程度的破坏，形成滋养细胞疾病。按滋养细胞的增生程度、有无绒毛结构、侵蚀能力及其生物学特性可分为葡萄胎、侵蚀性葡萄胎、绒毛膜癌等，其中侵蚀性葡萄胎、绒毛膜癌统称为妊娠滋养细胞肿瘤（gestational trophoblastic neoplasia，GTN）。

滋养细胞疾病绝大部分继发于妊娠，本章也主要讨论妊娠滋养细胞疾病。

第一节　葡萄胎

【案例】

患者，女性，29岁。因"停经3个月，阴道不规则流血及下腹隐痛3日，伴恶心、呕吐"入院。平素月经规律，$13\frac{5}{28}$天，G_0P_0。体格检查：一般情况好，血压105/70mmHg，下腹部膨隆。妇科检查：外阴、阴道正常，宫底脐下1横指，质软，未闻及胎心；双侧附件区可触及鹅卵大囊性肿物。辅助检查：血清hCG 160000U/L。超声检查可见宫腔内充满弥漫光点和小囊样无回声区图像，无胎儿结构，双侧附件区见一囊壁薄、包膜完整光滑的多房性囊性肿物，内见液体，左侧3.5cm×4.5cm×4cm，右侧3cm×4.5cm×4.5cm。

问题：
1. 试述该患者的临床诊断、诊断依据及治疗原则。
2. 试述该患者存在的主要护理问题和护理措施。

葡萄胎（hydatidiform mole，HM）是一种滋养细胞的良性病变，主要为组成胎盘的绒毛滋养细胞增生，终末绒毛水肿变性，形成大小不一的水泡，水泡间有细蒂相连成串，形如葡萄而得名，亦称水泡状胎块。

【病因及发病机制】

葡萄胎的发病原因迄今为止不完全清楚。它可发生在任何年龄的生育期妇女，但年龄<20岁及>35岁妊娠妇女的发病率显著升高，可能与该年龄阶段易发生异常受精有关。曾患葡萄胎的女性再次患病的可能性会增加。另外，经大量的临床研究证实，葡萄胎的发生与营养因素、感染因素、孕卵异常、细胞遗传异常等有关。流行病学调查资料显示，亚洲和拉丁美洲国家或地区的发病率比北美和欧洲国家高。

【病理】

良性葡萄胎病变局限于子宫腔内，不侵入肌层，也不发生远处转移。根据葡萄胎的大体所见将其分为完全性葡萄胎和不完全性葡萄胎两类。

1.完全性葡萄胎　大体检查水泡状物大小不一、壁薄、透亮，内含黏液，其间有纤维素相连，常混有血块及蜕膜碎片。无胎儿及其附属物或胎儿痕迹。镜下可见弥漫性滋养细胞增生，绒毛水肿，胚胎和胎儿组织缺失，滋养细胞呈弥漫和显著的异型性。

2.部分性葡萄胎　仅部分绒毛水肿形成水泡，可见胎儿组织或胚胎，常合并发育迟缓或畸形。镜下可见局限性滋养细胞增生，绒毛大小及水肿程度明显不一，绒毛呈扇贝样轮廓，有胚胎或胎儿组织存在，滋养细胞呈局限和轻度的异型性。

【临床表现】

1.停经后阴道流血　是最常见的症状。多数患者在停经8~12周时出现不规则反复阴道流血，时断时续，开始量少，呈咖啡色或暗红色，以后逐渐增多，至葡萄胎自行排出前，常可发生大量出血。反复大量出血可造成贫血及继发感染，有时在血中可发现水泡状物。

2.妊娠剧吐和子痫前期征象　葡萄胎患者妊娠呕吐症状出现较正常妊娠者早，持续时间较长，且症状严重。另外，患者可在妊娠24周前出现蛋白尿、水肿、高血压等症状及相应体征。

3.子宫异常增大、变软　由于滋养细胞增生及水泡状变化，或因宫腔内积血，大多数患者的子宫大于正常妊娠相应月份，质地极软，无自觉胎动，不能扪及胎体。少数患者因水泡状物及血块排出、绒毛水泡退行性变或稽留流产的缘故，其子宫大小可能与正常妊娠月份相符或较小。

4.卵巢黄素化囊肿　由于滋养细胞过度增生，产生大量的绒毛膜促性腺激素（hCG）刺激卵巢卵泡内膜细胞，产生过度黄素化反应，形成卵巢黄素化囊肿。常为双侧性，囊壁薄，表面光滑。黄素化囊肿在水泡状胎块清除后2~4个月自行消退。

5.腹痛　葡萄胎增长迅速、子宫急速膨大时可引起下腹胀痛。若是黄素化囊肿发生急性蒂扭转时则为急性腹痛。

6.甲状腺功能亢进　可出现心动过速、皮肤潮湿等表现，血清游离T3、T4水平升高。

以上为完全性葡萄胎的典型临床表现，部分性葡萄胎可仅有停经后阴道流血的症状，有时与不全流产过程相似，其他症状和体征较少出现。

【治疗要点】

1.清除宫腔内容物　葡萄胎诊断一经成立，应及时清宫。清宫前注意有无休克、子痫前期、甲状腺功能亢进及贫血等合并症，出现时应先对症处理，稳定病情。清宫一般采用吸刮术，尽量选用大号吸管，以免吸出物堵住管腔而影响操作。子宫大于妊娠12周或术中感到一次刮净有困难时，可于1周后行第2次刮宫，并将刮出物送病理检查。必要时采用预防性化疗。

2.卵巢黄素化囊肿的处理　一般不需处理，如黄素化囊肿并发蒂扭转则应手术处理。

3.预防性化疗　有恶变高危因素的完全性葡萄胎患者，可进行预防性化疗。葡萄胎恶变的高危因素：①年龄大于40岁；②葡萄胎排出前血hCG值异常升高（>100000U/L）；③葡萄胎清除后，hCG 下降曲线不呈进行性下降，而是降至一定水平后即持续不降或始终处于高值；④子宫明显大于停经月份；⑤黄素囊肿直径＞6cm；⑥第二次刮宫仍有滋养细胞高度增生；⑦无条件随访者。

4. 子宫切除术　极少应用，除非患者合并其他的需切除子宫的指征。手术后仍需定期随访。

【护理评估】

1. 健康史　询问患者及其家族的既往史，包括滋养细胞疾病史，患者的月经史、婚育史以及此次妊娠的反应，有无剧吐、阴道流血及处理经过等。如有阴道流血，应询问阴道流血的量、质、时间，并询问是否有水泡状物排出。

2. 身体状况　患者有停经后反复不规则阴道流血症状，出血多又未得到适当的治疗者可有贫血和感染的症状，急性大出血可出现休克。多数患者子宫大于停经月份，质软，无自觉胎动，扪不到胎体。患者因子宫快速增大可有腹部不适感或阵发性隐痛，发生黄素囊肿急性扭转时则表现为急腹痛。有些患者可伴有蛋白尿、水肿、高血压等症状。

3. 心理社会状况　一旦确诊为葡萄胎，则引起患者及家属极大的不安，担心孕妇的安全及本次妊娠结局对今后生育的影响，并对清宫手术等处理方案表现出无助感和恐惧。对妊娠滋养细胞疾病知识的缺乏及预后的不确定性会增加患者的焦虑情绪。

4. 相关检查

（1）产科检查：子宫大于停经月份，腹部检查扪不到胎体。

（2）血和尿 hCG 测定：用尿 hCG 酶联免疫吸附试验及血 hCG 放射免疫测定法。患者的血清 hCG 处于高值范围且持续不降或超出正常妊娠水平。

（3）超声检查：多普勒超声检查听不到胎心音，在宫腔内可见弥漫分布的点状和小囊泡样回声，小囊泡的直径大小不等，呈蜂窝状。分辨力低的仪器呈现弥漫分布的粗点状强回声或落雪状图形。

（4）其他检查：包括胸部 X 线摄片、血常规、出凝血时间、血型及肝肾功能等。

【主要护理诊断／问题】

1. 功能障碍性悲哀　与不能进行正常的分娩及对将来的妊娠情况担心有关。

2. 焦虑　与对清宫手术的担心、考虑到疾病有恶变的可能有关。

3. 有感染的危险　与长期阴道不规则流血、贫血造成免疫力下降有关。

4. 知识缺乏　缺乏相关疾病的信息及葡萄胎随访的知识。

【护理措施】

1. 心理护理　详细评估患者对疾病的心理承受能力，确定主要的心理问题。评估患者接受治疗方案的心理准备。通过护理活动与患者建立良好的护患关系，鼓励患者表达不能得到良好妊娠结局的悲伤。给患者讲解葡萄胎疾病的相关知识和清宫手术的过程，纠正错误认识，解除顾虑和恐惧，增强其信心并取得配合。对有生育要求者，告诉患者治愈 2 年后可以妊娠，让患者以比较平静的心理接受手术，增强其信心并取得配合。

2. 病情观察　严密观察腹痛及阴道流血情况，检查阴道排出物内有无水泡状组织并保留消毒纸垫，以评估出血量及流出物的性质。流血过多时，密切观察血压、脉搏、呼吸等生命体征，有异常及时通知医生。

3. 清宫治疗配合

（1）术前准备：为防止葡萄胎组织堵塞清宫的吸引管，应准备大号吸管负压吸引。由于葡萄胎患者子宫大而软，清宫时出血较多，需配血备用。建立静脉通路，并准备好缩宫素和抢救药品及物品，以防治大出血造成的休克。

（2）术中护理：在输液、备血的情况下，充分扩张宫颈管，选用大号吸管吸引。待葡萄胎大部分吸出、子宫明显缩小后，改用刮匙轻柔刮宫。为减少出血和预防子宫穿孔，可在术中应用缩宫素静脉滴注。

（3）术后护理：将刮出物送病理检查，并注意挑选较小的及靠近宫壁的葡萄状组织送检，以提高阳性检出率。葡萄胎清宫不易一次吸刮干净，一般于1周后再次刮宫。

4. 随访指导　葡萄胎的恶变率10%～25%，为此需重视刮宫术后的定期随访。葡萄胎刮宫后每周做1次hCG定量测定，直至连续3次阴性；以后每个月1次共6个月，然后每2个月1次共6个月，自第1次阴性后共计1年。在随访血、尿hCG的同时应注意有无阴道异常流血、咳嗽、咯血及其他转移灶症状，定时做妇科检查、超声、X线胸片、CT等检查。在随访期间，宜选阴茎套或口服避孕药避孕，不宜使用宫内节育器，以免混淆子宫出血原因或造成穿孔；一般避孕时间为6个月。

【健康教育】

1.鼓励患者进食高蛋白、高维生素、易消化饮食。

2.适当活动，保证充足睡眠，改善机体的免疫功能。

3.保持外阴清洁，每次清宫手术后禁止性生活1个月以防感染。

第二节　妊娠滋养细胞肿瘤

【案例】

患者，女性，34岁。因"葡萄胎清宫术后1年，阴道不规则流血2个月，胸痛、咳嗽及咯血20日"入院。平素月经规律，$13\frac{5\sim7}{29}$天，G_2P_0。体格检查：体温36.6℃，脉搏105次/分，血压110/72mmHg。左下肺部可闻及湿性啰音，下腹压痛、反跳痛，腹部移动性浊音阴性。妇科检查：外阴已婚未产型，有血性分泌物，阴道左侧壁见一直径约1cm紫蓝色结节；子宫较正常略大，质软，活动差。左侧附件区可触及鹅卵大囊性包块，活动尚可。辅助检查：血清hCG 358000U/L。胸部X线片示左下肺部可见多个棉球状阴影。超声检查见子宫稍增大，肌层内有回声不均匀区域，边界不清，无包膜。宫腔内无胎儿结构，左侧附件区可探及直径为5.5cm的多房性囊性肿物，右附件区未探及异常。取阴道壁紫蓝色结节做病理检查，结果显示成片滋养细胞浸润及坏死出现，未见绒毛结构。

问题：

1.试述该患者的临床诊断及治疗原则。

2.试述该患者目前存在的主要护理问题和相应的护理措施。

侵蚀性葡萄胎（invasive mole）是指葡萄胎组织侵入子宫肌层引起组织破坏或转移至子宫以外称为侵蚀性葡萄胎。全部继发于葡萄胎之后，具有恶性肿瘤行为，多数仅造成局部侵犯。大多数发生在葡萄胎清除后6个月内，预后较好。

绒毛膜癌（choriocarcinoma）是一种高度恶性肿瘤，可继发于葡萄胎妊娠，也可继发于非葡萄胎妊娠。早期就可通过血行转移至全身，破坏组织或器官，引起出血坏死。患者多为育龄妇女，少数发生于绝经后，其中60%发生于葡萄胎之后，30%发生于流产后，10%发生于足月妊娠或异位妊娠之后。

因侵蚀性葡萄胎和绒毛膜癌在临床表现、诊断和处理原则等方面基本相同，故本节合并叙述。

【病理】

1. 侵蚀性葡萄胎　水肿的绒毛侵入子宫肌层或血管，典型特征为子宫肌壁内有大小不等、深浅不一的水泡状组织；子宫表面可见紫蓝色结节；病灶可穿透子宫浆膜层或阔韧带。镜下可见子宫肌层内有水泡状结构，绒毛结构及滋养细胞增生和分化不良，若绒毛结构退化，仅可见绒毛阴影。

2. 绒毛膜癌　肿瘤常位于子宫肌层内，形态多样，大小不等，数目不定，与周围组织分界清楚，质地软而脆，呈暗红色海绵样，可伴出血及坏死。镜下可见滋养细胞高度增生明显异型，不形成绒毛或水泡状结构。

【临床表现】

1. 阴道流血　是最常见的症状，主要表现为葡萄胎清除后、流产或足月产后出现不规则阴道流血，量多少不定，也可表现为一段时间的正常月经后再停经，然后又出现阴道流血。长期流血者可继发贫血。

2. 腹痛、腹部包块　腹痛可能是由于肿瘤的生长，并且穿透子宫肌层达到浆膜层或子宫腔积血所致。子宫增大及黄素化囊肿等均可导致腹部包块。

3. 假孕症状　由于肿瘤分泌 hCG 及雌、孕激素的作用，表现为乳房增大，乳头及乳晕着色，甚至有初乳样分泌，外阴、阴道及宫颈着色、变软。

4. 转移灶症状　滋养细胞肿瘤主要经血行播散发生远处转移，最常见的转移部位是肺，其次是阴道、宫旁、脑、肝等。

（1）肺转移：肺转移早期患者可出现咳嗽、胸痛、呼吸困难，晚期可出现大量咯血。

（2）阴道转移：发生阴道转移时，表现为阴道壁出现紫蓝色结节，溃破后可引起阴道大量出血。

（3）肝转移：表现为上腹部或肝区疼痛。

（4）脑转移：常继发于肺转移之后，预后凶险，为主要死亡原因。按病情进展可分为三期：①瘤栓期：表现为一过性脑缺血的症状，如暂时性失语、失明、突然跌倒等；②脑瘤期：表现为头痛、喷射性呕吐、偏瘫、抽搐，直至昏迷；③脑疝期：表现为颅内压升高，脑疝形成，压迫生命中枢而死亡。

【治疗要点】

以化疗为主，手术和放疗为辅，手术对控制大出血等并发症、减少肿瘤负荷和缩短化疗疗程等方面有作用，年轻未生育者尽可能不切除子宫，以保留生育能力，如不得已切除子宫者仍可保留正常的卵巢。对肝、脑有转移的重症患者，除以上治疗外，可加用放射治疗。

【护理评估】

1. 健康史　询问患者既往病史，包括滋养细胞疾病史。既往曾患葡萄胎者，了解清宫的时间、水泡大小、量等。清宫次数及清宫后阴道流血的量、质、时间。注意收集血、尿 hCG 随访的资料，询问转移灶症状的主诉，肺 X 线检查结果。是否用过化疗及化疗的时间、药物、剂量、疗效及用药后机体的反应情况等。

2. 身体状况　大多数患者有阴道不规则流血，量多少因人而异。有些患者可有腹痛，但程度不一。疾病如发生转移，要评估转移灶症状，不同部位的转移病灶表现出相应的临床表现。由于被浸润的组织变脆，容易被穿破造成局部大出血且止血困难，患者可发生出血性休克。

3. 心理社会状况　由于不规则阴道流血，患者会有不适感、恐惧感。若出现转移症状，患者和家属会担心疾病的预后，害怕化疗药物的毒副作用。本病病程较长，患者及家属可能会出现严重的抑郁、悲观情绪，对病情的反复，如 hCG 值的升高可能非常敏感，护士在告知、发放化验结果时要非常注意，了解患者及其家属对疾病的反应，以免发生差错给患者带来不必要的心理打击。若需要手术治疗，生育过的患者因为要切除子宫而担心女性特征的改变；未生育过的患者则因为生育无望而产生绝望，迫切希望得到家人的理解、帮助。

4. 相关检查

（1）血和尿 hCG 测定：在葡萄胎清宫后随访的过程中，符合下列标准中的任何一项且排除妊娠物残留或妊娠，即可诊断为妊娠滋养细胞肿瘤：① hCG 测定 4 次呈高水平平台状态（±10%），并持续 3 周或更长时间，即 1、7、14、21 日；② hCG 测定 3 次升高（＞10%），并至少持续 2 周或更长时间，即 1、7、14 日；③ hCG 水平持续异常达 6 个月或更长。非葡萄胎后妊娠滋养细胞肿瘤的诊断标准为：足月产、流产和异位妊娠后 hCG 持续高水平或一度下降后又上升，结合临床表现并已排除妊娠物残留或再次妊娠者。

（2）妇科检查：子宫大于正常，质软，发生阴道转移时，局部可见紫蓝色结节；有时可触到黄素囊肿。

（3）超声检查：子宫正常大小或有不均匀增大，肌层内可见高回声团，边界清楚，无包膜。

（4）胸部 X 线摄片：如有肺转移可见棉球状或团块状阴影。

（5）组织病理学检查：在子宫肌层或转移灶中见到绒毛结构为侵蚀性葡萄胎，见团、片状高度异型滋养细胞而无绒毛结构者为绒毛膜癌。

（6）其他：出现神经系统症状时，可做脑部 CT 明确转移灶；如没有找到转移灶，可进一步查血清及脑脊液 hCG 含量。血清∶脑脊液 β-hCG＜20∶1 时，提示有脑转移可能。

【主要护理诊断 / 问题】

1. 活动无耐力　与转移灶症状及化疗副作用有关。

2. 恐惧　与担心疾病预后不良及化疗副作用有关。

3. 知识缺乏　与缺乏本病自我调护的相关知识有关。

【护理措施】

1. 心理护理　评估患者及家属对疾病的心理反应，了解患者既往出现应激情况的应对方式，指导其有效地应对目前状态的方式。介绍有关的化疗药物及护理措施，告知患者滋养细胞肿瘤是目前化疗效果最好的疾病，减轻其心理压力和恐惧感，并配合治疗。重视患者的主诉如疼痛、化疗副反应等，应积极采取措施，减轻症状，尽可能满足患者的合理要求。

2. 严密观察病情　严密观察腹痛及阴道流血情况，记录出血量。流血多时，除密切观察患者的生命体征外，应配合医生做好施救工作，必要时及时做好手术准备。认真观察转移灶症状，发现异常立即通知医生并配合处理。

3. 化疗护理

（1）准确测量并记录体重：一般在每个疗程的用药前和用药中各测 1 次体重，根据体重计算和调整药物剂量。体重应在清晨、空腹、排空大小便后进行测量，酌情减去衣服重量。如体重不准确，用药剂量过大，可发生中毒反应，过小则影响疗效。

（2）正确使用药物：遵医嘱正确溶解和稀释药物，做到现配现用，一般常温下不超过 1 小时；遵医嘱调节给药速度，按计算剂量保证药物全部输入。如果联合用药应根据药物的性质排出先后顺序。

（3）合理使用静脉血管并注意保护：从远端开始有计划地穿刺，用药前先注入少量生理盐水，确认针头在静脉中再注入化疗药物。如有药液外渗应立即停药并用生理盐水皮下注射以稀释，并用冰袋冷敷。化疗结束前用生理盐水冲管，以降低拔针后针头的残留浓度，减轻对血管的刺激。目前临床多经 PICC（peripherally inserted central catheter）插管输注化疗药物。PICC 即经外周静脉（肘正中静脉、贵要静脉、头静脉）穿刺插管，导管尖端位于上腔静脉或锁骨下静脉的导管，具有操作安全，并发症少，患者肘部活动不受限制等特点，可为患者提供中、长期（7 天～1 年）的静脉输液治疗。

（4）药物毒副反应护理：①消化道反应护理：食欲不振、恶心呕吐最常见。应合理安排给药时间、分散注意力，减少呕吐。指导患者进食，遵医嘱给予镇静、止吐药物及静脉补液；加强化疗患者的口腔护理，使用软毛牙刷刷牙或用温盐水漱口，进食前后用消毒溶液漱口，溃疡处涂冰硼散。②造血功能抑制护理：遵医嘱定期检测白细胞计数，如低于 $3.0 \times 10^9/L$ 应与医生联系考虑停药，采取预防感染的措施，严格无菌操作。如白细胞低于 $1.0 \times 10^9/L$，则机体几乎没有自身免疫力，需进行保护性隔离，谢绝探视，禁止带菌者入室，净化空气；遵医嘱应用抗生素，输入新鲜血或白细胞浓缩液等。

4. 有转移灶者，按相应的症状护理

（1）肺转移的护理：①卧床休息，以减轻患者消耗；呼吸困难者，给予半卧位并吸氧。②遵医嘱给予镇静剂及化疗药物。镇静剂能保证患者安静休息，减轻症状。③大量咯血者，有窒息、休克，甚至死亡的危险，如发现应立即通知医生，同时给予头低侧卧位，并保持呼吸道通畅，轻击背部，排出积血。

（2）阴道转移的护理：①限制走动。密切观察阴道有无破溃出血，禁行不必要的阴道检查和窥阴器检查。②配血备用。准备好各种抢救器械和物品（输血及输液用物、长纱条、止血药物、照明灯、氧气等）。③如发生溃破大出血时，应立即通知医生并配合抢救。用长纱条填塞阴道局部压迫止血，填塞的纱条必须于 24～48 小时内取出，必要时再用无菌纱条重新填塞，取出纱条未见继续出血者仍应严密观察阴道出血情况及生命体征。同时给予输血、输液，遵医嘱用抗生素，及时发现感染及休克征象。

（3）脑转移的护理：①脑转移患者应置于单间病房并有专人护理，保持病室空气清新、暗化光线，防止强光引起患者烦躁、紧张、头疼而加重病情；②严密观察病情，观察生命体征、出血量及电解质紊乱的症状，并做好记录；③治疗配合，遵医嘱补液，给予止血剂、脱水剂、吸氧、化疗等；④预防并发症，采取必要的护理措施预防患者发生跌倒、咬伤、吸入性肺炎、角膜炎、压疮等情况；⑤检查配合，配合医生做好 hCG 测定、腰穿、CT 等项目的检查。

【健康教育】

1. 鼓励患者进食高蛋白、高维生素、易消化饮食，以增强机体的抵抗力。

2. 注意休息，不过分劳累。有阴道转移者，应卧床休息，以免引起溃破大出血。

3. 注意保持外阴清洁，以防感染。

4. 出院后严格随访，第 1 次随访在出院后 3 个月，以后每 6 个月 1 次直至 5 年。随访内容同葡萄胎。随访期间应严格避孕，应于化疗停止 12 个月或以上方可妊娠。

【知识链接】

妊娠滋养细胞肿瘤患者治疗后的长期结局

妊娠滋养细胞肿瘤（gestational trophoblastic neoplasia，GTN）治疗后患者的长期结局通常很好，总治愈率接近 100%。GTN 患者经单药氨甲蝶呤或多药治疗后，约 80% 能再次妊娠。

多药联合治疗的 GTN 患者绝经期提前的风险增加，应告知患者（尤其是近 40 岁者），接受大剂量化疗可能会对生育能力有潜在影响。GTN 患者在化疗期间一般会出现停经，但化疗结束后通常几周至几个月患者月经即可恢复。无论是单药氨甲蝶呤化疗，还是多药联合化疗，妊娠概率相似，约为 83%。但是接受联合方案化疗的患者绝经期年龄比预期要早，其中 13% 在 40 岁绝经，36% 在 45 岁绝经。因此，应对近 40 岁者提供咨询，使其了解化疗可能对其生育能力产生负面影响。此外，接受大剂量化疗患者的卵巢功能不可恢复。GTN 化疗后行生育能力检查的女性，应认识到抗米勒管激素检查可能会产生误导性的低值，无法反映真实的受孕能力。化疗诱发第二肿瘤的潜在风险非常低。

（英国皇家妇产科医师学院于 2020 年发布的妊娠滋养细胞疾病管理指南）

【复习思考题】

1. 简述葡萄胎患者行清宫术时，护士应做的术前准备和术中护理。
2. 简述葡萄胎患者出院后复查的时间及内容。
3. 试述葡萄胎、侵蚀性葡萄胎和绒毛膜癌三者的相同之处和不同之处。

扫一扫，查阅本章数字资源，含PPT、音视频、图片等

第一节　异常子宫出血

【案例】

患者，女，14岁。因"阴道流血4日，量多2日"于2012年2月26日入院。患者2011年11月21日初潮，12月21日月经按期来潮，后淋漓40余日不净伴头昏，2012年2月1日住院治疗，予苯甲酸雌二醇＋醋酸甲羟孕酮等治疗，2月8日阴道血止，出院后继续用上述药物治疗，2月22日停药，23日起阴道流血，昨日起阴道流血量增多，时感头昏。检查：患者贫血貌，基础体温呈单相型改变，尿hCG（-），B超显示子宫及附件无异常。

问题：

1.简述该患者最可能的医疗诊断和诊断依据。

2.试述该患者目前存在的主要护理诊断和相应的护理措施。

异常子宫出血（abnormal uterine bleeding，AUB）是指月经的周期频率、规律性、经期长度、出血量中的任何一项出现异常，且源自子宫腔的出血，是妇科临床常见的症状和体征。AUB的病因分为两大类9个类型，按英语首字母缩写为"PALM-COEIN"，即：子宫内膜息肉（polyp）所致AUB（AUB-P）、子宫腺肌病（adenomyosis）所致AUB（AUB-A）、子宫平滑肌瘤（leiomyoma）所致AUB（AUB-L）、子宫内膜恶变和不典型增生（malignancy and hyperplasia）所致AUB（AUB-M）、全身凝血相关疾病（coagulopathy）所致AUB（AUB-C）、排卵障碍性（ovulatory dysfunction）AUB（AUB-O）、子宫内膜局部异常（endometrial）所致AUB（AUB-E）、医源性（iatrogenic）AUB（AUB-I）、未分类（not yet classified）的AUB（AUB-N）。其中AUB-O最为常见，约占AUB的50%。本节主要叙述排卵障碍性异常子宫出血AUB-O和子宫内膜局部异常（endometrial）所致AUB（AUB-E）。

AUB-O是由于下丘脑-垂体-卵巢轴（HPO轴）功能异常引起的异常子宫出血。包括无排卵、稀发排卵及黄体功能不足，AUB-E包括子宫内膜不规则脱落，其中无排卵引起的AUB-O属于中医学"崩漏"的范畴，黄体功能不足导致的AUB-O、子宫内膜不规则脱落所致的AUB-E，属于中医学"月经先期""月经过多""经期延长""经间期出血"等的范畴。

一、无排卵性异常子宫出血

【病因及发病机制】

正常月经的产生是由于排卵后黄体生命期结束，雌、孕激素撤退，子宫内膜功能层坏死剥脱而出血，此过程受到下丘脑 – 垂体 – 卵巢轴的调控。当机体受到体内外各种因素，如精神紧张、环境改变、营养不良、饮食紊乱、过度运动、慢性疾病及药物等影响时，可引起下丘脑 – 垂体 – 卵巢轴功能调节异常，卵巢不能规律排卵，即可形成无排卵性异常子宫出血。各种原因引起的无排卵均可导致子宫内膜受单一雌激素刺激而无孕酮对抗，引起雌激素突破性出血或撤退性出血。无排卵性异常子宫出血多见于青春期和绝经过渡期，但也可发生于育龄期。

1.青春期　青春期女性下丘脑 – 垂体 – 卵巢轴间的反馈调节尚未成熟，大脑中枢对雌激素的正反馈作用存在缺陷，导致 FSH 持续低水平，无促排卵性 LH 陡直高峰形成而不能排卵。

2.绝经过渡期　此期卵巢功能衰退，对垂体促性腺激素的反应低下，卵泡发育受阻而不能规律排卵。

3.育龄期　育龄期女性可因内、外环境如劳累、精神紧张、过度运动等引起卵巢短暂无排卵；或因肥胖、多囊卵巢综合征、高催乳素血症等疾病导致内分泌环境紊乱而引起卵巢无排卵。

【知识链接】

无排卵性异常子宫出血子宫内膜的病理变化

无排卵性异常子宫出血患者的子宫内膜在单一雌激素的作用下，根据血内雌激素浓度的高低和作用时间的长短，以及于官内膜对雌激素反应的敏感性，子宫内膜可表现出不同程度的增生性变化，少数呈萎缩性改变。

1.子宫内膜增生

（1）子宫内膜增生不伴不典型增生：由于长期雌激素作用而无孕激素拮抗导致不伴有不典型增生性病变。病变表现为子宫内膜腺体过度增生、形态和大小不一、腺体和间质比例高于增殖期子宫内膜，但细胞无明显的不典型性。包含既往分类中的单纯性增生和复杂性增生。发展为子宫内膜癌的概率极低。

（2）子宫内膜增生伴不典型增生 / 子宫内膜上皮内瘤变：病变区域可见管状或分支的腺体聚集，腺体数量超过间质成分，细胞呈现不典型性，其核增大、变圆、多形、极性丧失、核仁明显。后期发展为子宫内膜癌的风险较高，属于癌前病变。

2.增殖期子宫内膜　在月经周期后半期甚至月经期仍表现为增殖期形态，子宫内膜所见与正常月经周期中的增殖期内膜无区别。

3.萎缩型子宫内膜　子宫内膜萎缩菲薄，腺体少而小，腺管狭而直，腺上皮细胞为单层立方形或低柱状，同质少而致密。

【临床表现】

1.症状　主要表现为子宫不规则异常出血，月经周期紊乱，经期长短不一，经量不恒定，甚至出现大量出血。

2.体征　患者一般无腹痛或其他不适，出血时间长或出血量大的患者可表现为贫血貌，大量出血还可导致休克，盆腔检查子宫大小及其他生殖器官均正常。

【治疗要点】

出血期间应迅速有效止血并纠正贫血；血止后应调整周期、促进排卵或减少经量；流血时间长者给予抗生素预防感染。

1. 药物治疗 一线治疗是药物治疗，根据不同年龄采取不同方法。青春期少女和育龄期妇女应以止血、调整周期、促排卵为原则；绝经过渡期妇女以止血、调整周期、减少经量，预防子宫内膜病变为原则。

2. 手术治疗 急性大出血或存在子宫内膜恶变高危因素的患者可考虑行刮宫术，不仅可迅速止血，且具有诊断价值；经量多的绝经过渡期患者和经药物治疗无效且无生育要求的患者可行子宫内膜切除术；患者经各种治疗效果不佳，在知情同意下也可选择子宫切除。

【护理评估】

1. 健康史 询问患者的年龄、月经史、婚育史、避孕措施、激素类药物使用史、慢性病史（如肝病、糖尿病、血液病、代谢性疾病等）；了解患者发病前有无精神过度紧张、过于劳累及环境改变等导致月经紊乱的诱因；回顾本次发病经过如发病时间，诊治经过，所用药物（如激素）的名称、剂量、效果、不良反应，诊刮的病理结果，目前流血情况等。

2. 身体状况 应检查患者有无贫血、甲亢、甲减、多囊卵巢综合征等疾病的阳性体征；应注意通过妇科检查排除阴道、子宫的器质性病变。全身体格检查，以排除全身性疾病所导致的生殖器官出血。

3. 心理社会状况 年轻患者常因害羞或其他顾虑而迟迟不就诊，若病程较长、合并感染或止血效果不显著，容易使患者产生恐惧和焦虑情绪，影响工作、生活和学习；育龄期女性常常会担心疾病的严重程度及对生育的影响；绝经过渡期患者则常因担心是否患有肿瘤等而焦虑不安、恐惧。

4. 相关检查

（1）妊娠试验：有性生活史者应行此检查，以排除妊娠及与妊娠相关的疾病。

（2）血常规检查：通过评估红细胞计数及血细胞比容了解患者有无贫血。

（3）凝血功能检查：排除凝血功能障碍性疾病。

（4）超声检查：通过超声检查了解子宫大小、形状、宫腔内有无赘生物、子宫内膜厚度，有无其他生殖道器质性病变等。无排卵性异常子宫出血患者常无异常发现。

（5）诊断性刮宫：简称诊刮。适用于育龄期或绝经过渡期妇女异常子宫出血病程长、出血量多者；对于无性生活史者，若激素治疗失败或疑有器质性病变，在征得患者和家属知情同意后也可考虑诊刮。诊刮的目的是止血和明确子宫内膜病理诊断。为确定卵巢排卵和黄体功能，应于月经前 3 ~ 7 日或月经来潮 6 小时内刮宫；不规则流血或大量出血时可随时进行刮宫；疑有子宫内膜癌时，应行分段诊刮。

（6）宫腔镜检查：可直视子宫内膜是否光滑、初步判断有无子宫内膜息肉、子宫黏膜下肌瘤、子宫内膜癌等，并可选择病变区进行活检。

（7）基础体温测定（BBT）：基础体温测定是了解卵巢排卵功能最简单、操作性较强的方法。无排卵性异常子宫出血患者基础体温呈单相曲线（图 16-1）。

（8）宫颈黏液结晶检查：经前进行宫颈黏液涂片检查，若出现羊齿植物叶状结晶提示卵巢无排卵。

（9）宫颈细胞学检查：宫颈 TCT 及 TBS 检查，可帮助排除宫颈癌及其癌前病变。

（10）激素测定：经前 1 周测定血清孕酮水平可确定有无排卵及黄体功能；测定血睾酮、催乳素水平及甲状腺功能可排除其他内分泌疾病。

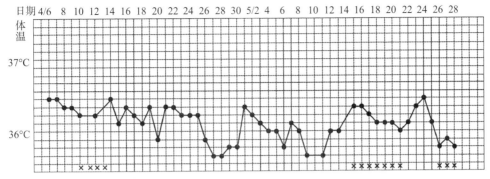

图 16-1　基础体温单相型（无排卵性异常子宫出血）

【主要护理诊断 / 问题】

1. 疲乏　与子宫长期出血导致贫血有关。

2. 焦虑　与担心影响学习、能否治愈有关。

3. 有感染的危险　与子宫不规则出血、经量多导致严重贫血，机体抵抗力下降有关。

【护理措施】

1. 一般护理　应改善全身状况、增强抵抗力、预防感染：①保持会阴部的清洁，每日温开水清洁外阴 1 ~ 2 次，及时更换会阴垫，预防生殖器官感染；②多卧床休息，保证足够睡眠，避免过度劳累和剧烈运动。

2. 饮食护理　指导加强营养，尤其注意补充富含铁、钙、维生素 C、蛋白质等的食物，少食辛辣、油腻之品。成人大约每 100mL 血中含铁 50mg，经量多者应额外补充铁。多食推荐含铁较多的食物，如猪肝、蛋黄、胡萝卜、葡萄干等。可根据患者的饮食习惯制订营养计划。

3. 病情监测　观察并记录患者的生命体征、出入量，嘱患者保留出血期间使用的会阴垫及内裤，以便更准确地估计出血量。

4. 用药护理　药物治疗是无排卵性异常子宫出血的首选方法。出血期间应使用止血药，使用止血药应遵循相关原则制订相应的治疗方案，及时控制病情发展。止血后，必须调整月经周期，有生育要求的患者，可促排卵。用性激素治疗者需指导其按时按量服用，保持药物在血中的稳定程度，不得随意停服和漏服；必须遵医嘱按规定在血止后才能开始药物减量，通常每 3 日减量 1 次，每次减量不得超过原剂量的 1/3，直至维持量；维持量服用时间通常按停药后发生撤退性出血的时间与患者上一次行经时间相应考虑。贫血者应补充铁剂、维生素 C；严重贫血者应输血，长期出血者应使用抗生素预防感染。

（1）止血：应首先选择性激素止血。对于大量出血患者，要求在性激素使用后 8 小时内见效，24 ~ 48 小时内出血基本停止，如果超过 96 小时出血仍然不能停止则应重新评估病情。

①雌激素：对于内源性雌激素水平低下的年轻患者，应用大剂量雌激素可弥补体内雌激素水平的不足，促进子宫内膜生长，在短期内修复创面，达到止血的目的。常用药物有结合雌激素、苯甲酸雌二醇等。疑有血液高凝状态或血栓性疾病病史者禁用大剂量雌激素止血。

②孕激素：对于体内已有一定雌激素水平的无排卵性异常子宫出血患者，应用孕激素可使在雌激素作用下持续增生的子宫内膜转化为分泌期，达到止血效果。停药后内膜脱落完全，出现撤药性出血，常称"药物性刮宫"。常用药物有地屈孕酮、微粒化黄体酮胶囊、甲羟孕酮等。

③雄激素：雄激素止血主要适用于绝经过渡期女性，因其可拮抗雌激素、增强子宫平滑肌及

子宫血管张力，减轻盆腔充血而减少出血量。但大出血时单独使用雄激素止血效果常不满意，需配合其他治疗方法。常用药物有丙酸睾酮等。

④性激素联合用药：性激素联合用药的效果优于单一药物。青春期、育龄期无排卵性异常子宫出血常使用复方短效口服避孕药如去氧孕烯炔雌醇片、炔雌醇环丙孕酮片等，用法为每次1～2片，每8～12小时1次，血止3日后逐渐减量至每日1片，维持至血止后21日结束。

⑤其他止血药物：出血期间可使用其他止血药，如酚磺乙胺、氨甲环酸、维生素K等，可减少子宫内膜剥脱时的出血量，但只起辅助作用，须与激素类药物同时使用。

（2）调整月经周期：使用性激素止血后必须调整月经周期。常用方法有：

①雌、孕激素序贯疗法：即人工周期。原理是通过模拟自然月经周期中卵巢的内分泌变化，将雌、孕激素序贯应用，使子宫内膜发生相应变化并周期性地脱落。此法适用于青春期或育龄期无排卵性异常子宫出血内源性雌激素水平较低患者。从撤药性出血第5日开始，应用结合雌激素1.25mg或戊酸雌二醇2mg，每日1次，连服21日，第11日起加用醋酸甲羟孕酮10mg，每日1次，连用10日，此为一个周期。连续3个周期为一个疗程。若患者体内有一定雌激素水平，雌激素可采用半量或1/4量。

②雌、孕激素联合应用：此法开始即用孕激素，限制雌激素的促内膜增生作用，使撤药性出血逐步减少。常用口服避孕药，从止血周期撤药性出血第5日开始，每日1片，连用21日，1周为撤药性出血间隔。连用3个周期为一个疗程。

③孕激素疗法：适用于体内有一定雌激素水平的各年龄段患者于月经周期后半期（撤药性出血的第16～25日）服用醋酸甲羟孕酮或肌注黄体酮，每日1次，使增殖期子宫内膜转化为分泌期，模拟排卵后的内膜变化，连用10～14日，酌情应用3～6个周期。

（3）促进排卵：无排卵性异常子宫出血患者经过调整周期药物治疗后，部分患者可恢复自发排卵。若未恢复排卵功能且有生育要求者可应用促排卵药物。常用的药物有氯米芬（CC）、人绒毛膜促性腺激素（hCG）、人绝经期促性腺激素（HMG）和促性腺激素释放激素激动剂（GnRHa）。

（4）矫正贫血：对中重度贫血患者可给予铁剂和叶酸治疗，必要时可输血。

（5）抗感染：出血时间长，贫血严重、抵抗力差或已有感染征象时应遵医嘱使用抗生素。

5. 手术护理 无排卵性异常子宫出血患者的治疗性手术包括诊断性刮宫术、子宫内膜切除术、子宫切除术等。应该严格掌握手术适应证和禁忌证。对需要手术的患者要向其讲明手术方法及目的；配合医生做好术前准备，确保手术顺利完成；做好术后相应护理；术中所取标本可送病检，以进一步明确诊断。

6. 心理护理 鼓励患者表达内心感受，耐心倾听患者的诉说，了解其担心和焦虑的原因；向患者解释病情及提供相关信息，帮助患者澄清问题，解除思想顾虑；教会患者交替使用放松技术，如看电视、听音乐、看书等分散注意力。

【健康教育】

1. 平时应加强锻炼以增强体质，注意经期卫生保健。

2. 出血期间应注意休息和保暖，消除紧张焦虑情绪。出血多者，坐卧起立时，动作要缓慢，切忌过快过猛；不宜单独外出，以防止眩晕跌仆；发病日久，宜卧床休息。

二、排卵性异常子宫出血

【病因及发病机制】

排卵性异常子宫出血较无排卵性异常子宫出血少见，多见于育龄期妇女。患者有周期性排卵，其类型可分为月经过多和月经周期间出血。

1. 月经过多　其发病可能与子宫内膜纤溶酶活性过高或前列腺素等血管舒缩因子分泌失调有关。

2. 月经周期间出血　又可分为黄体功能异常和围排卵期出血。

（1）黄体功能异常：包括 ①黄体功能不足：黄体发育不全，孕激素分泌减少或黄体分泌功能正常但维持时间短；②子宫内膜不规则脱落：下丘脑 – 垂体 – 卵巢轴功能紊乱，引起黄体萎缩不全，内膜持续受孕激素影响，因此不能如期完整脱落。正常月经第 3～4 日时，分泌期子宫内膜已全部脱落，如黄体萎缩不全，则经期第 5～6 日仍可见到呈分泌反应的子宫内膜。

（2）围排卵期出血：在排卵期，由于雌激素水平短暂下降，使子宫内膜失去激素的支持而出现部分内膜脱落导致有规律的阴道流血，称围排卵期出血。

【临床表现】

1. 症状

（1）月经过多：表现为月经周期规则、经期正常，但经量增多＞80mL。

（2）月经周期间出血

1）黄体功能异常：①黄体功能不足，常表现为月经频发，即月经周期缩短，常＜21 日，但经期、经量一般正常；有时月经周期虽然正常，但卵泡期延长，黄体期缩短，以致患者常不易受孕或易造成流产；②子宫内膜不规则脱落，常表现为月经周期正常，但经期延长，长达 9～10日，且出血量多。

2）围排卵期出血：出血期≤7 日，多数持续 1～3 日，血停数日后又再出血，量少，时有时无。

2. 体征　盆腔检查可排除器质性病灶，常无异常发现。

【治疗要点】

1. 月经过多者　抑制内膜增生，减少经量。

2. 月经周期间出血者　首先对患者进行 1～2 个周期的观察，测定其基础体温，明确类型后再进行干预。

（1）黄体功能异常：①黄体功能不足者：应以促进卵泡发育和排卵、加强黄体功能及补充黄体功能为治疗原则；②子宫内膜不规则脱落者：应调节性腺轴的激素水平及反馈功能，促进黄体及时萎缩。

（2）围排卵期出血者：可抑制排卵，控制周期。

【护理评估】

1. 健康史　评估内容同无排卵性异常子宫出血。

2. 身体状况　患者常表现为月经频发，经期延长、经量增多或围排卵期异常子宫出血，应注意通过妇科检查排除生殖器官器质性病变。

3. 心理社会状况　患者常因月经频发、经期延长或由此引发的流产、不孕等情况而担心影响健康和生育，心理压力较大，易产生焦虑、紧张和抑郁情绪。

4. 相关检查

（1）诊断性刮宫：于月经前 3～7 日或月经来潮 6 小时内刮宫，若子宫内膜呈分泌不良状态，内膜活检显示分泌反应落后 2 日，可确定黄体功能不足；在月经期第 5~6 日进行诊刮，见到残留的分泌期子宫内膜与出血坏死组织和新增生的子宫内膜同时存在，表现为混合型子宫内膜，可确定为子宫内膜不规则脱落。

（2）基础体温测定：①黄体功能不足者，基础体温呈双相型，排卵后体温上升缓慢或上升幅度偏低，高温相< 11 日（图 16-2）；②子宫内膜不规则脱落者，基础体温呈双相型，高温相下降缓慢（图 16-3）。

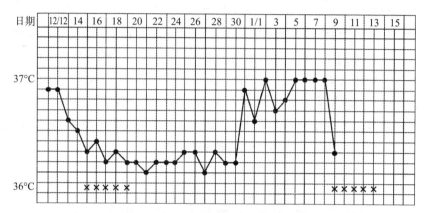

图 16-2　基础体温双相型（黄体功能不足）

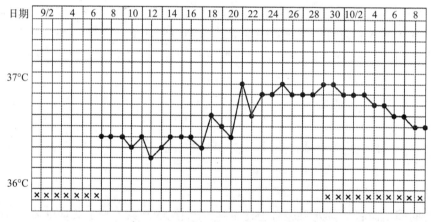

图 16-3　基础体温双相型（黄体萎缩不全）

（3）其他检查：可行盆腔 B 超检查、激素测定等排除生殖器官器质性病变及其他内分泌疾病。

【主要护理诊断 / 问题】

1. 焦虑　与担心生育能力是否受影响和治疗效果有关。

2. 知识缺乏　缺乏使用性激素的正确知识。

【护理措施】

1. 一般护理、饮食护理、病情监测、心理护理　同无排卵性异常子宫出血。

2. 用药护理

（1）月经过多者：遵医嘱给予止血药减少出血量或给予孕激素使子宫内膜萎缩减少经量。

（2）月经周期间出血者

1）黄体功能异常

黄体功能不足者：通过药物促进黄体发育或直接补充替代黄体功能。①促进卵泡发育：卵泡期使用低剂量雌激素，如妊马雌酮 0.625mg 或戊酸雌二醇 1mg 于月经第 5 日起口服，连用 5~7 日，低剂量雌激素可协同 FSH 促进卵泡发育；或于月经第 3~5 日起口服氯米芬 50mg，连用 5 日，氯米芬可通过与内源性雌激素受体竞争性结合，促使垂体释放 FSH 和 LH，促进卵泡发育。②促进月经中期 LH 峰形成：近排卵时使用大剂量 hCG（5000~10000U）肌内注射促进卵泡破裂排卵，促使形成 LH 峰以维持黄体功能，使黄体不至于提前萎缩，并增强其分泌孕酮的作用。③黄体功能刺激疗法：于基础体温上升后开始隔日肌注 hCG1000~2000U，共 5 次，可延长黄体期。④黄体功能替代疗法：自排卵后使用黄体酮制剂每日 10mg 肌注，共 10~14 日，可以补充黄体分泌孕激素的不足。⑤合并高催乳素血症的治疗：溴隐亭口服可降低催乳素水平同时促进垂体分泌促性腺激素，改善黄体功能。

子宫内膜不规则脱落者：遵医嘱指导患者正确服用激素进行治疗：①孕激素：孕激素可通过对性腺轴的反馈功能促使黄体及时萎缩，使子宫内膜如期完整脱落。可于排卵后 1~2 日开始每日口服甲羟孕酮或肌注黄体酮，连用 10 日。② hCG：有促进黄体功能的作用。用法同黄体功能不足。

2）围排卵期出血者：可服用复方短效口服避孕药，抑制排卵。

【健康教育】

同无排卵性异常子宫出血。

第二节 痛 经

凡在行经前后或月经期出现下腹疼痛、坠胀、腰酸或合并其他不适，影响生活和工作质量者称为痛经（dysmenorrhea）。痛经分为原发性和继发性两类，前者指生殖器官无器质性病变的痛经，占痛经发病率的 90% 以上；后者指由于盆腔器质性疾病引起的痛经。本节只叙述原发性痛经。

中医学称本病为"痛经"，亦称"经行腹痛"。最早见于《金匮要略·妇人杂病脉证并治》。

【病因及发病机制】

原发性痛经多见于青春期，其疼痛与子宫肌肉活动增强所导致的子宫张力增加和过度痉挛性收缩有关，并受内分泌及精神、神经因素等的影响。研究发现原发性痛经的发生与月经期子宫内膜释放前列腺素（prostaglandin，PG）增多有关。痛经患者子宫内膜和月经血中 PG 含量尤其 $PGF_{2\alpha}$ 和 PGE_2 较正常妇女明显升高，$PGF_{2\alpha}$ 含量高可诱发子宫平滑肌过强收缩，血管痉挛，导致子宫供血不足、乏氧而发生痛经。同时，增多的前列腺素进入血循环，可引起消化道和心血管等的症状。在月经周期中，分泌期子宫内膜前列腺素浓度较增生期子宫内膜高，无排卵性月经子宫内膜因无黄体酮刺激，所含 PG 浓度低，一般不发生痛经。

【临床表现】

原发性痛经多见于青春期，常在初潮后 1~2 年内发病。月经期下腹痛是原发性痛经的主要症状，疼痛多位于下腹部，也可放射至腰骶部、外阴与肛门。疼痛多自月经来潮后开始，最早开始在经前 12 小时，月经第 1 日达高峰，多呈痉挛性，持续 2~3 日缓解，可伴发恶心、呕吐、腹泻、头晕、乏力等症状，严重者出现面色苍白、四肢厥冷、出冷汗甚至昏厥。妇科检查无异常发现。

【治疗要点】

避免诱因，给予精神心理治疗，必要时配合药物治疗。

【护理评估】

1.健康史 了解患者的年龄、月经史与婚育史，疼痛与月经的关系，疼痛发生的时间、部位、性质、程度及伴随症状，用药情况及效果，识别诱发痛经的相关因素，评估个案有效缓解疼痛的方法和体位。

2.身体状况 患者表现为月经期下腹疼痛，应行妇科检查，评估是否存在盆腔器质性病变。

3.心理社会状况 由于经期腹痛，容易产生精神紧张、焦虑不安、恐惧等异常情绪，患者会有意识或无意识地怨恨自己是女性，甚至出现神经质的性格。

4.相关检查 可做盆腔 B 型超声、子宫输卵管造影、宫腔镜、腹腔镜检查，用于排除子宫内膜异位、子宫肌瘤及盆腔粘连、感染、充血等疾病。

【主要护理诊断 / 问题】

1.疼痛 与月经期子宫痉挛性收缩、子宫平滑肌缺血缺氧有关。

2.恐惧 与长期痛经造成的精神紧张有关。

【护理措施】

1.一般护理 可应用生物反馈法，增加患者的自我控制感，使身体放松，缓解疼痛；指导患者行腹部热敷、按摩、理疗有效减轻疼痛，增加舒适度。

2.饮食护理 指导患者经期饮用红糖水、热水以缓解疼痛。

3.用药护理 有两种药物可以有效地治疗原发性痛经，即口服避孕药和前列腺素合成酶抑制剂。避孕药适用于要求避孕的痛经妇女，用药后可抑制子宫内膜生长，使月经量减少；同时药物可抑制排卵，使黄体缺乏，无内源性黄体酮产生。前列腺素合成酶抑制剂可抑制环氧合酶系统而减少 PG 的产生，防止过强子宫收缩而减轻或消除痛经。常用于治疗痛经的前列腺素合成酶抑制剂有布洛芬、酮洛芬、奈普生等，于月经来潮即开始服药效果佳。

4.心理护理 告知患者月经期可能有一些生理反应如小腹坠胀和轻度腰酸，关心并理解患者的不适和恐惧心理，倾听述说以缓解其心理压力；讲解有关痛经的生理知识，教会患者缓解痛经的方法。

【健康教育】

注意经期清洁卫生，经期禁止性生活，加强经期保护，预防感冒，保证充足睡眠。

第三节 闭 经

【案例】

患者，女，32 岁。因"月经停止来潮 8 个月"于 2016 年 2 月 26 日入院。患者末次月经为 8 个月前，经期 5 日，经量正常。患者平素月经欠规律，$12\dfrac{4\sim6}{28\sim80}$天。近两年来患者工作压力大，常加班熬夜，心情沉闷，饮食量较少，近一年来，常常失眠。检查：妇科检查无异常，尿 hCG（-），B 超显示子宫及附件无异常。

问题：

1.简述该患者最可能的医疗诊断。

2.试述该患者目前存在的主要护理诊断和相应的护理措施。

闭经（amenorrhea）是妇科常见症状，表现为无月经或月经停止来潮，分为原发性闭经和继发性闭经两类。原发性闭经指年龄超过 16 岁，第二性征已发育，无月经来潮；或年龄超过 14 岁，第二性征尚未发育，无月经来潮者。继发性闭经指以往曾建立过正常月经，但以后因某种病理性原因致月经停止 6 个月以上者，或按自身以往月经周期计算停经 3 个周期以上者。青春期前、妊娠期、哺乳期及绝经后的月经不来潮属生理现象，本节不讨论。

中医学称"闭经"，又称"不月""经闭""月水不通""血闭""月闭"等。最早见于《素问·阴阳别论》。

【病因及发病机制】

正常月经的建立和维持有赖于下丘脑－垂体－卵巢轴的神经内分泌调节，靶器官子宫内膜对性激素的周期性反应和下生殖道的通畅，其中任何一个环节发生障碍都会导致闭经。

1.原发性闭经 原发性闭经较少见，往往由于遗传学原因或先天性发育缺陷引起。根据第二性征的发育情况，可分为第二性征存在的原发性闭经和第二性征缺乏的原发性闭经两种类型。

2.继发性闭经 发生率明显高于原发性闭经，病因复杂。根据其病变部位可分为：

（1）下丘脑性闭经：最常见。指由于中枢神经系统及下丘脑各种功能和器质性疾病造成的闭经，病因最复杂。包括：精神应激、体重下降及神经性厌食、剧烈运动、药物、颅咽管瘤等。其发病机制是由于各种病因导致下丘脑合成和分泌 GnRH 缺陷或下降致使垂体促性腺激素（Gn）的分泌低下导致闭经，故属于低促性腺激素性闭经。

（2）垂体性闭经：主要病变在垂体，腺垂体器质性病变或功能失调均可影响促性腺激素的分泌，继而影响卵巢功能而引起闭经。如垂体肿瘤、垂体梗死（希恩综合征）、空蝶鞍综合征。

（3）卵巢性闭经：主要原因在卵巢，由于卵巢分泌的性激素水平低落，子宫内膜不能相应发生周期性变化而导致闭经。如卵巢早衰、卵巢已切除或组织被破坏、卵巢功能性肿瘤和多囊卵巢综合征等。这类闭经促性腺激素升高，属高促性腺素性闭经。

（4）子宫性闭经：原因在子宫，此时月经调节功能正常，第二性征发育也往往正常。继发性子宫性闭经的病因包括 Asherman 综合征（因刮宫过度损伤子宫内膜，导致宫腔粘连而闭经）、子宫内膜炎、子宫切除或子宫腔内放射治疗等。

（5）其他：肾上腺、甲状腺、胰腺等功能异常也可引起闭经。常见的疾病有甲状腺功能减退或亢进、肾上腺皮质功能亢进、肾上腺皮质肿瘤等。

【治疗要点】

改善全身健康状况，给予心理和对因治疗，必要时结合使用激素进行治疗。

【护理评估】

1.健康史 详细问询月经史（初潮年龄、月经周期、经期、经量、闭经期限）及伴随症状等；评估患者婴幼儿期生长发育过程，有无先天性缺陷或其他疾病；评估家庭成员中有无相同疾病者；评估已婚妇女生育史及产后并发症；评估患者发病前有无引起闭经的诱因如精神刺激、环境改变、体重增减、剧烈运动、各种疾病及用药影响等。

2.身体状况 注意观察患者精神状态、智力发育、营养状况、发育情况；检查体格发育有无畸形；测量体重、身高，四肢与躯干比例，五官生长特征；妇科检查应注意内外生殖器的发育，有无先天性缺陷、畸形，腹股沟区有无肿块；仔细观察女性第二性征如毛发分布、乳房发育是否正常，乳房有无乳汁分泌等。其中第二性征的检查有助于鉴别原发性闭经的病因，缺乏女性第二性征提示该患者从未受过雌激素的刺激。闭经患者由于病因不同，会出现相应的伴随症状，如生殖道闭锁可能会出现周期性下腹痛；颅咽管瘤可能出现生殖器官萎缩、肥胖、颅内压增高、视力障碍等症状；闭经泌乳综合征会出现乳房溢乳；多囊卵巢综合征会出现多毛、痤疮、肥胖等。

3. 心理社会状况　月经停止来潮易使患者产生焦虑情绪，患者常常担心闭经对健康、性生活和生育能力的影响；加之检查项目繁多，治疗周期长，有些疾病治疗效果欠佳，患者常表现为情绪低落，有时会丧失信心。

4. 相关检查

（1）妊娠试验：有性生活史者应行此检查，以排除妊娠。

（2）功能试验

1）药物撤退试验：常用孕激素试验和雌孕激素序贯试验来评估体内雌激素水平。

孕激素试验：口服孕激素醋酸甲羟孕酮 10mg，连用 8～10 日；或肌注黄体酮注射液 20mg，连用 5 日等。停药 3～7 日如果出现撤药性出血，说明孕激素试验呈阳性反应，表明子宫内膜已受一定水平雌激素影响；如果无撤药性出血，则孕激素试验呈阴性反应，应进一步行雌、孕激素序贯试验。

雌孕激素序贯试验：适用于孕激素试验阴性的患者。先用小剂量雌激素（如口服妊马雌酮 1.25mg）促进子宫内膜增生，一般雌激素服用 21 日，最后 10 日加服孕激素（如口服醋酸甲羟孕酮 10mg），于停药后 3～7 日发生撤药性出血为阳性，提示子宫内膜功能正常，可排除子宫性闭经，闭经是由于患者体内雌激素水平低落所致，应进一步寻找原因。若无撤药性出血为阴性，可再重复试验一次，若再为阴性，提示子宫内膜有缺陷或被破坏，可诊断为子宫性闭经。

2）垂体兴奋试验：又称 GnRH 刺激试验，用以了解垂体对 GnRH 的反应。先空腹抽血查 LH，然后静脉注射 LHRH100μg，于注射后 15 分钟、30 分钟、60 分钟、90 分钟分别取静脉血 2mL，测 LH 值。注射后 LH 值升高，说明垂体功能正常，病变在下丘脑；若经多次重复试验，LH 值仍无升高或增高不显著，提示引起闭经的原因在垂体。

（3）激素测定

卵巢甾体激素测定：包括血雌二醇、孕酮及睾酮测定。

垂体激素的测定：包括催乳素及垂体促性腺激素测定。当血 PRL＞25μg/L 时称高催乳素血症，此时应进一步测血 TSH，升高为甲状腺功能减退；PRL＞100μg/L 时应进一步做头颅蝶鞍部 X 线摄片或 CT 检查，以排除垂体肿瘤；FSH＞25～40U/L，为高促性腺激素血症，提示卵巢功能衰竭；若 LH＞25U/L 或 LH/FSH 比例 ≥ 2～3 时则高度怀疑多囊卵巢综合征；FSH、LH 均＜5U/L，提示垂体功能减退，病变可能在垂体或下丘脑，应进一步进行垂体兴奋试验。

肥胖、多毛、痤疮患者还需行胰岛素测定、口服葡萄糖耐量试验等以确定是否存在胰岛素抵抗；Cushing 综合征可测定 24 小时皮质醇进行排除。

（4）诊断性刮宫：适用于已婚妇女，通过诊刮可了解宫腔深度和宽度，宫颈管或宫腔有无粘连；刮取的子宫内膜送病理检查，还可了解内膜对性激素的反应；如同时做结核菌培养，还可帮助诊断有无子宫内膜结核。

（5）阴道脱落细胞检查：行阴道上 1/3 段脱落细胞检查，涂片见有正常周期性变化，提示性腺轴调节功能正常，闭经原因在子宫；反之涂片中仅见中、底层细胞，表层细胞极少或无，且无周期性变化，提示病变部位不在子宫，而在卵巢、脑垂体和下丘脑。可进一步结合血性激素检查初步判断病变部位，若 FSH 升高，提示病变在卵巢；若 FSH、LH 均低，提示病变部位在脑垂体或下丘脑。

（6）影像学检查：①子宫输卵管碘油造影：适用于临床初步判断有生殖器发育不良，生殖器结核，宫颈、宫腔粘连者，以进一步明确诊断；②盆腔超声检查：疑有子宫畸形、多囊卵巢、肾上腺皮质增生或肿瘤时可做 B 型超声检查，还可监测卵巢有无排卵；③CT 或 MRI 检查：适用于盆腔及头部蝶鞍区检查。

（7）内镜检查：①宫腔镜检查：直视下观察子宫腔及内膜有无病变，可判断是否存在宫腔粘连并可进行治疗；②腹腔镜检查：可直视观察卵巢形态、子宫大小，协助诊断多囊卵巢综合征。

（8）其他检查：可行基础体温测定及宫颈黏液结晶检查判断卵巢有无排卵；疑有先天性畸形者，应做染色体核型分析及分带检查；考虑闭经与甲状腺功能异常有关系者应测甲状腺功能。

【主要护理诊断 / 问题】

1. 自尊紊乱 与长期闭经及治疗效果不明显有关。

2. 焦虑 与担心疾病对生育、性生活、健康有影响有关。

【护理措施】

1. 一般护理 改善全身健康状况，包括饮食调节、减缓压力、控制体重、调节运动量等。体重过于肥胖造成的闭经，要同时注意有无伴有其他内分泌失调性疾病，积极治疗原发病，并需采用低热量及富含维生素和矿物质饮食；精神压力较大、体育运动较少的患者，应适当减压，加强户外活动，适当增加体力劳动。

2. 用药护理

（1）性激素：闭经患者可用性激素维持女性第二性征和月经；保持女性全身健康。①雌激素补充治疗：适用于无子宫者。常用结合雌激素 0.625mg，口服，每日 1 次，连用 21 日，停药 1 周后重复给药。②人工周期疗法：适用于有子宫且体内雌激素水平较低的患者，方法详见第十六章第一节；③孕激素疗法：适用于体内有一定雌激素水平的患者，可于月经周期后半期给予醋酸甲羟孕酮 6～10mg，口服，每日 1 次，共 10 日。

（2）促排卵药：适用于年轻有生育要求的患者，常用药物有氯米芬、FSH、HMG、hCG、GnRH，对于 FSH 升高的闭经患者，由于其卵巢功能衰竭，不建议采用促排卵药物进行治疗。

（3）溴隐亭：溴隐亭为多巴胺受体激动剂，通过与受体结合直接抑制腺垂体分泌 PRL，恢复促性腺激素的正常分泌，恢复排卵；同时还可直接抑制垂体分泌 PRL，遏制肿瘤细胞生长。适用于单纯高 PRL 血症及垂体催乳素瘤患者。

（4）其他激素：肾上腺皮质增生所致闭经者可应用肾上腺皮质激素如强的松或地塞米松进行治疗；甲状腺功能减退引起的闭经可服用甲状腺素片。

3. 手术护理

（1）生殖器畸形：如处女膜闭锁、阴道横隔、阴道闭锁，可手术切开或成形，使经血流畅。术后应告知患者取半卧位以利月经血的引流。

（2）Asherman 综合征：可在宫腔镜直视下进行粘连分离，之后使用大剂量雌激素促进子宫内膜增生，并在宫腔内放置节育环分离支撑内膜。术后给予相应的激素进行周期性治疗以预防再次粘连。

（3）肿瘤：卵巢或垂体肿瘤患者，应根据肿瘤的性质、大小、部位等确定手术方案。

4. 心理护理 向患者讲明闭经发生的原因，告知闭经的发生与精神因素之间的密切关系，强调心情的调节和心理压力的舒缓对于改善内分泌调节的重要作用。鼓励患者表达，多与他人交往，消除自我否定的心理，保持心情舒畅。

【健康教育】

向患者及家属讲解影响控制月经周期的因素，闭经的病因；告知患者闭经的相关检查流程、治疗方案及其意义，提高患者对于检查和治疗的配合度。

附　多囊卵巢综合征

多囊卵巢综合征（polycystic ovarian syndrome，PCOS）于 1935 年由 Stein 和 Leventhal 首先报道，故又称 Stein–Leventhal 综合征。该病以雄激素过高的临床或生化表现、持续无排卵、卵巢多囊改变为特征，常伴有胰岛素抵抗和肥胖。

【病因及发病机制】

该病病因不清，可能是某些遗传基因与环境因素相互作用所致。该病的内分泌特征有：①雄激素过多；②雌酮过多；③ LH/FSH 比值增大；④胰岛素过多。导致这些变化的机制可能有下丘脑 – 垂体 – 卵巢轴调节功能异常、胰岛素抵抗和肾上腺内分泌功能异常。

【病理】

1. 卵巢变化　大体检查可见双侧卵巢增大，灰白色，包膜增厚硬化。切面见卵巢白膜均匀性增厚，白膜下可见许多直径在 2 ~ 9mm 的囊性卵泡，呈珍珠串样。镜下见皮质表层纤维化，细胞少，血管明显，白膜下见多个闭锁卵泡和多个不成熟阶段呈囊性扩张的卵泡，无成熟卵泡生成，更无排卵迹象。

2. 子宫内膜变化　无排卵，患者子宫内膜长期受雌激素刺激，呈现不同程度增生性改变，如单纯型增生、复杂型增生，甚至呈不典型增生。长期持续无排卵，仅有单一雌激素作用，会增加子宫内膜癌的发生概率。

【临床表现】

多起病于青春期，主要表现为月经失调、高雄激素血症和肥胖。

1. 月经失调　主要表现为月经稀发或闭经，闭经前常有月经稀发或经量过少，也可表现为不规则子宫出血。

2. 不孕　因无排卵导致生育期妇女不孕。

3. 多毛、痤疮　是高雄激素血症的最常见表现。患者可出现不同程度的多毛，尤其是阴毛，其浓密且分布常呈男性型，也有上唇细须或乳晕周围长毛出现等表现。油脂性皮肤及痤疮也常见，系体内雄激素积聚刺激皮脂腺分泌所致。

4. 肥胖　肥胖与雄激素过多、游离睾酮比例增加、胰岛素抵抗等有关。50% 以上患者存在肥胖，且常为腹部肥胖型（腰围 / 臀围 ≥ 0.80）。

5. 黑棘皮症　雄激素过多的另一体征是黑棘皮症，患者常在阴唇、颈背部、腋下、乳房下和腹股沟等皮肤皱褶部位出现灰褐色色素沉着，呈对称性，皮肤增厚，质地柔软。

【治疗要点】

1. 药物治疗　调节月经周期，降低血雄激素水平，改善胰岛素抵抗，诱发排卵。

2. 手术治疗　可行腹腔镜下卵巢打孔术，破坏产生雄激素的卵巢间质，间接调节垂体 – 卵巢轴，促进排卵，减轻症状；还可行卵巢楔形切除术，降低雄激素水平，减轻多毛症状，提高妊娠率。

【护理评估】

1. 健康史　应详细询问患者月经史，包括初潮年龄、月经周期、经期、经量、有无痛经；询问已婚妇女生育史；评估患者的家族史中有无类似疾病。

2. 身体状况　应注意观察患者的精神状态、营养、全身发育状况，评估第二性征发育情况如音调、乳房发育、体毛尤其是阴毛情况。该病通常表现为稀发排卵 / 无排卵、月经失调、高雄激素血症的相应体征。

3. 心理社会状况 因月经失调，存在不孕可能性，患者常因担心自己的婚恋问题而产生焦虑情绪；毛发过度生长、痤疮、黑棘皮症、肥胖等外表常常让患者产生心理负担与自卑，最终可能导致忧郁症的高发，生活质量大大降低。

4. 相关检查

（1）基础体温测定：因无排卵，患者基础体温曲线表现为单相型。

（2）B超检查：可见卵巢增大，包膜回声增强；卵巢呈多囊性改变，一侧或双侧卵巢各有12个以上直径为 2~9mm 无回声区，分布在卵巢外周，呈典型的"珍珠串"样外观，称为"项链征"；连续监测不见主导卵泡发育及排卵迹象。

（3）激素测定：①血清 FSH、LH：血清 FSH 值正常或偏低而 LH 值升高，但无排卵前 LH 高峰出现。LH/FSH ≥ 2~3。②血清雄激素：血清睾酮、雄烯二酮值升高，睾酮水平通常不超过正常范围上限 2 倍。脱氢表雄酮、硫酸脱氢表雄酮正常或轻度升高。③尿 17- 酮类固醇：正常或轻度升高，正常时提示雄激素来源于卵巢，升高时提示肾上腺功能亢进。④血清雌激素：雌酮（E_1）升高，雌二醇（E_2）正常或稍增高并恒定于早卵泡期水平，$E_1/E_2 > 1$，高于正常周期。

（4）诊断性刮宫：于月经前数日或月经来潮 6 小时内行诊断性刮宫，子宫内膜呈增生期或增生过长，无分泌期变化。

（5）腹腔镜检查：通过腹腔镜直接窥视，可见卵巢增大，包膜增厚，表面光滑，呈灰白色，有新生血管。包膜下显露多个卵泡，但无排卵征象（排卵孔、血体或黄体）。腹腔镜下取卵巢组织送病理检查可确诊。在诊断的同时可进行腹腔镜治疗。

（6）其他：腹部肥胖型患者，应测定空腹血糖及口服葡萄糖耐量试验（OGTT），有条件还可测定空腹胰岛素水平（正常 < 20mU/L）及葡萄糖负荷后血清胰岛素（正常 < 150 mU/L）。

【主要护理诊断 / 问题】

1. 自尊紊乱 与肥胖、多毛、长期闭经及治疗效果不明显等有关。

2. 焦虑 与担心疾病对生育、性生活、健康有影响有关。

【护理措施】

1. 一般护理 指导伴肥胖者加强锻炼和限制高糖、高脂饮食以减轻体重，并可增加胰岛素敏感性，降低胰岛素、睾酮水平，从而恢复排卵及生育功能。

2. 病情监测 观察并记录患者的月经周期、经量，高雄激素的表现，定期测量体重，B超监测卵巢情况，教会患者自我监测基础体温。

3. 用药护理 护士应指导患者定期合理应用药物，以调节月经周期、降低血雄激素水平、诱发排卵等。

（1）调节月经周期：①雌孕激素联合周期疗法：孕激素可负反馈抑制垂体 LH 异常高分泌，减少雄激素的分泌，并可直接作用于子宫内膜，抑制子宫内膜过度增生并调节月经周期；雌激素可促进肝脏产生性激素结合球蛋白，使游离睾酮减少。临床常用口服短效避孕药，疗程一般为 3~6 个月，可抑制毛发生长和治疗痤疮。②孕激素后半周期疗法：可调节月经并保护子宫内膜，抑制 LH 过高分泌，恢复卵巢排卵功能。

（2）降低血雄激素水平：①糖皮质激素：适用于雄激素过多，为肾上腺来源或混合性来源者。常用地塞米松 0.25mg，每晚口服，可有效抑制脱氢表雄酮硫酸盐浓度。告知患者剂量不宜超过每日 0.5mg，以免过度抑制垂体 - 肾上腺轴的功能。②环内孕酮：为 17a- 羟孕酮衍生物，具较强的抗雄激素作用，能抑制垂体促性腺激素的分泌，使体内睾酮水平降低。③螺内酯：是醛固酮受体的竞争性抑制剂，可抑制卵巢和肾上腺生物合成雄激素，增强雄激素分解，并有在毛囊竞争雄激素受体的作用。抗雄激素时剂量为 40 ~ 200mg/d，治疗多毛需要用药 6 ~ 9 个月。

（3）诱发排卵：氯米芬为一线促排卵药物，若患者氯米芬抵抗可给予二线促排卵药物如促性腺激素等。使用促排卵药物诱发排卵时，易发生卵巢过度刺激综合征，需严密监测。

（4）改善胰岛素抵抗：对有胰岛素抵抗或肥胖的患者，常用胰岛素增敏剂。通过降低血胰岛素水平来纠正高雄激素状态，改善卵巢排卵功能，提高促排卵治疗效果。常用药物二甲双胍口服，每次 500mg，一日 2 ~ 3 次。

4. 手术护理 患者可行腹腔镜下卵巢打孔术或卵巢楔形切除术。护士应做好术前准备、术中配合，术后应注意观察疗效、盆腔有无粘连及卵巢功能是否低下。

5. 心理护理 理解患者的不适和恐惧心理，倾听其述说以缓解心理压力；讲解有关多囊卵巢综合征的相关知识，强调心情的调节和心理压力的舒缓对于改善内分泌调节有至关重要的作用。

【健康教育】

向患者及家属讲解多囊卵巢综合征的可能病因及诱因；告知患者相关检查流程、治疗方案及其意义，提高患者对于检查和治疗的配合度。

第四节 绝经综合征

绝经综合征（menopause syndrome）是指妇女绝经前后出现性激素波动或减少所致的一系列躯体及精神心理症状。绝经（menopause）分为自然绝经和人工绝经。自然绝经，指卵巢内卵泡生理性耗竭所致的绝经；人工绝经，指两侧卵巢经手术切除或接受放射治疗所致的绝经。人工绝经者更易发生绝经综合征。据统计，目前我国城市妇女的平均绝经年龄为 49.5 岁，农村妇女为 47.5 岁。

中医学无此病名，根据其临床表现属"脏躁""百合病""年老血崩"等病证范畴，现称"经断前后诸证"。最早见于《金匮要略》。

【病因及发病机制】

绝经前后卵巢功能衰退，随后出现下丘脑 - 垂体功能减退，进一步出现内分泌紊乱，性激素水平波动或下降，从而导致女性出现一系列绝经综合征的症状。患者的人格特征、职业、文化水平等与绝经综合征的发病及症状严重程度也有一定的关系。女性绝经前后的内分泌变化如下：

1. 雌激素 绝经过渡早期，卵巢功能衰退，卵泡对 FSH 敏感性降低，FSH 水平升高，可对卵泡过度刺激引起雌二醇分泌过多，甚至可高于正常卵泡期水平。当卵泡完全停止生长发育后，雌激素水平就会急剧下降，至绝经后卵巢极少分泌雌激素，此时妇女循环中的低水平雌激素主要来自肾上腺皮质和卵巢雄烯二酮经周围组织转化的雌酮。绝经后妇女循环中雌酮（E_1）高于雌二醇（E_2）。

2. 孕酮 绝经过渡期卵巢尚有排卵功能，仍有孕酮分泌，但由于卵泡期延长，引起黄体功能不全，导致孕酮分泌减少。绝经后无孕酮分泌。

3. 雄激素 绝经后总体雄激素水平下降，其中雄烯二酮水平仅为育龄期妇女的一半，且主要来源于肾上腺。卵巢主要产生睾酮，由于升高的 LH 对卵巢间质细胞的刺激增加，使睾酮水平较绝经前增高。

4. 促性腺激素 绝经过渡期 FSH 水平升高，LH 仍在正常范围，FSH/LH 仍＜ 1。绝经后雌激素水平降低，引起下丘脑 GnRH 分泌升高，刺激垂体释放 FSH 和 LH，其中 FSH 升高较 LH 更显著，FSH/LH ＞ 1。卵泡闭锁导致雌激素和抑制素水平降低以及 FSH 水平升高，是绝经的主要信号。

5. 促性腺激素释放激素　绝经后下丘脑分泌 GnRH 量增加。

6. 抑制素　绝经后妇女血抑制素水平下降比雌二醇早且明显，用于监测卵巢功能衰退更敏感。

【临床表现】

1. 近期症状

（1）月经紊乱：是绝经过渡期常见症状。由于卵巢稀发排卵或无排卵，患者表现为月经周期不规则、经量增多或减少及经期持续时间延长。

（2）血管舒缩症状：是雌激素水平下降所致的特征性症状。患者表现为反复出现短暂的面部、颈部和胸部皮肤阵阵发红，伴轰热，随之出汗，一般持续 1~3 分钟。夜间或应激状态易促发。症状存在时间个体差异较大，短者 1~2 年，长者 5 年或更长。症状严重时可影响妇女的生活、睡眠及工作。

（3）自主神经功能失调症状：常表现为心悸、失眠、耳鸣、眩晕、头痛等。

（4）精神神经症状：主要包括情绪、记忆及认知功能症状。常表现为激动易怒、情绪低落、焦虑不安、郁郁寡欢、自我控制情绪能力低下、注意力不易集中、记忆力减退等症状。

2. 远期症状

（1）泌尿生殖道症状：主要表现为萎缩症状，出现阴道干涩、性交困难、反复阴道感染和反复发生的尿急、尿痛、排尿困难等尿路感染症状。

（2）骨质疏松：女性绝经后由于雌激素水平下降，骨质吸收速度快于骨质生成速度，易引起骨量丢失而导致骨质疏松。骨质疏松可引起身材变矮，甚至发生骨折，以桡骨远端、股骨颈、椎体等部位多发。50 岁以上妇女半数以上会发生绝经后骨质疏松，一般发生于绝经后 5~10 年。

（3）阿尔茨海默病（Alzheimer's disease）：为老年性痴呆的主要类型。绝经后期妇女比老年男性患病风险高，可能与绝经后内源性雌激素水平降低有关。

（4）心血管病变：绝经后女性动脉硬化、冠心病的发病风险较绝经前明显增加，可能与绝经后雌激素水平下降有关。

【治疗要点】

1. 一般治疗　心理疏导，必要时选用适量镇静剂以助睡眠。

2. 激素补充治疗　补充外源性雌激素，改善和预防围绝经期各种症状及相关疾病。

（1）适应证：有绝经相关症状如潮热、盗汗、睡眠障碍、疲倦、情绪障碍者；泌尿生殖道萎缩的相关问题；低骨量及骨质疏松症。

（2）禁忌证：已知或可疑妊娠、不明原因阴道流血、已有或可疑子宫内膜癌、乳腺癌、近期有活动性血栓栓塞性疾病、严重肝及肾功能障碍、已知或可疑患有性激素依赖性恶性肿瘤等。

（3）慎用情况：偏头痛、已完全缓解的部分妇科恶性肿瘤、有血栓形成倾向、乳腺良性疾病和乳腺癌家族史者。

【护理评估】

1. 健康史　了解患者的年龄、月经史，生育史，既往有无妇科手术史和放疗史等。

2. 身体状况　应评估患者是否存在月经紊乱；阴道、尿道有无干涩、萎缩症状；有无血管舒缩症状；有无腰背关节酸痛等骨质疏松症状；有无心血管系统疾病；有无情绪、精神方面的改变；可行妇科检查评估内外生殖器是否存在萎缩性改变等。

3. 心理社会状况　绝经前后阶段正是女性工作家庭压力最大的时候，加之身体各器官功能逐渐减弱，体力不支，身体不适，严重影响其身心健康。月经改变常使患者感到恐惧，担心是生殖器官的恶性肿瘤所致；轰热汗出、失眠多梦，使患者感到精神不振、倦怠乏力、注意力不集中；患者易出现烦躁易怒或情绪抑郁，对生活失去信心，甚至产生轻生念头。

4. 相关检查

（1）血清 FSH 及 E_2 值测定：用于了解卵巢功能。绝经过渡期血清 FSH > 10U/L，提示卵巢储备功能下降。闭经、FSH > 40U/L 且 E_2 < 10 ~ 20pg/mL，提示卵巢功能衰竭。

（2）氯米芬兴奋试验：从月经周期第 5 日起开始口服氯米芬，50mg/d，连用 5 日，停药第 1 日测血清 FSH，若 > 12U/L，提示卵巢储备功能降低。

（3）B 超检查：可见子宫缩小，内膜变薄。

（4）骨密度测定：可了解有无骨质疏松。

（5）宫颈刮片：有助于早期发现宫颈癌。

【主要护理诊断 / 问题 】

1. 自我形象紊乱　与月经紊乱、出现神经及精神症状有关。

2. 焦虑　与绝经过渡期不能适应内分泌改变、治疗效果不满意有关。

3. 有感染的危险　与绝经期膀胱、阴道黏膜变薄，对感染防御能力下降有关。

【护理措施】

1. 一般护理　鼓励患者坚持体育锻炼，增加日晒时间，指导患者在潮热状态下利用电扇、空调、冷毛巾擦拭等方法缓解症状。必要时可选用镇静剂帮助睡眠，如睡前可服用艾司唑仑 2.5mg。谷维素有助于调节自主神经功能，可口服 20 mg，每日 3 次。

2. 饮食护理　鼓励患者摄入足量蛋白质及含钙丰富食物（牛奶、鱼虾、深绿色蔬菜、豆制品、坚果等）或服用钙剂，预防骨质疏松。

3. 激素补充治疗的用药护理　绝经及绝经后期，内分泌环境主要是雌激素水平低下，所以主要采取激素补充治疗（hormone replacement therapy，HRT），补充外源性雌激素，来改善和预防绝经期各种症状及相关疾病。

（1）常用制剂及用法：主要药物为雌激素制剂、组织选择性雌激素活性调节剂和孕激素制剂。

1）雌激素制剂：①戊酸雌二醇：每日口服 0.5 ~ 2mg；②结合雌激素：每日口服 0.3 ~ 0.625mg；③尼尔雌醇：每 2 周服用 1 ~ 2mg。

2）组织选择性雌激素活性调节剂：替勃龙，每日口服 1.25 ~ 2.5mg。

3）孕激素制剂：常用醋酸甲羟孕酮，每日口服 2 ~ 6mg。

（2）用药途径：激素补充治疗可采取不同途径，包括口服给药和胃肠道外途径用药。①口服给药血药浓度稳定，但长期用药对肝脏有一定损害，还可刺激产生肾素底物和凝血因子；②胃肠道外给药包括经阴道给药和经皮肤给药，既可有效解除潮热、防止骨质疏松，还能避免肝脏首过效应，对血脂影响较小。

（3）用药时间：从卵巢功能衰减并出现相关症状时即可开始用药，用药期间应定期评估，如受益大于风险方可继续应用，反之则停药或减量，停止用药时主张缓慢减量或间歇用药，逐步停药，防止症状复发。

（4）主要副作用：雌激素使用剂量过大时可出现乳房胀、白带多、头痛、水肿、色素沉着等，应酌情减量或更换药物；孕激素使用时可出现抑郁、易怒、乳房疼痛、乳房肿胀等副作用。

（5）可能存在的危险性：①子宫出血：多为突破性出血，应高度重视，仔细查明原因，必要时诊刮排除子宫内膜病变；②子宫内膜癌：长期使用雌激素的患者，可使子宫内膜异常增生和增加子宫内膜癌的危险性，用药时间和用药剂量与风险呈正相关，联合应用雌孕激素则不增加子宫内膜癌的发病风险；③卵巢癌：长期应用 HRT，卵巢癌的发病风险可能增加。

4. 心理护理　向绝经过渡期女性宣讲绝经过渡期的生理过程，介绍绝经发生的原因及绝经前后各种常见症状，帮助其以乐观的心态去适应。与绝经期妇女交往时，注意通过语言、表情、态度、行为等去影响对方的认识、情绪和行为。充分发挥患者的主观积极性，配合治疗，缓解症状。使其家人了解绝经期妇女可能出现的症状并给予理解，提供安慰和鼓励。

【健康教育】

设立妇女咨询服务机构，开设"妇女绝经过渡期课堂"，向绝经过渡期妇女提供咨询、指导。具体内容包括：

1. 帮助护理对象理解绝经期是正常生理过程，消除无谓的恐惧和焦虑，以乐观积极的态度对待老年期的到来，并帮助解决各种心理矛盾、情绪障碍、心理冲突、思维方法等问题。

2. 耐心解答患者提出的问题，建立护患合作和相互信任的关系，共同发挥防治作用。

3. 指导女性主动参与防癌检查，重点是女性生殖道和乳腺肿瘤。

4. 鼓励患者使用润滑剂润滑阴道来维持性生活，维持组织伸缩性，必要时还可使用雌激素制剂缓解和预防阴道干涩。

5. 积极防治绝经期妇女常见病、多发病，如糖尿病、高血压、冠心病、肿瘤和骨质疏松症等。同时防治绝经期妇女常见、多发的妇女病，如阴道炎症、绝经后出血、子宫脱垂等。

【复习思考题】

1. 试从病因、临床表现、护理措施三方面对无排卵性异常子宫出血和排卵性异常子宫出血进行比较。

2. 查阅资料，简述继发性闭经的诊断步骤。

3. 简述绝经综合征的激素补充治疗护理措施。

第十七章

妇科腹部手术患者的护理

扫一扫，查阅本章数字资源，含PPT、音视频、图片等

腹部手术患者相关的护理内容已在《外科护理学》书中详尽介绍。本章着重介绍妇产科腹部手术患者的一般护理，以及需接受腹部手术治疗患者所需要的具体护理内容，以便为受术者提供系统化整体护理。

第一节　腹部手术患者的一般护理

在妇产科工作中，手术治疗占有相当重要的地位。对于妇科肿瘤患者以及不能自然分娩须手术终止妊娠的产妇，手术既是治疗的过程，也是创伤的过程。为保证手术的顺利进行及患者术后能如期康复，必须做好充分的术前准备和精心的术后护理，以保证患者以最佳的身心状态经历手术全过程。

【手术种类】

根据手术急缓程度，可分为择期手术、限期手术和急诊手术。按手术范围，可分为剖腹探查术、附件切除术、次全子宫切除术、全子宫切除术、次全子宫及附件切除术、全子宫及附件切除术、子宫根治术、剖宫产术等。附件切除术、子宫切除术亦可经阴道实施。随着手术辅助技术的迅速发展，腹腔镜手术广泛开展，机器人手术逐渐实施，使手术更精准、微创。

【手术适应证】

子宫本身及附件病变，或因附件病变而不能或不必保留子宫者，性质不明的下腹部肿块，诊断不清的急腹症以及阴道分娩有困难者等。

【手术前准备】

一般手术准备内容同外科腹部手术（详见《外科护理学》）。妇产科患者有其特殊性，因此要求护士提供专业性指导，使患者术前保持良好的身心状态。

1. 心理支持　当确定有手术必要时，患者已开始了术前的心理变化。例如担心住院使自己失去日常习惯的生活方式，手术会引起疼痛，或恐惧手术有夺去生命的危险。此外，患者会担心身体的过度暴露，更顾虑手术可能会使自己丧失某些重要的功能，如一些患者错误认为子宫切除会致早衰，以致影响夫妻关系。因此，子宫切除术会对患者及其家属造成一定的精神压力。针对这些情况，护士需应用相关医学知识耐心解答患者的提问，为其提供有关的资料、信息和指导等，使其增强信心，顺利度过手术全过程。

2. 术前指导　术前需对患者进行全面评估，同时提供针对性的指导。术前指导形式多样，可采用团体形式进行，便于相互间分享感受；也可采用个别会谈方式，以便受术者能完全放松自由地表达自己的情绪，更能深入了解患者的感受和需求。

（1）做好解释工作：用通俗易懂的语言向患者介绍手术名称、过程。讲解术前准备内容、术中可能出现的不适、术后治疗情况（自手术室来到恢复室时，可能需要继续静脉输液，必要时吸氧，留置引流管或使用监护设施等）。同时让患者家属了解以下情况：护士经常地观察、记录病情是术后常规护理，目的是能及时发现异常情况，并能得到及时有效处理，因此不必紧张。此外，还应让患者及家属明白，术后尽早下床活动可促进肠功能恢复，增进食欲，预防坠积性肺炎等并发症。下床活动的时间应因人而异，一般术后 24 小时便可开始，病重者可适当推迟。早期活动需要扶持，运动量应适当。如为产妇，则应给予有关产后活动及母乳喂养的指导。

（2）指导患者正确认识手术：术前要使子宫切除者了解术后不再出现月经，卵巢切除者也会出现停经、潮热、阴道分泌物减少等症状。即使保留一侧卵巢，也会因手术影响卵巢血运，引起暂时性体内性激素水平波动而出现停经。症状严重者，可在医生指导下补充雌激素以缓解症状。

（3）合理治疗术前合并症，预防术后并发症：贫血、营养不良等内科合并症应给予合理治疗，调整患者的身心状况，并认真进行术后并发症预防的宣传指导工作，包括床上使用便器，术后需做的咳嗽、深呼吸、翻身、收缩和放松四肢肌肉的运动等。同时，要求患者在指导、练习后独立重复完成，直至确定患者完全掌握为止。上述内容同样希望家属了解，以便协助、督促患者执行。

（4）老年患者术前准备：老年患者的重要脏器趋于老化，修复能力明显降低，耐受性差。术前应全面评估，并进行必要的处理，为手术创造条件。

（5）加强术前营养：术前营养状况直接影响术后康复过程，护士要注意指导患者摄入高蛋白、高热量、高维生素及低脂肪全营养饮食。尤其老年人，常因牙齿松动、缺失，咀嚼困难而影响消化及营养摄入，需与营养师共同协商调整饮食结构，安排合理的食谱，以保证机体处于术前最佳的营养状况。

【手术前 1 日护理】

手术前 1 日，护士需认真核对医嘱，确认患者或家属已签署手术同意书。规范完成术前准备工作。

皮肤准备其目的是清除手术切口处及其周围皮肤上的暂住菌，抑制常居菌的移动，最大程度减少手术区相关感染。健康状况允许的受术者应于术前 1 日沐浴，如手术区域皮肤上有胶布粘贴的残迹或较多油脂，可用汽油或松节油拭去。手术区附近如毛发浓密，可能会影响术中显露和操作时，应于术前去除。范围为：上自剑突下，下至两大腿上 1/3、外阴部，两侧至腋中线。应特别注意脐窝部位的清洁。备皮完毕后用温水洗净、拭干，以消毒治疗巾包裹手术野。

【知识链接】

腹部手术术前皮肤准备

1999 年美国疾病感染控制中心发表的有关预防伤口部位感染的资料提示：手术患者不必常规去除毛发，除非毛发密集于切口或周围干扰手术操作时需要去除，并建议采用脱毛剂或剪毛器去除毛发，以避免刮毛、剃毛时损伤皮肤，增加感染机会。另外，还有资料表明，备皮时间越近手术时间感染率越低，即术前即刻备皮者的伤口感染率明显低于手术前 24 小时备皮者。最新观点指出，备皮时尽可能使用无损伤性剃毛刀，时间尽量安排在临手术时。如经腹行全子宫切除术，在备皮同时需做阴道准备（详见第十八章）。

1.消化道准备　术前 8 小时禁食，术前 4 小时严格禁饮，以减少手术中因牵拉内脏引起恶心、呕吐导致误吸，也能使术后肠道得以休息，促使肠功能恢复。根据手术需要，有些患者需术前1日进行清洁灌肠，直至排出的灌肠液中无大便残渣。预计手术可能涉及肠道时，例如卵巢恶性肿瘤有肠道转移者，应于术前3日开始肠道准备：患者于手术前3日进无渣半流质饮食，并遵医嘱给肠道抑菌药物。术前1日下午口服番泻叶水，可代替多次灌肠，效果良好；但应少量试服，并按个体反应选择番泻叶用量，以防水泻致脱水。

2. 镇静剂 为保证患者充足睡眠，减轻患者的焦虑程度，完成术前准备后，可遵医嘱给予适量镇静剂，如异戊巴比妥（阿米妥）、地西泮（安定）等。手术前1日晚间要经常巡视患者，注意动作要轻巧、低声说话，以免影响其休息。如有必要，可第二次给镇静剂，但应在术前用药之前的4小时，以减少这些药物的协同作用，防止出现呼吸抑制状况。护士应为患者提供安静、舒适的环境，有助于保证患者充分休息和睡眠。

3. 其他 与外科手术患者一样，护士要认真核对患者生命体征、药物敏感试验结果、交叉配血情况等；必要时应与血库取得联系，以保证术中血源供给；再次全面核查各项实验室检查项目及其他辅助检查报告，发现异常及时与医生联系，确保患者术前处于最佳身心状态。

【手术日护理】

1. 手术日晨护士测量体温、血压、脉搏、呼吸等，询问患者的自我感受。一旦发现患者血压、体温异常或月经来潮或表现为过度恐惧或忧郁，需及时通知医生；若非急诊手术，应协商重新确定手术时间。

2. 术前取下患者可活动的义齿、发夹、首饰及贵重物品交家属或护士长保管。长发者应梳成辫子，头戴布帽以防更换体位时弄乱头发，或被呕吐物污染。

3. 术前常规留置导尿管，保持引流通畅，避免术中伤及膀胱、术后尿潴留等并发症。女性尿道长约4cm，短且直，导尿时必须严格执行无菌操作规程，以防上行感染。合理固定导尿管，防止脱落。目前使用硅胶弗勒（Foley）尿管，减少了尿管脱落、反复插管增加患者不适和尿路感染的机会。

4. 拟行全子宫切除术者，一般于术前一日采用0.2‰碘伏溶液进行阴道冲洗2次，术日晨常规冲洗阴道后，用消毒液消毒宫颈及阴道穹隆。

5. 术前半小时遵医嘱给予基础麻醉药物，通常为苯巴比妥和阿托品，以缓解患者的紧张情绪并减少唾液腺分泌，防止支气管痉挛等因麻醉引起的副交感神经过度兴奋的表现。

6. 送患者去手术室前，应允许家属或亲友有短暂探视时间。

7. 手术室护士、病房护士在患者床旁需认真核对患者姓名、住院号、床号等病历资料及所需物品和药品，并随同患者至手术室。由病房护士直接向手术室巡回护士交接患者，当面核对无误后签字。病房护士根据患者手术种类及麻醉方式，铺好麻醉床，准备好术后监护用具及急救用物。

【手术后护理】

术后护理内容详见《外科护理学》。妇产科护士要充分认识到术后护理恰当与否，直接关系到手术的效果、机体的康复。手术后针对患者的具体情况，可以Orem理论为指导，运用护理程序科学管理方法，为患者分别提供全补偿系统、部分补偿系统或辅助教育系统的护理活动，努力使受术者尽早摆脱"患者"角色，通过护理活动由患者自己满足自理的需要。在术后观察、护理过程中，发现任何病情变化都应及时与医生联系，以便及时采取相应措施。

1. 在恢复室

（1）床边交班：患者被送回恢复室时，值班护士须向手术室护士及麻醉师详尽了解术中情况，包括麻醉类型、用药情况、手术范围、术中出血情况、有无特殊护理及注意事项等。及时为患者测量血压、脉搏、呼吸等；观察患者的呼吸频率与深度，检查输液、腹部伤口、阴道流血情况及背部麻醉管是否拔除等，认真做好床边交班，详尽记录观察资料。

（2）体位：按手术类型及麻醉方式决定术后体位。全身麻醉患者尚未清醒前应有专人守护，去枕平卧，头侧向一旁，稍垫高一侧肩胸，以免发生吸入性肺炎或窒息。蛛网膜下腔麻醉者，去枕平卧12小时；硬膜外麻醉、局部麻醉等患者，可根据手术需要选择体位。由于腰麻穿刺留下的针孔约需2周方能愈合，脑脊液可经穿刺孔不断流出致颅内压力降低、颅内血管扩张而引起头痛，尤其在头部抬高时头痛加剧。为此，腰麻者术后宜多平卧一段时间，以防遗留头痛。如果患者情况稳定，术后次晨可采取半卧位，这样有助于降低腹部切口张力，减轻疼痛；也有利于深呼吸，增加肺活量，减少肺不张的发生。同时，半卧位有利于术后腹腔内血性液体、炎性渗出液引流至直肠子宫陷凹，使其局限。

护士要经常巡视患者，保持床单整洁，协助患者维持正确的体位。鼓励患者活动肢体，每15分钟进行1次腿部运动，防止下肢静脉血栓形成。每2小时翻身、咳嗽、深呼吸1次，有助于改善循环和恢复良好的呼吸功能。老年患者的卧床时间、活动方式及活动量需根据具体情况进行调整。注意防止老年人因体位变化引起血压不稳定、突然起床时发生跌倒等情况，随时提供必要的扶助，特别需要耐心重复交代相关事项，直至确定其完全掌握为止，例如床头呼叫器的使用等。

（3）观察生命体征：依手术大小、病情轻重，认真观察并记录生命体征。通常术后每15～30分钟观察1次血压、呼吸、脉搏并记录；直至平稳后改为每4小时1次，持续24小时后病情稳定者，改为每日测量4次并记录，直至正常后3日。手术后1～2日体温稍有升高，但一般不超过38℃，此为手术后正常反应。术后持续高热，或体温正常后再次升高，则提示可能有感染。

（4）观察尿量：在子宫切除术中有可能伤及输尿管，术中分离粘连时牵拉膀胱、输尿管将会影响术后排尿功能，为此，术后应保持尿管通畅，并认真观察尿量、颜色及性质。术后患者每小时尿量至少50mL以上。如每小时尿量少于30mL，伴血压逐渐下降、脉搏细数、患者烦躁不安，或诉说腰背疼痛，或肛门坠胀感等，应考虑有腹腔内出血，需及时报告医生并协助处理。通常于术后24小时拔除尿管，身体虚弱者可延至48小时。拔除尿管后要协助患者排尿，以观察膀胱功能恢复情况。留置尿管期间，应保持局部清洁，防止泌尿系统感染。

（5）缓解疼痛：术后疼痛是常见问题，一般并不严重。患者在麻醉作用消失后，会感到伤口疼痛，通常手术后24小时内最为明显。持续而剧烈的疼痛会使患者产生焦虑、不安、失眠、食欲不振，甚至保持被动体位，拒绝翻身、检查和护理，为此，需根据患者具体情况，及时给予止痛处理，如术后24小时内可遵医嘱给予哌替啶等止痛药物充分止痛，以保证患者在舒适状态下完成护理活动。对于留置止痛泵的患者，可以遵医嘱或根据患者痛感，选择定时或持续开放镇痛泵，保证患者充分休息。止痛剂的使用应在术后24小时后逐渐减少，否则提示伤口血肿、感染等异常情况。

有关伤口的护理、术后饮食及止痛护理等内容同外科术后相应护理，其中要特别注意老年患者的特殊情况。术后进入ICU的患者，经过一段时间的精心护理，患者各种生命体征稳定，已适合转入病房者，需与病房联系将患者转入。

2. 在病房　在患者返回病房之前，护士要做好全面准备。病房护士了解患者在手术室及恢复室的情况后，需重新全面评估患者，继续执行恢复室的观察和护理，逐渐增加患者的活动量。为促进患者尽早康复、预防并发症、增强自理能力制订相应的护理计划。

（1）观察伤口情况：注意观察伤口有无渗液、渗血等情况，发现异常及时联系医生。腹部可采用腹带包扎，必要时用 1~2kg 沙袋压迫腹部伤口 6~8 小时，以减轻伤口疼痛，防止出血。

（2）密切观察留置管情况：腹腔或盆腔留置引流管者，术后注意合理固定引流管。一般 24 小时内引流液不超过 200mL，可为淡血性或浆液性，引流量逐渐减少，根据引流量，一般于术后 2~3 日拔除引流管；术后留置尿管 24~48 小时，保持其通畅，注意观察并记录尿量、颜色、性质。宫颈癌根治术加盆腔淋巴结清扫术患者，术后需留置尿管 7~14 日，期间应指导患者做盆底肌肉锻炼，拔管前 3 日定期开放尿管，锻炼膀胱功能，防止尿潴留。拔除尿管后 4~6 小时应督促并协助患者自行排尿，以免发生尿潴留。随着快速康复外科的逐渐推进，建议及早拔除尿管，可增加舒适感，利于患者尽早下床活动。

（3）观察阴道分泌物情况：全子宫切术后患者阴道残端有伤口，应注意观察阴道分泌物的量、颜色、性质，便于判断阴道残端伤口的愈合情况。因受阴道残端缝线反应的影响，术后出现少许浆液性阴道分泌物属于正常现象。

3. 术后常见并发症及护理　手术后主要的护理目标是预防并发症。无论手术大小，都有发生术后并发症的危险。术后并发症可直接发生在伤口，也可发生在手术位置周围的器官，或远离手术的部位或体腔内。并发症可在术后立即发生，或迟些时间发生。为预防术后并发症，护士必须熟知常见并发症的临床表现。

（1）腹胀：多因麻醉或术中肠管受到激惹使肠蠕动减弱导致术后腹胀。术后患者抽泣、呻吟、憋气等可咽入大量不易被肠黏膜吸收的气体，加重腹胀。通常术后 48 小时恢复正常肠蠕动，一经排气，腹胀即可缓解。如术后 48 小时肠蠕动仍未恢复正常，应排除麻痹性肠梗阻、机械性肠梗阻的可能。刺激肠蠕动、缓解腹胀的措施很多，例如采用生理盐水低位灌肠、热敷下腹部等。在肠蠕动已恢复但仍不能排气时，可针刺足三里或遵医嘱皮下或肌内注射新斯的明（0.5mg）、肛管排气等。术后早期下床活动可改善胃肠功能，预防或减轻腹胀。如因炎症或缺钾所致，则应分别给予抗生素或补钾；形成脓肿者则应及早切开引流。

（2）泌尿系统并发症：主要包括：①尿潴留：是发生膀胱感染的重要原因之一。多数患者因不习惯卧床排尿而致尿潴留；此外，术后留置尿管的机械性刺激，或因麻醉性止痛剂的使用减低了膀胱膨胀感等也是导致尿潴留的主要原因。为了预防尿潴留的发生，术后鼓励患者定期坐起排尿，床边加用屏风，增加液体入量，必要时可通过听流水声等诱导法帮助患者建立排尿反射；拔除尿管前，注意夹管定时开放以训练膀胱恢复其收缩力。如上述措施无效则应导尿，一次导尿量不要超过 1000mL，以免患者因腹压骤降而虚脱，宜暂时留置尿管，每 3~4 小时开放 1 次，逐渐恢复膀胱功能。②尿路感染：尿潴留者多需留置尿管，严格无菌操作，防止细菌上行性感染。术后一旦出现尿频、尿痛并伴有高热者，应遵医嘱行尿培养，以确定是否有泌尿道感染。老年患者、术后必须长期卧床者，以及过去有尿路感染史的患者都容易发生泌尿系统感染。受术者一般在拔尿管后 4~8 小时内可自解小便，注意记录尿量及排尿时间。

（3）伤口血肿、感染、裂开：妇产科手术切口多数是清洁封闭创口，能迅速愈合，甚少形成血肿。如果创口上没有引流物，直到拆线都不必更换敷料。切口出血甚多，或切口压痛明显、肿胀，检查有波动感者，应考虑为切口血肿。血肿极易感染，常为伤口感染的重要原因。遇到异常情况，护士切忌慌张、失态，应及时报告医生，并协助处理。少数患者，尤其年老体弱或过度肥胖者，可出现伤口裂开，此时，护士在通知医生同时，立即让其平卧用无菌手术巾覆盖包扎，送手术室协助缝合处理。

【出院准备】

早期出院已成为一种趋势，入院伊始就应着手协助患者和家属对出院休息做好计划，并要求在患者出院前家属要完成一切准备。出院前需要为患者提供详尽的出院计划，其目的是使个人自我照顾能力达到最大程度。为此，需要评估患者所拥有的支持系统，如亲属参与照顾的能力和程度；个案学习自我护理的能力，按患者的不同情况提供相应的出院指导，尽可能将家属纳入个案健康教育计划内。健康教育内容应包括自我照顾技巧、生活形态改变后的适应、环境调整及追踪照顾的明确指导；还要提供饮食、药物使用、运动忍受度及可能并发症等指导。

【急诊手术护理要点】

遇到急诊手术患者，则要求护士动作敏捷，在最短时间内扼要、重点地了解病史，问清医生准备实施的手术类型，医护密切配合，使工作有条不紊。

1. 提供安全环境　配合医生向家属耐心解说病情，解答提问，并告知一些注意事项，让家属了解目前正为患者进行的各种术前准备工作。在条件许可下允许家属陪伴，避免患者初到新环境的孤独感。在患者对病情一无所知的情况下，护士通过实施娴熟的操作技术使患者确信自己正在被救治中，增加其安全感。

2. 迅速完成术前准备　急诊患者通常病情危重，处于极度痛苦、衰竭，甚至休克状态。患者到来后，护士需立即观察病情，记录体温、血压、脉搏、呼吸等。遇到失血性休克患者，除抢救休克外，手术前准备力求快捷。如用肥皂水擦洗腹部；常规备皮后不必灌肠；如情况允许，刚进食者手术可推迟 2～3 小时进行；阴道准备可与手术准备同时进行；麻醉前也不必常规给药等。

总之，在术前准备的全过程中，要保证患者在舒适的环境中获得心理安全感。医护人员要以熟练的专业技巧在最短时间内，完成腹部手术准备，并取得患者和家属的信任，使患者确信自己在接受最佳的处理方案。

第二节　子宫肌瘤

【案例】

患者，女性，45 岁。因月经量增多 3 年，加重 3 个月就诊。患者既往月经正常，经期 4 日，无痛经。近 3 年，月经周期虽正常，但经期延长至 8 日，且经量逐渐增多，有血块。近 3 个月症状加重，经期常感头晕、四肢无力，未诊治。G_2P_1，足月自然分娩于 19 年前，产后 6 个月放置宫内节育器，1 年前因经量增多已取出。发病以来，食欲尚可，有尿频，无尿痛，大便正常，体重无明显变化。既往体健，无身体其他部位出血史。否认肝炎及结核病史。查体：一般情况可，皮肤黏膜苍白，心肺检查无异常。妇科检查：已婚已产型外阴，分泌物量、色正常，宫颈表面光滑，子宫如孕 3 个月大小，质硬，活动度可，无压痛。双附件未及异常。

问题：

1. 试述该患者目前最可能的医疗诊断及首选的辅助检查。
2. 试述该患者主要的护理问题及相应的护理措施。

子宫肌瘤（myoma of uterus）是女性生殖器最常见的良性肿瘤，由平滑肌及结缔组织组成。多见于 30～50 岁妇女，20 岁以下少见。因子宫肌瘤多无或很少有症状，临床报道的发病率远低于实际发病率。根据尸检统计：30 岁以上妇女约 20% 有子宫肌瘤。

中医学无此病名，根据其临床症状，属"石瘕""癥瘕"等病证范畴。

【病因及发病机制】

子宫肌瘤确切的病因尚不清楚。肌瘤好发于生育年龄妇女，青春期前少见，绝经后萎缩或消退，故提示其发生和生长与女性性激素长期刺激有关。雌激素促使子宫肌细胞增生肥大，肌层变厚，子宫增大。生物化学检测证实子宫肌瘤中雌二醇转化明显低于正常肌组织，且肌瘤组织中雌激素受体明显高于周边正常肌组织，故认为肌瘤组织对雌激素的高度敏感性是肌瘤形成的重要原因之一。此外，研究还证实孕激素有促进肌瘤有丝分裂、刺激肌瘤生长的作用。细胞遗传学研究显示 25%~50% 子宫肌瘤存在细胞遗传学的异常。

【分类】

根据肌瘤生长部位可分为子宫体肌瘤和子宫颈肌瘤。前者约占 90%。根据肌瘤与子宫肌壁关系不同，可分为以下 3 类（图 17-1）。

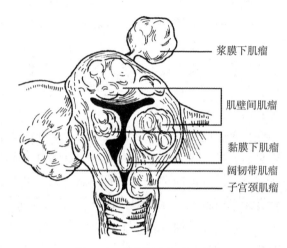

图 17-1 各型子宫肌瘤示意图

1. 肌壁间肌瘤（intramural myoma） 肌瘤位于子宫肌壁间，周围均被肌层包绕，为最常见的类型，占总数的 60%~70%。

2. 浆膜下肌瘤（subserous myoma） 肌瘤突出于子宫表面，由浆膜层覆盖，约占总数的 20%。浆膜下肌瘤继续向腹腔内生长，基底部形成细蒂与子宫相连时称为带蒂的浆膜下肌瘤，供血不足肌瘤可变性坏死；如蒂扭转断裂，肌瘤脱落可致游离性肌瘤；若肌瘤位于宫体侧壁向宫旁生长突向于阔韧带两叶之间，则称为阔韧带肌瘤。

3. 黏膜下肌瘤（submucous myoma） 肌瘤向宫腔方向生长，表面由子宫黏膜层覆盖，称为黏膜下肌瘤，占总数 10%~15%。黏膜下肌瘤易形成蒂，在宫腔内生长如同异物，可致子宫收缩，使肌瘤被挤出宫颈外口而突入阴道。

子宫肌瘤常为多个，各种类型的肌瘤可同时发生在同一子宫，称为多发性子宫肌瘤。

【病理】

1. 巨检 肌瘤一般为实性球形或结节性包块，表面光滑，质硬，压迫周围肌细胞形成假包膜，假包膜与肌瘤间有疏松网状间隙，使肌瘤易于剥离。切面呈灰白色，可见旋涡状或编织状结构。其颜色和硬度与纤维组织含量有关。

2. 显微镜检 主要由梭形平滑肌细胞和不等量纤维结缔组织构成。肌细胞大小均匀，排列成旋涡状或栅状，核为杆状。

肌瘤的血运来自假包膜，当肌瘤生长迅速时血运不足，可致中心性缺血，致使肌瘤失去原有的典型结构，称为肌瘤变性。常见变性有：玻璃样变、囊性变、红色样变、钙化、肉瘤样变等。

【临床表现】

1. 症状 多数患者无明显症状，仅在体检时发现。子宫肌瘤的症状与肌瘤的部位、大小、有无变性相关，而与肌瘤数目关系不大。常见症状有：

（1）月经改变：为最常见症状，浆膜下肌瘤、肌壁间小肌瘤常无明显月经改变；黏膜下肌瘤和大的肌壁间肌瘤可使宫腔及子宫内膜面积增大，并影响子宫收缩；此外，肌瘤可致肿瘤附近的静脉受到挤压，导致子宫内膜静脉丛充血与扩张，致使经期延长、经量增多、不规则阴道流血等。黏膜下肌瘤一旦发生坏死、感染，可有不规则阴道流血或脓血性阴道排液等。长时间的经量增多、经期延长可致贫血，出现乏力、心悸等症状。

（2）下腹部肿块：肌瘤较小时在腹部触摸不到肿块，当肌瘤逐渐增大致子宫超过妊娠3个月大小时可于下腹部扪及块状物，尤其膀胱充盈将子宫推向上方时更容易扪及。黏膜下肌瘤一旦脱出于阴道外，患者可因外阴脱出肿物而就医。

（3）白带增多：肌壁间肌瘤和黏膜下肌瘤使宫腔及内膜面积增大，内膜腺体分泌增加，并伴盆腔充血致使白带增多；脱出于阴道内的黏膜下肌瘤表面极易感染、坏死，产生大量脓性或脓血性排液，或有腐肉样组织排出，伴臭味。

（4）腹痛、腰酸、下腹坠胀：通常无腹痛，常为腰酸、下腹坠胀，月经期加重。当浆膜下肌瘤发生蒂扭转时，可出现急性腹痛；肌瘤红色样变时可有急性下腹剧烈疼痛，并伴发热、恶心及肿瘤局部压痛。黏膜下肌瘤由子宫腔向外排出时也可引起腹痛。

（5）压迫症状：肌瘤增大时可压迫邻近器官，子宫前壁下段肌瘤可压迫膀胱引起尿频、尿急，子宫颈肌瘤可引起排尿困难；子宫后壁肌瘤可引起下腹坠胀不适、便秘；阔韧带肌瘤或子宫颈巨型肌瘤向侧方发展，可压迫输尿管，造成输尿管扩张，甚至发生肾盂积水。

（6）不孕或流产：子宫黏膜下肌瘤和肌壁间肌瘤致宫腔变形、子宫内膜充血等，可妨碍受精、孕卵着床，造成不孕或流产。

2. 体征　主要与肌瘤位置、大小、数目及有无变性相关。肌瘤较大时可于下腹部扪及实质性不规则肿块；妇科检查可扪及子宫不规则或均匀增大，表面可有单个或多个结节状突起，质硬，无压痛。浆膜下肌瘤可于子宫表面扪及单个或多个实质性球状肿块；黏膜下肌瘤位于子宫腔内者子宫均匀增大，脱出子宫颈外口者，窥器检查即可见到宫颈口处有红色肿物，表面光滑，宫颈边缘清楚，如伴有感染时可有组织坏死、出血及脓性分泌物。

【治疗要点】

根据患者年龄、症状和肌瘤大小、数目、生长部位及对生育的要求等情况进行全面分析后制定合理的处理方案。

1. 保守治疗

（1）随访观察：适用于肌瘤小，症状不明显，特别是近绝经期的妇女。每3~6个月随访一次，如出现症状再考虑进一步的治疗方案。

（2）药物治疗：适用于肌瘤小于妊娠2个月子宫大小，症状轻，近绝经年龄或全身情况不宜手术者，在排除子宫内膜癌的情况下，可采用药物治疗。常用药物有：①促性腺激素释放激素类似物（GnRH-a）：可采用大剂量长期或连续非脉冲式给药，抑制垂体分泌FSH和LH，降低雌激素至绝经水平，以抑制肌瘤生长使其萎缩，并可缓解症状。但停药后肌瘤可逐渐增大至原来大小。用药6个月以上可产生绝经综合征、骨质疏松等副作用，因此长期用药受限制。常用药物有亮丙瑞林或戈舍瑞林等。②米非司酮：可作为术前用药或提前绝经使用。由于其拮抗孕激素，子宫内膜长期受雌激素影响，增加子宫内膜增生的风险，故不宜长期使用。③雄激素：对抗雌激素，使子宫内膜萎缩，并可直接作用于子宫平滑肌，使其收缩而减少出血，如丙酸睾酮。④抗雌激素制剂：用于经量明显增多者，如三苯氧胺。此外，某些中药制剂亦可用于治疗子宫肌瘤，如宫瘤消胶囊等。

2. 手术治疗　适应证为：①月经过多致继发贫血，药物治疗无效者；②严重腹痛、性交痛或慢性腹痛、带蒂肌瘤扭转引起的急性腹痛；③体积较大或引起直肠、膀胱等压迫症状者；④能确定肌瘤是不孕或反复流产的唯一原因者；⑤疑有肉瘤变者。手术途径有：经阴道、经腹或经腹腔镜及经宫腔镜手术。手术方式有肌瘤切除术、子宫切除术。希望保留生育功能的年轻患者，术前排除子宫体及宫颈的癌前病变后可考虑腹腔镜下或经腹手术切除肌瘤，保留子宫。肌瘤大于妊娠2.5个月子宫大小，或临床症状明显者，或经保守治疗效果不明显、又无须保留生育功能者或疑有恶变者可行子宫切除术，包括全子宫切除术和次全子宫切除术。术前应行子宫颈细胞学检查，排除子宫颈上皮内瘤变或子宫颈癌。围绝经期的子宫肌瘤应注意排除合并子宫内膜癌。

3. 其他 随着医学科学的发展，子宫肌瘤又有了许多新的微创治疗手段，如子宫动脉栓塞术、宫腔镜子宫内膜切除术等。

【护理评估】

1. 健康史 追溯病史时应注意月经史、婚育史及是否有（因子宫肌瘤所致的）不孕或自然流产史。评估并记录是否长期使用女性性激素；发病后月经变化情况及伴随症状；曾接受的治疗方法、所用药物的名称、剂量、用法及用药后机体反应。注意排除因妊娠、内分泌失调及恶性肿瘤所致的子宫出血。尽管子宫肌瘤恶变的机会极少，但当肌瘤短时间内迅速增大或停经后仍有症状出现者应排除其他可能。此外，还要注意询问患者家族中有无子宫肌瘤病史。

2. 身体状况 详细评估患者月经情况，包括月经发生改变的时间，周期、经期、经量的变化，对于长期经量增多者还要评估有无乏力、嗜睡、心悸等症状的发生及发生时间，了解阴道分泌物的量、颜色、性状，评估患者有无压迫症状及并发症的出现。腹部是否可扪及块状物，并评估其大小和质地；妇科检查时应注意观察阴道是否通畅，有无肿物堵塞；并注意子宫大小及质地。

3. 心理社会状况 由于经量增多，经期延长，心悸乏力，且治疗经久不愈，患者多担心病情加重或肌瘤变性，易出现烦躁、焦虑的情绪。故需要评估患者对疾病的反应及月经改变等症状对患者造成的心理影响。

4. 相关检查 体积较小、症状不明显，或诊断有困难者，可借助 B 型超声、子宫输卵管造影及内镜等检查，协助明确诊断。血常规检查评估有无贫血和感染。

【主要护理诊断 / 问题】

1. 知识缺乏 与缺乏子宫肌瘤相关知识有关。

2. 焦虑 与害怕手术、担心肌瘤恶变有关。

3. 感染的危险 与手术、贫血有关。

4. 潜在并发症 贫血。

【护理措施】

1. 一般护理

（1）提供良好环境：为患者提供清洁舒适的环境，以保证其充足休息。

（2）鼓励患者参与决策过程：根据患者实际情况，提供疾病的治疗信息，允许患者参与制定自己的护理和治疗方案过程，并帮助其接受现实的健康状况，充分利用既往解决困难的有效方法，由本人评价自己的行为，认识自己的能力。

2. 饮食护理 给予高蛋白、高热量、高维生素、富含铁的饮食，禁止进食含有雌激素的食品、药品或补品。

3. 病情监测 出血多需住院治疗者，应严密观察并记录其生命体征变化情况。除协助医生完成血常规及凝血功能检查外，需测血型、交叉配血，以备急用。注意收集会阴垫，正确评估出血量。遵医嘱给予止血药和子宫收缩剂，必要时输血、补液、抗感染或协助刮宫止血；维持正常血压并纠正贫血状态。巨大肌瘤患者出现局部压迫致二便不畅时，应予导尿，或用缓泻剂软化粪便，或番泻叶 2~4g 冲饮，以缓解尿潴留、便秘症状。需接受手术治疗者，按腹部及阴道手术常规护理。肌瘤脱出阴道者，应保持局部清洁，防止感染。注意阴道分泌物的情况，有异常者及时报告医生，并协助处理。

4. 用药护理　向接受药物治疗者讲明药物名称、用药目的、剂量、方法、可能出现的副反应及应对措施：①如选用雄激素治疗者，每月总剂量应控制在 300mg 以内，以免男性化；②告知应用三苯氧胺者，遵医嘱用药后月经量可明显减少，肌瘤也能萎缩变小，但停药后又可逐渐增大，并且可出现潮热、出汗、急躁、阴道干燥等围绝经期症状的不良反应；③应用米非司酮者，可增加子宫内膜增生的风险，需定期随访。

5. 心理护理　帮助患者正确认识疾病，详细评估患者所了解的子宫肌瘤相关知识及错误概念，通过连续性护理活动与患者建立良好的护患关系，讲解有关疾病知识，纠正错误认识。为患者提供表达内心恐惧、顾虑、感受和期望的机会，帮助患者分析住院期间及出院后可被利用的资源及支持系统，减轻无助感。使患者确信子宫肌瘤属于良性肿瘤，并非恶性肿瘤的先兆；同时，还应让患者了解随访、药物治疗、手术治疗的方法，消除其不必要的顾虑，增强信心，积极配合治疗和护理。

6. 子宫肌瘤合并妊娠患者的护理　肌瘤对妊娠及分娩的影响主要与肌瘤类型及大小有关。黏膜下肌瘤可影响孕卵着床致早期流产；肌壁间肌瘤过大者可致宫腔变形或子宫内膜供血不足引起流产；位置较低的子宫肌瘤可妨碍胎先露下降致胎位异常、产道梗阻等；分娩过程中可因子宫收缩乏力致产后出血。妊娠期及产褥期子宫肌瘤易发生红色样变。子宫肌瘤合并妊娠者应定期产前检查，多能自然分娩，不需急于干预，但要预防产后出血；若肌瘤阻碍胎先露下降，或致产程异常发生难产时，应遵医嘱做好剖宫产术前准备及术后护理。

【健康教育】

1. 护士要努力使接受保守治疗者明确随访的时间、目的及联系方式，按时接受随访指导，以便根据病情需要修正治疗方案，并强调定期随访的重要性。

2. 药物治疗者，指导其遵医嘱按时用药。

3. 嘱手术治疗患者出院 1 个月后来医院门诊复查，以了解恢复情况。为此，应使患者了解术后返院检查的内容、具体时间、地点及联系人等。患者的性生活、日常活动恢复均需通过术后复查全面评估身心状况后确定。出院后出现任何不适或异常症状，需及时就诊。手术治疗者，术后 3 个月内禁止性生活和重体力劳动。行子宫肌瘤剔除术者，术后应避孕 2 年以上。

4. 对生育期女性做好月经相关知识宣传，使其能区分正常与异常月经；普及妇科普查工作，增强女性自我保护意识。

第三节　子宫颈癌

子宫颈癌（carcinoma of cervix uteri）是最常见的妇科恶性肿瘤，严重威胁妇女的生命。子宫颈癌中常见的是鳞状细胞浸润癌，占 75%~80%，其余为腺癌或腺鳞癌，高发年龄为 50~55 岁。子宫颈癌起源于子宫颈上皮内病变，后者包括子宫颈鳞状上皮内病变（cervical squamous intraepithelial lesion，SIL）和子宫颈腺上皮内瘤变（cervical glandular intraepithelial neoplasia，CGIN）。高级别子宫颈腺上皮内瘤变比较少见。近 40 年来，由于政府及有关部门高度重视妇女保健，广泛开展防癌的宣传，普遍应用宫颈细胞学筛查的方法，使子宫颈癌前病变和子宫颈癌得以早期发现和治疗，子宫颈癌的发病率和死亡率明显下降。

【知识链接】

子宫颈鳞状上皮内病变

子宫颈鳞状上皮内病变（SIL）常发生于25～35岁妇女，是与子宫颈浸润癌密切相关的一组子宫颈病变，反映了子宫颈癌发生发展中的连续过程。分为低级别鳞状上皮内病变（low-grade squamous intraepithelial lesion，LSIL）和高级别鳞状上皮内病变（high-grade squamous intraepithelial lesion，HSIL），前者大部分可自然消退，后者具有癌变潜能。通过筛查可发现SIL，及时治疗高级别病变是预防子宫颈浸润癌的有效方法。SIL既往称为"子宫颈上皮内瘤变"（cervical intraepithelial neoplasia，CIN），分为3级。世界卫生组织（WHO）女性生殖器肿瘤分类（2014）建议采用与细胞学分类相同的二级分类法（即LSIL和HSIL），LSIL相当于CIN1，HSIL包括CIN2和CIN3。SIL的病因与子宫颈癌相同，一般无特殊症状，偶有阴道排液增多，伴或不伴臭味；也可表现为性生活或妇科检查后出现少量阴道流血，即接触性出血；妇科检查见子宫颈光滑，或仅见局部红斑、白色上皮或有子宫颈糜烂样表现，未见明显病灶。可借助子宫颈细胞学检查、HPV检测、阴道镜检查、子宫颈活组织检查等协助诊断。细胞学检查为LSIL及以下者可随访观察，60%可自然消退，随访过程中病变发展或持续存在2年者宜进行治疗；HSIL可发展为子宫颈浸润癌，需治疗：①阴道镜检查充分者可行子宫颈切除术或消融治疗；②阴道镜检查不充分，或不能排除HSIL，或子宫颈管搔刮术（endocervical curettage，ECC）阳性者宜行子宫颈锥切术；③经宫颈锥切确诊、年龄较大、无生育要求，或合并妇科其他良性疾病的HSIL，可行筋膜外全子宫切除术。妊娠期免疫功能可能低下，易患HPV感染，但诊断时应注意妊娠期转化区的基底细胞可有核深染、增大等表现，但产后6周可恢复正常，细胞学检查易误诊；妊娠期患者大多为LSIL，仅约14%为HSIL，故妊娠期SIL仅给予观察，产后根据复查结果再行处理。

【病因及发病机制】

SIL和子宫颈癌与人乳头瘤病毒（human papilloma virus，HPV）感染、多个性伴侣、过早性生活（<16岁）等有关。

1.HPV感染 目前已知HPV共有160多个型别，40余种与生殖道感染有关，其中13～15余种与SIL和子宫颈癌的发病密切相关。在近90%的SIL和99%的子宫颈癌组织中发现有高危型HPV感染，其中约70%与HPV16和18型有关。

2.不良性行为及分娩次数 早婚、早育、多产、宫颈慢性炎症以及有性乱史者，宫颈癌的发病率明显增高。多个性伴侣、16岁以前初次性生活者，子宫颈癌的发病危险性是20岁以上的两倍。青春期子宫颈发育尚未成熟，对致癌物较敏感。多次分娩者，子宫颈创伤概率增加，分娩及妊娠期内分泌及营养也有改变，致使患宫颈癌的危险性增加。凡有阴茎癌、前列腺癌或其性伴侣曾患子宫颈癌者均为高危男子。与高危男子有性接触的妇女易患子宫颈癌。

3.其他 吸烟可增加感染HPV效应。此外，子宫颈癌发病还与经济状况、口服避孕药、免疫抑制、种族和地理因素等有关。屏障避孕法有一定的保护作用。

【组织学特点】

正常子宫颈上皮由子宫颈阴道部鳞状上皮和子宫颈管柱状上皮组成，两者交接部位称为鳞柱交接部或鳞柱交接。此交接部并非固定，胎儿期，来源于泌尿生殖窦的鳞状上皮向头侧生长，至子宫颈外口与子宫颈管柱状上皮邻近，形成原始鳞柱交接部；新生女婴柱状上皮向外扩展至宫颈阴道部；幼女期柱状上皮退至宫颈管内；青春期和生育期，尤其是妊娠期，雌激素增高致柱状上皮再次外移至宫颈阴道部，而绝经后柱状上皮再度移至宫颈管内。这种随着体内雌激素水平而移动的鳞柱交接部称为生理性鳞柱交接部。在原始鳞柱交接部和生理性鳞柱交接部间所形成的区域称为移行带。移行带为宫颈癌的好发部位。

在移行带形成过程中，宫颈上皮化生过度活跃，加上外来物质刺激（如人乳头瘤病毒等感染、精液蛋白及其他致癌物质等），可发生不同程度的细胞分化不良、排列紊乱、细胞核异常、有丝分裂增加，最终形成 SIL。LSIL：鳞状上皮基底及副基底细胞增生，轻度异型性，细胞核极性轻度紊乱，核分裂象少，局限于上皮下 1/3 层，p16 染色阴性或在上皮内散在阳性；HSIL：异型细胞已达上皮下 2/3 甚至全层，核分裂象增多，核浆比例增加，细胞核极性紊乱，p16 在大于 2/3 的上皮层面内呈弥漫性连续阳性。SIL 形成后继续发展，一旦突破上皮下基底膜，浸润间质，即形成子宫颈浸润癌。

【病理】

1. 鳞状细胞浸润癌

（1）巨检：微小浸润癌肉眼观察无明显异常，或类似子宫颈柱状上皮异位。随着病情发展，可表现为以下四种类型（图 17-2）：①外生型：最常见，又称菜花型。癌组织向外生长，呈息肉样、乳头状或菜花样赘生物，组织脆，触之易出血。癌瘤体积较大，常累及阴道，较少浸润宫颈深层组织及宫旁组织。②内生型：又称浸润型。癌组织向子宫颈深部组织浸润，致使子宫颈肥大变硬，呈桶状，子宫颈表面光滑或仅有柱状上皮异位。常累及宫旁组织。③溃疡型：上述两种类型病变进一步发展，癌组织感染坏死脱落，形成溃疡或空洞，形似火山口状。④颈管型：癌灶发生于子宫颈管内，常侵入子宫颈管和子宫峡部的供血层及转移至盆腔淋巴结。

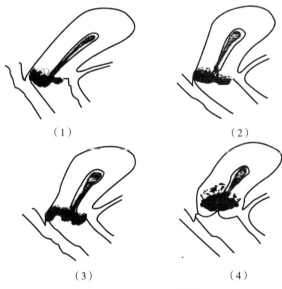

（1）　　　　　　　　　（2）

（3）　　　　　　　　　（4）

图 17-2　子宫颈癌巨检类型

（1）外生型　（2）内生型　（3）溃疡型　（4）颈管型

（2）显微镜检：①镜下早期浸润癌：即微小浸润癌，是指在 HSIL（CIN3）的基础上显微镜检发现小滴状、锯齿状癌细胞团突破基底膜，浸润间质；②浸润癌：是指癌灶浸润间质的范围超过镜下早期浸润癌，多呈网状或团块状浸润间质。根据癌细胞分化程度可分为：Ⅰ级为高分化鳞癌（角化性大细胞型），细胞异型性较轻；Ⅱ级为中分化鳞癌（非角化性大细胞型），细胞异型性明显；Ⅲ级为低分化鳞癌即小细胞型，多为未分化小细胞，细胞异型性明显。

2. 腺癌　近年来子宫颈腺癌的发生率有升高趋势，占子宫颈癌的 20%～25%。

（1）巨检：来自子宫颈管内，浸润管壁；或自子宫颈管内向子宫颈外口突出生长；常可侵犯宫旁组织。病灶向子宫颈管内生长时，子宫颈管因膨大形如桶状，子宫颈外观可正常。

（2）显微镜检：主要有两种组织学类型：①普通型宫颈腺癌：最常见，是来源于子宫颈管的柱状黏液细胞，镜下见腺体结构，腺上皮细胞增生呈多层，异型性明显。可分为高、中、低分化腺癌。②黏液性腺癌：特征为细胞内可见黏液，分为胃型、肠型、印戒细胞样和非特指型，其中，高分化的胃型腺癌虽分化非常好，但几乎是所有宫颈腺癌中预后最差的亚型，5 年生存率仅为普通型宫颈腺癌的 50%。

3. 腺鳞癌 占子宫颈癌 3%～5%。是由储备细胞同时向鳞状细胞和腺细胞分化发展所致。癌组织中含有鳞癌和腺癌两种成分。

4. 其他 神经内分泌癌、间叶肿瘤、腺样基底细胞癌、内膜样癌、绒毛状管状腺癌等属于少见的病理类型。

【转移途径】

以直接蔓延和淋巴转移为主，血行转移极少见。

1. 直接蔓延 是最常见的转移途径。癌组织局部浸润，向邻近器官及组织扩散。常向下累及阴道壁，极少向上经宫颈管累及子宫腔；向两侧扩散可至子宫颈旁、主韧带及阴道旁组织，甚至延伸至骨盆壁；癌灶压迫或侵及输尿管时，可致输尿管阻塞及肾积水。晚期可向前、后蔓延，侵犯膀胱或直肠，甚至形成生殖道瘘。

2. 淋巴转移 癌组织局部浸润后，侵入淋巴管，形成癌栓，随淋巴液引流到达局部淋巴结，在淋巴管内扩散。淋巴转移的发生率与临床期别直接相关。最初受累的淋巴结有宫旁、子宫颈旁、闭孔、髂内髂外组；继而累及骶前、髂总、腹主动脉旁和腹股沟深浅淋巴结。晚期癌还可出现左锁骨上淋巴结转移。

3. 血行转移 极少见，多发生在晚期。癌组织破坏小血管后，可经体循环转移到肺、肝、肾或脊柱等。

【临床分期】

根据国际妇产科联盟（Federation International of Gynecology and Obstetrics，FIGO，2009 年）的临床分期标准（表 17-1、图 17-3）。临床分期在治疗前进行，治疗后不再更改。

表 17-1　子宫颈癌的临床分期（FIGO，2009 年）

期别	肿瘤范围
Ⅰ期	肿瘤局限在子宫颈（扩展至子宫体将被忽略）
ⅠA	镜下浸润癌（所有肉眼可见的病灶，包括表浅浸润，均为ⅠB期） 间质浸润深度＜5mm，宽度≤7mm
ⅠA1	间质浸润深度≤3mm，宽度≤7mm
ⅠA2	间质浸润深度＞3mm 且＜5mm，宽度≤7mm
ⅠB	临床癌灶局限于子宫颈，或镜下病灶＞ⅠA
ⅠB1	肉眼可见癌灶最大直径≤4cm
ⅠB2	肉眼可见癌灶最大直径＞4cm
Ⅱ期	肿瘤超越子宫，但未达骨盆壁或未达阴道下 1/3
ⅡA	肿瘤侵犯阴道上 2/3，无明显宫旁浸润
ⅡA1	肉眼可见癌灶最大直径≤4cm
ⅡA2	肉眼可见癌灶最大直径＞4cm
ⅡB	有明显宫旁浸润，但未达骨盆壁

续表

期别	肿瘤范围
Ⅲ期	肿瘤已扩展至骨盆壁，在行直肠指诊时，在肿瘤和盆壁之间无间隙。肿瘤累及阴道下 1/3，由肿瘤引起的肾盂积水或肾无功能的所有病例，除非已知由其他原因所引起
ⅢA	肿瘤累及阴道下 1/3，没有扩展至骨盆壁
ⅢB	肿瘤扩展至骨盆壁，或引起肾盂积水或肾无功能
Ⅳ期	肿瘤超出了真骨盆范围，或侵犯膀胱和（或）直肠黏膜
ⅣA	肿瘤侵犯邻近的盆腔器官
ⅣB	远处转移

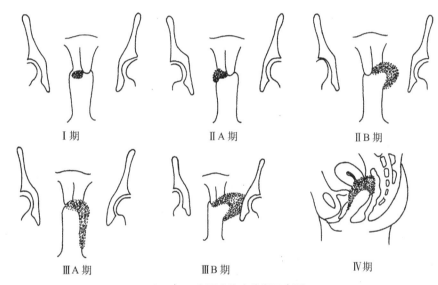

图 17-3　宫颈癌临床分期示意图

【临床表现】

早期患者常无明显症状和体征，宫颈可光滑或与子宫颈柱状上皮异位无区别，病灶位于宫颈管内者，因宫颈外观正常易被漏诊或误诊。随病变发展，可出现以下表现：

1. 症状

（1）阴道流血：出血量根据病灶大小、侵及间质内血管情况而不同。早期常表现为接触性出血，即性生活后或妇科检查后少量阴道流血。以后可有不规则阴道出血，或经量增多，经期延长；老年患者常表现为绝经后不规则阴道流血。晚期出血量较多，一旦侵蚀较大血管可引起大出血。一般外生型子宫颈癌出血较早，量多；内生型癌出血较晚。子宫颈癌合并妊娠者常因阴道流血而就医。

（2）阴道排液：多数患者有阴道排液增多，白色或血性，稀薄如水样或米泔样、有腥臭味。晚期因癌组织坏死继发感染，可出现大量米泔样或脓性恶臭白带。

（3）晚期症状：因癌灶累及的范围不同可出现不同的继发症状。癌组织浸润宫颈旁组织时可出现疼痛；累及盆壁、闭孔神经、腰骶神经等，可出现严重持续性腰骶部或坐骨神经痛。当盆腔病变广泛时，可因静脉和淋巴回流受阻，导致下肢肿痛；累及膀胱和直肠者可出现尿频、尿急、便秘等；癌肿压迫或累及输尿管时，可引起输尿管梗阻、肾盂积水及尿毒症。晚期患者还可有贫血、恶病质等全身衰竭症状。

2. 体征 微小浸润癌妇科检查可无明显病灶，子宫颈表面光滑或糜烂样改变。随着病情发展可出现不同体征。外生型子宫颈癌可见息肉状、乳头状或菜花状赘生物，质脆易出血，常伴有感染；内生型则表现为子宫颈肥大、质硬、子宫颈管膨大如桶状；晚期癌组织坏死脱落，形成溃疡或空洞，伴恶臭。一旦累及阴道壁，可见赘生物生长或阴道壁质硬；宫旁组织受侵犯时，妇科检查可扪及双侧宫旁组织增厚、结节状、质硬或形成冰冻骨盆。

【治疗要点】

根据临床分期、患者年龄、全身情况、对生育的要求、医疗技术水平及设备条件等综合分析后制定适当的个体化治疗方案。常用治疗方法有手术、放疗及化疗等综合治疗方案。

1. 手术治疗 适用于ⅠA～ⅡA期患者，无严重内外科合并症、无手术禁忌证者。手术的优点为年轻患者可保留卵巢及阴道功能。根据病情不同选择不同术式，ⅠA期可行筋膜外全子宫切除术或改良广泛性子宫切除术及盆腔淋巴结切除术。ⅠB期和ⅡA期可行广泛性子宫切除术及盆腔淋巴结切除术和腹主动脉旁淋巴结取样，或同期放疗、化疗后行全子宫切除术；也有采用新辅助化疗后行广泛性子宫切除术，减少手术并发症，但其远期疗效有待进一步验证。年龄小于45岁、未绝经的鳞癌患者可保留卵巢。年轻患者要求保留生育功能者，ⅠA1期可行子宫颈锥形切除术；ⅠA2期和肿瘤直径小于2cm的ⅠB1期，可行广泛性子宫颈切除术及盆腔淋巴结切除术。

2. 放射治疗 适用于：①ⅡB～Ⅳ期及部分ⅠB2期和ⅡA2期患者。②全身情况不适宜手术的早期患者。③子宫颈局部病灶较大行术前放疗。④手术治疗后病理检查发现有高危因素（手术后证实淋巴结或宫旁组织有转移、阴道有残留癌灶者）的辅助治疗。放射治疗包括腔内照射及体外照射。目前对早期病例主张以局部腔内照射为主，体外照射为辅。晚期则以体外照射为主，腔内照射为辅。放疗的优点是疗效高，危险少；缺点是个别患者对放疗不敏感，并可引起放射性直肠炎、膀胱炎等并发症。

3. 化学药物治疗 适用于晚期或复发转移的宫颈癌患者。近年也有以化疗作为手术或放疗的辅助治疗，用以治疗局部巨大肿瘤。常用的化疗药物中以顺铂、卡铂、氟尿嘧啶及紫杉醇疗效较好，通常采用以铂类为基础的联合化疗方案。化疗途径多采用静脉化疗，也可用动脉局部灌注化疗。此外，还可行靶向治疗、免疫治疗。

4. 子宫颈癌合并妊娠者的治疗 较少见。妊娠期间一旦出现阴道流血，在排除产科因素引起的出血后，应做详细的妇科检查、子宫颈细胞学检查、阴道镜检查，必要时行子宫颈活检以明确诊断。对子宫颈癌合并妊娠的患者，应根据其临床期别、妊娠月份和本人及家属对维持妊娠的意愿等综合分析确定其治疗方案，采用个体化治疗。对于不再要求继续妊娠者，治疗原则基本同非妊娠期子宫颈癌。要求维持妊娠者，妊娠20周前经子宫颈锥切确诊的ⅠA1期者可延迟治疗，不影响其预后，锥切切缘阴性者可延迟至产后治疗；妊娠20周前诊断的ⅠA2期及以上者，应终止妊娠并立即接受治疗。妊娠28周后诊断的各期子宫颈癌可延迟至胎儿成熟再行治疗。妊娠20～28周诊断者，可根据本人及家属的意愿选择延迟治疗或终止妊娠并立即接受治疗。除ⅠA1期外，延迟治疗应在妊娠34周前终止妊娠，分娩方式一般采取子宫体部剖宫产。延迟治疗期间，应严密观察病情变化，一旦肿瘤进展，及时终止妊娠。由于体内高水平雌激素对子宫颈移行带区细胞的影响，妊娠期妇女宫颈局部可出现类似原位癌病变，但产后可恢复正常，故不必处理。

5. 中医 根据病程的久暂、体质的强弱、病性的寒热及病位在气在血等辨证论治。

宫颈癌的预后与临床期别、病理类型等密切相关，有淋巴结转移者预后差。

【护理评估】

一般认为，子宫颈癌的癌前病变阶段较长，从 SIL 发展为浸润癌通常需 10～15 年，且子宫颈癌在发生浸润前几乎可全部治愈，因此在全面评估基础上，力争早期发现、早期诊断、早期治疗，这是提高患者 5 年存活率的关键。

1. 健康史 注意识别与子宫颈癌发病有关的高危因素及高危人群。在询问病史中应注意了解婚育史、性生活史，特别是与高危男子有性接触的病史。注意了解未治疗的慢性宫颈炎、遗传等诱发因素。聆听有关主诉，如年轻患者诉说月经周期和经量异常，老年患者常主诉绝经后不规则阴道流血。详细记录既往妇科检查发现、子宫颈细胞学检查结果及处理经过。

2. 身体状况 早期子宫颈癌一般无明显自觉症状，多是普查时发现子宫颈细胞学检查报告异常。随着病情进展逐渐出现典型的临床表现，如接触性出血或点滴样出血；出血量增多或出血时间延长可致贫血；晚期可出现消瘦、发热、贫血等全身衰竭症状。当癌细胞穿透邻近器官壁时可致瘘管形成。故应详细了解患者阴道流血的时间、量、色等，有无接触性出血；阴道排液的情况，有无邻近器官受累的症状，有无疼痛及其部位、持续时间及性质，有无恶病质表现。妇科检查时了解宫颈有无赘生物及糜烂，触之是否易出血，是否有宫颈肥大、质硬，注意子宫颈管外形是否呈桶状。

3. 心理社会状况 患病初始患者会表现出惊讶、怀疑、愤怒等复杂情绪，随着诊断及治疗的深入，容易产生恐惧、悲伤厌世心理，担心疾病不能彻底治愈，同时害怕手术并担心治疗费用，时常表现出苦闷、压抑、失眠、不思饮食的症状。

4. 相关检查

（1）子宫颈细胞学检查：为普查常用的方法，也是目前筛查 SIL 和早期子宫颈癌的主要方法及诊断的必需步骤。筛查应在性生活开始 3 年后开始或 21 岁开始，并定期复查。注意在子宫颈移行带区取材并仔细镜检，必要时行宫颈活检，以免漏诊或误诊。国内常采用巴氏 5 级分类法报告，其诊断标准：Ⅰ级正常；Ⅱ级炎症；Ⅲ级可疑癌；Ⅳ级高度可疑癌；Ⅴ级癌。Ⅲ级及以上者必须进一步检查，明确诊断。巴氏分类法简单，但其各级之间的区别无严格客观标准，且不能很好地反映组织学病变程度。推荐使用 TBS 分类系统（详见第二十二章），其特点是能较好地结合了细胞学、组织学与临床处理方案。

（2）碘试验：正常宫颈阴道部鳞状上皮含有丰富的糖原，可被碘液染成棕色或深褐色。宫颈管柱状上皮、瘢痕、宫颈糜烂部位均无糖原，故不着色。采用碘试验法，将碘液涂抹在宫颈，观察着色情况。若发现碘不着色区，需进行宫颈活体组织检查，以提高诊断率。

（3）阴道镜检查：凡宫颈细胞学检查巴氏Ⅲ级或以上者、TBS 法鳞状上皮内瘤变，或 HPV 检测 16/18 型阳性者，应及时在阴道镜检查下，选择病变可疑处行宫颈活体组织检查，提高诊断准确率。

（4）宫颈和宫颈管活体组织检查：是确诊 SIL 和子宫颈癌的最可靠方法。选择宫颈鳞－柱状细胞交接部 3、6、9 和 12 点 4 处取活体组织送检，或在碘试验、阴道镜指导下或肉眼观察可疑区，取多处组织进行切片检查。宫颈细胞学检查为Ⅲ级或以上者，宫颈活检为阴性时，需用小刮匙搔刮宫颈管，将刮出物送检。

（5）高危型 HPV DNA 检测：相对于子宫颈细胞学检查而言，其敏感性较高，但特异性较低，故可与子宫颈细胞学检查联合应用于子宫颈癌筛查。也可用于细胞学检查异常的分流：细胞学检查为未明的不典型鳞状细胞时可进行高危型 HPV DNA 检测，阳性者行阴道镜检查，阴性者 12 个月后复查子宫颈细胞学检查。另外，还可作为 25 岁以上女性的子宫颈癌初筛的方法。

（6）子宫颈锥形切除术：适用于子宫颈细胞学检查多次阳性，而子宫颈活体组织检查阴性者；或子宫颈活检为 HSIL 但不能排除浸润癌者，或可疑微小浸润癌需了解病灶的浸润深度和宽度或需除外进展期浸润癌者等。可采用环形电切除术（LEEP）、冷刀切除术等，切除组织做组织学检查。

早期子宫颈癌诊断应采取子宫颈细胞学检查和 / 或 HPV 检测、阴道镜检查、子宫颈活组织检查的"三阶梯"诊断程序，组织学诊断为确诊依据。

【主要护理诊断 / 问题】

1. 恐惧　与子宫颈癌诊断有关。

2. 排尿异常　与子宫颈癌根治术后影响膀胱功能有关。

3. 疼痛　与晚期病变浸润或手术创伤有关。

4. 营养失调　与阴道流血及恶病质有关。

【护理措施】

1. 一般护理　指导患者维持个人卫生，协助患者勤擦身、更衣，保持床单位整洁，注意室内空气流通，温湿度适宜，促进舒适。指导患者保持会阴部清洁干燥，每天冲洗会阴两次，便后及时冲洗外阴并更换会阴垫。

2. 饮食护理　鼓励患者摄入足够的营养，评估患者对摄入足够营养的认知水平、目前的营养状况。纠正患者不良的饮食习惯，兼顾患者的嗜好，必要时与营养师联系，以多样化食谱满足患者需要，以增强体质，并维持体重不再下降。

3. 病情观察　严密观察阴道流血、阴道排液情况，正确估计出血量；注意观察排尿及排便有无异常，患者有无腹部、会阴、腹股沟等处疼痛，有无下肢水肿等，及时与医生联系，协助处理。

4. 治疗配合　评估患者目前的身心状况及接受诊治方案的反应，利用挂图、实物、宣传资料等向患者介绍有关子宫颈癌的医学常识；介绍各种诊治过程、可能出现的不适及有效的应对措施。为患者提供安全、隐蔽的环境，鼓励患者提问。HSIL 行消融治疗（如冷冻、激光等）或子宫颈锥形切除术者，其护理措施详见本教材第十四章第二节"子宫颈炎症"。

5. 手术护理

（1）术前准备：按腹部、会阴部手术护理常规，认真执行术前护理措施，并让患者了解各项操作的目的、时间、可能的感受等，以取得其主动配合。尤其注意于手术前 3 日选用消毒液消毒宫颈及阴道。菜花型子宫颈癌患者出现活动性出血者，需用消毒纱条填塞止血，并认真交班，遵医嘱按时取出或更换。手术前一日清洁灌肠，保证肠道呈清洁、空虚状态。

（2）术后护理：子宫颈癌根治术涉及范围广，患者术后反应较重。因此，术后需严密观察病情变化，每 15 ~ 30 分钟观察并记录 1 次生命体征及出入量，平稳后改为每 4 小时 1 次。同时注意保持导尿管、腹腔和盆腔引流管及阴道引流通畅，认真观察引流液量、色及性状。遵医嘱于术后 48 ~ 72 小时去除引流管，术后 7 ~ 14 日拔除尿管。拔除尿管前 3 日开始夹管，定时间断放尿以训练膀胱功能，可每 2 小时开放 1 次，促使膀胱恢复正常排尿功能。患者于拔管后 1 ~ 2 小时自行排尿 1 次，如不能自解应及时处理，必要时重新留置尿管。拔除尿管后 4 ~ 6 小时测残余尿量 1 次，少于 100mL 者每日测 1 次，2 ~ 4 次均在 100mL 以内者说明膀胱功能已恢复；如残余尿量超过 100mL 则需继续留置尿管。指导卧床患者及时进行床上肢体活动，以预防长期卧床致并发症的发生。注意渐进性增加活动量。术后需接受放疗、化疗者按相应内容进行护理。

6. 心理护理　主动沟通，共同讨论其健康问题，解释子宫颈癌的相关医学知识，认真倾听患者对疾病的了解程度及感受，利用影视资料及已治愈的实例，向患者介绍各种辅助检查和治疗方法的相关知识，并告知患者应配合的内容，解除其疑虑，缓解不安情绪，增强患者战胜疾病的信心，解除其恐惧心理，并取得患者信任，使其能积极配合医护人员完成各项检查、治疗和护理。

【健康教育】

1.普及防癌知识，大力宣传与子宫颈癌有关的高危因素和防范措施，讲解保护生殖道避免病毒等感染的重要性；开展性卫生教育，提倡晚婚少育。从 21 岁开始定期筛查，有异常者应进一步检查和处理。已婚妇女，尤其是绝经前后有月经异常或有接触性出血者，应及时就医，警惕生殖道癌的可能。推行宫颈癌三级预防：①推广 HPV 疫苗接种（一级预防），以期通过阻断 HPV 感染预防子宫颈癌的发生；②普及、规范子宫颈癌的筛查，以便早期发现 SIL（二级预防）；及时治疗高级别病变，阻断子宫颈浸润癌的发生（三级预防）；③开展子宫颈癌预防知识的宣传教育，提高 HPV 疫苗接种率，建立健康的生活方式。

2.养成良好的卫生习惯，鼓励患者调整好心态，保持乐观态度，提高生活质量。

3.凡手术治疗者，必须见到病理报告单方可决定出院与否及出院日期。对出院患者说明认真随访的重要性，并核实通讯地址。一般认为，出院后 1 个月首次随访，治疗后 2 年内应每 3 ~ 6 个月复查 1 次；3 ~ 5 年内每 6 个月复查 1 次；第 6 年开始，每年复查 1 次；出现任何症状应及时随访。

第四节　子宫内膜癌

子宫内膜癌（endometrial carcinoma）是发生于子宫体内膜的一组上皮性恶性肿瘤，以腺癌为主。是女性生殖道三大恶性肿瘤之一，占女性生殖道恶性肿瘤的 20% ~ 30%，多见于老年妇女，平均发病年龄为 60 岁，其中 75% 发生于 50 岁以上妇女。近年来发病率呈上升趋势。

中医学无此病名，根据其临床表现，属"经断复来""崩漏""带下"等病证范畴。

【病因及发病机制】

子宫内膜癌的确切病因仍不清楚。目前认为子宫内膜癌有两种发病类型：

Ⅰ型为雌激素依赖型：可能是在雌激素长期作用而无孕激素拮抗情况下，发生子宫内膜增生症，继而癌变。患者较年轻，常伴有肥胖、高血压、糖尿病，临床上可见于分泌雌激素的卵巢肿瘤（颗粒细胞瘤、卵泡膜细胞瘤）、无排卵性疾病（无排卵性异常子宫出血，多囊卵巢综合征）、未婚、不孕或不育、绝经延迟、长期服用他莫昔芬的妇女、长期服用单一雌激素的绝经后妇女。此类型占子宫内膜癌的大多数，均为子宫内膜样腺癌，肿瘤分化较好，雌孕激素受体阳性率高，预后好。

Ⅱ型为非雌激素依赖型：此型的发病与雌激素无明确关系，多见于老年体瘦妇女，在癌灶周围可见萎缩的子宫内膜。此类型肿瘤分化差，恶性度高，雌孕激素受体多呈阴性，预后不良；其病理形态属少见类型，如子宫内膜浆液性癌、透明细胞癌、癌肉瘤等。

有大约 5% 的子宫内膜癌还与遗传有关，其中关系最密切的遗传症候群是林奇综合征（Lynch syndrome），又称遗传性非息肉结直肠癌综合征（HNPCC），是一种常染色体显性遗传病，因错配修复基因突变引起的，与年轻女性的子宫内膜癌发病有关。

【病理】

1.巨检　不同组织学类型的子宫内膜癌肉眼观无明显区别。大体可分为局灶型和弥散型。

（1）局灶型：癌灶小，局限于子宫腔的一小部分，多见于子宫腔底部或子宫角部，呈息肉状或菜花状，易浸润肌层。

（2）弥散型：癌组织侵犯子宫内膜的大部分或全部，并突向子宫腔，常伴有出血、坏死，较少浸润肌层。晚期癌灶可侵及深肌层或子宫颈，一旦阻塞子宫颈管可致宫腔积脓。

2. 显微镜检

（1）内膜样腺癌：占80%～90%，内膜腺体高度异常增生，上皮增生呈复层，形成筛孔状结构。癌细胞异型明显，腺结构消失，成实性癌块，依腺癌分化程度不同分为Ⅰ级（高分化）、Ⅱ级（中分化）、Ⅲ级（低分化），级别越高，恶性程度越高。

（2）癌肉瘤：较少见，常见于绝经后妇女，肿瘤体积可很大，并侵犯子宫肌层，伴有出血坏死，恶性程度高。

（3）浆液性癌：占1%～9%，又称为子宫乳头状浆液性腺癌（UPSC）。癌细胞异型性明显，恶性程度高，易浸润深肌层和腹腔、淋巴及远处转移，预后极差。即使无明显肌层浸润也可能发生腹腔播散。

（4）黏液性癌：约占5%，大多腺体结构分化良好，肿瘤半数以上是由胞浆内充满黏液的细胞组成，预后较好。

（5）透明细胞癌：较少见，多呈腺管样、实性片状或乳头状排列。恶性程度高，易早期转移。

【转移途径】

多数子宫内膜癌生长缓慢，一般局限于子宫内膜或在子宫腔内时间较长，浆液性癌、透明细胞癌、癌肉瘤和低分化腺癌可发展较快，短期内即可出现转移。其主要转移途径为直接蔓延、淋巴转移，血行转移出现在晚期。

1. 直接蔓延　癌组织沿子宫内膜蔓延，向上沿子宫角累及输卵管，向下可累及子宫颈管及阴道；如癌灶向肌层浸润，可穿透肌层累及子宫浆膜层，种植于盆腔腹膜、直肠子宫陷凹及大网膜。

2. 淋巴转移　是子宫内膜癌的主要转移途径。当癌组织累及深肌层或扩散到宫颈管，或癌组织分化不良时，易发生淋巴转移。淋巴转移途径与癌灶生长部位有关：子宫底部癌灶常沿阔韧带上部淋巴管网经骨盆漏斗韧带转移至腹主动脉旁淋巴结；子宫角或子宫前壁上部癌灶可沿圆韧带淋巴管转移至腹股沟淋巴结；子宫下段或已扩散至子宫颈管癌灶的淋巴转移途径同子宫颈癌；子宫后壁癌灶可沿宫骶韧带转移至直肠旁淋巴结。约10%子宫内膜癌可通过淋巴管逆流累及阴道前壁。

3. 血行转移　主要见于晚期患者，经血行转移到全身各器官，常见部位为肺、肝、骨等。

【临床分期】

子宫内膜癌的分期现采用国际妇产科联盟（FIGO，2009年）制订的手术病理分期（表17-2）。

表17-2　子宫内膜癌手术病理分期（FIGO，2009年）

期别	肿瘤范围
Ⅰ期	肿瘤局限于子宫体
ⅠA	肿瘤浸润深度＜1/2肌层
ⅠB	肿瘤浸润深度≥1/2肌层

续表

期别	肿瘤范围
Ⅱ期	肿瘤累及子宫颈间质，但无子宫体外蔓延
Ⅲ期	肿瘤有局部和 / 或区域播散
Ⅲ A	肿瘤累及子宫浆膜层和 / 或附件
Ⅲ B	阴道和 / 或宫旁受累
Ⅲ C	盆腔淋巴结和 / 或腹主动脉旁淋巴结转移
Ⅲ C1	盆腔淋巴结转移
Ⅲ C2	腹主动脉旁淋巴结转移伴 / 不伴盆腔淋巴结转移
Ⅳ期	肿瘤侵犯膀胱和 / 或直肠黏膜，和 / 或远处转移
Ⅳ A	肿瘤侵犯膀胱和 / 或直肠黏膜
Ⅳ B	肿瘤出现远处转移，包括腹腔内转移和 / 或腹股沟淋巴结转移

【临床表现】

1. 症状　约90%的患者出现阴道流血或阴道排液，诊断时无症状者不足5%。

（1）阴道流血：不规则阴道流血为最常见的症状，量一般不多。主要表现为绝经后阴道流血，呈持续性或间歇性；尚未绝经者可表现为经量增多，经期延长，或月经紊乱。

（2）阴道排液：约25%患者因阴道排液异常而就诊。早期多为浆液性或血性排液，晚期合并感染则有脓性或脓血性排液，恶臭。

（3）下腹疼痛：晚期癌灶浸润周围组织或压迫神经时可引起下腹及腰骶部疼痛，并向下肢及足部放射。当癌灶侵犯宫颈，堵塞宫颈管致宫腔积脓时，可出现下腹胀痛及痉挛性疼痛。

（4）其他：晚期可出现贫血、消瘦及恶病质等相应症状。

2. 体征　早期患者妇科检查无明显异常。随病程进展，子宫增大，质稍软。偶见癌组织自宫颈管内脱出，质脆，触及易出血。合并宫腔积脓者，子宫明显增大，压痛。晚期病例癌灶浸润周围组织时，子宫固定或在宫旁扪及不规则结节状物。

【治疗要点】

根据病变范围及组织学类型，结合患者年龄及全身情况制定适宜的治疗方案。主要治疗方法有手术、放射治疗或药物（化学药物及激素）治疗。早期患者以手术为主，晚期患者采用手术、放疗、药物等综合治疗。

1. 手术治疗　为首选的治疗方法。手术目的是：①进行手术 – 病理分期，确定病变范围及与预后相关因素；②切除病变子宫及其他可能存在的转移病灶。手术可经腹或在腹腔镜下进行。根据病情选择手术方案：Ⅰ期行筋膜外全子宫切除及双侧附件切除术；Ⅱ期行改良广泛子宫切除及双侧附件切除术，同时行盆腔淋巴结切除及腹主动脉旁淋巴结取样术；Ⅲ、Ⅳ期的手术应注意个体化，以尽可能切除所有肉眼可见病灶为目的，主要行肿瘤细胞减灭术。

2. 放射治疗　适用于有手术禁忌证、不能耐受手术或晚期不宜手术的病例。分为腔内照射和体外照射两种。

3. 手术加放射治疗　适用于已有转移或可疑淋巴结转移者，可于术前或术后加用放射治疗，提高疗效。

4. 药物治疗

（1）孕激素：适用于晚期癌或复发癌，不能手术切除者，或极早期要求保留生育功能的年轻患者。孕激素以大剂量、高效、长期应用为宜，也可获得一定效果，至少应用12周以上方可评定其疗效，常用药物有：口服醋酸甲羟孕酮（250～500mg/d）、己酸孕酮（500mg，肌内注射，2次/周）。长期应用可致水钠潴留或药物性肝炎等副作用，停药后即可恢复。

（2）抗雌激素制剂：三苯氧胺是一类非甾体类抗雌激素药物，适应证与孕激素治疗相同。与孕激素配合使用，可增加疗效。

（3）化学药物：适用于晚期癌不能手术或复发癌，也可用于术后有复发高危因素患者的治疗以期减少盆腔外的远处转移。常用化疗药物有顺铂、紫杉醇、多柔比星、氟尿嘧啶、丝裂霉素、环磷酰胺、依托泊苷等，可单独使用，也可几种药物联合应用，还可与孕激素合并应用。

5. 中医 新病多实，宜攻宜破，或行气破瘀，或清热利湿，或化瘀解毒以消癥；久病多虚，宜守宜补，或益气养血，或健脾和胃，或扶助正气以驱邪。

【护理评估】

子宫内膜癌的早期症状不明显，多数患者病程较长，发生转移较晚，且早期病例的疗效好，护士在全面评估的基础上，有责任加强对高危人群的指导管理，力争及早发现，增加患者的生存机会。

1. 健康史 重点了解患者有无高危因素存在，如老年、肥胖、糖尿病、绝经推迟、少育、不育以及停经后接受雌激素补充治疗等病史；询问家族中有无肿瘤病史；高度警惕育龄妇女是否有曾用激素治疗效果不佳的月经失调史。对确诊为子宫内膜癌者，需详细询问并记录发病经过、有关检查治疗及出现症状后机体反应等情况。

2. 身体状况 详细了解患者有无异常阴道流血、排液及疼痛，并评估患者的一般情况，未绝经者注意有无经期、经量的改变，绝经妇女有无不规则阴道流血。评估阴道排液的量、颜色、性质；了解发病后的诊治经过。

3. 心理社会状况 当患者出现症状后需要进行各种检查，面对这些不熟悉的检查过程充满恐惧、焦虑，一旦得知患子宫内膜癌，多表现为精神紧张、不安、悲观、无助等不同的心理状态，甚至萌生厌世情绪，不配合医生治疗。

4. 相关检查

（1）B型超声检查：经阴道B型超声检查了解子宫大小、宫腔形状、子宫内膜厚度、肌层有无浸润及浸润深度，对异常阴道流血的原因作出初步判断并为进一步检查的选择提供参考。典型的子宫内膜癌超声图像表现为子宫增大，宫腔内见实质不均的回声区，形态不规则，宫腔线消失。有时见肌层内不均回声区，边界不清，可提示肌层浸润的程度。

（2）分段诊断性刮宫术：是目前诊断子宫内膜癌最常用、最有价值的方法。通常要求先环刮宫颈管，后探宫腔，再行宫腔搔刮内膜，标本分瓶做好标记，送病理检查。病理检查结果是确诊子宫内膜癌的依据。

（3）宫腔镜检查：可直接观察子宫腔及子宫颈管内有无癌灶存在、癌灶部位及大小，并在直视下取可疑病灶活组织送病理检查，对局灶型子宫内膜癌的诊断更为准确。

（4）细胞学检查：采用特制的宫腔吸管或宫腔刷放入宫腔，吸取分泌物做细胞学检查，供筛选检查用。

（5）血清癌抗原125（CA125）测定：子宫内膜癌出现子宫外转移者或浆液性癌，血清CA125值会升高。该项检查也可作为疗效观察的指标。

（6）其他：磁共振成像（MRI）可较准确判断子宫体肌层浸润深度及子宫颈间质有无浸润，计算机体层成像（CT）可协助判断有无子宫外转移。

【主要护理诊断 / 问题】

1. 焦虑与恐惧　与恐惧癌症、害怕手术、担心疾病预后有关。

2. 营养失调　低于机体需要量　与阴道流血及化疗或恶性肿瘤慢性消耗有关。

3. 知识缺乏　与缺乏疾病相关知识有关。

【护理措施】

1. 一般护理　为患者提供安静、清洁、舒适的环境，减少夜间不必要的治疗，保证患者充分休息；阴道排液多时，取半卧位。促进睡眠，必要时遵医嘱使用镇静剂，保证患者夜间连续睡眠 7～8 小时。

2. 饮食护理　根据患者的饮食习惯，由患者及家属参与制定饮食计划，指导患者合理饮食，改善体质，必要时静脉补充营养。

3. 病情观察　注意观察患者生命体征及阴道流血、排液、疼痛等情况，做好记录。

4. 预防感染　加强会阴护理，重点注意观察有无感染的迹象。

5. 配合检查　做好术前准备及护患沟通，介绍分段诊断性刮宫术的目的，术中积极配合医生，术后及时将标本送检。

6. 治疗配合

（1）手术护理：需要手术治疗者，严格执行腹部及阴道手术护理措施；术后 6～7 日阴道残端羊肠线吸收或感染可致残端出血，需严密观察并记录出血情况，期间患者应减少活动。

（2）药物治疗的护理：孕激素的作用机制可能是直接作用于癌细胞，延缓 DNA 复制和 RNA 转录过程，从而抑制癌细胞的生长。常用各种人工合成的孕激素制剂，通常用药剂量大，应用时间长，应鼓励患者积极配合治疗；用药期间注意其不良反应。三苯氧胺用药后的不良反应有潮热、急躁等类似绝经综合征的表现，轻度的白细胞、血小板计数下降等骨髓抑制表现，还可有头晕、恶心、呕吐、不规则少量阴道流血、闭经等，故用药期间注意观察，并积极处理。接受化疗的患者，按第十五章第二节有关内容为其提供相应护理。

（3）放疗护理：应使接受放射治疗的患者了解术前放疗可缩小病灶，为手术创造条件；术后放疗可以降低局部复发，提高生存率，以取得患者配合；盆腔放疗者，事先灌肠并留置导尿管，以保持直肠及膀胱空虚状态，避免放射性损伤。腔内置入放射源期间，应保证患者绝对卧床，可进行床上上肢运动，以免长期卧床出现并发症。取出放射源后，鼓励患者渐进性下床活动。

7. 心理护理　评估患者对疾病及有关诊治过程的认知程度，鼓励患者及其家属讨论有关疾病及治疗的疑虑，耐心解答。针对个案需求及学习能力，采用有效形式向患者介绍住院环境、诊断性检查、治疗过程、可能出现的不适，以求得主动配合。教会患者应用听音乐等放松技巧，分散其注意力，缓解心理应激，减轻焦虑及紧张；提供疾病相关知识及信息，使患者认识到子宫内膜癌虽是恶性肿瘤，但其发展缓慢，预后较好。

8. 随访指导　75%～95% 患者在术后 2～3 年内复发，因此应定期随访，及时发现异常情况，确定处理方案；同时鉴定恢复性生活的时间及体力活动的程度。随访时间：术后 2～3 年内，每 3 个月随访 1 次；术后 3～5 年每 6 个月 1 次，5 年后每年 1 次。随访内容：详细询问病史、盆腔检查、阴道细胞学涂片、腹盆腔超声、胸部 X 线摄片、血清 CA125 检测等，必要时进行 CT、MRI 检查。随访中注意有无复发病灶，并根据患者康复情况调整随访间期。子宫根治术后、服药或放射治疗后，患者可能出现阴道分泌物减少、性交痛等症状，提供局部水溶性润滑剂可增进性生活舒适度。

【健康教育】

1. 普及防癌知识，大力宣传定期防癌检查的重要性，中年妇女每年接受一次妇科检查，尤其注意子宫内膜癌的高危人群。严格掌握雌激素的用药指征，加强用药期间的监护、随访。督促围绝经期、月经紊乱及绝经后出现不规则阴道流血者，进行必要检查以排除子宫内膜癌的可能，并接受正规治疗。

2. 强调出院后定期复查的重要性，如有异常及时就诊。

3. 对出院后需服药治疗的患者，要详细讲解服药的方法，以及注意事项，可能出现的问题及应对方法。

第五节 卵巢肿瘤

【案例】

患者，女，20 岁，未婚。主诉因右下腹部持续性剧烈疼痛 4 小时而就诊。患者于 4 小时前大便后突然出现右下腹部剧烈疼痛，呈持续性，伴有恶心、呕吐，呕吐物为胃内容物，量不多，无腹胀及肛门坠胀感，排便、排气正常，无阴道流血及发热。既往体健，月经正常。查体：痛苦病容，心肺检查未见异常，腹软，肝脾未及。直肠腹部诊检查：子宫正常大小，活动，无压痛，其右侧附件区可扪及一约 6cm×7cm 大小的囊肿包块，压痛明显，活动尚可，左侧附件未及异常。

问题：

1. 试述该患者目前最可能的医疗诊断及首选的辅助检查。

2. 试述该患者目前存在的主要护理问题及相应的护理措施。

卵巢肿瘤（ovarian tumor）是妇科常见的肿瘤，可发生于任何年龄。由于卵巢的组织和解剖结构特点，致使卵巢肿瘤组织类型繁多，但在不同年龄组分布有所不同。卵巢肿瘤有良性、交界性及恶性之分。近 40 年来，卵巢恶性肿瘤发病率增加 2 ~ 3 倍，并有逐渐上升趋势，是女性生殖器三大恶性肿瘤之一。由于卵巢位于盆腔深部，早期病变不易发现，一旦出现症状多属晚期，晚期病例又缺乏有效的治疗手段，致使卵巢恶性肿瘤的死亡率高居妇科恶性肿瘤之首，故卵巢恶性肿瘤已成为严重威胁妇女生命和健康的主要肿瘤。

中医学无此病名，根据其临床表现，属"肠覃""癥瘕"等病证范畴。

【病因及发病机制】

卵巢肿瘤病因不清，20% ~ 25%卵巢恶性肿瘤患者有家族史。此外，不孕、少育、初潮年龄较早、绝经年龄较晚、使用激素替代疗法、服用诱发排卵药物、内分泌功能失调、高胆固醇饮食和持续排卵、各种物理或化学产物等都可能是卵巢肿瘤的诱发因素。

【组织学分类】

卵巢肿瘤的分类方法很多，最常用的是世界卫生组织（WHO）2003 年制定的卵巢肿瘤组织学分类法（表 17-3）。

表 17-3　卵巢肿瘤组织学分类（WHO，2003 年，部分内容）

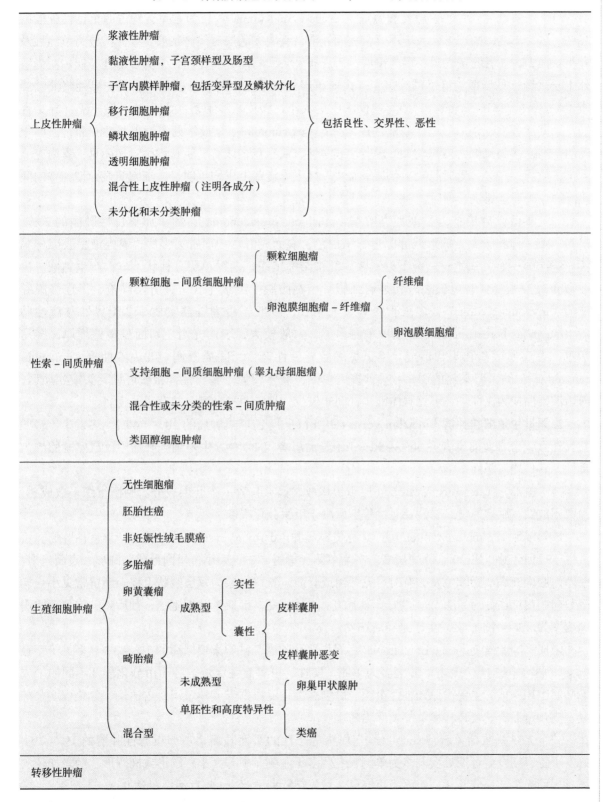

上皮性肿瘤
- 浆液性肿瘤
- 黏液性肿瘤，子宫颈样型及肠型
- 子宫内膜样肿瘤，包括变异型及鳞状分化
- 移行细胞肿瘤
- 鳞状细胞肿瘤
- 透明细胞肿瘤
- 混合性上皮性肿瘤（注明各成分）
- 未分化和未分类肿瘤

包括良性、交界性、恶性

性索-间质肿瘤
- 颗粒细胞-间质细胞肿瘤
  - 颗粒细胞瘤
  - 卵泡膜细胞瘤-纤维瘤
    - 纤维瘤
    - 卵泡膜细胞瘤
- 支持细胞-间质细胞肿瘤（睾丸母细胞瘤）
- 混合性或未分类的性索-间质肿瘤
- 类固醇细胞肿瘤

生殖细胞肿瘤
- 无性细胞瘤
- 胚胎性癌
- 非妊娠性绒毛膜癌
- 多胎瘤
- 卵黄囊瘤
- 畸胎瘤
  - 成熟型
    - 实性
    - 囊性
      - 皮样囊肿
      - 皮样囊肿恶变
  - 未成熟型
  - 单胚性和高度特异性
    - 卵巢甲状腺肿
    - 类癌
- 混合型

转移性肿瘤

【 常见的卵巢肿瘤及病理特点 】

1. 卵巢上皮性肿瘤（ovarian epithelial tumor） 是卵巢肿瘤中最常见的一种，占原发性卵巢肿瘤的 50% ～ 70%，占卵巢恶性肿瘤的 85% ～ 90%。有良性、交界性和恶性之分。交界性肿瘤是

一种低度恶性潜能肿瘤，其特点为：生长缓慢，转移率低，复发迟。

（1）浆液性肿瘤：①浆液性囊腺瘤（serous cystadenoma）：较为常见，约占卵巢良性肿瘤的 25%。多为单侧，圆球形，大小不等，表面光滑，囊内充满淡黄清澈浆液，壁薄。分为单纯性及乳头状两型，前者囊壁光滑，多为单房；后者有乳头状物向囊内突起，常为多房性，偶尔向囊壁外生长。镜下见囊壁为纤维结缔组织，内衬单层柱状上皮，间质见砂粒体。②交界性浆液性肿瘤（serous borderline tumor）：多为双侧，中等大小，囊内较少有乳头状生长。镜下见：异型性轻，无间质浸润，预后好。③浆液性癌（serous carcinoma）：是最常见的卵巢恶性肿瘤，占卵巢癌的 75%。多为双侧，体积较大，囊实性或实性，灰白色，或有乳头状增生；切面见：囊内充满乳头，质脆，多房，囊液混浊，有时呈血性。镜下见囊壁上皮增生明显，细胞明显异型，并向间质浸润。肿瘤生长快，预后差。

（2）黏液性肿瘤：①黏液性囊腺瘤（mucinous cystadenoma）：约占卵巢良性肿瘤的 20%。多为单侧，体积较大，圆形或卵圆形，灰白色，表面光滑。切面常为多房，囊内液呈胶冻样黏液，囊内很少有乳头生长。镜下见囊壁为纤维结缔组织，内衬单层高柱状上皮，产生黏液。少数卵巢黏液性囊腺瘤可破裂，其肿瘤细胞种植在腹膜上继续生长，并分泌黏液，形成腹膜黏液瘤（myxoma peritonei）。多限于腹膜表面生长，一般不浸润脏器实质。②交界性黏液性肿瘤（mucinous borderline adenoma）：单侧多见，一般较大，表面光滑。切面见囊壁增厚，多房常见，有实质区和乳头状形成。镜下见细胞异型性轻，无间质浸润。③黏液性癌（mucinous carcinoma）：约占卵巢癌的 3%～4%。多为单侧，瘤体较大，囊实性，囊壁可见乳头或实质区，囊内液混浊或为血性。镜下见腺体密集，间质较少，细胞明显异型，并有间质浸润。

2. 卵巢生殖细胞肿瘤（ovarian germ cell tumor）　占卵巢肿瘤的 20%～40%，多发于年轻妇女及幼女，青春期前患者占 60%～90%，绝经后患者仅占 4%。生殖细胞肿瘤中仅成熟畸胎瘤为良性，其他均属恶性。

（1）畸胎瘤（teratoma）：由多胚层组织构成，偶见只含一个胚层成分。肿瘤组织多数成熟，少数不成熟。肿瘤的良、恶性及恶性程度取决于组织分化程度。

成熟畸胎瘤（mature teratoma）：又称皮样囊肿（dermoid cyst），是常见的卵巢良性肿瘤。可发生于任何年龄，以 20～40 岁居多。多为单侧、单房，中等大小，呈圆形或卵圆形，表面光滑，壁厚，腔内充满油脂和毛发，有时可见牙齿或骨质。囊壁内层为复层鳞状上皮，囊壁常见小丘样隆起向腔内突出称为"头节"。"头节"上的上皮易恶变，形成鳞状细胞癌，预后差。成熟畸胎瘤恶变率为 2%～4%，多发生于绝经后妇女。

未成熟畸胎瘤（immature teratoma）：属于恶性肿瘤，占卵巢畸胎瘤的 1%～3%。多见于年轻妇女，平均年龄 11～19 岁。肿瘤多为单侧、实性，可有囊性区域。肿瘤由分化程度不同的未成熟胚胎组织构成，主要为原始神经组织。肿瘤恶性程度根据未成熟组织所占比例、分化程度及神经上皮含量而定。其转移率及复发率均高。

（2）无性细胞瘤（dysgerminoma）：属中等恶性的实性肿瘤，占卵巢恶性肿瘤的 1%～2%，好发于青春期及生育期妇女。多为单侧，右侧多于左侧，中等大小，圆形或椭圆形，触之如橡皮样，表面光滑或呈分叶状，切面为淡棕色。对放疗特别敏感，5 年存活率可达 90%。

（3）卵黄囊瘤（yolk sac tumor）：又名内胚窦瘤（endodermal sinus tumor），属高度恶性肿瘤，肿瘤来源于胚外结构卵黄囊，较罕见，占卵巢恶性肿瘤的 1%。多见于儿童及年轻妇女。多数为单侧，体积较大，圆形或卵圆形，易发生破裂。切面见部分囊性，呈灰红或灰黄色，质脆，多有出血坏死区。瘤细胞产生甲胎蛋白（AFP），故测定患者血清中 AFP 浓度可作为诊断和治疗疗效监测的重要标志物。卵黄囊瘤恶性程度高，生长迅速，易早期转移，预后差。因该肿瘤对化疗较敏感，现经手术并联合化疗，生存期明显延长。

3. 卵巢性索间质肿瘤（ovarian sex cord stromal tumor） 占卵巢肿瘤的 5%～8%，来源于原始性腺中性索及间质组织。该类肿瘤常具有内分泌功能，故又称为卵巢功能性肿瘤。

（1）颗粒细胞瘤（granulosa cell tumor）：是最常见的功能性肿瘤。在病理上分为成人型和幼年型。①成人型颗粒细胞瘤：占 95%，可发生于任何年龄，45～55 岁为发病高峰，属于低度恶性肿瘤。肿瘤能分泌雌激素，故有女性化作用。青春期前患者可出现性早熟，生育期患者出现月经紊乱，绝经后患者则有不规则阴道流血，常合并子宫内膜增生，甚至发生癌变。肿瘤多为单侧，表面光滑，圆形或椭圆形，呈分叶状，实性或部分囊性，大小不一；切面见组织脆而软，伴有出血坏死灶。一般预后较好，5 年存活率达 80% 以上。②幼年型颗粒细胞瘤：罕见，仅占 5%，98% 为单侧，主要发生于青少年，多数患者在初诊时为早期，故预后良好。镜下呈卵泡样，10%～15% 有明显异型性。

（2）卵泡膜细胞瘤（theca cell tumor）：属良性肿瘤，多为单侧，圆形、卵圆形或分叶状，大小不一，质硬，表面被覆纤维包膜。切面为灰白色、实性。可分泌雌激素，故有女性化作用，常与颗粒细胞瘤同时存在。恶性卵泡膜细胞瘤较少见，可见瘤细胞直接浸润邻近组织，并发生远处转移，但预后较卵巢上皮性癌为佳。

（3）纤维瘤（fibroma）：多见于中年妇女。肿瘤多为单侧，中等大小，表面光滑或结节状，实性，坚硬，切面灰白色。偶见纤维瘤患者伴有腹腔积液和 / 或胸腔积液，称梅格斯综合征（Meigs syndrome），手术切除肿瘤后，胸腔积液、腹腔积液自行消失。

（4）支持细胞 – 间质细胞瘤（sertoli–leydig cell tumor）：又称睾丸母细胞瘤（androblastoma），多发生于 40 岁以下妇女，罕见。多为单侧，肿块较小、实性，表面光滑，有时呈分叶状。切面呈灰白色，伴囊性变。肿瘤具有男性化作用，10%～30% 5 年存活率为 70%～90%。

4. 卵巢转移性肿瘤 体内任何部位（如肠、胃、乳腺、生殖道、泌尿道等）的原发性癌均可转移到卵巢。常见的库肯勃瘤（Krukenberg tumor）即印戒细胞癌，是一种特殊的卵巢转移性腺癌，其原发部位是胃肠道，肿瘤中等大小，双侧，多保持卵巢原状或呈肾形。切面为实性，胶质样。镜下见典型的印戒细胞，能产生黏液。大部分卵巢转移瘤恶性程度高，治疗效果不佳，预后极差。

【卵巢瘤样病变】

属卵巢非赘生性肿瘤，是卵巢增大的常见原因。有时表现为下腹压迫感，盆腔一侧胀痛，月经不规则等。如症状不严重，一般追踪观察 1～2 个月，无须特殊治疗，囊肿会自行消失。常见类型有：

1. 卵泡囊肿 在卵泡发育过程中，因停滞以致不成熟或成熟但不排卵，卵泡液潴留而形成。囊肿直径常小于 5cm。

2. 黄体囊肿 因黄体持续存在所致，一般少见，直径 5cm 左右。

3. 黄素囊肿 出现在滋养细胞疾病中。黄素囊肿本身不是手术的指征，常在葡萄胎清宫后 2～4 个月自行消退。

4. 多囊卵巢 与内分泌功能紊乱，下丘脑 – 垂体平衡失调有关。双侧卵巢均匀增大，为正常卵巢的 2～3 倍，表面光滑，呈白色，包膜厚，切面有多个囊性卵泡。

5. 卵巢子宫内膜异位囊肿 又称卵巢巧克力囊肿。卵巢组织内因异位的子宫内膜存在，致反复周期性出血形成单个或多个囊肿，直径在 5～6cm 以下。

【转移途径】

卵巢恶性肿瘤的主要转移途径为直接蔓延及腹腔种植、淋巴转移。癌细胞可直接侵犯包膜，致盆腔、腹腔内广泛转移，包括盆腔腹膜、大网膜、横膈、腹腔脏器表面、壁腹膜及腹膜后淋巴结等部位。由于卵巢淋巴引流丰富，瘤栓脱落后可随其邻近淋巴管扩散到髂内、髂外、髂总淋巴结及腹主动脉旁淋巴结、腹股沟淋巴结；横膈为淋巴转移的好发部位，尤其是右膈下淋巴丛密集，最易受到累及。血行转移者少见，晚期可转移到肺、胸膜及肝。

【临床表现】

1. 卵巢良性肿瘤 发展缓慢。初期肿瘤较小，多无症状，腹部无法扪及，常在妇科检查时偶然发现。当肿瘤增长至中等大小时，常感腹胀，或腹部扪及肿块。较大的肿瘤可以占据盆腔腹腔而出现压迫症状，如尿频、便秘、气急、心悸等。检查可见：腹部膨隆，可及活动差的包块，无移动性浊音。双合诊及三合诊检查可在子宫一侧或双侧触及肿块，圆形或类圆形，多为囊性，活动，表面光滑，与子宫无粘连。

2. 卵巢恶性肿瘤 早期常无症状，出现症状时往往病情已属晚期。由于肿瘤生长迅速，短期内可有腹胀，腹部肿块、腹水及其他消化道症状。症状轻重取决于肿瘤大小、位置、侵犯邻近器官程度、有无并发症及组织学类型。肿瘤若向周围组织浸润或压迫神经可引起腹痛、腰痛或下肢疼痛；若压迫盆腔静脉，可出现下肢水肿；功能性肿瘤可出现不规则阴道流血或绝经后阴道流血。晚期患者可出现消瘦、贫血等恶病质表现。三合诊检查可于直肠子宫陷凹处触及质硬的肿块，多为双侧，实性或囊实性，活动差，表面凹凸不平，与子宫分界不清，常伴有腹水；有时可于腹股沟、腋下或锁骨上触及肿大的淋巴结。

【并发症】

1. 蒂扭转 为妇科常见的急腹症。约 10% 卵巢肿瘤可出现蒂扭转。好发于瘤蒂长、活动度大、中等大小、重心偏于一侧的肿瘤，如成熟畸胎瘤。患者体位突然改变或向同一方向连续转动、妊娠期或产褥期由于子宫位置的改变均易促发蒂扭转。卵巢肿瘤扭转的蒂是由卵巢固有韧带、骨盆漏斗韧带和输卵管组成（图 17-4）。蒂扭转的典型表现为体位改变后突然发生一侧下腹剧痛，常伴有恶心、呕吐，甚至休克。妇科检查可触及张力较大、压痛的肿块，压痛以瘤蒂处最剧，并有肌紧张。有时不全扭转可自然复位，腹痛也随之缓解。治疗原则是一经确诊，尽快手术治疗。

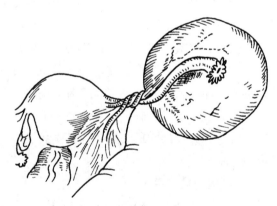

图 17-4 卵巢肿瘤蒂扭转

2. 破裂 有外伤性和自发性破裂两种。外伤性破裂可由于分娩、性交、穿刺、腹部受到重击、妇科检查等所致；自发性破裂则因肿瘤过速生长所致，多数为恶性肿瘤浸润性生长穿破囊壁引起。症状轻重取决于囊肿破裂口的大小、流入腹腔囊液的性质和量。轻者仅有轻度腹痛，重者常表现为剧烈腹痛、恶心、呕吐。破裂可致腹腔内出血、腹膜炎及休克。检查时见腹部压痛、反跳痛、肌紧张，可有腹腔积液征，盆腔原有的肿块缩小或消失。治疗原则是一经确诊应立即手术，术中尽量洗净囊液，并行涂片细胞学检查；同时要彻底清洗盆腹腔。切除的标本送病理学检查。

3. 感染 较少见，多继发于卵巢肿瘤蒂扭转或破裂后，也可来源于邻近器官感染，如阑尾脓肿扩散。临床表现为发热、腹痛、腹部肿块、腹部压痛、反跳痛、腹肌紧张及白细胞计数升高等腹膜炎征象。治疗原则为抗感染治疗后行肿瘤切除；如感染严重，应尽快手术切除感染病灶。

4. 恶变　原有的肿瘤迅速长大尤其是双侧性者，应考虑有恶变可能，一旦诊断应尽早手术。

【治疗要点】

卵巢肿瘤一经确诊，应手术治疗。手术目的：①切除肿瘤；②明确诊断；③对于恶性肿瘤进行手术病理分期；④解除并发症。良性卵巢肿瘤可在腹腔镜下手术；而恶性肿瘤一般采用经腹手术，术后根据其组织学类型、细胞分化程度、手术病理分期及残余灶大小来决定是否进行辅助性治疗，如化疗、放疗。怀疑卵巢瘤样病变者，囊肿直径小于 5cm，可随访观察。

【知识链接】

妊娠合并卵巢肿瘤

妊娠合并卵巢肿瘤较常见，其危害性较非妊娠期大，但合并恶性肿瘤者较少。妊娠合并卵巢肿瘤如无并发症一般无明显症状；早期妊娠时妇科检查可及盆腔肿块；中期妊娠后不易发现，需依据病史及 B 型超声诊断，易并发蒂扭转；晚期妊娠时卵巢肿瘤可致胎位异常；分娩时肿瘤位置低者可致产道阻塞导致难产。早期妊娠期间发现卵巢肿瘤者可等待至妊娠 12 周后手术，以免致流产；妊娠晚期发现者，可等待至足月行剖宫产同时切除肿瘤；诊断或考虑卵巢恶性肿瘤者，应尽早手术，处理和护理同非孕期。

【护理评估】

1. 健康史　早期患者多无特殊表现，通常于妇科普查时发现盆腔肿块而就医。注意询问患者的饮食习惯、月经、生育情况及有无服用性激素药物史，了解家族中有无肿瘤病史，收集与发病有关的高危因素。根据患者年龄、病程长短及局部体征初步判断是否为卵巢肿瘤，有无并发症，并对良恶性作出评估。

2. 身体状况　了解患者的症状、体征及出现的时间，良性卵巢肿瘤早期无明显症状，常是在妇科检查时发现；恶性卵巢肿瘤发现时往往出现腹水、压迫症状及恶病质等；同时评估盆腔检查的结果，注意卵巢肿瘤的质地、部位、大小、单侧或双侧、活动度，肿瘤与子宫及周围组织的关系，初步判断有无恶性可能。

3. 心理社会状况　一旦发现卵巢肿瘤，因担心肿瘤的性质及预后，患者多感惊讶、恐惧、焦虑、烦躁。若为良性包块，且无明显不适，情绪多逐渐平静。若为恶性肿瘤，病情发展较快，出现诸多不适，可能出现悲观厌世的情绪。

4. 相关检查

（1）影像学检查：①B 型超声检查：可了解肿瘤的大小、部位、形态、囊性或实性、囊壁情况等，从而对肿块来源做出定位；并能鉴别卵巢肿瘤、腹水和结核性包裹性积液。临床诊断符合率＞90%，但直径＜1cm 的实性肿瘤不易测出。彩色多普勒超声扫描可监测卵巢及其新生组织血流变化，有助于诊断。②腹部 X 线平片检查：卵巢畸胎瘤可显示骨质、牙齿及钙化的囊壁。③CT 及 MRI 检查：CT 可判定肿瘤周围受累及远处转移情况，对制定手术方案有一定帮助。MRI 可较好地显示肿块情况及肿块与周围的关系，利于病灶定位及确定病灶与相邻结构关系。

（2）腹腔镜检查：可直视肿物的大体情况及盆腔、腹腔和横膈等部位，必要时在可疑部位进行多点活检，并可抽取腹腔积液行细胞学检查。巨大肿块或粘连性肿块者不宜选择该项检查。

（3）细胞学检查：抽取腹水或腹腔冲洗液和胸腔积液行细胞学检查找癌细胞，有助于进一步确定临床分期及选择治疗方案。

（4）肿瘤标志物：目前尚无任何一种肿瘤标志物是某一肿瘤专有，各种卵巢肿瘤可有相对较特殊的标志物，用于辅助诊断及病情监测。①血清 hCG：对非妊娠性卵巢绒癌有特异性；②性激素：卵泡膜细胞瘤、颗粒细胞瘤可产生高水平雌激素；黏液性、浆液性囊腺瘤或勃勒纳瘤有时也可分泌一定量雌激素；③血清 AFP：对于卵黄囊瘤有特异性诊断价值；混合性无性细胞瘤、未成熟畸胎瘤中含卵黄囊成分者，其 AFP 也可升高；④血清 CA125：80% 卵巢上皮性癌患者血清中 CA125 升高，但早期病例中近半数并不升高，故不能单独用于其早期诊断。90% 以上患者 CA125 水平与病程进展相关，故更多用于病情监测和疗效评估。

【主要护理诊断 / 问题】

1. 焦虑　与发现盆腔包块有关。

2. 营养失调：低于机体需要　与卵巢恶性肿瘤的慢性消耗及化疗、手术有关。

3. 预感性悲哀　与切除子宫、卵巢有关。

【护理措施】

1. 一般护理　提供安静舒适的病房环境，利于患者休息；与患者多沟通，耐心解答患者的疑虑。鼓励患者进食营养素全面、富含蛋白和维生素的食物，必要时静脉补充营养。肿瘤过大或腹部过度膨隆不能平卧者，应指导其取半卧位。

2. 病情观察　查房时注意观察阴道流血情况及生命体征，早期发现感染的征象；同时注意有无并发症的迹象，一旦发现，及时报告医生并协助处理。

3. 检查配合　向患者及家属讲解检查的必要性及检查前准备，取得主动配合。协助医生完成各种诊断性检查。

4. 治疗配合

（1）卵巢肿瘤患者需放腹水时，护士应备好腹腔穿刺用物，协助医生完成操作过程。在放腹水过程中，严密观察并记录患者的生命体征变化、患者的反应及腹水性质；放腹水速度宜缓慢，一次放腹水 3000mL 左右，不宜过多，以免腹压骤降，发生虚脱；放腹水后用腹带包扎腹部。期间一旦发现不良反应，及时报告医生，并协助处理。

（2）腹腔化疗者，配药和治疗时一定做好防护措施，保持腹壁留置化疗药管局部干燥，防止药物外渗；遵医嘱协助患者选择治疗体位，严密观察并记录患者有无异常反应，一旦出现异常，及时报告医生并协助处理。

（3）手术治疗患者，按腹部手术护理常规进行护理。巨大肿瘤患者，术前需准备沙袋加压腹部，以防腹压骤然下降出现休克。

（4）需化疗、放疗者，为其提供相应的护理活动。

5. 心理护理　为患者提供表达情感的机会和环境，使患者以适当方式表达自身的压力，经常巡视病房，用一定时间（至少 10 分钟）陪伴患者，详细了解患者的疑虑和需求。评估患者焦虑的程度以及应对压力的技巧；耐心向患者讲解病情，解答患者的提问。安排访问已康复的病友，分享感受，增强治愈信心。鼓励患者尽可能参与护理活动，接受患者无破坏性的应对压力方式，以维持其独立性和生活自控能力。鼓励家属参与照顾患者，为他们提供单独相处的时间及场所，增进家庭成员间互动作用，让患者体会到家庭、社会的温暖。

6. 随访指导　与患者和家属一同制定康复计划，做好康复知识宣传工作。

（1）卵巢非赘生性肿瘤直径＜ 5cm 者，应定期（3～6 个月）复查，并详细记录。

（2）手术后患者根据病理报告结果选择进一步的治疗。良性者术后 1 个月常规复查；恶性肿瘤术后常辅以化疗，但尚无统一化疗方案，多按组织类型制定不同化疗方案，疗程长短因个案情况而异，早期患者常选择静脉化疗 3 ~ 6 个疗程，间隔 4 周；晚期患者可选用静脉腹腔联合化疗或静脉化疗 6 ~ 8 个疗程，间隔 3 周。护士应督促、协助患者克服实际困难，努力完成治疗计划，以提高疗效。卵巢恶性肿瘤易于复发，需长期随访和监测。随访时间：一般在治疗后第一年每 3 个月 1 次，第 2 年后每 4 ~ 6 个月 1 次；第 5 年以后，每年 1 次。随访内容包括：症状、体征、全身及盆腔检查（包括乳腺检查）、B 型超声检查；血清 AFP、hCG 及 CA125 等肿瘤标志物的测定根据组织学类型选择，必要时可选择 CT 和 MRI 检查等。

【健康教育】

1. 大力宣传卵巢癌预防知识，加强高蛋白、富含维生素 A 的饮食，避免高胆固醇饮食，高危妇女宜口服避孕药有利于预防卵巢癌的发生。积极开展普查普治，30 岁以上妇女，每年进行一次妇科检查，高危人群不论年龄大小最好每半年接受一次检查，以排除卵巢肿瘤。

2. 卵巢实性肿瘤或直径＞ 5cm 的囊性肿瘤，应及时手术切除。凡乳腺癌、子宫内膜癌、胃肠癌等患者，术后定期随访时应行妇科检查，以确定有无卵巢转移癌的发生。

3. 做好康复知识宣传工作，并给予指导、帮助。

【复习思考题】

1. 简述拟行全子宫切除术的患者术前及术后护理内容。

2. 如何筛查早期子宫颈癌的病例？

3. 列出子宫肌瘤的临床表现及相应的护理措施。

第十八章

外阴、阴道手术患者的护理

扫一扫，查阅本章数字资源，含PPT、音视频、图片等

第一节　外阴、阴道手术患者的一般护理

外阴手术是指女性外生殖器部位的手术，主要有外阴癌根治术、外阴广泛切除术、局部病灶切除术、前庭大腺囊肿切开引流术、处女膜切开术等；阴道手术则包括阴道局部手术及途经阴道的手术，如阴道成形术、阴道前后壁修补术、宫颈手术、后穹隆切开术、阴式子宫切除术等。外阴、阴道手术区域血管、神经丰富，组织松软，又具有前临尿道、后近肛门的解剖学特点，患者易出现疼痛、出血、感染等护理问题；由于手术暴露部位涉及身体特别隐私处，患者常出现自我形象紊乱、自尊低下等护理问题。

【手术前准备】

1.心理护理　会阴部神经丰富，感觉灵敏，患者惧怕疼痛；手术涉及身体隐私部位，担心自我形象受到影响；外阴切除术患者，身体的完整性受到破坏，担心日后的性生活受到影响。护士应在尊重、理解患者并取得患者信任的基础上，让患者表达自己的感受；针对患者的心理特征，帮助患者选择积极的应对措施，缓解心理压力；进行术前准备、检查及手术过程中尽量减少暴露部位，注意使用屏风，请无关人员回避。同时，应做好家属的工作，特别应取得患者丈夫的支持，帮助其理解患者，配合治疗及护理过程。

2.健康教育

（1）根据手术的种类，向患者介绍手术的名称、方式，解释术前准备的目的、方法及主动配合的技巧；向患者讲解疾病的相关知识、术后保持外阴阴道清洁的重要性及方法、拆线时间等。

（2）外阴阴道手术患者术后卧床时间较长，教会患者床上使用便器的方法，并在术前练习，习惯床上排便。

（3）向患者讲解手术过程中及术后维持相应体位的重要性，在护理人员指导下保持必要的体位，促进伤口的愈合；教会患者床上肢体锻炼的方法，以预防术后并发症。

3.皮肤准备　外阴、阴道部手术患者术前应特别注意个人卫生，每日清洁外阴。如外阴皮肤有炎症、溃疡，需治愈后手术。其范围上至耻骨联合上10cm，两侧至腋中线，向下包括外阴部、肛门周围、大腿内侧上1/3。备皮后洗净皮肤。

4.肠道准备　由于阴道与肛门解剖位置很近，因此手术前应做好肠道准备。术前3日进少渣半流质饮食，并遵医嘱给予肠道抗生素。术前1日进流质饮食，术前禁食12小时，禁饮8小时，术前1日晚及术日晨行清洁灌肠。也可于术前1日口服番泻叶水或20%甘露醇加等量温水口服替代清洁灌肠。

5. 阴道准备　阴道正常情况下不是无菌环境，为防止术后感染，应在术前 3 日开始行阴道冲洗，每日 2 次，常用 1 : 5000 的高锰酸钾、0.2‰ 的碘伏溶液。术日晨用消毒液行阴道消毒，应特别注意擦净小阴唇之间黏膜褶皱和阴道穹隆部。

6. 其他准备　详细了解患者全身重要脏器的功能，正确评估其对手术的耐受力。若有贫血、心脏病、高血压、糖尿病等合并症时应给予纠正。观察生命体征，有无月经来潮，如有异常，及时报告医生。术前除做药物过敏试验、配血备用外，还需留置导尿，使膀胱处于空虚状态，避免术中误伤。根据手术的特殊要求准备好相关物品，如软垫、支托、阴道模型、丁字带、绷带等。

【手术后护理】

外阴、阴道手术术后护理措施与腹部手术术后护理措施相似，以预防感染和减少疼痛为目标，要加强外阴部护理，应特别注意：

1. 体位　根据不同手术采取相应的体位。处女膜闭锁及有子宫的先天性无阴道患者，术后取半卧位，以利于引流；外阴癌行外阴广泛切除术后的患者取平卧位，双腿外展屈膝，膝下垫软枕，以减少腹股沟及外阴部的张力，有利于伤口的愈合；行阴道前后壁修补或盆底修补术后的患者以平卧位为宜，禁止半卧位，术后 5 ~ 7 日方可起床活动，以降低外阴阴道张力，促进伤口的愈合，防止伤口裂开或出血。

2. 伤口护理　外阴阴道肌肉组织少、张力大，伤口不易愈合。注意观察伤口有无渗血、红肿热痛等炎性反应，局部皮肤的颜色、温度、湿度，有无皮肤或皮下组织坏死；并注意阴道分泌物的性状、颜色及气味。行加压包扎或阴道内留置纱条压迫止血的手术患者，外阴包扎或阴道内纱条一般在术后 12 ~ 24 小时内取出，取出时注意核对数目。保持外阴清洁，每日外阴擦洗 2 次。术后 3 日外阴部可行红外线烤灯照射，保持局部干燥，促进血液循环，有利于伤口的愈合。告诉患者避免增加腹压的动作，如长时间下蹲、用力大便咳嗽等，以免增加伤口局部的张力，影响伤口的愈合。

3. 尿管的护理　外阴、阴道手术一般留置尿管 2 ~ 10 日，注意保持尿管的通畅，观察尿液的色、量、性状，特别是尿瘘修补术者，如发现尿管不通，需及时查找原因并予以处理。留置尿管期间，每日会阴擦洗 1 ~ 2 次，保持尿道口周围清洁、干燥，定期更换引流袋，鼓励患者多饮水，预防泌尿道感染；拔除尿管前，应间歇性夹闭尿管，训练膀胱功能；拔除尿管后，注意观察患者自解小便情况，如有排尿困难，给予诱导、热敷及按摩中极、三阴交、阴陵泉等穴位帮助排尿，必要时重新留置尿管。

4. 肠道护理　肛门排气后进半流质无渣饮食，将首次排便时间控制在手术 5 日后，避免对伤口的污染。于术后第 5 日开始口服润肠通便中药或液状石蜡，以保持大便通畅。

5. 疼痛护理　外阴部神经末梢丰富，对疼痛特别敏感。在正确评估患者疼痛的基础上，针对患者的个体差异，采取不同的方法止痛，如更换体位减轻切口的张力、应用自控镇痛泵、遵医嘱给予止痛剂等，并注意观察用药后的效果。

6. 出院指导　外阴部手术后患者局部伤口愈合较慢，常需间断拆线，嘱其出院后保持外阴部清洁；注意休息，逐渐增加活动量，半年内避免重体力劳动；出院 1 个月后、3 个月后分别到门诊检查恢复情况，经医生检查确定伤口完全愈合后方可恢复性生活。

第二节　外阴、阴道创伤

外阴、阴道创伤多发生在分娩时，也可因外伤所致。

中医无此病名，根据其临床表现，属"产后血崩""阴肿"等病证范畴。最早见于《诸病源候论》。

【病因及发病机制】

分娩是导致外阴、阴道创伤的主要原因。此外，如不慎跌倒或碰撞，外阴骤然触于有棱角的硬物上，伤及外阴、阴道，或穿过阴道损伤尿道、膀胱或直肠；初次性交时处女膜破裂，一般裂口较小，出血较少，偶见裂口延至小阴唇、阴道或伤及穹隆，引起大量阴道流血，导致失血性贫血或休克。

【临床表现】

由于创伤的部位、深浅、范围和就诊时间不同，临床表现亦有区别，主要表现为：

1. 疼痛　不同创伤疼痛的程度也有差异。患者由于疼痛而坐卧不宁，行走困难，随着局部出血增多、肿块增大，疼痛逐渐加重，甚至出现疼痛性休克。

2. 局部肿胀　局部受伤后可导致组织液渗出，血管破裂，形成外阴或阴道水肿或血肿，外阴部可见紫蓝色块状突起，如处理不及时可形成大的外阴、阴道血肿。

3. 外出血　出血局部组织裂伤，血管破裂，鲜血自创伤部位流出。

4. 其他　如果出血量较多、速度较快，患者可出现头晕、眼花、乏力、心慌等失血性休克的全身症状；合并感染时可有发热和局部红、肿、热、痛等。

【治疗要点】

1. 西医　止血、止痛、抗休克和抗感染。

2. 中医　以活血止血，消肿止痛为治则。

【护理评估】

1. 健康史　了解导致创伤的原因，以判断是因外伤、遭强暴还是分娩创伤未及时缝合所致。

2. 身体状况　根据患者的不同损伤部位可有相应的临床表现。例如，外阴可见局部裂伤或血肿，外阴皮肤或阴道有明显裂口及活动性出血；形成外阴血肿时，可见外阴部有紫蓝色块状物突出，压痛明显。如伤及膀胱、尿道，有尿液自阴道流出；伤及直肠，可见粪便从阴道排出。本病主要是以局部创伤的大小，肿胀、疼痛的程度，局部有无出血及出血量的多少等来评估身体的状况。

3. 心理社会状况　外阴、阴道创伤涉及身体特别隐私处，患者创伤后常感到害羞、恐惧、自责，护士需要评估患者及家属对损伤的反应，并识别其异常的心理反应。

4. 相关检查

（1）妇科检查：外阴、阴道肿胀，局部见紫蓝色包块，压痛明显；或见局部伤口有活动性出血；如伤及膀胱、尿道，可见尿液自阴道流出。

（2）实验室检查：出血多者红细胞计数及血红蛋白值下降；伤口有感染者，可见白细胞数目增高。

【主要护理诊断/问题】

1. 疼痛　与外阴、阴道创伤有关。

2. 恐惧　与突发创伤事件有关。

3. 潜在并发症　失血性休克。

【护理措施】

1. 术前护理

（1）一般护理：嘱患者健侧卧位，保持外阴部清洁、干燥，每日外阴冲洗 2～3 次。提供外阴部手术的术前常规护理，备皮时注意保护血肿部位皮肤，谨防破损。

（2）病情观察：密切观察患者血压、脉搏、呼吸等生命体征及尿量的变化，并准确记录。注意观察血肿的大小及其变化。

（3）特殊治疗配合：血肿＜5cm者应在24小时内给予局部冷敷，以减少出血，24小时后热敷或行外阴部红外线照射，改善局部血液循环，促进血肿吸收。也可用棉垫、"丁"形带加压包扎，防止血肿增大。伤口较大有活动性出血的患者，应迅速行缝合术止血。

（4）心理护理：由于突然的创伤，使患者感到恐惧，家属担忧，护理人员要用亲切温和的语言安慰患者，针对性地讲解本病的治疗情况和对以后生活的影响，消除抑郁、焦虑、自责、恐惧等心理，正确面对现实，积极配合治疗。

2. 术后护理

（1）卧位与活动：协助患者取外展屈膝平卧位，以减轻外阴部张力，缓解痛苦。

（2）伤口护理：观察外阴阴道伤口敷料有无渗血，保持外阴部清洁、干燥，预防伤口感染。

（3）饮食护理：应给予高蛋白、高热量的食物，如蛋、乳、鸭、肉类等，多食富含维生素的蔬菜和水果，多饮水，保证每日摄入足够的营养和水分，促进恢复。

（4）病情观察：阴道纱条取出或外阴包扎松解后，应密切观察阴道及外阴伤口有无出血、疼痛有无加剧、阴道或肛门有无坠胀等症状，以防再次形成血肿。

（5）特殊治疗配合：手术后阴道常填塞纱条或行外阴加压包扎，患者疼痛明显，应积极止痛。

【健康教育】

1. 产后不要过早大幅度运动，避免分娩创伤的发生。

2. 注意初次性生活的强度，以免损伤生殖器。

3. 注意自我保护会阴部，使创伤的因素降低到最低限度。

第三节　外阴癌

【案例】

患者，女，67岁。育有2子。主诉近一年外阴部皮肤瘙痒，后出现肿块，有尿频尿痛等症状。妇科检查：大阴唇及周围见灰白色丘疹结节、溃疡、菜花样赘生物。

问题：

1. 试述该患者目前最可能的医疗诊断和诊断依据。

2. 试述该患者的处理原则。

3. 试述该患者目前存在的主要护理问题和相应的护理措施。

外阴癌（carcinoma of vulva）是女性外阴肿瘤中最常见的一种（约占90%），占女性生殖系统肿瘤的3%~5%，多见于60岁以上妇女。以外阴鳞状细胞癌最常见（约占90%），其他有恶性黑色素瘤、基底细胞癌、前庭大腺癌等。最常发生在大阴唇，其次是小阴唇、阴道前庭及阴蒂等处。

【病因及发病机制】

外阴癌的发病原因尚不明确。外阴癌患者常并发外阴色素减退疾病。外阴的慢性长期刺激如外阴尖锐湿疣、外阴瘙痒、慢性前庭大腺炎等也可能发展为外阴癌。目前认为外阴癌的发生与人乳头状瘤病毒（HPV）、单纯疱疹病毒Ⅱ型、巨细胞病毒感染等有一定联系。

【临床表现】

1. 瘙痒   多数患者先有长期外阴瘙痒，搔抓后破溃出血。

2. 局部肿物   早期表皮出现突起的小结节，肿块，常伴有疼痛及瘙痒。多年后局部出现丘疹、外阴结节或小溃疡，经久不愈，有些患者伴有外阴白斑。

3. 其他   当肿瘤邻近或侵犯尿道时，可出现尿频、尿痛、排尿烧灼感和排尿困难。晚期表现为溃疡或不规则的乳头状或菜花样肿块，病变部位常有脓血性分泌物。病灶还可扩大累及肛门、直肠和膀胱，一侧或双侧腹股沟可摸到质硬且固定的肿大淋巴结。

【转移途径】

局部浸润和淋巴扩散为主，极少血行转移。

1. 直接浸润   癌灶逐渐增大，沿皮肤及邻近黏膜直接浸润尿道、阴道、肛门，晚期可累及膀胱、直肠等。

2. 淋巴转移   外阴有丰富的淋巴管，且两侧互相交通成网，癌细胞通常沿淋巴管扩散。癌灶多向同侧淋巴结转移，最初转移到腹股沟浅淋巴结，再至股深淋巴结，最后转移至腹主动脉旁淋巴结。浅淋巴结被癌灶侵犯后才转至深淋巴结。

3. 血行散播   罕见，仅发生于晚期，引起肺、骨转移多见。

【治疗要点】

以手术治疗为主，放疗与化疗为辅。

1. 手术治疗   是治疗外阴癌的主要手段，手术范围取决于临床分期、病变部位、肿瘤细胞的分化程度、浸润深度、患者的身体状况及年龄等。一般采取外阴根治术及双侧腹股沟淋巴清扫术。如病理发现腹股沟深浅淋巴结有转移，应行盆腔淋巴结清扫。

2. 放射治疗   适用于不能手术的患者、晚期患者或复发可能性大的患者。

3. 化学药物治疗   可作为较晚期或复发癌的综合治疗手段。

【护理评估】

1. 健康史   了解患者有无不明原因的外阴瘙痒史、外阴赘生物史等。一般发生在60岁以上的老年人，该年龄组人群常伴有高血压、冠心病、糖尿病等，应仔细评估患者各系统的健康状况。

2. 身体状况   早期患者有外阴瘙痒、烧灼感等局部刺激的症状。晚期主要是疼痛，疼痛的程度与病变的范围、深浅及发生部位有关。

3. 心理社会状况   外阴局部的症状、局部分泌物的增加，使患者烦躁；工作及参与活动能力下降，患者感到悲哀及被嫌弃；外阴部手术致使身体完整性受到影响等原因常导致患者出现自尊低下、自我形象紊乱、恐惧等心理方面的护理问题。

4. 相关检查

（1）妇科检查：外阴局部，特别是大阴唇处有单个或融合或分散的灰白色、粉红色丘疹或斑点，也可能是硬结、溃疡或菜花样赘生物。同时应注意观察双侧腹股沟有无增大、质硬而固定的淋巴结。

（2）特殊检查：外阴活体检查可明确诊断。常采用1%甲苯胺蓝涂抹外阴病变皮肤，待干后用1%醋酸液擦洗脱色，在仍有蓝染部位做活检，或借助阴道镜做定位活检，以提高活检的阳性率。

【主要护理诊断/问题】

1.疼痛 与晚期癌肿侵犯神经、血管和淋巴系统有关。

2.自我形象紊乱 与外阴切除有关。

3.有感染的危险 与患者年龄大，抵抗力低下、手术创面大及邻近肛门有关。

4.焦虑 与住院，需接受的诊疗方案有关。

【护理措施】

1.术前护理

（1）一般护理：指导患者练习咳嗽、深呼吸、床上翻身等，适应术后活动；给患者讲解预防术后便秘的方法。

（2）病情观察：外阴癌患者多为老年人，常伴有高血压、冠心病、糖尿病等内科疾患，应协助患者做好病情观察，治疗内科疾病。

（3）术前准备：将患者术后用的棉垫、绷带、各种引流管进行消毒备用。

（4）对症护理：外阴需植皮者对植皮部位进行剃毛、消毒后用无菌治疗巾包裹，以备术中用。

（5）心理护理：给患者讲解外阴癌的相关知识及手术的方式。仔细耐心地向患者解释术前准备对术后康复的重要性，指导患者采取积极的应对方式，以消除患者的恐惧心理。给家属讲解疾病的相关知识，得到家属的理解和支持，让患者体会到家庭的温暖。

2.术后护理

（1）卧位与活动：外阴癌行外阴广泛切除术后的患者则应采取平卧位，双腿外展屈膝，膝下垫软枕，以减少腹股沟及外阴部的张力，有利于伤口的愈合。

（2）伤口及引流管护理：保持引流通畅，注意观察引流物量、色、性状等；观察切口有无渗血。

（3）营养支持：保证营养摄入，进食高蛋白，高维生素饮食。

（4）病情观察：术后3日严密观察伤口皮肤有无红、肿、热、痛等感染现象，遵医嘱给予抗生素。

（5）特殊治疗配合：放疗患者常在照射后8~10日出现皮肤反应。轻度表现为皮肤红斑，然后转化为干性脱屑，此期在保护皮肤的基础上继续照射；中度表现为水泡、溃烂、组织表皮丧失，重度表现为皮肤溃疡，应停止照射，并注意观察皮肤的颜色，避免局部刺激，保持局部干燥，可用生肌散或抗生素换药。外阴癌放疗后2年内复发率约为80%，5年内90%，故应指导患者具体随访时间。患者应于术后1个月复诊，以全面评估术后恢复情况，共同商讨治疗及随访计划。随访5年，以全面评价放疗效果、不良反应及有无肿瘤复发的征象等。

（6）对症护理：术后2日起，可用红外线照射会阴部，促进伤口愈合。除按一般外阴阴道手术患者护理外，应在准确评估患者疼痛的基础上积极止痛。每日行会阴擦洗，保持局部清洁、干燥。鼓励患者上半身活动，预防褥疮；术后第5日，给予缓泻剂口服使粪便软化。

【健康教育】

1.积极参加体育锻炼，增强体质。

2.如有外阴长期瘙痒，及时就医。

3.术后重视随访，以全面评价治疗效果。

第四节　子宫脱垂

【案例】

患者，女，65岁。育有5子，既往体健。主诉近半年下腹部有坠胀感，2周前排便时，阴道口有一肿物脱出。妇科检查：患者屏气时，可见宫颈与部分宫体脱出阴道口，宫颈口有少量出血。

问题：

1. 试述该患者目前主要的医疗诊断和诊断依据。

2. 试述该患者临床表现为几度？

3. 试述该患者目前存在的主要护理问题和对应的护理措施。

子宫脱垂（uterine prolapse）是指子宫从正常位置沿阴道下降，宫颈外口达坐骨棘水平以下，甚至子宫全部脱出阴道口以外，常伴有阴道前后壁脱垂。

中医学称本病为"阴挺"，又称"阴脱""阴菌""产肠不收"。最早见于《诸病源候论》。

【病因及发病机制】

1. 分娩损伤　分娩损伤是子宫脱垂最主要的病因。在分娩过程中，如宫口未开全产妇就过早屏气用力，经阴道手术助产或第二产程延长者，盆腔筋膜、韧带和肌肉过度伸展，张力降低，甚至撕裂，分娩结束后未进行修补或修补不佳。

2. 产后过早参加重体力劳动　支持子宫的筋膜、韧带在产后尚未复旧时，产妇过早参加重体力劳动，致使腹压增大，而未复旧的子宫轴与阴道轴相一致，过高的腹压将子宫推向阴道，出现脱垂。

3. 长期腹压增加　长期慢性咳嗽、排便困难，久站或久蹲，经常超重负荷以及腹腔的巨大肿瘤等，使腹压增加，致子宫脱垂。

4. 盆底组织退行性变或发育不良　老年妇女由于雌激素水平下降，盆底组织萎缩退化，容易发生子宫脱垂或加重子宫脱垂的程度。子宫脱垂偶见于未产妇，是由先天盆底组织发育不良或营养不良所致。

【临床表现】

以患者平卧用力向下屏气时子宫下降的程度，将子宫脱垂分为三度（图18-1，图18-2）。

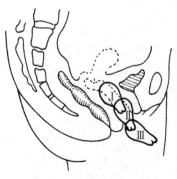

图18-1　子宫脱垂分度

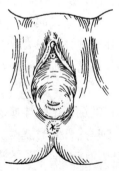

图18-2　子宫脱垂

　　Ⅰ度：轻型为宫颈外口距处女膜缘＜4cm，但未达处女膜缘；重型为宫颈已达处女膜缘，但未超出，在阴道口可见到宫颈。

　　Ⅱ度：轻型为宫颈已脱出阴道口，但宫体仍在阴道内；重型为宫颈及部分宫体已脱出阴道口。

　　Ⅲ度：子宫颈和子宫体全部脱出阴道口。

　　Ⅰ度子宫脱垂患者多无自觉症状，Ⅱ、Ⅲ度患者主要有以下表现：

　　1. 下坠感及腰骶酸痛　脱垂子宫对韧带的牵拉，使盆腔充血所致。常在久站、长时间行走、久蹲、重体力劳动后加重，卧床休息后减轻。

　　2. 肿物自阴道脱出　常在走路、下蹲、排便等用力时，阴道口有一肿物脱出。脱出的宫颈及阴道壁由于长期暴露摩擦，可发生溃疡，甚至有出血及脓性分泌物。

　　3. 排尿异常　由于膀胱、尿道的膨出，出现排尿困难、尿潴留或尿失禁，常见咳嗽时溢尿症状。可继发泌尿道感染而出现尿频、尿急、尿痛等。合并有直肠膨出的患者可有便秘、排便困难。

　　【治疗要点】

　　1. 非手术治疗　用于Ⅰ度子宫脱垂或年老不能耐受手术的患者行保守治疗，保守治疗包括子宫托的使用、盆底肌肉锻炼、中药补中益气，适当补充雌激素等。

　　（1）支持疗法：加强营养，合理安排休息和工作，避免重体力劳动；积极治疗便秘、慢性咳嗽及腹腔巨大肿瘤等增加腹压的疾病。

　　（2）子宫托治疗：子宫托是一种支持子宫和阴道壁并使其维持在阴道内而不脱出的工具。适用于各型子宫脱垂及阴道前后壁膨出者的治疗，但重度子宫脱垂伴盆底肌肉明显萎缩以及宫颈、阴道壁有炎症、溃疡者不宜使用。子宫托有喇叭形、环形和球形三种。

　　（3）其他疗法：①盆底肌肉训练：增加盆底肌肉群的张力可减轻压力性尿失禁症状，但对Ⅲ度脱垂者无效。指导患者行收缩肛门运动，用力使盆底肌肉收缩后放松，每日2～3次，每次10～15分钟。②绝经后妇女可适当补充雌激素，增加肌肉筋膜组织张力；③中药补中益气汤（丸）：可促进盆底肌张力恢复，缓解局部症状。

　　2. 手术治疗　Ⅱ、Ⅲ度子宫脱垂或经保守治疗无效者，根据患者的年龄、全身状况及生育要求可分别采取阴道前后壁修补术、阴道前后壁修补术加主韧带缩短及宫颈部分切除术（Manchester手术）、阴道全子宫切除术、阴道纵隔形成术、阴道及子宫悬吊术等不同手术方式。

　　【护理评估】

　　1. 健康史　询问子宫脱垂发生的时间、不适程度及治疗经过；了解患者孕产情况，有无产程过长、阴道助产及盆底组织撕裂伤等病史；同时还应了解有无慢性咳嗽、盆腹腔肿瘤、便秘等增加腹压的因素。

　　2. 身体状况　了解患者有无下腹部坠胀、腰痛症状，是否有大小便困难。是否在用力下蹲，增加腹压时上述症状加重，甚至出现尿失禁，但卧床后症状减轻。

　　3. 心理社会状况　由于患者动则子宫脱出，表面易摩擦溃破，给工作、生活带来诸多不便，且病程长，缠绵难愈，久而造成自卑的性格，羞于参加社会交往。

　　4. 相关检查

　　（1）妇科检查：评估子宫的脱垂程度，宫颈、阴道壁有无破溃及溃疡面的大小、深浅等。同时，应注意有无阴道前后壁膨出。

　　（2）张力性尿失禁的检查：让患者先憋尿，取膀胱截石位，嘱其咳嗽，观察有无尿液溢出。

如有尿液溢出，检查者用示、中两指分别置于尿道口两侧，稍加压再嘱患者咳嗽，如能控制尿液外溢，证明有张力性尿失禁（图18-3）。

【主要护理诊断/问题】

1. 焦虑 与长期的子宫脱垂影响正常生活、不能预料手术效果有关。

2. 慢性疼痛 与子宫脱垂牵拉韧带、宫颈，阴道壁溃疡有关。

3. 排尿异常 与脱垂的子宫压迫膀胱有关。

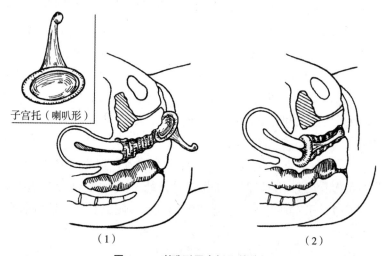

图18-3 张力性尿失禁的检查方法

【护理措施】

1. 术前护理

（1）一般护理：加强营养，多休息，避免长期超负荷重体力劳动。

（2）病情观察：观察患者生命体征，正确评估患者对手术的耐受力。

（3）用药护理：术前5日开始进行阴道准备，Ⅰ度子宫脱垂患者每日坐浴2次，选用1∶5000的高锰酸钾或0.2‰的碘伏液。Ⅱ、Ⅲ度子宫脱垂的患者，特别是有溃疡者，应行阴道冲洗，冲洗后局部涂40%紫草油或抗生素软膏。冲洗液温度以41~43℃为宜，防止局部烫伤。冲洗后戴上无菌手套将脱垂的子宫还纳于阴道内，让患者平卧床上半小时。

（4）对症护理：积极治疗原发疾病，如慢性咳嗽、便秘等。

（5）特殊治疗配合：指导患者正确使用子宫托。本节重点介绍喇叭形子宫托的使用方法（图18-4）。

子宫托（喇叭形）

（1）　　　　　　　　　　（2）

图18-4 喇叭形子宫托及其放置

放托：选择大小适宜的子宫托；患者排尽大小便，洗净双手；下蹲，两腿分开，一手持托柄，使托盘呈倾斜位进入阴道口，将托柄边向内推，边向前旋转，直至托盘达子宫颈；将托柄弯度朝前，正对耻骨弓后面。

取托：手捏住子宫托柄，上、下、左、右轻轻摇动，待负压消失后向后外方向牵拉，子宫托即可从阴道内滑出。

注意事项：放置子宫托前，阴道应有一定水平的雌激素作用。绝经后妇女可选用阴道雌激素霜剂，一般在用子宫托前4~6周开始使用，并在放托过程中长期使用。子宫托应每日早晨放入阴道，睡前取出洗净后备用，避免放置过久导致子宫托嵌顿，压迫生殖道而致糜烂、溃疡，甚至坏死造成生殖道瘘；月经期和妊娠期停止使用；上托以后，分别于第1、3、6个月到医院检查1

次，以后每3~6个月到医院检查1次。

（6）心理护理：子宫脱垂影响患者的生活质量，且一般病程较长，患者常出现自卑、焦虑、烦恼等心理反应。护理人员应理解、鼓励患者说出自己的疾苦。对患者进行子宫脱垂知识的宣教，并做好家属的工作，协助患者早日康复。

2. 术后护理

（1）卧位与活动：教会患者缩肛运动的方法，要求患者每日锻炼3次，每次5~10分钟。术后一般休息3个月，半年内避免重体力劳动，禁止盆浴。

（2）伤口及引流管护理：术后除按一般外阴、阴道手术患者的护理外，应卧床休息7~10日，留置尿管10~14日。避免增加腹压的动作，如用力排便、咳嗽等。术后2个月复查伤口愈合情况。3个月后再次复查，医生确认完全恢复后方可恢复性生活。

（3）营养支持：进食高蛋白、高热量的饮食。

（4）病情观察：每日行外阴冲洗3次，并注意观察阴道分泌物的性状。

（5）预防并发症的护理：积极治疗局部炎症，遵医嘱使用抗生素软膏。

【健康教育】

1. 产后避免过早参加体力劳动。

2. 积极治疗慢性疾病，如长期慢性咳嗽、排便困难等。

3. 避免久站或久蹲，积极锻炼身体。

第五节　生殖道瘘

【案例】

患者，女，28岁。分娩后1周出现漏尿，后逐渐加重，尿液从阴道中漏出，大腿内侧出现湿疹，患者感外阴瘙痒、灼痛，医学诊断为尿瘘。

问题：

1. 试述该患者目前主要的诊断依据。

2. 试述可用何种特殊检查确定漏孔的位置？

3. 试述该患者手术后护理措施。

生殖道瘘是指各种原因导致生殖器官与其毗邻器官之间形成异常通道，临床上尿瘘最多见，其次为粪瘘，此外尚有子宫腹壁瘘，极罕见。本节主要介绍尿瘘。

尿瘘（urinary fistula）是指生殖道和泌尿道之间形成的异常通道，患者常无法自主排尿。根据泌尿生殖瘘发生的部位，分为膀胱阴道瘘、尿道阴道瘘、膀胱尿道阴道瘘、膀胱宫颈阴道瘘及输尿管阴道瘘等（图18-5）。临床上以膀胱阴道瘘最为常见。

中医学称本病为"产后小便失禁"，又称"产后遗尿""产后小便淋沥"，最早见于《诸病源候论》。

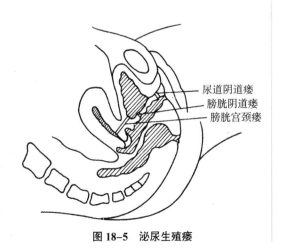

尿道阴道瘘
膀胱阴道瘘
膀胱宫颈瘘

图18-5　泌尿生殖瘘

【病因及发病机制】

1. 产伤　产伤是引起尿瘘的主要原因，多因难产处理不当所致。临床上分坏死型和创伤型两类。坏死型尿瘘是由于骨盆狭窄或头盆不称，产程过长，导致产道软组织受压过久，局部缺血坏死而形成；创伤型是由于剖宫产手术或产科助产手术操作不当直接损伤所致。

2. 妇科手术损伤　由于手术时组织粘连或操作不当而误伤膀胱、尿道。

3. 其他　晚期生殖道或膀胱癌肿、阴道或膀胱结核、生殖器肿瘤放射治疗、长期放置子宫托等也可导致尿瘘。

【临床表现】

1. 漏尿　尿液自阴道不断流出而不能控制排尿。坏死型尿瘘一般在产后 3 ~ 7 日坏死组织脱落后开始漏尿，手术损伤者术后立即出现漏尿。

2. 外阴皮炎　由于尿液长期刺激，外阴部、臀部及大腿内侧可见湿疹、皮炎，甚至表浅溃疡。患者感到外阴不适、瘙痒、灼痛、行走不便等。

3. 尿路感染　因泌尿道与生殖道相通，可引起泌尿道逆行感染，出现尿频、尿急、尿痛等症状。

4. 闭经　约 15% 的患者出现闭经或月经失调，可能与精神创伤有关。

【治疗要点】

1. 手术治疗　根据漏孔的类型及部位选择手术方式。对肿瘤、结核患者应先治疗原发疾病；分娩或手术后 1 周内出现漏尿者，可留置尿管或（和）输尿管导管 4 ~ 6 周行保守治疗，以期瘘孔自然缩小或愈合；年老体弱不能耐受手术者，可以采用尿收集器保守治疗。

2. 中医　以益气养血，活血化瘀，生肌补瘘为治则。

【护理评估】

1. 健康史　了解既往有无难产及盆腔手术史，有无肿瘤、结核、接受放射治疗等病史。

2. 身体状况　询问患者漏尿的症状，漏尿的表现形式因漏孔的部位不同而异，一般尿道阴道瘘的患者在膀胱充盈时漏尿；一侧输尿管阴道瘘的患者，由于尿液可经另一侧正常的输尿管流入膀胱，所以表现为漏尿同时仍有自主排尿；膀胱阴道瘘患者通常不能控制排尿；若膀胱内小漏孔则表现为患者采取某种体位时漏尿。

3. 心理及社会状况　由于尿液自行外溢，给出行带来诸多不便，患者易产生懊恼、烦躁的情绪，又常为自身的不洁而羞愧、自卑，不愿与人交往。

4. 相关检查

（1）妇科检查：尿液自阴道流出，观察瘘孔位置、大小和周围瘢痕情况，外阴部是否有皮疹及破溃。

（2）特殊检查：①亚甲蓝试验：目的在于鉴别膀胱阴道瘘、膀胱宫颈瘘、输尿管阴道瘘，并可协助辨认位置不明的极小瘘孔。将稀释好的 200mL 亚甲蓝溶液经尿道注入膀胱，若见蓝色液体自阴道壁小孔溢出为膀胱阴道瘘；蓝色液体自宫颈口溢出为膀胱宫颈瘘；如阴道内流出清亮尿液，则为输尿管阴道瘘。②靛胭脂试验：将靛胭脂 5mL 注入静脉，5 ~ 10 分钟后如看见蓝色尿液流入阴道，可确诊输尿管阴道瘘。③其他：膀胱镜、静脉肾盂造影、排泄性尿路造影也可协助诊断尿瘘。

【主要护理诊断 / 问题】

1. 皮肤完整性受损　与长期尿液刺激有关。

2. 长期自尊低下　与长期漏尿，应对无效有关。

3. 自我形象紊乱　与长期漏尿引起精神压力有关。

【护理措施】

1. 术前护理

（1）一般护理：对于有些妇科手术后所致的小漏孔的尿瘘患者应留置导尿管，并保持正确体位，使小漏孔自行愈合。一般采取漏孔高于尿液面的体位。

（2）病情观察：观察患者生命体征及尿液的漏出时间及部位，为手术做准备工作。

（3）用药护理：除按一般外阴阴道手术准备外，术前 3～5 日每日用 1:5000 高锰酸钾溶液或 0.2‰ 的碘伏溶液坐浴，每日 3 次；外阴部有湿疹者，可在坐浴后行红外线照射，然后涂氧化锌软膏，保持局部干燥；对老年妇女或闭经患者遵医嘱术前一周口服或阴道局部使用雌激素类药物，促使阴道上皮生长，有利于术后伤口的愈合。

（4）对症护理：鼓励患者饮水，从而减少酸性尿液对皮肤的刺激，缓解和预防外阴皮炎。

（5）心理护理：护理人员不能因异味而疏远患者，应常与其接触，了解其心理感受。告诉患者和家属通过手术能使该病痊愈，让他们对治疗充满信心。

2. 术后护理

（1）卧位与活动：一般采取使瘘孔高于尿液面的体位，根据瘘孔的位置决定体位。膀胱阴道瘘如瘘孔在膀胱后底部，应取俯卧位；漏孔在侧面应取健侧卧位，使漏孔居于高位，减少尿液对修补伤口处的浸泡。尽量避免下蹲等增加腹压的动作。

（2）伤口及引流管护理：保留尿管者，应注意保持尿管的通畅，以免膀胱过度充盈影响伤口的愈合。尿管一般留置 7～14 日后拔除，拔管后协助患者每 1～2 小时排尿 1 次，然后逐步延长排尿时间。由于漏尿，患者往往自行限制饮水量，甚至不饮水，造成尿液酸性，对皮肤的刺激更大。应鼓励患者饮水，一般每日饮水量不少于 3000mL，以增加尿量，达到膀胱自身冲洗、防止发生尿路感染的目的。

（3）营养支持：术后进食高蛋白富有营养的食物。

（4）病情观察：观察术后留置的导尿管，注意避免尿管脱落，保持尿管通畅，发现阻塞及时处理，以免膀胱过度充盈影响伤口的愈合。

（5）预防并发症的护理：积极预防咳嗽和便秘。出院后，遵医嘱继续服用抗生素或雌激素药物；术后 3 个月内禁止性生活及重体力劳动；对尿瘘修补术后怀孕者，应加强孕期检查；如手术失败，应教会患者保持外阴清洁的方法，尽量避免对外阴皮肤的刺激，同时告之下次手术的时间，让患者有信心再次接受手术。

【健康教育】

1. 注意局部清洁，勤洗外阴，经期勤换卫生垫。

2. 平时多饮水，以冲洗膀胱。

3. 正确使用子宫托，以防尿瘘。

【知识链接】

粪　瘘

粪瘘是指人体肠道与生殖道之间有异常沟通，致使粪便由阴道后壁排出，以直肠阴道瘘居多。

1. 病因　粪瘘发生的原因基本与尿瘘相同。此外，不少是由于会阴三度裂伤缝合手术失败，或者行会阴切开术缝合时缝线透过肠黏膜所致。小肠、结肠阴道瘘虽较少见，但多由手术损伤或术后粘连所致。

2.临床表现　若瘘孔较大而接近阴道口者，成形或半成形大便皆可经阴道排出，并有不能控制的排气症状，大便稀时上述症状更为严重。若瘘孔小，粪便也较干燥，则可无粪便自阴道排出，只是在便稀时方经阴道溢粪，但排气则不能控制。若粪瘘与尿瘘同时并存，则漏尿中常夹杂粪便或同时排气。阴道及外阴因常受粪便及带有粪便的分泌物刺激而发生慢性外阴皮炎。

3.诊断　大的瘘孔可在阴道窥器暴露下看到或在指诊时触及；瘘孔较小者不易被发现，或于阴道后壁仅见到一处鲜红的小肉芽组织，如从此处用子宫探针探查，同时另一手手指伸入肛门，手指与探针相遇则可明确诊断。如疑为小肠或结肠阴道瘘，除结合手术史分析外，可考虑钡灌肠或钡餐透视。

4.治疗　手术修补。

5.预防　预防基本同尿瘘。此外，应正确助产，避免发生重度会阴裂伤；会阴切开缝合时应注意缝线勿穿透直肠黏膜。注意会阴缝合后常规肛诊，发现直肠黏膜有缝线及时拆除。对于经腹手术，盆底剥离面大，不得不借乙状结肠掩覆者，与盆腹膜缝合时亦应注意勿穿透肠壁。避免长期放子宫托不取。生殖道肿瘤放射治疗时，应掌握放射剂量和操作技术。

【复习思考题】

1. 简述可能导致子宫脱垂的原因。
2. 尿瘘患者不同部位的漏孔会有什么样不同的漏尿形式？
3. 简述外阴、阴道手术患者的术后护理。

第十九章

子宫内膜异位症患者的护理

扫一扫，查阅本章数字资源，含PPT、音视频、图片等

【案例】

患者，女，32岁。无原发性痛经史，以"左下腹痛1年，发现卵巢囊肿4日"为主诉收治入院。1年前开始出现左下腹酸痛，甚则痛引腰骶，劳累后及经前一周疼痛明显，持续至经期第三天后减轻。近3年有正常性生活，未避孕但一直未怀孕。月经 $\frac{6\sim9}{30}$ 天，月经量偏多，每次行经前心理压力较大。妇科检查：子宫后倾，活动度较差，触诊盆腔有压痛。

问题：

1. 试述该患者目前最可能的医疗诊断。

2. 为进一步确诊，该患者还需要做哪些检查？

3. 试述该患者目前存在的主要护理问题和相应的护理措施。

当具有生长功能的子宫内膜组织（腺体和间质）出现在子宫体以外的部位时称子宫内膜异位症（endometriosis，EMT），简称内异症。异位内膜虽可生长在远离子宫的任何部位，但绝大多数病变出现在盆腔脏器及壁腹膜，以卵巢及宫骶韧带最常见，其次为子宫、直肠子宫陷凹、腹膜脏层、直肠阴道隔等部位，故临床常称盆腔子宫内膜异位症（图19-1）。异位内膜侵犯卵巢皮质并在其内反复生长、出血，形成单个或多个囊肿型的典型病变称为卵巢子宫内膜异位囊肿，俗称"卵巢巧克力囊肿"。

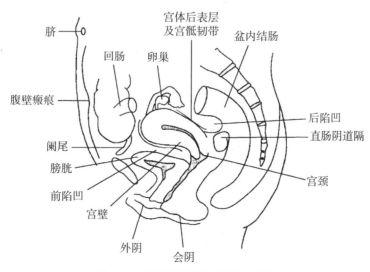

图 19-1 子宫内膜异位症的发生部位

中医学无此病名，根据其临床表现属"痛经""癥瘕""月经不调""不孕"等病证范畴。最早见于《金匮要略》。

【病因及发病机制】

流行病学统计表明，子宫内膜异位症多发于 25～45 岁的育龄期女性，且生育少和生育晚者发病明显高于生育多者。近年来，其发病率呈明显上升趋势，其中 20%～90% 的慢性盆腔疼痛及痛经患者、25%～35% 的不孕症患者、5%～15% 的妇科手术患者与此病有关。

子宫内膜异位症为良性病变，但具有类似恶性肿瘤的远处转移和种植生长能力。其发病机制尚未完全阐明，目前主要有以下学说：

1. 子宫内膜种植学说 1921 年 Sampson 首次提出了种植学说，他指出经期时子宫内膜腺上皮和间质细胞可随经血逆流种植于卵巢和盆腔腹膜，并继续生长和蔓延，形成盆腔内异症。多数临床和实验研究均支持这一学说，但仍无法解释盆腔外内异症的发生，以及多数育龄女性存在经血逆流却只有少数人（10%～15%）发病的原因。

2. 淋巴及静脉播散学说 该学说认为子宫内膜组织可通过淋巴和静脉向远处播散，解释了盆腔外内异症发生机制，但其发病率极低。

3. 体腔上皮化生学说 卵巢表面上皮、盆腔腹膜都是由胚胎期具有高度化生潜能的体腔上皮分化而来。Meyer 从而提出体腔上皮分化而来的组织，在反复受到经血、慢性炎症或持续卵巢激素刺激后，均可被激活而衍化为子宫内膜样组织，形成子宫内膜异位症。

4. 遗传学说 本病具有家族聚集性，患者一级亲属的发病风险是无家族史者的 7 倍，单卵双胎孪生姐妹发病率高达 75%，提示该病可能通过基因或多因素遗传。

【临床表现】

1. 症状 因人而异，且可因病变部位不同而出现不同症状，约 25% 患者无明显不适。

（1）痛经和持续下腹痛：继发性痛经是子宫内膜异位症的典型症状，且多随局部病变加重而逐年加剧。疼痛多位于下腹部及腰骶部，可放射至阴道、会阴、肛门或大腿，常于月经来潮前 1～2 日开始，经期第一日最剧，以后逐渐减轻，至月经干净时消失。疼痛程度与病灶大小并不一定成正比。

（2）月经失调：15%～30% 患者有经量增多、经期延长或经前点滴出血。月经失调可能与卵巢实质病变、无排卵、黄体功能不足或同时合并有子宫腺肌病或子宫肌瘤有关。

（3）不孕：不孕率高达 40%，可能与盆腔内器官和组织广泛粘连和输卵管蠕动减弱、影响精卵结合和运送、黄体期功能不足、未破裂卵泡黄素化综合征（LUFS）、自身免疫反应异常等有关。

（4）性交不适：多见于直肠子宫陷凹有异位病灶或因局部粘连使子宫后倾固定者。性交时刺激宫颈或子宫收缩上提而引起疼痛，多表现为深部性交痛，月经来潮前性交痛更为明显。

（5）其他特殊症状：与内异症的发病部位不同有关，在盆腔外任何部位有异位内膜种植生长时均可在局部出现周期性疼痛、出血和肿块，并出现相应症状。如肠道内异症者可出现腹痛、腹泻或便秘、周期性少量便血，甚至使肠管受压出现肠梗阻症状；膀胱肌壁受累者可引起尿痛和尿频，但常因严重痛经症状掩盖而被忽略；异位病灶侵犯和压迫输尿管时，可出现一侧腰痛和血尿，但极罕见；剖宫产术后的腹壁子宫内膜异位结节，也可见腹部瘢痕疼痛，包块逐渐增大，腹痛多加剧。

2. 体征 除巨大的卵巢子宫内膜异位囊肿可在腹部扪及肿块及囊肿破裂时出现的腹膜刺激征外，一般腹部检查均无明显异常。典型的盆腔子宫内膜异位症在盆腔检查时，可发现子宫多后倾固定，直肠子宫陷凹、宫骶韧带或子宫后壁下段等部位扪及触痛性结节。在子宫的一侧或双侧附件处扪到与子宫相连的囊性偏实不活动包块，往往有轻压痛。病变累及直肠阴道间隙，可在阴道后穹隆部扪及或看到隆起的紫蓝色斑点、小结节或包块。

【治疗要点】

根据患者年龄、症状、病变部位、病变范围以及有无生育要求等情况全面考虑来确定个体化治疗方案，包括期待治疗、药物治疗、手术治疗、药物与手术联合治疗及不孕治疗五方面。

1. 期待治疗 仅适用于轻度内异症患者，一般可数月随访一次。随访过程中，若患者症状和体征加剧时，应改用其他较积极的治疗方法。希望生育者一般不用此法。

2. 药物治疗 适用于有慢性盆腔痛、经期痛经症状明显，有生育要求及无卵巢囊肿形成的患者。临床常用性激素抑制治疗，使患者假孕或假绝经，导致子宫内膜萎缩、退化、坏死。常用口服避孕药、孕激素、孕激素受体拮抗剂、达那唑、孕三烯酮、促性腺激素释放激素激动剂等药物。

3. 手术治疗 适用于：①药物治疗后症状不缓解，局部病变加剧或生育功能仍未恢复者；②卵巢内膜异位囊肿直径＞5～6cm，特别是迫切希望生育者。手术方法有经腹手术和经腹腔镜手术两种。腹腔镜手术是首选的手术方法，目前认为腹腔镜确诊、手术＋药物为治疗内异症的金标准。手术方式有保留生育功能手术、保留卵巢功能手术和根治性手术3类。

4. 联合治疗 指手术＋药物或药物＋手术＋药物的联合治疗。单纯手术治疗和单纯药物治疗均有其局限性，因此采用手术前给予3～6个月药物治疗，使异位病灶缩小、软化，有利于缩小手术范围和手术操作；对保守性手术、手术不彻底或术后疼痛不缓解者，术后予以6个月的药物治疗，以降低复发率。

5. 不孕治疗 腹腔镜手术能提高妊娠率，希望妊娠者术后不宜采用药物巩固治疗，应尽早采取促排卵或辅助生殖技术等治疗，以便尽快受孕。

【护理评估】

1. 健康史 询问患者年龄、家族史、月经史、孕产史。重点评估有无痛经史、剖宫产史、多次分娩史、多次刮宫史，有无宫颈管狭窄或阴道闭锁经血排出不畅病史，不孕症患者要特别注意询问有无多次输卵管通液、碘油造影等宫腔操作史，注意这些因素与本病发生的时间关系。

2. 身体状况 询问痛经或腹痛起始时间、疼痛程度和持续时间，有无性交痛和肛门坠胀感等，了解疼痛是否明显发生在某次手术或宫腔操作后，典型症状常为继发性、进行性的痛经和性交痛。常规进行双合诊和三合诊。判断子宫的位置、活动度、有无触痛，附件处有无肿块、肿块的大小和性质。阴道后穹隆是否扪及小结节或包块，是否见到紫蓝色斑点。

3. 心理社会状况 了解患者月经前期和月经期的症状，包括紧张、焦虑。判断对疼痛恐惧的程度。有不孕、流产病史者观察和询问相关心理反应。子宫内膜异位症给患者带来的心理压力主要有两个方面：对疼痛的恐惧和对不孕的担忧。周期性、规律性的下腹疼痛和腰骶部疼痛使患者常常在月经来潮前几日就开始紧张，恐惧月经期的来临。不孕的诊断无疑也是心理压力来源之一，在不孕症的治疗过程中再次经受社会和经济压力。

4. 相关检查 凡育龄期妇女有继发性痛经且表现为进行性加重或不孕，妇科检查扪及盆腔内有触痛性结节或子宫旁有不活动的囊性包块时，可初步诊断为子宫内膜异位症，但临床还需借助下列辅助检查：

（1）腹腔镜检查：是目前诊断子宫内膜异位症最佳方法，特别是对盆腔检查和B超检查均无阳性发现的不孕或腹痛患者更是唯一手段。腹腔镜可直视盆腔子宫内膜异位症病灶的典型外观，对可疑病变进行活检可以确诊。

（2）B超：是辅助检查子宫内膜异位症的有效方法，可确定卵巢子宫内膜异位囊肿的位置、大小和形状，囊肿直径一般5~6cm。囊壁一般较厚，且粗糙不平，与周围器官特别是子宫粘连较紧；偶尔能发现盆腔检查时未能扪及的包块。

（3）CA125测定：可用于子宫内膜异位囊肿与附件的非异位的良性囊肿鉴别，子宫内膜异位症患者血清CA125值可能升高，但一般不超过2000kU/mL。内异症药物或手术治疗后CA125值可下降，但复发后又会上升。在治疗过程中监测病情变化，指导用药剂量及疗程长短，评定治疗效果，及早测知有无复发。

（4）活组织病理检查：往往在腹腔镜下对可疑病变进行活检，即可确诊为子宫内膜异位症。

【主要护理诊断/问题】

1. 疼痛 与刺激周围组织中的神经末梢有关。

2. 恐惧 与害怕经前期、经期持续下腹痛、腰骶部疼痛有关。

3. 自尊紊乱 与不孕症的诊断有关。

4. 知识缺乏 与患者缺乏疾病相关知识有关。

【护理措施】

1. 一般护理 建立良好的护患关系，向患者详细解释痛经发生的原因；月经来潮前1周用热水坐浴、热敷下腹部、喝热饮料，减轻疼痛；腰腹部酸痛时，给予腰腹部按摩，增加舒适感；保持会阴部清洁，温开水清洗会阴，1~2次/日。

2. 饮食护理 加强营养，避免经期吃酸、冷、辣等刺激性食物，少食用偏寒性的食物，如冷饮、番茄、西芹、西洋菜等；少食羊肉、韭菜、狗肉、胡椒、姜、桂皮等温燥性食物；忌烟、酒及辛辣刺激性食物，忌肥腻、油煎、霉变、腌制食物。

3. 病情监测 观察患者疼痛的时间、程度、性质、放射部位及伴随症状；B超监测子宫内膜异位囊肿的位置、大小，监测用药效果及副作用。

4. 用药护理 内异症患者异位的子宫内膜随卵巢激素变化而发生周期性出血，妊娠和闭经可使异位内膜萎缩退化，因此通过性激素类药物促使闭经或抑制卵巢排卵，可促进该病的治愈。临床常选择的药物有：口服避孕药、丹那唑、内美通、促性腺激素释放激素激动剂（GnRH-α）、他莫昔芬、合成孕激素（炔异诺酮、炔诺酮或安宫黄体酮）等。药物治疗期间，告知患者用药注意事项、定期复查肝功能、可能出现的副反应（如恶心、乏力、食欲不振、体重增加、肝功能异常、闭经等），以及坚持遵医嘱用药和定期复查的重要性和必要性。

5. 对症护理 腰腹部疼痛严重者，可遵医嘱使用前列腺素合成酶抑制剂，如吲哚美辛、双氯芬酸钠、萘普生或布洛芬等对症治疗。

6. 心理护理 倾听患者对疾病的认识和叙述，引导患者表达真实感受，采取相应措施对患者进行心理安慰与疏导，缓解和消除患者的焦虑、恐惧。保持愉快心情，采取听音乐、看书、参加文娱活动等放松术，转移、分散注意力。

7. 防止医源性异位内膜种植 月经期避免妇科检查、盆腔手术操作，若有必要，应避免重力挤压子宫。应尽量避免多次的子宫腔手术操作，特别是在月经前期，手术操作要轻柔，如人工流产应避免造成宫颈损伤导致宫颈粘连。切开子宫的手术注意保护好腹壁切口，特别是中期妊娠剖宫取胎手术。

【健康教育】

1. 积极治疗原发病 尽早治疗某些可能引起经血潴留或引流不畅的疾病，如无孔处女膜、先天性生殖道畸形、阴道闭锁、宫颈管闭锁、宫颈粘连或后天性炎性阴道狭窄等，以免潴留的经血倒流入腹腔。月经期避免剧烈运动、性交。

2. 适龄婚育和药物避孕　妊娠可延缓子宫内膜异位症的发生发展，所以有痛经症状的妇女应适龄结婚及孕育；已有子女者，可长期服用避孕药抑制排卵，促使子宫内膜萎缩和经量减少，使子宫内膜异位症发生机会相应减少。

【复习思考题】

1. 查阅相关文献，子宫内膜异位症的治疗及护理有何新进展。
2. 为降低子宫内膜异位症的发病率，如何对育龄期女性进行健康教育。
3. 试述诊断子宫内膜异位症临床常用的辅助检查及其临床意义。

第二十章
不孕症及辅助生殖技术

扫一扫，查阅本章数字资源，含PPT、音视频、图片等

　　不孕症是一组由多种病因导致的生育障碍状态，是育龄夫妇的生殖健康不良事件。近几十年来，辅助生殖技术日趋成熟，帮助许多不孕夫妇获得后代，但技术涉及某些伦理和法律问题，有待严格管理和进一步规范。

第一节　不孕症

【案例】

　　患者，女，27岁。结婚3年，正常性生活，无任何避孕措施，一直未怀孕。月经 $11\frac{3\sim5}{28}$ 天，月经量中等，无痛经，白带不多，经过1年多治疗效果不佳，情绪低落。既往体健。妇科检查：子宫前位，大小正常。B超检查：子宫未见异常，双侧卵巢呈多囊改变。

　　问题：

　　1.试述该患者主要的医疗诊断和诊断依据。

　　2.试述该患者存在的主要护理问题和护理措施。

　　女性无避孕性生活至少12个月而未孕，称为不孕症（infertility），在男性则称为不育症。不孕症分为原发性和继发性两大类，既往从未有过妊娠史，无避孕而从未妊娠者称为原发性不孕；既往有过妊娠史，而后无避孕连续12个月未孕者，称继发性不孕。不孕症发病率因国家、民族和地区不同存在差别，我国不孕症发病率为约7%～10%。

　　中医学亦称本病为"不孕症"，原发性不孕称为"全不产"，继发性不孕称为"断续"。最早见于《内经》。

【病因及发病机制】

　　不孕的病因可能包括女方因素、男方因素及男女双方因素。

　　1.女性不孕因素　受孕是一个复杂的生理过程，必须具备以下条件：①卵巢排出的卵子正常；②精液、精子正常；③卵子和精子能够在输卵管内相遇并结合成为受精卵，受精卵顺利地被输送进入子宫腔；④子宫内膜适合受精卵着床。上述任何一个条件不正常便能阻碍受孕，所以女性不孕因素包括输卵管因素、卵巢因素、子宫因素、宫颈因素和阴道因素。其中以输卵管因素及卵巢因素居多。

　　（1）输卵管因素：最常见因素。输卵管具有运送精子、摄取卵子和把受精卵送进宫腔的作

用，任何影响输卵管功能的病变都可导致不孕，如输卵管异常、慢性输卵管炎引起伞端闭锁或输卵管粘连、堵塞、子宫内膜异位症（异位内膜种植于输卵管）、先天性发育不良（如输卵管肌层菲薄、纤细、先天性输卵管扭曲）、盆腔粘连等。

（2）卵巢因素：包括排卵因素和内分泌因素，其中无排卵是最严重的一种导致不孕的原因。引起卵巢功能紊乱导致持续不排卵的因素有：①卵巢病变，如先天性卵巢发育不全、多囊卵巢综合征、卵巢功能早衰、功能性卵巢肿瘤、卵巢子宫内膜异位囊肿等。②下丘脑 – 垂体 – 卵巢轴功能紊乱，包括下丘脑性无排卵、垂体功能障碍、希恩综合征引起无排卵。③全身性因素，如营养不良、压力、肥胖、甲状腺功能亢进、肾上腺功能异常、药物副作用等影响卵巢功能导致不排卵。对月经周期紊乱、年龄 ≥ 35 岁、卵巢窦卵泡计数持续减少、长期不明原因不孕的夫妇，首先应考虑排卵障碍的病因。

（3）子宫因素：子宫具有储存和输送精子、孕卵着床及孕育胎儿的功能。子宫先天性畸形、子宫黏膜下肌瘤、子宫内膜炎、内膜结核、内膜息肉等影响受精卵着床，导致不孕或孕后流产。

（4）宫颈因素：宫颈管是精子上行的通道，其解剖结构和宫颈黏液的分泌性状与生育密切相关，直接影响精子上行进入宫腔。宫颈狭窄或先天性宫颈发育异常、宫颈黏液功能异常、宫颈炎症及宫颈免疫学功能异常，影响精子进入宫腔，均可造成不孕。

（5）阴道因素：先天性无阴道和阴道损伤后可影响性交并阻碍精子进入；严重阴道炎时，阴道 pH 值发生改变，使精子活力下降，存活时间缩短甚至精子被吞噬而影响受孕。

2. 男性不育因素

（1）精液异常：性功能正常，先天或后天原因所致精子的数量、结构和功能异常，表现为少精、无精、精子发育停滞、畸精率高或精液液化不全等，如睾丸炎症、严重生殖道感染、下丘脑 – 垂体 – 睾丸轴功能紊乱等，导致精子生成障碍。

（2）性功能异常：外生殖器发育不良或勃起障碍、不射精、逆行射精等使精子不能正常射入阴道内，均可造成男性不育。

（3）免疫因素：在男性生殖道免疫屏障被破坏的情况下，精子、精浆在体内产生抗精子抗体，使射出的精子产生凝集而不能穿过宫颈黏液。

3. 男女双方因素

（1）知识缺乏：男女双方缺乏性生活的基本知识。

（2）精神因素：男女双方盼孕心切造成精神过度紧张。此外，工作压力、疲乏、抑郁等都因为心理压力大而导致不孕。

（3）免疫因素：近年研究认为有两种免疫情况影响受孕：①同种免疫：精子、精浆或受精卵是抗原物质，被阴道或子宫内膜吸收后，通过免疫反应产生抗体物质，使精子与卵子不能结合或受精卵不能着床；②自身免疫：不孕妇女血清中存在透明带自身抗体，与透明带起反应后可阻止精子穿透卵子，因而影响受精。

（4）不明原因：是一种生育能力低下的状态，依靠现今检查方法尚未发现明确病因。

【临床表现】

不孕症共同的临床表现为夫妻正常性生活 1 年，未避孕未孕。不同病因导致的不孕症可能伴有相应病因的临床症状。

【治疗要点】

尽量采取自然、安全、合理的方案进行治疗，充分考虑女性卵巢生理年龄。首先应改善生活方式，对体重超重者减轻体重至少 5% ~ 10%；体质瘦弱者，纠正营养不良和贫血；戒烟酒、戒毒；掌握性知识，学会预测排卵期，掌握受孕最佳时机（排卵前 2 ~ 3 日至排卵后 24 小时内），性交频率适度，以增加受孕机会。

1. 治疗生殖器器质性病变 如输卵管阻塞或粘连者，可行腹腔镜下输卵管造口术、整形术、吻合术及输卵管子宫移植术等，以达到输卵管再通的目的；有内分泌功能的卵巢肿瘤，应予以切除；对于男方精液指标正常，女方卵巢功能良好、不孕年限＜ 3 年的年轻夫妇，可先行期待治疗，也可配合中药调理。

2. 诱发排卵 对于无排卵患者，可使用氯米芬、绒毛膜促性腺激素、黄体生成激素释放激素、尿促性素、溴隐亭等。

3. 补充黄体分泌功能 适用于黄体功能不全者。于月经期第 20 日开始，每日肌注黄体酮 10 ~ 20mg，连用 5 日。

4. 改善宫颈黏液性状 于月经周期第 5 日起，己烯雌酚 0.1 ~ 0.2mg，连服 10 日。使宫颈黏液稀薄，有利于精子穿过。

5. 免疫性不孕的治疗 抗精子抗体阳性的患者，性生活时采用避孕套 6 ~ 12 个月，以降低患者抗精子抗体水平。

6. 辅助生殖技术 根据具体情况采用人工授精、体外受精 – 胚胎移植、配子移植技术等，详细内容见本章第二节辅助生殖技术。

【护理评估】

不孕夫妇是一个生殖整体，询问病史、身体评估、相关检查等步骤在男女双方均不可少。

1. 健康史

（1）男方健康史：询问既往有无影响生育的慢性疾病史，如睾丸炎、腮腺炎、前列腺炎、结核病等，有无疝修补、输精管切除等手术史。了解个人生活习惯、嗜好以及工作、生活环境；详细询问婚育史、性生活情况，有无性交困难。

（2）女方健康史：询问年龄、生长发育史、生育史、同居时间、性生活状况、避孕情况、家族史、手术史等。重点是月经史、生殖器官炎症史及慢性疾病史。对继发不孕，应了解以往流产或分娩情况，有无感染史等。

（3）双方的相关资料：包括结婚年龄、婚育史、是否两地分居、性生活情况（性交频率、采用过的避孕措施、有无性交困难）、烟酒嗜好等。

2. 身体状况

（1）男方：检查外生殖器有无畸形或病变；重点是精液常规检查。

（2）女方：包括体格检查、卵巢功能检查、输卵管功能检查、宫腔镜检查等，重点检查内外生殖器，处女膜有无过厚或较坚韧，阴道有无痉挛或横隔、纵隔、瘢痕或狭窄，子宫颈或子宫有无异常、子宫附件有无压痛、增厚或肿块。

3. 心理社会状况 不孕症的诊断及治疗带来的影响可以涉及生理、心理、社会和经济等方面。

（1）生理：多源于激素治疗和辅助生殖技术治疗过程带来的不适。

（2）心理：一旦妇女被确诊患不孕症之后，立刻出现一种"不孕危机"，表现出震惊、否认、愤怒或敏感、内疚、孤独、悲伤、痛苦、沮丧和失望等一系列心理反应。

（3）社会：即使在当今时代，不孕症仍是一个私下里和令人难堪的讨论话题。不孕夫妇通常选择秘而不宣，不再和以往的朋友、亲戚交往，试图摆脱社会活动。另外，社会把不孕的责任更多的归结为女性，因此为数不少的不孕夫妇不能得到家人充分的理解和支持，面临着家庭破裂。

（4）经济：不孕症诊治过程繁杂、治疗往往无效，不孕夫妇不断寻求检查和治疗，给经济方面造成很大的压力。

4. 相关检查

（1）基础体温测定：周期性连续的基础体温测定可大致反映排卵和黄体功能，但不能作为独立的诊断依据。

（2）B 型超声监测卵泡发育：采用经阴道超声，了解子宫大小、形态、肌层回声、子宫内膜的厚度和分型。卵巢体积、双侧卵巢内 2～10mm 直径的窦卵泡计数、优势卵泡的直径，有无异常回声，是否有输卵管积水、盆腔积液等征象。

（3）基础激素水平测定：一般在排卵异常和高育龄妇女（＞35 岁）中进行。包括周期第 2～4 日的 FSH、LH、E_2，可检测卵巢的储备功能和基础状态。

（4）输卵管通畅度检查：①子宫输卵管碘油造影，在自然月经周期、短效避孕药使用周期或无排卵周期，阴道流血干净后 3～7 日进行，观察造影剂注入子宫和输卵管的动态变化，注意宫腔形态、位置；输卵管走行、形态、位置；盆腔内造影剂弥散情况；②子宫输卵管超声造影，通过向宫腔注液或造影剂，可在超声下观察子宫腔的形态和占位，同时观察输卵管的通畅情况。

（5）宫腔镜检查：了解子宫腔形态、内膜色泽和厚度、双侧输卵管开口，能发现有无宫腔粘连、黏膜下肌瘤、内膜息肉、子宫畸形等病变。

（6）腹腔镜检查：可与腹腔镜手术同时进行，用于了解盆腔情况，直视下观察子宫附件的大小和形态、有无盆腔粘连。结合输卵管通液术可在直视下观察输卵管的形态、通畅度及周围有无粘连。

（7）性交后精子穿透力试验：在预测的排卵期进行。试验前 3 日禁止性交，避免阴道用药或冲洗。在性交后 2～8 小时内就诊，取阴道后穹隆液检查有无活动精子，验证性交是否成功，再取宫颈黏液观察，每高倍视野有 20 个活动精子为正常。

（8）免疫检查：判断免疫性不孕的病因是男方的自身抗体因素还是女方的抗精子抗体因素。包括精子抗原、抗精子抗体、抗子宫内膜抗体的检查，有条件者可进一步做体液免疫学检查，包括 IgG、IgA、IgM 等。

（9）精液检查：正常情况下每次排出精液量为 2～6mL，平均为 3～4mL；pH 为 7.0～7.8，在室温中放置 30 分钟内完全液化，总精子数 ≥ $40×10^6$；精子密度（20～200）× 10^9/L；正常形态精子占 66%～88%；射精 1 小时内前向运动活动数 ≥ 50%。

【主要护理诊断/问题】

1. 知识缺乏　与缺乏性生殖知识、缺乏性技巧有关。

2. 自尊紊乱　与不孕症诊治过程繁杂、治疗无效有关。

3. 焦虑　与担心终身不孕或婚姻破裂有关。

【护理措施】

1. 一般护理　夫妇双方劳逸适度，养成良好的生活习惯，男方避免频繁的热水浴、桑拿及长期穿牛仔裤，以利于精子的生存生长。

2. 饮食护理　合理膳食，荤素搭配，宜进食高蛋白、高维生素、高纤维素及富含钙、镁的食物，增强体质，提高女性受孕的概率；戒烟、戒毒、戒酒。

3. 病情监测　监测基础体温及排卵周期、输卵管通畅术后情况，监测男方治疗后情况。观察相关检查后患者有无不适，如子宫输卵管碘油造影术后 1～2 小时，可出现腹部痉挛感，但能自行消除；腹腔镜手术后 1～2 小时，患者若出现一侧或双侧肩部疼痛，应遵医嘱给予可待因类药物止痛。

4. 用药护理　指导妇女在月经周期遵医嘱正确按时服药；告知患者药物的作用及副作用，严密观察药物的不良反应。如服用克罗米芬类促排卵药物，较常见的不良反应有经间期一侧下腹疼痛、卵巢囊肿、血管收缩征兆（如潮热）等，妇女在妊娠后要立即停药。肌内注射尿促性素时，有时引起局部刺激现象，需经常变更注射部位。输卵管内注药者，必须在月经干净 3 日后开始，在排卵前 2~3 日完成，连用 2~3 个周期。激素治疗剂量需个体化，避免治疗过度，减量时需逐渐递减。

5. 促进受孕的指导

（1）指导妇女了解性知识，掌握性技巧，不要把性生活单纯看作是为了妊娠而进行；在性交前、中、后勿使用阴道润滑剂或进行阴道灌洗；性交后不要立即如厕，而应该抬高臀部，卧床休息 20~30 分钟，以使精子进入宫颈。

（2）学会预测排卵期，选择排卵期性交，适当增加性交次数，以提高受孕概率。

6. 心理护理　根据不同心理问题，针对性采取措施，提供必要的心理支持，让他们尽快度过不良心理反应期。

（1）震惊、否认为主者：帮助患者面对现实，积极查找原因和接受科学治疗。

（2）愤怒或敏感为主者：认真听取患者倾诉，与其建立良好的护患关系，了解存在的心理问题及隐私，给予患者极大的同情、安慰和劝导，帮助患者解除心理压力，顺利度过愤怒或敏感期。

（3）内疚、孤独为主者：重视患者家人和亲友对患者的心理作用，他们（尤其是丈夫）的关心、理解和支持非常重要；帮助患者与家人、朋友进行沟通，建立良好的人际关系，树立信心，积极治疗。

（4）悲伤和痛苦为主者：护理人员态度和蔼、语言温和，及时解答患者提出的问题，营造轻松、易于接受的就诊环境；鼓励夫妇同时就诊，以便于同时检查，并且增强妻子的安全感和安慰感。

（5）沮丧和失望为主者：在疾病的发生发展过程中，加以心理干预，调节患者情绪，防止消极心理及异常行为发生（如绝望、借腹生子、甚至轻生等）。

（6）提升妇女的自我形象：帮助妇女认识到在生活中有许多创造性的活动，如义工、运动等。妇女不只是一个生育工具，不孕也不只是妇女单方面的问题，鼓励她们走出家门，接触社会，放下包袱，保持愉快、自信的心情配合治疗。

7. 适宜中医护理技术　遵医嘱辨证选用中药保留灌肠、中医定向透药及小腹部中药外敷等方法。

8. 协助选择人工辅助生殖技术　在诊治过程中，向患者介绍各种辅助生殖技术的优缺点及其适应证，协助其选择最佳治疗方案。

【健康教育】

1. 夫妇双方积极参加体育锻炼，增强体质，维持适当的体重。

2. 注意经期卫生，行经期间及余血未净之时禁止同房。

3. 注意自我保护，若长期从事特殊工作（如接触放射线、某些有毒物质）的患者，应认真采取防护措施，使不孕的因素降低到最低限度。

第二节 辅助生殖技术

【辅助生殖技术】

辅助生殖技术（assisted reproductive techniques，ART）指在体外对配子和胚胎采用显微操作技术，帮助不孕夫妇受孕的一组方法，包括人工授精（artificial insemination，AI）和体外受精 - 胚胎移植（in vitro fertilization and embryo transfer，IVF-ET）及其衍生技术等。试管婴儿就是使用该技术的体外受精 - 胚胎移植方法生育的婴儿。世界首例试管婴儿的诞生被誉为继心脏移植成功后 20 世纪医学界的又一奇迹，掀起了全球许多国家研究这一高新技术的热潮。

1. 人工授精 人工授精是将精子通过非性交方式注入女性生殖道内，使其受孕的一种技术。

（1）人工授精的分类及适应证：根据其精液来源分为：①丈夫精液人工授精（artificial insemination with husband sperm，AIH）：适用于男方有性功能障碍性疾病（如阳痿、早泄、逆行射精、尿道下裂等）及女方宫颈性不孕者；②供精者精液人工授精（artificial insemination by donor，AID）：适用于男方无精症或遗传性疾病，以及双方血型不合或免疫性不孕者。采用此方法有造成后代近亲结婚的可能，同时潜在遗传性疾病传播及引起相关的法律问题的可能，所以不能滥用。按国家相关法律规定，目前 AID 精子来源一律由国家卫生计划委员会认定的人类精子库提供和管理。

（2）人工授精的主要步骤

①收集及处理精液：用干净无菌取精杯经自慰取精。根据世界卫生组织的标准，在 Makler 精子计数器上计算精子的浓度和活动度。

②促进排卵或预测自然排卵的规律：排卵障碍者可促排卵治疗，单用或联合用药。预测排卵的方法包括月经周期史、基础体温测定、宫颈黏液、B 型超声卵泡监测等。

③选择 AI 时间：受孕最佳时间即排卵前后的 3 ~ 4 日，一般于排卵前后各注射一次。

④方法：妇女取膀胱截石位，臀部略抬高，妇科检查确定子宫位置，消毒外阴后以阴道窥器暴露子宫颈，将宫颈口的黏液拭净，用 1mL 干燥无菌注射器吸取精液 0.3 ~ 0.5mL，连接用于人工授精的导管，注入宫腔内受精。

2. 体外受精与胚胎移植 体外受精与胚胎移植（in vitro fertilization and embryo transfer，IVF-ET）是现代新助孕技术中最基本的技术。其基本原理是从要求受孕妇女的卵巢内取出卵子，在体外与精子发生受精并培养 3 ~ 5 日，再将发育到卵裂期或囊胚期阶段的胚胎移植于宫腔内，使其着床、发育成长为胎儿，俗称"试管婴儿"。

（1）适应证：①输卵管堵塞性不孕症（原发性和继发性）：为最主要的适应证。如患有输卵管炎、盆腔炎致使输卵管堵塞、积水等。②男性轻、中度少精、弱精症；③免疫性不孕及原因不明性不孕者；④子宫内膜异位症经治疗长期不孕者；⑤输卵管结扎术后准备怀孕者，或输卵管吻合术失败者；⑥多囊卵巢综合征经保守治疗长期不孕者。

（2）术前准备：详细了解和记载月经史及近期月经情况、妇科常规检查、B 型超声检查、基础体温测定、女性内分泌激素测定、自身抗体检查及抗精子抗体检查、诊断性刮宫、输卵管造影、宫腔镜或腹腔镜、男方精液检查、男女双方染色体检查以及肝肾功能检查、血尿常规检查等。

（3）主要操作步骤

①控制性超促排卵：由于采用自然周期的卵母细胞进行 IVF-ET，每个周期只有一个成熟卵

泡，常出现取卵失败，使妊娠率低。目前采用克罗米芬、促性腺激素等药物诱发控制超促排卵，以获得多个成熟卵细胞供使用，提高妊娠率。

②监测卵泡发育：采用阴道 B 型超声测量卵泡的直径，同时动态监测血清雌二醇、血清或尿中的黄体生成素。

③ 取卵取精：在卵泡发育成熟尚未破裂时，经腹或经阴道穹隆处以细针穿刺（B 型超声引导下）成熟卵泡，抽取卵泡液找出卵母细胞。取卵当日用自慰的方法留取精液。

④体外受精与培养：取出的卵母细胞放入培养液中培养，使卵子进一步成熟，达到与排卵时相近状态，以提高受精率与卵裂率。然后将卵母细胞和精子在模拟输卵管环境的培养液中受精。

⑤胚胎移植：将体外培养至 2 ~ 8 个细胞的早期胚胎送回母体子宫腔内。

⑥移植后处理：卧床休息 24 小时，限制活动 3 ~ 4 日；肌内注射黄体酮治疗；胚胎移植第 14 日测血或尿 hCG 水平确定妊娠，移植 4 ~ 5 周后阴道超声检查确定是否妊娠。

3. 配子输卵管内移植技术　配子输卵管内移植（gamete intrafallopian transfer，GIFT），是继试管婴儿技术之后发展起来的治疗不孕症更简单、经济、成功率更高的新方法之一。是将配子，即成熟的卵子及活跃的精子，通过腹腔镜或腹部小切口直接放进输卵管的壶腹部，使精子和卵子在人体内正常输卵管内自然受精，然后受精卵通过输卵管壁的纤毛运动移行到子宫内着床进一步发育。

（1）适应证：①原因不明不孕症；②男性不育；③免疫不孕；④子宫内膜异位症；⑤其他因素的不孕症。

（2）主要操作步骤：基本同 IVF-ET，只是在移植配子时需全身麻醉或在腹腔镜下操作。

【常见并发症】

辅助生殖技术常见的并发症多与药物刺激超排卵过程有关，主要有卵巢过度刺激综合征、卵巢反应不足、自然流产、多胎妊娠等。

1. 卵巢过度刺激综合征（ovarian hyperstimulation syndrome，OHSS）　是诱导排卵药物刺激卵巢后，导致多个卵泡发育、雌激素水平过高及颗粒细胞的黄素化，引起全身血流动力学改变的病理情况。在接受促排卵药物的患者中，发生率约 20%。轻重程度不同，临床表现不一。轻者仅表现为腹部膨隆、卵巢增大；重度表现为腹部膨胀，大量腹腔积液、胸腔积液，导致血液浓缩、重要脏器血栓形成和功能损害、电解质紊乱等，严重时可引起死亡。

2. 卵巢反应不足　与 OHSS 相反，卵巢反应不足表现为卵巢在诱发超排卵下卵泡发育不良，卵泡数量或大小或生长速率不能达到用药的预期要求。

3. 多胎妊娠　诱导排卵药物导致的多卵泡发育及多个胚胎移植，致使多胎妊娠发生率高达 30% 以上。目前国内规范限制移植的胚胎数目在 2 ~ 3 个以内，有些国家已经采用了单胚胎移植，减少双胎妊娠，杜绝三胎及三胎以上妊娠。

4. 自然流产　ART 妊娠后流产率为 25% ~ 30%，明显高于自然妊娠的流产率。ART 妊娠流产率增高与多胎妊娠、控制性超促排卵、体外培养过程中对卵子纺锤体的影响等有关。

【护理措施】

1. 一般护理

（1）起居有常，不过度劳逸，避免伤精耗阴。

（2）治疗期间患者身体虚弱，邪气易乘虚而入，应预防感冒。保持外阴清洁，禁房事，避免游泳、盆浴，以防生殖道炎症的发生，影响妊娠。

（3）戒烟酒，避免干扰或破坏卵巢的正常功能，减少流产及胎儿畸形的机会。

2. 饮食护理　中医认为"药食同源"，合理膳食对不同体质及不同原因的不孕症患者有一定帮助。对于营养不良、贫血、各种维生素缺乏的患者，在应用辅助生育技术和药物治疗的同时，宜多食富含维生素且营养丰富的蔬菜、水果及坚果。对于行 IVF-ET 后的妇女，妊娠早期不宜食用大热或大寒或活血化瘀之品，如桂圆、荔枝、螃蟹、甲鱼、红花、山楂等，以防流产或影响胎儿健康发育。

3. 病情观察　ART 超促排卵 hCG 注射后，患者若出现恶心、呕吐、腹胀等症状，应及时就诊。一般患者可在门诊严密随访，指导患者留血、尿标本进行相关检查，协助行 B 型超声检查了解卵巢情况。一旦发生 OHSS，嘱患者卧床休息，定期访视；中重度 OHSS 者应建议住院治疗，遵医嘱给药，严密观察病情；监测生命体征、体重、腹围，记录 24 小时出入水量；留取血、尿标本检查 hCG、肝、肾功能，凝血功能、血液黏稠度、电解质等；协助患者行 B 型超声检查，了解胸、腹水及卵巢情况；必要时做好终止妊娠或放腹水的准备工作。

4. 特殊治疗配合

（1）治疗操作前，对于要求实施 ART 的夫妇进行认真而全面的评估，了解其不孕的原因，判断是否适合行 ART 操作，以及采用何种方法最恰当。

（2）治疗过程中，对采用 IVF-ET 的妇女，严格遵医嘱给予超促排卵药物；监测卵泡发育；做好精液处理、取卵、体外受精和培养、胚胎移植的各项准备工作并配合实施；胚胎移植后嘱患者卧床休息 6~24 小时，遵医嘱给予黄体酮或 hCG；移植第 14 日，留取尿或血标本检测 hCG。如经 B 型超声检查确定已妊娠者，应按高危妊娠进行监护处理。

（3）治疗成功后，对 ART 技术成功、孕早期 B 型超声检查发现为多胎妊娠者，应施行选择性胚胎减灭术；妊娠期及分娩期按多胎妊娠进行监护处理。ART 妊娠者在妊娠早期流产率和异位妊娠发生率高，应向患者及家属交代随时注意有无阴道流血和腹痛，如出现异常，及时就诊。

5. 预防并发症

（1）预防 OHSS：注意超促排卵药物应用的个体化原则，严密监测卵泡的发育，根据卵泡数量适时减少或终止尿促性素（HMG）及 hCG 的应用，提前取卵。对有 OHSS 倾向者，于取卵日给予静脉滴注白蛋白，必要时可以放弃该周期，取卵后行体外受精，但不行胚胎移植，而是将所获早期胚胎进行冷冻保存，待自然周期再进行胚胎移植。

（2）预防卵巢反应不足：增加外源性 FSH 剂量，提前使用 HMG 等。

（3）预防自然流产：合理用药；避免多胎妊娠；充分补充黄体功能；移植前进行胚胎染色体分析，防止异常胚胎的种植；预防相关疾病。

6. 心理护理　实施 ART 的夫妇往往需经历漫长的检查治疗过程，对妊娠急切盼望，对 ART 常抱有过分依赖和恐惧心理。护理人员多与其沟通，掌握其心理状态，向其介绍所采取方法的程序、并发症、成功率、注意事项等，使其心情平和，消除恐惧，积极配合治疗。

【复习思考题】

1. 查阅相关文献，简述不孕症的治疗及护理新进展。
2. 简述不孕症患者可能的心理问题及心理干预措施。
3. 简述体外受精－胚胎移植可能面临的伦理问题。

扫一扫，查阅本章数字资源，含PPT、音视频、图片等

第一节　常用避孕方法及护理

【案例】

患者，女，30岁。剖宫产术后3月余，哺乳，月经未来潮，因要求避孕来院就诊。查体：外阴、阴道正常，宫颈光滑，子宫大小正常，前倾位，双侧附件区正常。

问题：

1. 试述该患者宜采取的避孕措施。

2. 请问该患者可否使用口服避孕药避孕？为什么？

采用科学的方法使妇女暂时不受孕，称避孕（contraception），是计划生育的重要组成部分。理想的避孕方法应符合安全、有效、简便、经济、实用的原则，对性生理和性生活无不良影响，且为男女双方均能接受并乐意持久使用。常用的方法有工具避孕和药物避孕。

一、工具避孕

工具避孕法是利用工具阻止精子和卵子结合或通过改变宫腔内环境以达到避孕目的的方法。

（一）阴茎套

阴茎套（condom）也称避孕套，为男用避孕工具，性生活时套在阴茎上，使精液排在套内，不进入阴道而达到避孕目的。

阴茎套为筒状优质薄型乳胶制品，筒径有29、31、33、35mm四种型号，顶端呈小囊状，容量为1.8mL，排精时精液储留在小囊内。现采用甲基硅油作为隔离剂，以增加阴茎套润滑性，并减轻使用时的异物感。使用前选择合适阴茎套型号，吹气检查证实确无漏孔（图21-1），排去小囊内空气后使用。排精后在阴茎尚未软缩时，捏住套口连同阴茎一起抽出。事后须检查阴茎套有无破裂，如有破裂，应采取紧急避孕措

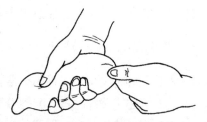

图21-1　阴茎套检查方法

施。每次性生活均应全程使用，不可重复使用。正确使用阴茎套避孕率高达93%～95%，副作用少，并具有防止性传播疾病的作用。

（二）宫内节育器

宫内节育器（intrauterine device，IUD）是一种安全、有效、简便、经济、可逆、广大妇女易于接受的节育器具，目前已成为我国育龄妇女的主要避孕措施。

1. 种类 国内外已有数十种不同类型和形状的宫内节育器（图 21-2），大致分为两大类。

（1）惰性宫内节育器（第一代 IUD）：是由惰性材料如金属、塑料、硅胶等制作而成。国内主要为不锈钢圆环及其改良品。因其带器妊娠率和脱落率高，已于 1993 年停止生产使用。

（2）活性宫内节育器（第二代 IUD）：内含活性物质如金属铜离子、激素、药物及磁性物质等，借以提高避孕效果，减少副作用。近期国内专家推荐 TCu-200B、TCu-200C 等活性宫内节育器。

1）带铜宫内节育器：是我国目前应用最广泛的 IUD。在宫内持续释放具有生物活性、有较强抗生育能力的铜离子

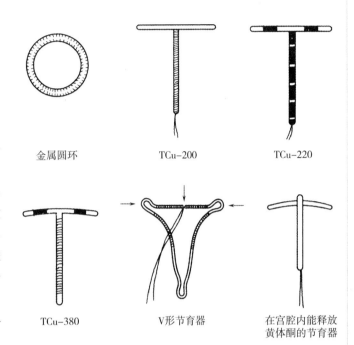

图 21-2 国内常用的宫内节育器

子而起到避孕作用。按形态分为 T 形、V 形、宫形等多种类型。①带铜 T 形宫内节育器（TCu-IUD）：是目前临床首选的宫内节育器，带有尾丝，便于检查和取出。其以聚乙烯为支架，铜丝因易断裂且放置年限较短（一般为 5 ~ 7 年），现多改用铜套，在纵杆或横臂上套以铜管，可放置 10 ~ 15 年，其中 TCu-200 应用最广。TCu-380A 的铜丝内有银芯，能延长使用年限，是目前国际公认性能最佳的宫内节育器，我国已着手引进。②带铜 V 形宫内节育器（VCu-IUD）：是我国常用的宫内节育器之一，有尾丝，放置年限 5 ~ 7 年。其带器妊娠、脱环率较低，但出血率较高，因此取出率较高。此外，还有母体乐 IUD、宫铜 IUD、含铜无支架 IUD（又称吉妮）等。

2）药物缓释宫内节育器：含孕激素 T 形宫内节育器采用 T 形聚乙烯为支架，释放药物贮存在纵杆药管中，管外包有聚二甲基硅氧烷膜控制药物释放。孕激素可使子宫内膜发生变化不利于受精卵着床，宫颈黏液变稠不利于精子穿透，并使子宫肌处于不敏感状态，故带器妊娠率较低，脱落率也低，但易发生突破性出血。目前研制用左炔诺孕酮代替孕酮，并以中等量释放（20μg/d），带有尾丝，放置时间为 5 年。具有带器妊娠率低，脱落率低，且月经量少的优点，主要不良反应为闭经及点滴出血，取出 IUD 后不影响月经的恢复和妊娠。含其他活性药物的宫内节育器，包括含锌、磁、前列腺素合成酶抑制剂吲哚美辛及抗纤溶药物等的节育器，均处于研究阶段。目前，正在研究第三代 IUD，其特点是体积偏小，质地柔韧及放置容易，并且出血和疼痛等副作用少。

2. 避孕原理 宫内节育器的避孕机理较复杂，目前尚未完全明了。

（1）惰性宫内节育器：一般认为其抗生育作用是多方面的。①主要是子宫内膜长期受 IUD 压迫、刺激引起无菌性炎症反应，炎性细胞增多并毒害胚胎，同时产生大量巨噬细胞覆盖于子宫

内膜，致使受精卵不能着床，并吞噬精子和影响胚胎发育；②子宫内膜因长期异物刺激而出现损伤及慢性炎症反应，产生前列腺素，从而改变输卵管蠕动，使受精卵的运行与子宫内膜发育不同步而影响受精卵着床；③子宫内膜长期受压缺血及吞噬细胞作用，激活纤溶酶原，使局部纤溶活性增强，致使囊胚溶解吸收，而致不孕。此外，宫内节育器可使血中免疫球蛋白增加，对抗机体对囊胚着床的免疫耐受性，达到抗着床的效果。

（2）活性宫内节育器：具有与惰性宫内节育器相同的作用机制，而且所致异物反应更重。①带铜的宫内节育器可持续少量向宫腔释放铜离子，干扰子宫内膜锌酶系统活性（如碱性磷酸酶和碳酸酐酶），不利于受精卵着床及胚胎发育；②铜离子具有使精子头尾分离的毒性作用，影响精子获能，从而增强避孕效果；③含孕激素宫内节育器可缓慢向宫腔释放孕激素，使子宫内膜腺体萎缩和间质蜕膜化，不利于受精卵着床，同时使宫颈黏液变稠，不利于精子穿透，并可抑制少部分妇女排卵。

3. 宫内节育器放置术

【适应证】

凡育龄妇女无禁忌证自愿要求放置者。

【禁忌证】

（1）妊娠或妊娠可疑者。

（2）人工流产、中期妊娠引产、分娩或剖宫产后疑有妊娠组织物残留、子宫收缩不良、出血较多或感染可能者。

（3）生殖道急性炎症者。

（4）生殖器官肿瘤者。

（5）子宫畸形者，如双角子宫、子宫纵隔等。

（6）宫颈内口过松、重度陈旧性宫颈裂伤或子宫脱垂者。

（7）严重全身性疾病者。

（8）宫腔＜5.5cm或＞9.0cm者（足月分娩后、大月份引产后或放置含铜无支架IUD除外）。

（9）有铜过敏史者（不放置带铜IUD）。

（10）近3个月内出现月经失调或阴道不规则流血者。

【物品准备】

阴道窥器1个，卵圆钳2把，宫颈钳1把，探针1个，弯盘1个，放环器1个，剪刀1把，节育器1个，此外还应准备孔巾1块，无菌手套1副，0.5%碘伏棉球若干，一次性中单1个。

【操作方法】

受术者排空膀胱，取膀胱截石位。0.5%碘伏棉球消毒外阴部，铺无菌孔巾。常规双合诊检查子宫大小、位置及附件情况。阴道窥器暴露宫颈后，再次消毒阴道、宫颈及宫颈管，以宫颈钳钳夹宫颈前唇（子宫过度前倾前屈者可钳夹后唇），用子宫探针顺子宫屈向探测宫腔深度，宫颈管较紧者应以宫颈扩张器顺序扩张至6号。用放环器将节育器推送至宫腔底部，带有尾丝者在距宫口2cm处剪断。观察无出血，取出宫颈钳及窥器。

【护理要点】

（1）节育器的选择：T形节育器按其横臂宽度（mm）分为26、28、30号三种。根据受术者宫腔深度选择适当大小节育器（一般宫腔深度≤7cm者用26号，＞7cm者用28号）。

（2）放置时间：①月经干净后3~7日无性交；②产后42日会阴伤口已愈合，恶露已净，子宫恢复正常；③剖宫产术后半年；④人工流产术后（出血少、宫腔深度小于 10cm、刮宫完全者）立即放置；⑤哺乳期排除早孕；⑥自然流产者于自然转经后放置，药物流产 2 次正常月经后放置；⑦含孕激素 IUD 在月经第 3 日放置；⑧放置期限已满，取器后可立即更换新的 IUD。

（3）术前指导：术前向受术者介绍手术目的、步骤、避孕原理及注意事项，解除其思想顾虑，取得配合。

（4）术后健康教育：①术后休息 3 日，1 周内避免重体力劳动，2 周内禁性生活及盆浴，保持外阴清洁；②术后 3 个月内每次行经或大便时注意有无节育器脱落；③术后第一年第 1、3、6、12 个月各复查 1 次，以后每年复查 1 次；④术后可能有少量阴道流血及下腹不适，如出现腹痛、发热、出血多，应随时就诊。

4. 宫内节育器取出术

【适应证】

（1）因副反应经治疗无效或出现并发症者。

（2）拟改用其他避孕措施或绝育者。

（3）带器妊娠者。

（4）计划再生育或不需避孕者。

（5）放置期限已满需更换者。

（6）围绝经期月经紊乱者。

（7）绝经 1 年者。

【禁忌证】

（1）急性生殖道炎症者治愈后再取出。

（2）全身情况不良或疾病急性期，待病情好转后再取出。

【物品准备】

基本同宫内节育器放置术，仅需将放环器换为取环钩，外加止血钳 1 把。

【操作方法】

取器前需经 B 超或 X 线检查确定宫腔内是否存在节育器及其类型。常规消毒外阴、阴道及宫颈，双合诊妇科检查，带尾丝者，用血管钳夹住尾丝后轻轻牵引取出；无尾丝者，先用子宫探针查清节育器位置后，再用取环钩钩住环下缘缓缓牵引取出。取器发生困难时应分析原因，如宫颈管过紧，应扩张宫颈；子宫屈度过大者，需将其矫正成水平位后再取；也可暂停手术，待下次月经干净后在 B 超监护下操作，必要时可在宫腔镜下取出。

【护理要点】

（1）取器时间。①一般于月经干净后 3~7 日；②子宫不规则出血或出血多者随时取出；③带器早期妊娠者于人工流产时取出；④带器异位妊娠者于术前诊断性刮宫时或术后出院前取出。

（2）术后休息 1 日，禁止性生活和盆浴 2 周，保持外阴清洁。根据具体情况提供避孕措施的相关咨询指导。

5. 放置宫内节育器的不良反应及防治

（1）阴道流血：表现为月经量增多、经期延长或不规则出血。常发生于放置 IUD 后 6 个月内，最初 3 个月内尤甚，一般不需处理。出现月经过多者除建议其注意休息、增加营养、严密观察出血的量和持续时间外，应指导患者严格遵医嘱使用止血剂。

（2）腰酸腹胀：节育器与宫腔大小或形态不符时，可致子宫频繁收缩而引起腰酸或下腹坠胀。轻症不需处理，重症经休息并遵医嘱给予解痉药物治疗无效者，应考虑更换合适的节育器。

6. 放置宫内节育器的并发症及防治

（1）感染：多因放置节育器时无菌操作不严格或节育器尾丝过长导致上行感染，特别是生殖器官本身存在感染灶时，易导致急性或亚急性盆腔炎发作。一旦发生感染，应选用广谱抗生素积极治疗，并取出节育器。

（2）节育器嵌顿或断裂：多因节育器放置时损伤宫壁或放置时间过长引起，也可因节育器过大或表面不光滑，放置后引起宫壁损伤，致部分器体嵌入子宫肌壁或发生断裂，一经确诊应及时取出。取出困难者应经 X 线定位、在 B 超下或宫腔镜下取出。完全嵌入肌层者，则需行腹腔镜或经腹手术取出。为防止节育器嵌顿，术前注意选择与宫腔大小相适应、表面光滑的节育器。

（3）节育器异位：多因术前未查清子宫大小及位置，术中操作不当致子宫穿孔，误将节育器放置宫腔外。哺乳期子宫薄而软，术中易发生穿孔。确诊后应根据节育器所在位置，立即经腹或阴道将其取出。

（4）宫内节育器脱落及带器妊娠

1）节育器脱落：见于操作不规范，未将节育器放至子宫底部；节育器与宫腔大小、形态不符致子宫收缩，促使节育器排出；节育器制作材料的支撑力小，受术者宫颈内口过松、子宫过度敏感或月经过多、体力劳动强度过大等。节育器的脱落多发生于带器后 1 年内，约半数发生在最初 3 个月内，且常在经期脱落，因此，放器 1 年内应定期随访。

2）带器妊娠：多见于节育器下移、脱落或节育器嵌顿、异位等情况。一旦确诊，应行人工流产同时取出 IUD。

二、药物避孕

国内女用避孕药为人工合成的甾体激素避孕药，其特点为安全、有效、经济、简便。

（一）甾体激素避孕药的作用机制

1. 抑制排卵　通过抑制下丘脑释放 GnRH，使垂体分泌的 FSH 和 LH 减少；直接影响垂体对 GnRH 的反应，不出现排卵前 LH 高峰，从而抑制排卵。

2. 改变宫颈黏液性状　受孕激素影响，宫颈黏液量减少而黏稠度增加，拉丝度降低，不利于精子穿透。

3. 改变子宫内膜形态与功能　由于孕激素成分对雌激素的干扰，使子宫内膜增殖期变化受抑制；孕激素作用使腺体及间质提早发生类分泌期变化，使子宫内膜与胚胎发育不同步，不适于受精卵着床。

4. 改变输卵管的功能　在雌、孕激素作用下，输卵管上皮纤毛功能、肌层蠕动频率及输卵管分泌均受到影响，改变了受精卵在输卵管内的正常运送，干扰受精卵着床。

（二）甾体激素避孕药的种类

甾体激素避孕药包括短效及长效口服避孕药、长效避孕针、缓释系统避孕药和避孕贴剂。常用药物见表 21-1。

表 21-1 国内女性用甾体类避孕药

药物类别			药物名称	药物成分		剂型	给药途径
				雌激素含量（mg）	孕激素含量（mg）		
口服避孕药	短效片	单相片	复方炔诺酮片（避孕片1号）（1/4量）	炔雌醇 0.035	炔诺酮 0.6	薄膜片	口服
			复方甲地孕酮片（避孕片2号）（1/4量）	炔雌醇 0.035	甲地孕酮 1.0	片	口服
			复方左炔诺孕酮片	炔雌醇 0.03	左炔诺孕酮 0.15	片	口服
			复方去氧孕烯片（妈富隆）	炔雌醇 0.03	去氧孕烯 0.15	片	口服
			敏定偶（minulet）	炔雌醇 0.03	孕二烯酮 0.075	片	口服
			优思明（yasmin）	炔雌醇 0.03	屈螺酮 3.0	片	口服
		三相片	左炔诺孕酮三相片				
			第一相（1～6片）	炔雌醇 0.03	左炔诺孕酮 0.05	片	口服
			第二相（7～11片）	炔雌醇 0.04	左炔诺孕酮 0.075	片	口服
			第三相（12～21片）	炔雌醇 0.03	左炔诺孕酮 0.125	片	口服
	长效片		复方炔雌醚片	炔雌醚 3.0	氯地孕酮 12.0	片	口服
			复方炔诺孕酮二号片（复甲2号）	炔雌醚 2.0	炔诺酮 10.0	片	口服
			三合一炔雌醚片	炔雌醚 2.0	氯地孕酮 6.0 炔诺孕酮 6.0	片	口服
	探亲避孕药		炔诺酮探亲避孕片		炔诺酮 5.0	片	口服
			甲地孕酮探亲避孕片1号		甲地孕酮 2.0	片	口服
			炔诺孕酮探亲避孕片		炔诺酮 3.0	片	口服
			C53号抗孕片		双炔失碳酯 7.5	片	口服
长效针	单方		庚炔诺酮注射液		庚炔诺酮 200.0	针	肌注
			醋酸甲羟孕酮避孕针（迪波普拉维）		甲羟孕酮 150.0	针	肌注
	复方		复方己酸孕酮	戊酸雌二醇 2.0	己酸孕酮 250.0	针（油剂）	肌注
			复方甲地孕酮避孕针	17β-雌二醇 5.0	甲地孕酮 25.0	针（混悬剂）	肌注
			复方甲羟孕酮注射针	环戊丙酸雌二醇 5.0	醋酸甲羟孕酮 25.0	针	肌注
缓释避孕药	皮下埋植剂		左炔诺孕酮硅胶囊Ⅰ型		左炔诺孕酮 36×6	根	皮下埋植
			左炔诺孕酮硅胶囊Ⅱ型		左炔诺孕酮 75×2	根	皮下埋植
	缓释阴道避孕环		甲硅环		甲地孕酮 200.0 或 250.0	只	阴道放置
	微球或微囊避孕针		庚炔诺酮微球针		庚炔诺酮 65.0 或 100.0	针	皮下注射
			左旋诺孕酮微球针剂		左旋炔诺孕酮 50.0	针	皮下注射
			羟高诺酮微囊针剂		羟高诺酮 50.0	针	皮下注射
避孕贴剂			Ortho Evra	炔雌醇 0.75	17-去酰炔羟酯 6.0	贴片	皮肤外贴

1. 短效口服避孕药　由雌激素和孕激素配伍而成，是应用最广且问世最早的避孕药物。只要按规定服用，避孕成功率按国际妇女年计算可达99.95%。在我国，根据在整个周期中雌、孕激素的剂量和比例变化有单相片和三相片两种。整个周期中雌、孕激素的剂量固定为单相片；三相片中的第一相（第1~6片，共6片）含低剂量雌激素与孕激素，第二相（第7~11片，共5片）雌激素及孕激素剂量均增加，第三相（第12~21片，共10片）孕激素剂量再增加，雌激素减至第一相水平。与单相片相比较，三相片配方合理，炔雌醇剂量与单相片基本相同，但左炔诺孕酮剂量减少30%~40%，突破性出血和闭经发生率显著低于单相片，出现恶心、呕吐等副反应也少。选用三相片者逐年增多。

用法及注意事项：①单相片：自月经周期第5日起，每晚1片，连服22日不间断。若漏服必须于次晨补服。一般于停药后2~3日出现撤药性出血，类似月经来潮，于月经第5日，开始下一个周期用药。若停药7日尚无阴道出血，于当晚或第2日开始第2周期服药。若服用两个周期仍无月经来潮，则应该停药并就医诊治。②三相片：第1周期于月经周期第1日开始服药，按顺序每日1片，先服黄色片6片，再服白色片5片，最后服棕色片10片，连服21日不间断，第2周期及以后改为月经周期第3日开始服药，每日1片，连服21日不间断。若停药7日尚无撤药性出血，于次日开始服下一个周期三相片。

2. 长效口服避孕药　主要由长效雌激素和人工合成的孕激素配伍制成。胃肠道吸收长效的炔雌醚后，储存在脂肪组织内缓慢释放起长效避孕作用，因副反应较多，已较少应用。

3. 探亲避孕药　探亲避孕药有非孕激素制剂、孕激素制剂和雌孕激素复合制剂。常用的探亲避孕药除C53号抗孕药（含双炔失碳酯）外，均为后两种制剂。探亲避孕药不受月经周期时间的限制，在任何一日开始服用均能发挥避孕作用，避孕有效率达98%以上。主要原理是改变子宫内膜形态和功能，并能够使宫颈黏液变黏稠，不利于精子穿透和受精卵着床。

用法及注意事项：孕激素制剂和雌孕激素复合制剂的服用方法：探亲前1日或当日中午服用1片，以后每晚服1片，连续服用10~14日。若已服14日而探亲期未满，可改服短效口服避孕药至探亲结束。C53号抗孕药的服用方法：第1次性交后即刻服1片，次日早晨加服1片，以后每次性交后即服1片。

4. 长效避孕针　目前有单纯孕激素和雌孕激素复合制剂两种。单纯孕激素类长效避孕针容易并发月经紊乱，因不含雌激素，适用于哺乳期妇女避孕。雌孕激素复合制剂发生月经紊乱较少。

用法及注意事项：首月应于月经周期第5日和第12日各肌内注射1支，第2个月起于每次月经周期第10~12日肌内注射1支，一般于注射后12~16日行经。每月肌内注射1次，避孕1个月，避孕有效率达98%。应用长效避孕针前3个月内，可能出现月经周期不规则或经量过多，可应用止血药，或用雌激素或短效口服避孕药调整。月经频发或经量过多者不宜选用长效避孕针。

5. 缓释避孕药　避孕药缓释系统是将避孕药（主要是孕激素）与具备缓释性能的高分子化合物制成多种剂型，使避孕药缓慢释放，以维持恒定的血药浓度，达到长效避孕效果。

（1）皮下埋植剂：我国研制的皮下埋植避孕剂为左炔诺孕酮（LNG）Ⅰ型和Ⅱ型。埋植后，硅胶囊（棒）恒定缓慢地向血循环中释放左炔诺孕酮，每日释放量为30μg。皮下埋植剂不含雌激素，不影响乳汁质量，可用于哺乳期妇女。能随时取出，使用方便，取出后恢复生育功能迅速。皮下埋植剂避孕时间为5年，平均年妊娠率为0.3%。

用法及注意事项：月经周期第7日在上臂内侧做皮下扇形插入，埋植后24小时即可发挥避孕作用。不良反应主要有不规则阴道少量流血或点滴出血，少数出现闭经。一般3~6个月后不良反应可逐渐减轻或消失。也可使用中药止血治疗。

（2）缓释阴道避孕环：通过载体携带甾体激素避孕药，制成环状放入阴道，阴道黏膜上皮直接吸收药物，产生避孕作用。国内研制的硅胶阴道环，也称甲硅环，每日可释放甲地孕酮130μg，有效率达97.3%。

用法：缓释阴道避孕环取、放方便，于月经干净后自行放入阴道后穹隆或套在宫颈上，有效期为1年。

（3）微球和微囊避孕针：是一种新型缓释系统避孕针，用有生物降解作用的高分子聚合物与甾体激素避孕药混合或包裹制成微球或微囊，将其注入皮下，缓慢释放避孕药，高分子聚合物能够在体内降解、吸收，无需取出。

用法：皮下注射微球及微囊避孕针，一次注药可避孕3个月。

6. 避孕贴剂　是一种外用的缓释系统避孕药。贴剂中含有人工合成的雌激素及孕激素储药区，粘贴于皮肤后，可按一定的药物浓度和比例释放，通过皮肤吸收，发挥避孕作用，效果同口服避孕药。

用法：美国研制的 Ortho Evra 贴剂含有炔雌醇和 17- 去酰炔诺肟酯，月经周期第 1 日使用，每周 1 帖，使其黏附于皮肤，连用 3 周，停药 1 周。

（三）甾体激素避孕药的应用

【适应证】

该类药物适用于育龄健康妇女，排除禁忌证者。

【禁忌证】

1.严重心血管疾病，如原发性高血压、冠心病者。

2.急、慢性肝炎或肾炎者。

3.血液病或血栓性疾病者。

4.内分泌疾病如糖尿病、甲状腺功能亢进者。

5.恶性肿瘤、癌前期病变、子宫或乳房肿块者。

6.哺乳期、产后未满半年或月经未来潮者。

7.精神病生活不能自理者。

8.有严重偏头痛，反复发作者。

9.年龄大于 35 岁的吸烟者。

【药物副反应】

1. 类早孕反应　少数妇女服药后出现头晕、乏力、食欲不振、呕吐等是由于雌激素刺激胃黏膜所致。轻症无须处理，较重者可遵医嘱服维生素 B_6 20mg、维生素 C 100mg 及山莨菪碱 10mg，每日 3 次，连服 1 周。中药可根据患者的症状，服用降逆止呕之香砂六君子汤加陈皮、清半夏、竹茹，每日 1 剂，水煎温服。亦可针灸或指压内关（前臂正中，腕横纹上 2 寸，在桡侧腕屈肌腱与掌长肌腱之间）、足三里（在小腿前外侧，当犊鼻下 3 寸，距胫骨前缘一横指）穴，每日 1 次。一般坚持 1~3 个周期后上述状况可自行缓解或消失。

2. 月经变化　一般服药后月经变得规则、经期缩短、经血量减少、痛经症状减轻或消失。但少数妇女可发生下列情况：闭经，因药物对下丘脑 - 垂体轴抑制过度而致，此时应停药，并按闭经处理。突破性出血，是指服药期间发生的不规则少量出血，多发生在漏服药后，少数人虽未漏服也可发生。若在服药的前半周期出血，系雌激素不足以维持内膜的完整性所致，可每晚加服炔雌醇 0.005 ~ 0.015mg，与避孕片同时服至第 22 日停药。若出血发生于服药后半期，多为孕激素不足引起，可每晚增服避孕药 0.5 ~ 1 片，同服至第 22 日停药。若出血量多如月经，应停药，待出血第 5 日再开始下一周期用药。

3. 体重增加　可能因避孕药中孕激素成分的弱雄激素活性促进体内合成代谢引起，也可能是雌激素成分致水钠潴留所致。可服用中药白术散治疗。

4. 色素沉着　少数妇女的颜面部皮肤出现淡褐色色素沉着，犹如妊娠期妇女，停药后多数能自然消退。

5. 其他　长期服避孕药者，为避免药物影响，以停药 6 个月后再受孕为妥。有关研究资料表明，长期服用避孕药并不增加生殖器官恶性肿瘤的发生率，且对子宫内膜癌、卵巢癌有一定预防作用。

三、其他避孕方法

（一）紧急避孕

在无防护性生活后或避孕失败后几小时或几日内，妇女为防止非意愿性妊娠而采取的补救避孕方法，称为紧急避孕（emergency contraception）。此种方法只能一次性起保护作用，避孕有效率明显低于常规避孕方法。一个月经周期只能用一次，故不应作为常规避孕方法。紧急避孕是通过阻止或延迟排卵，干扰受精或阻碍着床来达到避孕目的。

【适应证】

无防护性生活 72 ~ 120 小时内可使用紧急避孕方法的对象有：①未采用任何避孕方法者；②避孕失败者（如阴茎套破裂、滑脱、过早取出，IUD 脱落，避孕药漏服等）；③遭到性强暴者。

【禁忌证】

已确定妊娠的妇女。

【方法】

1. 宫内节育器　带铜宫内节育器可用于紧急避孕，适合于希望长期避孕且符合放置节育器条件者。放置时间为无防护性生活 5 日（120 小时）内的妇女。

2. 紧急避孕药　①激素类：如复方左炔诺孕酮片，于无防护性生活 3 日（72 小时）内服 1 片，相隔 12 小时再服 1 片；或用 53 号避孕药，性生活后立即服 1 片，次晨加服 1 片。②非激素类：如米非司酮，在无防护性生活 120 小时内服用 1 片（每片 10mg 或 25mg）即可。激素类药物可有恶心、呕吐、不规则阴道出血等副反应，米非司酮副反应少而轻。

（二）安全期避孕

成熟卵子自卵巢排出后可存活 1 ~ 2 日，而其受精能力最强的时间是在排卵后 24 小时内，精子进入女性生殖道可存活 2 ~ 3 日，因此，排卵前后 4 ~ 5 日内为易受孕期，其余时间不易受孕，被视为安全期。采用安全期内进行性交而达到避孕目的，称为安全期避孕。由于其单靠避开易受孕期性交而不用其他药具避孕，故又称自然避孕法。护理人员必须教会采取安全期避孕者确定安全期，通常通过基础体温测定、宫颈黏液检查或根据月经周期规律监测。月经规律者推测其排卵时间为下次月经前 14 日左右，排卵日及其前 5 日、后 4 日以外的时间则为安全期。但妇女排卵时间可受情绪、健康状况或外界环境等诸多因素影响而提前或推后，偶可发生额外排卵，因此安全期避孕法并不十分可靠，失败率达 20%。

（三）黄体生成激素释放激素类似物避孕

黄体生成激素释放激素类似物（LHRH-a）的作用具有双相性。生理情况下，下丘脑释放的 GnRH 可促进 FSH、LH 的合成与分泌，进而促使卵泡发育和排卵，并释放性激素，但当外源性非脉冲式投给大剂量 LHRH-a 时，由于其持续的作用使垂体内的 LHRH 受体失去敏感性，不再对 LHRH-a 产生反应，因此阻碍卵泡发育和排卵。有学者认为，自产后 6 周始，每日给予 LHRH-a300μg 鼻腔内滴入，直至哺乳期结束作为哺乳期间避孕方法，效果满意。停药后 4～8 周卵巢功能恢复。

（四）免疫避孕法

目前正在研究利用单克隆抗体将抗生育药物导向受精卵透明带或滋养层细胞，引起抗原抗体免疫反应，干扰着床和抑制受精卵发育，以达到避孕目的。

第二节　避孕失败补救措施及护理

【案例】

患者，女，20 岁。妊娠 50 日，因未婚要求终止妊娠。既往健康，因初次妊娠，精神过度紧张，在行负压吸引术中突然出现面色苍白，出冷汗，查体血压下降，脉搏明显减慢。

问题：

1.试述该患者最可能的医疗诊断及治疗措施。

2.试述该患者应采取的护理措施。

一、早期妊娠终止方法

早期终止妊娠有人工流产和药物流产两种方法，临床上常用于避孕失败、因严重疾病或患遗传性疾病不宜继续妊娠、检查发现胚胎异常者。

（一）人工流产术

人工流产术（artificial abortion operation）是指妊娠 14 周以内用手术方法终止妊娠者，可分为负压吸引术（妊娠 10 周内）和钳刮术（妊娠 10～14 周）两种。

【适应证】

1.妊娠 14 周内避孕失败要求终止妊娠者。

2.因各种疾病等因素不宜继续妊娠者。

【禁忌证】

1.各种疾病的急性期或严重的全身性疾病者。

2.生殖器官急性炎症者。

3.妊娠剧吐酸中毒尚未纠正者。

4.术前相隔 4 小时 2 次体温在 37.5℃或以上者。

【物品准备】

无菌手术器械及敷料与放置宫内节育器相同，另加宫颈扩张器 1 套、不同型号的吸管各 1 个、刮匙 1 把、小头卵圆钳 1 把、有齿卵圆钳 1 把，并备人流负压电动吸引器。

【操作方法】

1. 负压吸引术　适用于妊娠 10 周以内者。受术者排空膀胱后取膀胱截石位。常规消毒外阴、阴道，铺消毒孔巾。双合诊检查了解子宫位置、大小及附件情况。阴道窥器扩张阴道，暴露宫颈并消毒，宫颈钳夹持宫颈前或后唇，用子宫探针探测子宫屈向和深度，以执笔式持宫颈扩张器顺子宫方向扩张宫颈管，自小号开始逐号扩张至比选用的吸管大半号或 1 号，扩张时注意用力适度，切忌强行伸入。按孕周及宫腔大小选择吸管及负压大小，所用负压不宜超过 500mmHg。将吸引管连接于负压吸引器上，进行负压吸引试验无误后，将吸管头部缓慢送入宫底部，顺时针方向吸引宫腔 1 ~ 2 周，当感觉子宫缩小，子宫壁粗糙，吸头紧贴宫壁上下移动受阻时，可将橡皮管折叠取出吸管，仅见少量血性泡沫而无出血时，表示已吸净。吸引结束后，用小号刮匙轻刮宫腔一周，特别是宫底和两宫角处。取下宫颈钳，用棉球拭净宫颈及阴道血迹，观察无活动性出血，取出窥器，术毕。将全部吸出物用纱布过滤，仔细检查有无绒毛及胚胎组织，肉眼观察发现异常者，即送病理检查。

2. 钳刮术　适用于妊娠 10 ~ 14 周者。为保证钳刮术顺利进行，应先做扩张和软化宫颈准备，如术前将艾司唑仑（舒乐安定）丁卡因；或于术前 3 ~ 4 小时将前列腺素制剂塞入阴道或肌内注射；也可于术前 12 小时将 16 号或 18 号导尿管慢慢插入宫颈管，直至宫腔深度的 1/2 以上处，露于阴道内的一段导管用消毒纱布包裹，置于后穹隆，次日取出。用以上方法软化、扩张宫颈后，用卵圆钳钳夹胎儿及胎盘，必要时用刮勺轻刮宫腔 1 周，观察有无出血，若有出血，加用缩宫素。因胎儿较大且骨骼已经形成，操作较危险，容易造成并发症（如出血多、宫颈裂伤、子宫穿孔等），故应尽量避免大月份钳刮。

【并发症及防治】

1. 子宫穿孔　发生率低，却是人工流产最严重的并发症。多见于哺乳期子宫、瘢痕子宫、子宫过度倾或屈、子宫畸形的情况下，由于术者技术不熟练所致。术中一旦出现无宫底感觉或手术器械进入的深度已超过原来测得深度，提示子宫穿孔，应立即停止手术，并观察生命体征、腹痛情况。穿孔小、无脏器损伤及明显内出血症状，流产已净者，可卧床休息，并给宫缩剂和抗生素，待病情稳定后出院。胚胎组织尚未吸净者，可在 B 超或腹腔镜监护下清宫；尚未进行吸宫操作者，可以观察 1 周后再清除妊娠物；破口大、有内出血或怀疑脏器损伤者，应立即剖腹探查，做相应处理。

2. 人工流产综合征　是指手术时因疼痛或局部刺激使受术者在术中或手术结束时出现心动过缓、心律不齐、血压下降、面色苍白、大汗、胸闷甚至发生昏厥和抽搐等症状。其发生除与受术者精神紧张有关外，主要是子宫体、宫颈受机械性刺激导致迷走神经兴奋所致。因此，术前做好受术者的精神、心理护理，术前充分扩张宫颈、术中动作轻柔；吸宫时注意掌握负压适度，进出宫颈口时关闭负压，吸净后勿反复吸刮宫壁等均有利于预防人工流产综合征的发生。受术者一旦出现上述症状，应立即停止手术，并给予吸氧，一般可以自行恢复；严重者静脉注射阿托品 0.5 ~ 1mg，即可有效控制。亦可在术前 5 分钟针刺合谷、内关穴，留针，术中捻转刺激，以减轻或缓解症状。对于畏惧针刺疗法的患者，可在术中取内关、合谷（手背，第 1、2 掌骨间，即第二掌骨桡侧的中点处）穴，用指压法以缓解症状。

3. 吸宫不全　指人工流产术后有部分妊娠组织残留于宫腔，是人工流产术常见的并发症。多见于子宫体过度屈曲、妊娠合并子宫肌瘤、术者技术不熟练。术后阴道流血超过 10 日，血量多，或流血暂停后又有多量出血者，应考虑为吸宫不全，经 B 超可确诊。无明显感染征象者，应尽早行刮宫术，刮出物送病理检查，术后给予抗生素预防感染；如同时伴有感染，应控制感染后再行刮宫术。亦可用中药桃红四物汤加川牛膝、益母草、炒蒲黄，每日 1 剂，水煎温服，促使残留组织排出。

4. 漏吸　确定为宫内妊娠，但术中未吸到胚胎或胎盘绒毛。常与孕周过小、子宫过度屈曲、子宫畸形（双子宫）及术者操作技术不熟练等有关。因此，术后检查吸出物未发现妊娠物时，应复查子宫大小及位置，重新探测宫腔及时发现问题，必要时重新吸宫。将吸出物送病理检查，还有助于排除异位妊娠的可能。

5. 术中出血多　因妊娠月份大，妊娠物不能迅速排出而影响子宫收缩所致。术中扩张宫颈后，宫颈注射缩宫素促使子宫收缩，同时尽快钳取或吸出妊娠物。

6. 术后感染　多数因吸宫不全或流产后过早恢复性生活，器械、敷料消毒不严或无菌操作观念不强所致。感染初为子宫内膜炎，治疗不及时可以扩散至子宫肌层、附件、腹膜，严重时可导致败血症。此时患者需要半卧床休息，为其提供全身性支持疗法，并积极抗感染。宫腔内有残留妊娠物者，应按感染性流产处理。

7. 羊水栓塞　少见，行钳刮术时，偶可发生羊水栓塞。主要因扩张宫颈不当致宫颈裂伤、胎盘剥离血窦开放，为羊水进入母体提供了条件，若此时应用缩宫素可促使其发生。孕早、中期羊水中有形成分少，即使发生羊水栓塞，患者的症状及严重性均不及晚期妊娠者凶险，死亡率较低。

8. 远期并发症　有宫颈粘连、宫腔粘连、月经失调、慢性盆腔炎、继发性不孕等。

【护理要点】

1. 术前应测量体温、血压及脉搏。详细询问病史；进行妇科检查及实验室检查（如阴道分泌物、血常规、传染病检查等），排除禁忌证；根据 hCG 测定或 B 超检查进一步明确早期宫内妊娠诊断。加强与受术者沟通，了解其感受；同时要关心体贴受术者，给予心理支持，指导其术中配合技巧，解除思想顾虑。

2. 术中严密观察受术者的一般情况（如面色、脉搏等），如有异常情况随时报告术者，并积极协助治疗。

3. 术后受术者应在观察室休息 1~2 小时，注意观察腹痛及阴道流血情况，无异常后方可离院。

4. 吸宫术后休息 3 周，钳刮术后休息 4 周。嘱受术者保持外阴清洁，1 个月内禁止盆浴、性生活。嘱其腹痛或出血多时及时就诊。指导夫妇双方采用安全可靠的避孕措施。

（二）药物流产

药物流产（medical abortion）是用药物终止早孕的一种方法。目前临床上应用米非司酮（mifepristone）和米索前列醇（misoprostol）配伍，完全流产率达 90%~95% 以上。米非司酮是一种合成类固醇，化学结构类似炔诺酮，具有抗孕激素、抗糖皮质激素和轻度抗雄激素的作用。其对子宫内膜孕激素受体的亲和力比黄体酮高 5 倍，因而能和黄体酮竞争受体取代黄体酮与蜕膜的孕激素受体结合，从而阻断黄体酮活性而终止妊娠；同时由于蜕膜坏死，内源性前列腺素释放而使宫颈软化、子宫收缩，促使妊娠物排出。

【适应证】

1. 妊娠 49 日以内、年龄小于 40 岁、自愿要求使用药物流产的健康妇女。

2. 尿 hCG 阳性、B 超确诊为宫内妊娠者。

3. 瘢痕子宫、畸形子宫、哺乳期、宫颈发育不良、严重的骨盆畸形等人工流产术高危人群者。

4. 有多次人工流产史，对手术流产有恐惧和顾虑者。

【禁忌证】

1. 有米非司酮使用禁忌证者，如内分泌疾病、血液疾病、妊娠期皮肤瘙痒史、血栓性疾病、肝肾功能受损等。

2. 有米索前列醇使用禁忌证者，如心血管疾病、哮喘、青光眼、癫痫、结肠炎等。

3. 过敏体质者。

4. 其他：带器妊娠、疑为宫外孕、妊娠剧吐，长期应用抗结核药、抗抑郁药、抗癫痫药、抗前列腺素药等。

【用药方法】

米非司酮 25mg（1 片），每日 2 次口服，连用 3 日，每次服药前后至少空腹 1 小时。第 4 日上午米索前列醇 0.6mg（3 片）顿服。服药过程中可出现恶心、呕吐或腹泻等消化道症状。

【护理要点】

药物流产方法简单，不需要宫腔操作，为无创性流产。其副反应较轻，近期副反应主要表现为阴道流血时间较长和出血量较多，远期副反应还需进一步观察。告知孕妇用药后，要严密随访，若出血量多，或疑为不全流产，需急诊刮宫终止妊娠；若出血时间长，应使用抗生素预防感染。此外，还需注意行药物流产前要排除异位妊娠，否则误行药物流产可导致失血性休克。药物流产必须在有正规抢救条件的医疗机构进行。

二、中期妊娠终止方法

妊娠 13 周至不足 28 周之间用人工方法终止妊娠称为中期妊娠终止。常用方法如下：

（一）依沙吖啶（利凡诺）引产

依沙吖啶是一种强力杀菌剂，当将其注入羊膜腔内、羊膜外宫腔内引产时，可使胎盘组织变性、坏死而增加前列腺素合成，引起宫颈软化、扩张及子宫收缩，促使胎儿及其附属物排出；同时药物被胎儿吸收后，致胎儿中毒死亡。其安全性高，引产成功率为 90% 以上。

【适应证】

1. 中期妊娠，要求终止而无禁忌证者。

2. 因患各种疾病，不宜继续妊娠者。

3. 孕期接触导致胎儿畸形的有毒因素，检查发现胎儿畸形者。

【禁忌证】

1. 急、慢性肝肾疾病及严重心脏病、高血压、血液病者。

2. 各种疾病的急性期、慢性疾病急性发作期及生殖器官急性炎症者。

3. 剖宫产术或肌瘤挖除术 2 年内者。

4. 术前 24 小时体温 2 次超过 37.5℃者。

5. 前置胎盘或局部皮肤感染者。

6. 有依沙吖啶过敏史者。

【物品准备】

1. 羊膜腔内注入法 卵圆钳 2 把，7 号或 9 号腰椎穿刺针 1 个，5mL、20mL 注射器各 1 个，弯盘 1 个，孔巾 1 块，无菌手套 1 副，纱布，胶布，消毒棉球。依沙吖啶 50 ~ 100mg。

2. 宫腔内羊膜腔外注入法 窥阴器 1 个，宫颈钳 1 把，无齿长镊子 1 把，敷料镊 2 把，5mL、20mL 注射器各 1 个，橡皮导尿管 1 根，孔巾 1 块，无菌手套 1 副，药杯，纱布及 10 号丝线。依沙吖啶 50 ~ 100mg。

【操作方法】

1. 羊膜腔内注入法 受术者排空膀胱后取平卧位，常规消毒铺巾。用腰椎穿刺针从 B 超选定或术时选定的穿刺点垂直进针，经过 2 次落空感后即进入羊膜腔（图 21-3）。拔出针芯，见羊水溢出，之后接上装有依沙吖啶的注射器，回抽羊水确定药液无外溢后，将依沙吖啶 50 ~ 100mg 注入羊膜腔。插入针芯后拔出穿刺针，局部用消毒纱布 2 ~ 3 块压迫数分钟后胶布固定，观察 15 分钟无异常方可回病室。

2. 宫腔内羊膜腔外注入法 受术者排空膀胱后取截石位，常规消毒铺巾。窥阴器扩开阴道，暴露宫颈后，阴道宫颈再次消毒，宫颈钳钳夹宫颈前唇，用敷料镊将导尿管送入子宫壁与胎囊间，将稀释的依沙吖啶液由导尿管缓慢注入宫腔（图 21-4）。折叠并结扎外露的导尿管，无菌纱布包裹后放入阴道穹隆部，24 小时后取出阴道填塞纱布及导尿管。

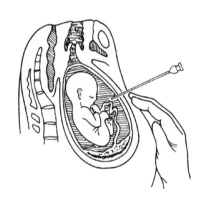

图 21-3　中期妊娠羊膜腔穿刺术

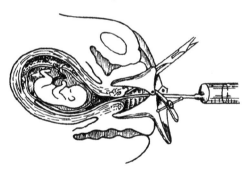

图 21-4　宫腔内羊膜腔外给药法

【注意事项】

1. 依沙吖啶应用剂量通常为 50 ~ 100mg，不得超过 100mg。

2. 宫腔内羊膜腔外注药，必须稀释，浓度不能超过 0.4%。

3. 如从穿刺针末端向外溢血或针管抽出血液时，则表明穿刺部位不准确，应改变或更换穿刺部位，更换穿刺部位不能超过 3 次。

【并发症】

1. 全身反应 偶有体温升高，常在用药后 24 ~ 48 小时内发生，一般不超过 38℃，胎儿排出后恢复正常。

2. 阴道流血 约有 80% 受术者有出血，量不超过 100mL，极少数可超过 400mL。

3. 产道损伤　少数受术者可因软产道弹性欠佳或扩张不充分，而有不同程度的软产道损伤。

4. 胎盘胎膜残留　发生率较低，但为避免组织残留，多主张胎盘排出后即行清宫术。

5. 感染 发生率不高，但严重者可致死亡。

【护理要点】

1. 术前要全面评估受术者身心状况，协助医生严格掌握适应证及禁忌证。告知手术过程及注意事项，解除其顾虑，取得配合。指导受术者术前 3 日禁止性生活，B 超行胎盘定位及穿刺点定位，做好穿刺部位皮肤准备。术前每日冲洗阴道 1 次。

2. 术中注意观察生命体征，识别有无呼吸困难、发绀等羊水栓塞症状。协助术者完成操作。

3. 术后嘱受术者尽量卧床休息，防止突然破水。定时测量生命体征，严密观察并记录宫缩出现的时间及强度、胎心和胎动消失的时间及阴道流血等情况。产后仔细检查软产道及胎盘的完整性，胎盘胎膜排出后常规行清宫术。同时注意观察产后宫缩、阴道流血及排尿情况，及时采取回奶措施，可用中药生麦芽 60 ～ 90g，水煎当茶饮，每日 1 剂，连服 3 日。术后保持外阴清洁，6 周内禁止性生活及盆浴，为产妇提供避孕指导及心理疏导。

（二）水囊引产

水囊引产是将消毒水囊置于子宫壁和胎膜之间，再向囊内注入一定量的生理盐水，刺激子宫诱发宫缩，使妊娠物排出的引产方式。

【适应证】

适用于依沙吖啶引产有禁忌证的中期妊娠，如肝、肾疾患稳定期且能承受手术者。

【禁忌证】

除同依沙吖啶引产外，尚有子宫瘢痕、宫颈或子宫发育不良、前置胎盘者。

【物品准备】

用阴茎套制备水囊，将消毒后的两个阴茎套套在一起排除双层之间的空气，再将 18 号橡皮导尿管送入阴茎套内，其顶端留 2cm，挤出套内空气，用丝线将囊口缚扎于导尿管上。排空囊内空气后将导尿管末端扎紧，消毒备用。其他物品准备同依沙吖啶宫腔内羊膜腔外注入引产。

【操作方法】

受术者排空膀胱后取截石位，常规消毒铺巾。术者复查子宫位置及大小，窥阴器暴露宫颈，消毒阴道及宫颈，宫颈钳夹持宫颈前唇，用宫颈扩张器扩张宫颈口达 8 ～ 10 号。用敷料镊将水囊全部送入子宫腔内，使其置于胎膜和宫壁之间。缓慢将 300 ～ 500mL 生理盐水注入水囊中，并加入数滴亚甲蓝以利于识别羊水或注入液。注入完毕，将导尿管末端折叠扎紧使其不漏水，再用无菌纱布包裹后放入阴道后穹隆部。

【注意事项】

1. 水囊注水量按每孕月 100mL 计算，但最多不超过 500mL。

2. 放置水囊不得超过 2 次。再次放置，应在无感染情况下于前次取出水囊 72 小时后进行。

【并发症】

同依沙吖啶宫腔内羊膜腔外注入引产法。

【护理要点】

基本同依沙吖啶引产。放置水囊后定时测体温、脉搏，观察宫缩，注意有无阴道流血或发热等情况，待出现规律宫缩时应取出水囊。不论有无宫缩，水囊放置的时间最长不超过 48 小时。如宫缩过强、出血较多或体温超过 38℃，则应提前取出，并设法结束妊娠。如果出现宫缩乏力，取出水囊后无宫缩或有较多阴道出血时，应加用缩宫素静脉滴注。

除依沙吖啶、水囊引产外，根据不同情况中期妊娠引产还可采用前列腺素、天花粉结晶蛋白、甘遂、芫花类药物甚至剖宫取胎术。

第三节　女性绝育方法及护理

绝育（sterilization）是指通过手术或药物以达到永久不生育的目的，是一种安全、永久性节育措施。最常用的女性绝育方法为经腹输卵管结扎术、腹腔镜下输卵管绝育术及输卵管黏堵术。黏堵术因输卵管复通困难，输卵管再通率低，现在很少应用。

一、经腹输卵管结扎术

该术是目前应用最广的绝育方法，其优点为操作简易、切口小、组织损伤小、安全方便等。

【适应证】

1. 自愿接受绝育术且无禁忌证者。

2. 患有严重全身性疾病不宜生育者。

3. 患遗传性疾病不宜生育者。

【禁忌证】

1. 各种疾病的急性期。

2. 状况不佳、不能耐受手术者，如心力衰竭、血液病、产后失血性休克等。

3. 腹部皮肤感染或急、慢性盆腔炎者。

4. 严重的神经官能症。

5. 24 小时内 2 次体温达 37.5℃或以上者。

【物品准备】

甲状腺拉钩 2 个，中号无齿镊 2 把，短无齿镊 1 把，弯蚊式钳 4 把，12cm 弯钳 2 把，巾钳 4 把，鼠齿钳 2 把，持针器 1 把，弯头无齿卵圆钳 1 把，消毒皮肤用钳 1 把，输卵管钩（或指板）1 个，弯剪刀 1 把，刀柄 1 把，刀片 2 个，弯盘 1 个，酒杯 2 个，5mL 注射器 1 支，9×24 弯三角针 1 枚，9×24 弯圆针 1 枚，6×4 弯圆针 1 枚，0 号及 4 号丝线各 1 团，双层方包布 1 块，双层特大包布 1 块，腹单 1 块，治疗巾 5 块，手术衣 2 件，细纱布 10 块，粗纱布 2 块，无菌手套 3 副。

【麻醉方式】

采用局部浸润麻醉或硬膜外麻醉。

【操作方法】

1. 受术者排空膀胱，取仰卧位，手术野按常规消毒、铺巾。

2. 切口一般在下腹正中耻骨联合上方 3~4cm（2 横指）处做约 2cm 长纵切口，产后则在宫底下 2~3cm 处做纵切口，逐层进入腹腔。

3. 寻找提取输卵管。术者左手示指伸入腹腔，沿宫底后方滑向一侧宫角处，到达卵巢或输卵管，摸到输卵管后，右手持卵圆钳将输卵管夹住，轻轻提至切口外，即为卵圆钳取管法。亦可用指板法或吊钩法提取输卵管。

4. 辨认输卵管。用鼠齿钳夹持输卵管系膜，再以两把无齿镊交替使用依次夹取输卵管直至暴露出伞端，确定为输卵管无误，并检查卵巢有无异常。

5. 结扎输卵管。目前国内多采用抽心包埋法结扎输卵管，其特点为并发症少、血管损伤少、成功率高等。操作方法是用两把鼠齿钳夹持输卵管，在输卵管峡部背侧浆膜下无血管区注入 0.5% 利多卡因 1mL，用尖刀切开膨胀的浆膜层，再用弯蚊式钳轻轻游离该段输卵管，再用两把弯蚊式钳钳夹两端，剪除其间输卵管 1cm，用 4 号丝线分别结扎两断端，之后用 1 号丝线连续缝合浆膜层，将近端包埋于输卵管系膜内，远端留在系膜外。检查无出、渗血后，将输卵管送回腹腔。同法处理对侧输卵管（图 21-5）。此外还有输卵管银夹法、折叠结扎切除法。

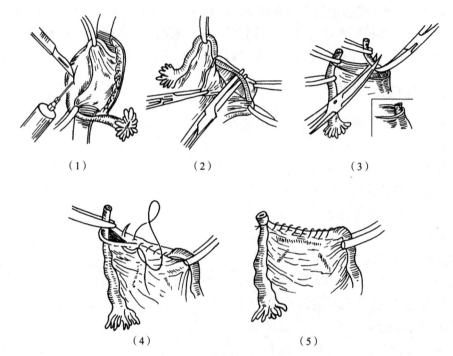

（1）　　　　　　（2）　　　　　　（3）

（4）　　　　　　（5）

图 21-5　输卵管近端包埋法

6. 清点纱布、器械等无误，逐层关闭腹腔，手术结束。

【并发症及防治】

一般不易发生术后并发症。

1. 出血、血肿　多因过度牵拉、钳夹损伤输卵管或其系膜血管所致，也可因创面血管漏扎或结扎不紧引起出血，导致腹腔内积血或血肿。因此，手术时应操作轻柔，避免损伤血管，彻底止血。一旦发现出血或血肿，协助医生及时处理。

2. 感染　体内原有病灶未经处理，可致术后创面发生内源性感染。手术器械、敷料消毒不严或手术未遵循无菌操作规程，可导致外源性感染。因此，术前要严格掌握手术指征，术中严格执行无菌操作。一旦发生感染，遵医嘱及时应用抗生素治疗。

3. 脏器损伤　多因手术者操作不熟练、解剖关系辨认不清或操作粗暴而导致膀胱及肠管损伤。因此，手术操作应认真仔细，一旦发现损伤应及时修补，并注意术后观察。

4. 绝育失败　绝育术后再孕的情况偶有发生。主要是由于绝育措施本身的缺陷或技术误差，多发生宫内妊娠，但应警惕输卵管妊娠的可能。

【护理要点】

1. 手术时间的选择　非孕妇女应选择月经干净后 3～7 日。人工流产或宫内节育器取出术后立即施行手术。分娩后宜在 24 小时内实施手术。哺乳期或闭经妇女排除早孕后再行手术。

2. 术前准备　评估受术者的认知水平、对手术的接受程度，耐心解答提问，解除其思想顾虑。详细询问病史，通过全身检查、妇科检查、实验室检查等全面评估受术者。按腹部手术要求准备皮肤。

3. 术后护理　术后卧床休息 4～6 小时，6 小时后嘱其下床活动。观察生命体征变化，有无腹痛、内出血等症状。保持伤口敷料清洁干燥，注意观察伤口的恢复情况。术后休息 3～4 周，禁止性生活 1 个月。术后 1 个月复查。

二、经腹腔镜输卵管绝育术

经腹腔镜输卵管绝育术方法简单、安全、手术时间短、恢复快、效果好，国内已逐渐推广使用。

【适应证】

同经腹输卵管结扎术。

【禁忌证】

主要为心肺功能不全、腹腔粘连、膈疝等，其他同经腹输卵管结扎术。

【物品准备】

内镜，Verres 气腹针，弹簧夹或硅胶环 2 个，CO_2 气体，刀片和刀柄各 1 把，细齿镊 2 把，持针器 1 把，组织镊 1 把，剪刀，缝针，缝线，棉签，棉球，纱布，敷贴等。余同经腹输卵管结扎术。

【操作方法】

采用静脉全身麻醉或硬膜外麻醉。于脐孔下缘做 1～1.5cm 的小切口，将 Verres 气腹针插入腹腔，充 CO_2 气体 2～3L，然后换置腹腔镜。在腹腔镜直视下将弹簧夹（Hulka clip）或硅胶环（Falope ring）钳夹或环套于输卵管峡部，以阻断输卵管通道，还可采用双极电凝烧灼输卵管峡部 1～2cm，检查无出血、绝育部位无误后取出腹腔镜，缝合腹壁切口。有统计表明机械性绝育术较电凝术损毁组织少，可能为以后输卵管再通提供更高成功率。

【护理要点】

1. 术前晚行肥皂水灌肠。

2. 术时取头低臀高仰卧位。

3. 术后静卧 4～6 小时后即可下床活动，严密观察受术者的生命体征及有无发热、腹痛、腹腔内出血或脏器损伤的征象。

【复习思考题】

1. 常用避孕方法有哪些?

2. 避孕失败后有哪些补救措施?

3. 王女士，50 岁，宫内放置节育器 16 年，器型不明。现月经渐不规律，欲取器。简述取出时间及取器后相关注意事项。

扫一扫，查阅本章数字资源，含PPT、音视频、图片等

第一节 产前筛查和产前诊断常用的检查方法

一、产前筛查

产前筛查是通过母血清学、影像学等简便、经济和较少创伤的检测方法对妊娠妇女进行筛查，从孕妇群体中发现具有某些先天性缺陷和遗传性疾病胎儿的高风险孕妇，对其进行产前诊断，是出生缺陷儿二级干预的重要内容。

（一）血清生化筛查

1. 基本原理 根据孕周分为早孕期和中孕期血清生化筛查，是通过生物化学方法检测母体血清中多种生化筛查指标的浓度，结合孕妇的年龄、体重、孕周等预测胎儿患 21- 三体、13- 三体、神经管缺陷的风险。早孕期血清生化筛查指标有两项，即妊娠相关血浆蛋白 -A（Pregnancy assiociated plasma protein-A,PAPP-A）、人绒毛膜促性腺激素。中孕期血清生化筛查指标主要包括甲胎蛋白、人绒毛膜促性腺激素、游离雌三醇和抑制素 A。通过血清甲胎蛋白可以筛查神经管缺陷，尤其是开放性神经管缺陷，但孕妇血清甲胎蛋白水平受孕龄、体重、种族、疾病等因素的影响，出现阳性结果需全面综合考虑。

2. 技术特点 血清生化筛查无创，费用较低，不仅不增加胎儿的丢失率，而且可对胎儿神经管缺陷进行筛查。

3. 检查时间 早孕期在孕 $11 \sim 13^{+6}$ 周进行，中孕期在孕 $15 \sim 20^{+6}$ 周进行血清生化检查。血清生化筛查是产前筛查方法，不能代替传统的产前诊断方法，不能仅根据筛查结果做出终止妊娠的临床决定。双胎妊娠者，不建议单独使用妊娠中期生化血清学方法对双胎妊娠进行唐氏综合征的筛查。

（二）无创产前筛查（noninvasive prenatal test，NIPT）

1. 基本原理 无创产前筛查也称为无创产前 DNA 检测。原理是基于母体血浆中含有胎儿游离 DNA，通过采集孕妇外周血，利用新一代高通量测序技术对母体外周血浆中的游离 DNA 片段进行测序，并进行生物学信息分析，得出胎儿患 21- 三体、18- 三体、13- 三体综合征的风险率，从而以预测胎儿患这三种综合征的风险。

2. 技术特点 无创产前检查的优势在于无创性，不增加胎儿的丢失率，与血清生化筛查相比

敏感性和特异性高，对单胎21-三体综合征的检出率高达99%以上，且假阳性率低。

3. 检查时间　孕10周起即可进行无创产前筛查，最佳筛查孕周为12～22+6周。无创产前筛查非产前诊断方法，不能代替产前诊断，检测结果高风险者，需进一步进行遗传咨询和入侵性产前诊断加以明确，不能仅依据无创产前筛查结果做出终止妊娠的临床决定。有染色体异常胎儿分娩史、夫妇一方有明确染色体异常、孕妇1年内进行过异体输血、移植手术、细胞治疗或免疫治疗等，对高通量基因测序可能产生干扰，各种基因病的高风险人群等不建议进行无创产前筛查。

（三）其他筛查手段

1. 绒毛活检　绒毛活检获取的绒毛标本，不需培养直接进行涂片在光镜下观察诊断，也可进行酶活性测定和对绒毛细胞进行性染色质检查确定胎儿性别，或提取DNA后做基因诊断。也可行绒毛细胞培养，进行染色体核型分析。绒毛活检的诊断结果比检测羊水获得结果约提前2个月。

2. 羊膜腔胎儿造影　是一种显示羊水中胎儿轮廓的造影法。此法简单安全，能弥补B型超声检查的不足，应用广泛。

3. 胎儿镜检查　可在直视下观察胎儿体表和胎盘的胎儿面，其附属装置可以同时采集羊水、抽取胎儿血液和胎儿皮肤活组织检查等。

4. B型超声检查　是目前产前诊断胎儿结构异常的主要方法，检查应在妊娠16周以后，因此时胎儿各主要脏器已能清晰显现。

5. 经皮脐静脉穿刺取胎血检测　在妊娠18～20周进行经皮脐静脉穿刺抽取胎儿血液检测，可以确定胎儿血型，可以诊断地中海贫血、镰状细胞贫血、血友病、半乳糖血症等数十种疾病。

6. 胎儿心动图　胎儿心动图能正确显示胎儿心脏结构和功能，可对高危胎儿先天性心脏畸形行宫内诊断，或因孕妇或胎儿患病所致的心脏并发症行宫内诊断。

二、产前诊断

产前诊断又称宫内诊断或出生前诊断，是指在胎儿出生之前应用各种先进的科技手段，采用影像学、生物化学、细胞遗传学及分子生物学等技术，了解胎儿在宫内的发育状况，对先天性和遗传性疾病做出诊断，以便进行选择性流产。

（一）产前诊断的对象

1. 35岁以上的高龄孕妇。

2. 生育过染色体异常儿的孕妇。

3. 夫妇一方有染色体平衡易位。

4. 生育过无脑儿、脑积水、脊柱裂、唇腭裂、先天性心脏病儿者。

5. 性连锁隐性基因携带者，男性胎儿有1/2发病，女性胎儿有1/2携带者，应做胎儿性别预测。

6. 夫妇一方有先天性代谢疾病，或生育过病儿的孕妇。

7. 在妊娠早期接触过化学毒物、放射性物质，或严重病毒感染的孕妇。

8. 有遗传性家族史或近亲婚配的孕妇。

9. 原因不明的流产、死产、畸胎或有新生儿死亡史的孕妇。

10. 本次妊娠有羊水过多、羊水过少、发育受限等，疑有畸胎的孕妇。

（二）产前诊断的常用方法

1. 产前诊断超声 是指针对产前超声筛查发现有异常的胎儿进行有系统的，有针对性的检查，并提供影像学的诊断。产前超声诊断针对不同的疾病有不同的误诊率，不能等同于临床诊断，更不能代替临床诊断。

2. 磁共振成像 是产前诊断胎儿异常的有效补充手段，具有较高软组织对比性、高分辨率、多方位成像和成像视野大等优点。磁共振检查没有电离辐射，安全性较高，目前尚未发现有磁场对胎儿产生危害的报道。但为进一步确保胎儿安全，对妊娠 3 个月以内的胎儿不做磁共振检查。

3. 羊膜腔穿刺术（amniocentesis） 超声介导下的羊膜腔穿刺术是目前应用最广泛、相对安全的介入性产前诊断技术。一般在孕 16 周后进行，孕 16 周之前进行易增加流产、羊水渗漏、胎儿畸形的风险。

4. 绒毛穿刺取样（chorionic villus sampling，CVS） 在超声介导下 CVS 是孕早期产前诊断的主要取材方法，能对孕早期胎儿进行遗传学诊断，帮助孕妇决定是否终止妊娠。一般在妊娠 10 周后进行。

5. 经皮脐血穿刺取样 又称脐带穿刺术，脐带穿刺术风险相对较高。一般在妊娠 18 周后进行，孕 18 周之前进行可增加胎死宫内的风险。

6. 胎儿组织活检（fetal tissue biopsy） 胎儿镜可直接观察胎儿体表、五官等方面有无异常，可取胎儿皮肤进行活检，但技术要求高且并发症多，单纯以诊断为目的的胎儿镜目前不能作为常规操作。

7. 胚胎植入前遗传学诊断 取早期胚胎的一个或部分细胞进行检测，并不能代表整个胚胎，建议产前绒毛穿刺取样或羊膜腔穿刺技术明确诊断。

8. 传统染色体核型分析 是确定染色体疾病的"金标准"。通过分析培养的胎儿细胞的染色体核型，可发现染色体数目及结构异常，但细胞培养耗时长、分辨率低。

9. 染色体微阵列分析 又称"分子核型分析"，能在全基因组水平进行扫查，可检测染色体不平衡的拷贝数变异。尤其对筛查染色体的微缺失、微重复等优势明显。

10. 荧光原位杂交技术和荧光定量 PCR 主要用来检测 13、18、21、X 和 Y 等染色体数目异常。与核型分析不同，该技术只用于特定染色体异常的快速检出，是核分型技术的补充。

11. DNA 测序技术 目前 DNA 测序技术主要应用于某些常见单基因疾病的筛查和诊断，如全外显子测序、全基因组测序等。

（三）产前诊断的疾病种类

1. 染色体病 包括数目和结构异常。常染色体数目异常较常见，常表现为某对常染色体多一条额外的染色体，称三体，如 21- 三体综合征（先天愚型）。常染色体结构异常以缺失、重复、倒位、易位较常见。资料表明早期自然流产中染色体异常约占 60%，而新生儿中仅占 0.5%。

2. 性连锁遗传病 以 X 连锁隐性遗传病居多，如红绿色盲、血友病等。

3. 先天性代谢缺陷病 用羊水细胞可诊断的先天性代谢缺陷病已达 80 余种，多数至今尚无有效治疗方法，故开展先天性代谢缺陷病的产前诊断，是非常重要的预防措施。

4. 非染色体性先天畸形 特点是有明显的结构改变，检测孕妇血清及羊水甲胎蛋白可协助诊断。无脑儿、脊柱裂等神经管缺陷通常通过 B 型超声检查即可确诊。

（四）染色体病的产前诊断

1. 羊水细胞制备染色体　羊膜腔穿刺抽出羊水细胞，培养 9~12 日后行染色体核型分析，用荧光原位杂交技术或引物原位 DNA 合成技术，只需 1 小时即可完成，且可获得最精细的核型分析结果。

2. 绒毛细胞制备染色体　培养法可靠，需 7~14 日获得结果。

3. 胎儿血细胞培养制备染色体　培养 24~48 小时后制片，此法能校正羊水细胞、绒毛细胞培养出现的假嵌合体，结果准确可靠。

（五）性连锁遗传病的产前诊断

性连锁遗传病儿需确定性别，以便决定取舍。利用羊水鉴定胎儿性别的正确率尚不能达到 100%，目前常用 Y 染色体特异性探针进行原位杂交，或 Y 染色体特异性 DNA 序列的聚合酶联反应扩增，效果良好，结果准确。

（六）先天性代谢缺陷病的产前诊断

先天性代谢缺陷病多是常染色体隐性遗传病，是由于基因突变导致某种酶或结构蛋白的缺失，引起代谢过程受阻，代谢中间产物积累出现症状。测定培养的羊水细胞或绒毛细胞特异酶活性是产前生化诊断的经典方法。基因诊断（又称 DNA 诊断）能利用分子生物学技术在 DNA 分子水平上对待测的基因进行分析，能对有关的先天性代谢缺陷病做出诊断。

（七）非染色体性先天畸形

非染色体性先天畸形，主要以神经管缺陷为代表。在产前诊断中占有相当比例，达到 1/3~1/2 病例。检测羊水中甲胎蛋白高值，超正常 10 倍以上。也可检测母血甲胎蛋白值，通常超过同期妊娠平均值 2 个标准差。检测羊水中乙酰胆碱酯酶增高有助于诊断。在妊娠 16~20 周期间，B 型超声检查及母血甲胎蛋白值测定即可确诊。

第二节　生殖道脱落细胞学检查

生殖道脱落上皮细胞包括阴道上段、子宫颈阴道部、子宫、输卵管及腹腔的上肢细胞，其中以阴道上段、子宫颈阴道部的上皮细胞为主。生殖道细胞学检查既可以了解体内激素水平的变化情况，又是生殖器肿瘤的筛选方法。该方法简便、经济、实用，缺点是发现恶性细胞不能定位，需进一步行组织学检查确诊。

【适应证】

1. 不明原因闭经。

2. 排卵障碍性异常子宫出血。

3. 流产。

4. 生殖道感染性疾病。

5. 妇科肿瘤检查　宫颈细胞学检查是 CIN 及早期宫颈癌筛查的基本方法，建议在性生活开始 3 年后或 21 岁以后开始进行检查，并结合 HPV DNA 检测。

6. 检查卵巢或胎盘功能。

7.宫颈炎症、宫颈癌筛选或怀疑宫颈管、宫颈内恶性病变。

【禁忌证】

1.月经期。

2.生殖器官急性炎症期。

【物品准备】

宫颈刮片 2 个或宫颈刷 1 个，阴道窥器 1 个，装有 95% 乙醇固定液的小瓶 1 个，载玻片若干张、不同型号塑料管、0.9% 氯化钠溶液，棉签、棉球等。

【操作方法】

1. 阴道涂片方法　主要目的是了解卵巢和胎盘功能、检测下生殖道感染的病原体。①有性生活妇女：患者取膀胱截石位，用阴道窥器扩张阴道（窥器上不涂润滑剂，以免影响检查结果），在阴道侧壁上 1/3 处用干燥无菌刮板轻轻刮取分泌物少许，薄而均匀地涂于玻片上，放入装有 95% 乙醇固定液的小瓶内；②无性生活女性：签署知情同意书后，将卷紧的无菌棉签蘸少许生理盐水润湿后伸入阴道，在侧壁上 1/3 处轻轻卷取细胞，缓慢取出棉签，横放在玻片上向一个方向滚涂后放入装有 95% 乙醇固定液的小瓶中。此方法棉签接触阴道口，可能会影响涂片准确性。

2. 宫颈刮片　是筛查早期宫颈癌的重要方法。方法：在宫颈外口鳞 - 柱状上皮交界处，以宫颈外口为圆心，用木质刮片轻轻刮取一周（图 22-1），注意白带过多应先用无菌棉签轻轻擦净黏液，还应避免损伤组织出血而影响检查结果，然后均匀地涂布于玻片上。

3. 宫颈管涂片　用于筛查宫颈内病变。方法：先拭净宫颈表面分泌物，使用"细胞刷"（cyto-brush）获取宫颈管上皮细胞的方法效果较好，将"细胞刷"置宫颈管内到宫颈外口上方 10mm 左右，在宫颈管内旋转 360° 后取出，旋转"细胞刷"将附着于小刷子上的标本立即固定或洗脱于保存液中。该方法用于了解怀疑宫颈癌或绝经后妇女宫颈管的情况。

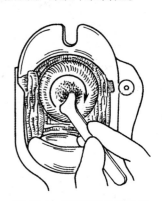

图 22-1　宫颈刮片取标本法

4. 子宫腔吸引涂片　对怀疑有宫腔内恶性病变者，从宫腔内吸取标本进行检查，此法较阴道涂片及诊刮阳性率高。方法：妇科检查确定子宫大小、位置，消毒外阴、阴道及宫颈口并用探针探测宫腔方向，将一端连于干燥无菌注射器的吸管放入宫腔，上下左右移动吸取标本并制作涂片，停止抽吸再取出吸管，以免将宫颈管内容物吸入。此方法标本中可能含有输卵管、卵巢或盆腹腔上皮细胞，应注意鉴别诊断。

【检查结果及临床意义】

1.测定雌激素的影响程度　分别计算涂片中底层细胞、中层细胞及表层细胞数的百分比，以判断雌激素对阴道上皮细胞的影响程度。正常情况下，涂片上看不见底层细胞，全部为表层细胞。

2.宫颈细胞学诊断标准及临床意义（巴氏染色结果与意义）　将刮取的标本进行巴氏染色，结果分为 Ⅰ ~ Ⅴ 级。Ⅰ 级：正常。涂片显示正常阴道细胞；Ⅱ 级：炎症。细胞核增大，核染色质较粗，但染色质分布较均匀，一般属良性改变或炎症；Ⅲ 级：可疑癌。主要是核异质，表现为核大深染，核型不规则或双核；Ⅳ 级：高度可疑癌。细胞具有恶性改变；Ⅴ 级：癌。具有大量的典型癌细胞。

【护理要点】

1.检查前沟通　评估护理对象心理状况、检查时间，检查前 24 小时禁止性生活、阴道上药等。向患者讲解各操作的意义及步骤，并将用物准备齐全，协助患者排空膀胱后摆好膀胱截石位。

2. 检查前准备　所用器械必须消毒、干燥，未吸附任何化学药品或润滑剂，所用的玻片应行脱脂处理，必要时可用生理盐水湿润阴道窥器。

3. 检查注意事项　为避免损伤组织引起出血，取标本时，检查动作应轻、稳、准。为避免混淆，玻片上应标记好患者姓名和取材部位。白带较多时，先用无菌干棉球轻轻拭去，再刮取标本。涂片沿一个方向均匀涂抹，不可来回涂抹，以免破坏细胞。检查后评估阴道流血情况，询问有无其它不适。载玻片作好标记，标本立即放入装有 95% 乙醇固定液标本瓶中固定并及时送检。

第三节　女性生殖器官活组织检查

生殖器官活组织检查是自生殖器官病变处或可疑部位取小部分组织作病理学检查，简称活检。绝大多数的活检可以作为诊断的最可靠依据。常用的取材方法有局部活组织检查、诊断性宫颈锥形切除、诊断性刮宫术。

一、局部活组织检查

（一）外阴活组织检查

【适应证】

1. 确定外阴色素减退疾病的类型及排除恶变者。

2. 外阴部赘生物或久治不愈的溃疡需明确诊断及排除恶变者。

3. 外阴特异性感染，如结核、尖锐湿疣、阿米巴等。

【禁忌证】

1. 外阴急性化脓性感染。

2. 月经期。

3. 疑恶性黑色素瘤。

【物品准备】

活检钳，0.5% 利多卡因，装有 4% 甲醛固定液的小瓶 1 个，棉签，消毒液，棉球，注射器。

【操作步骤】

1. 患者取膀胱截石位，常规外阴消毒，铺盖无菌孔巾。

2. 取材部位以 0.5% 利多卡因做局部浸润麻醉。

3. 小赘生物可自蒂部剪下或用活检钳钳取，局部压迫止血，病灶面积大者行部分切除。

4. 标本置于 4% 甲醛溶液中固定后送病检。

（二）阴道活组织检查

【适应证】

1. 阴道赘生物、阴道溃疡灶。

2. 阴道特异性感染，如尖锐湿疣。

3. 阴道镜诊断为高级别病变。

【禁忌证】

急性外阴炎、阴道炎、宫颈炎、盆腔炎、月经期。

【物品准备】

阴道窥器 1 个，活检钳，0.5% 利多卡因，装有 4% 甲醛固定液的小瓶 1 个，棉签，消毒液，棉球，注射器。

【操作步骤】

1. 患者取膀胱截石位，阴道窥器暴露活检部位并消毒。

2. 活检钳钳取可疑部位组织，对表面有坏死的肿物，要取至深层新鲜组织。

3. 无菌纱布压迫止血，必要时阴道内放置无菌带尾棉球压迫止血。

4. 嘱患者 24 小时后自行取出，活检组织常规送病理检查。

（三）宫颈活组织检查

宫颈活组织检查（简称"宫颈活检"）是取宫颈病灶的小部分组织进行病理学检查，以确定其病变性质的一种临床常用的方法。

【适应证】

1. 宫颈脱落细胞学涂片检查巴氏Ⅲ级或Ⅲ级以上，宫颈脱落细胞学涂片检查巴氏Ⅱ级经抗感染治疗后仍为Ⅱ级，TBS 分类鳞状上皮细胞异常者。

2. 阴道镜检查时反复可疑阳性或阳性者。

3. 慢性特异性炎症（如宫颈结核、尖锐湿疣、阿米巴等）需进一步明确诊断者。

4. 肉眼见宫颈有溃疡或赘生物等。

5. 临床有异常的阴道出血或可疑宫颈癌。

【禁忌证】

1. 生殖道急性或亚急性炎症。

2. 月经期。

3. 患血液病有出血倾向者。

4. 患有阴道炎症应治愈后再取活检。

5. 妊娠期原则上不做活检，但临床高度怀疑宫颈恶性病变者仍应检查。

【物品准备】

阴道窥器 1 个，弯盘 1 个，活检钳 1 把，宫颈钳 1 把，尖刀片 1 个，刮匙 1 把，干棉球数个，棉签数根，消毒液，装有固定液的标本瓶 4～6 个。

【操作步骤】

1. 点切法

（1）阴道窥器暴露宫颈并消毒宫颈和阴道，用活检钳于宫颈鳞－柱上皮交界区或特殊病变处取小块病变组织。

（2）如疑为宫颈癌者，可用小刮匙搔刮宫颈管并在宫颈 3、6、9、12 点处用活检钳各取组织一块。将所取组织立即分装于标本瓶内，并做好标记。为提高取材准确性，可在阴道镜检查指引下行定位活检，或在宫颈阴道部涂碘溶液，于碘不着色区取材。

（3）用带有线尾的宫颈棉球压迫钳取部位，并将尾端留在阴道口外，嘱患者 24 小时后自行取出。

2. 锥形切除法

（1）阴道窥器暴露宫颈并消毒宫颈和阴道，用宫颈钳夹住宫颈前唇，用尖刀在宫颈范围内深入宫颈 1～2cm 做锥形切除术（图 22-2），残端止血。切下的组织放入标本瓶中，送病理检查。

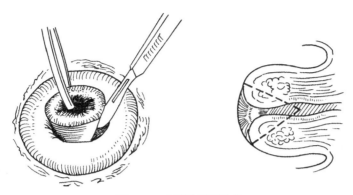

图 22-2　宫颈锥形切除术

（2）用无菌纱布卷填塞创面，压迫止血，24 小时后自行取出。

【护理要点】

1. 术前护理　向患者讲解手术的临床意义、目的、操作方法，以取得患者的配合。

2. 术中配合　为医生提供所需物品，并陪伴在患者身边给予心理支持等。

3. 术后护理　嘱术后 24 小时自行取出阴道内棉球及纱条，出血多者及时就诊。术后保持会阴清洁，1 个月内禁止盆浴及性生活。

4. 注意事项　急性、亚急性生殖器炎症或盆腔炎性疾病应治疗后再取活检。月经期间不宜做活检，因要避免月经血与活检处出血相混淆，且月经来潮时活检创口不易愈合，增加内膜在切口种植的机会。妊娠期必要时可做活检。

（四）子宫内膜活组织检查

可以间接反映卵巢功能，直接反映子宫内膜病变；判断子宫发育程度及有无宫颈管及宫腔粘连，故为妇科临床常用的辅助诊断方法。

【适应证】

1. 确定月经失调类型。

2. 检查不孕症病因。

3. 异常阴道流血或绝经后阴道流血，需排除子宫内膜器质性病变者。

【禁忌证】

1. 急性、亚急性生殖道炎症。

2. 可疑妊娠。

3. 急性严重全身性疾病。

4. 体温＞37.5℃者。

【物品准备】

阴道窥器 1 个，宫颈钳，宫颈探针，活检钳或刮匙，无菌纱布，无菌巾，肠线，碘液，装有 4% 甲醛固定液的小瓶 1 个，棉签，消毒液。

【操作步骤】

1. 排尿后，受检者取膀胱截石位，查明子宫大小及位置。

2.常规消毒外阴，铺孔巾。阴道窥器暴露宫颈，碘酒、酒精消毒宫颈及宫颈外口。

3.以宫颈钳夹持宫颈前唇或后唇，用探针测量宫颈管及宫腔深度。

4.使用专用活检钳，以取到适量子宫内膜组织为标准。若无专用活检钳可用刮匙代替，将刮匙送达宫底部，自上而下沿宫壁刮取（避免来回刮），夹出组织，置于纱布上，再取另一条。术毕，取下宫颈钳，收集全部组织固定于4%甲醛溶液中送检，申请单要注明末次月经时间。

【护理要点】

1.了解卵巢功能通常可在月经来潮前1~2日或来潮6小时内取，闭经如能排除妊娠则可随时取。

2.异常子宫出血者，如疑为子宫内膜增生症，在月经来潮前1~2日或来潮6小时内取材；疑为子宫内膜不规则脱落时，则在月经第5~7日取材。

3.原发性不孕者，应在月经来潮前1~2日取材。

4.疑有子宫内膜结核，应于月经来潮前1周或来潮6小时内诊刮。诊刮前3日及术后4日遵医嘱予链霉素0.75g肌内注射、异烟肼0.3g口服，以预防诊刮引起结核病灶扩散。

5.疑有子宫内膜癌者随时可取。

二、诊断性宫颈锥切术

【适应证】

1.宫颈刮片细胞学检查多次找到恶性细胞，而宫颈多处活检及分段诊刮病理却未发现癌灶者。

2.宫颈活检为原位癌或镜下早期浸润癌，而临床可疑为浸润癌，为明确病变程度及决定手术范围者。

3.宫颈活检证实有重度不典型增生者。

【禁忌证】

1.阴道、宫颈、子宫及盆腔有急性或亚急性炎症。

2.有血液病等出血倾向。

【物品准备】

阴道窥器1个，宫颈钳，尖刀片，无菌纱布，无菌巾，肠线，碘液，棉签，消毒液。

【操作步骤】

1.受检者在蛛网膜下腔或硬膜外阻滞麻醉下取膀胱截石位，外阴、阴道消毒，铺无菌巾。

2.导尿后，用阴道窥器暴露宫颈并消毒阴道、宫颈及宫颈外口。

3.以宫颈钳钳夹宫颈前唇向外牵引，扩张宫颈管并做宫颈管搔刮术。宫颈涂碘液在病灶外或碘不着色区外0.5cm处，以尖刀在宫颈表面做环形切口，深约0.2cm，包括宫颈上皮及少许皮下组织。按30°~50°向内做宫颈锥形切除。根据不同的手术指征，可深入宫颈管1~2.5cm，呈锥形切除。

4.于切除标本的12点处做一标志，以4%甲醛溶液固定，送病理检查。

5.一般创面止血用无菌纱布压迫即可。

【护理要点】

1.用于诊断者，不宜用电刀、激光刀，以免破坏边缘组织而影响诊断。

2.用于治疗者，应在月经干净后3~7日内施行。

3.术后用抗生素预防感染。

4. 术后 6 周探查宫颈管有无狭窄。

5. 术后 2 个月内禁性生活及盆浴。

三、诊断性刮宫

诊断性刮宫简称诊刮，是诊断宫腔疾病最常用的方法。其目的是刮取子宫内膜和内膜病灶行活组织检查，做出病理学诊断。为区分子宫内膜癌及宫颈管癌，应做分段诊刮。

【适应证】

一般诊断性刮宫的适应证：

1. 子宫异常出血或阴道排液需证实或排除子宫内膜癌、宫颈管癌。

2. 无排卵性异常子宫出血或怀疑子宫性闭经，在月经周期后半期了解子宫内膜改变。

3. 不孕症行诊断性刮宫有助于了解有无排卵及发现子宫内膜病变。

4. 宫腔内有组织残留或排卵障碍性异常子宫出血长期多量出血时，彻底刮宫有助于诊断及迅速止血。

5. 判断月经失调类型，或疑有子宫内膜结核者。

分段诊刮适用于：绝经后子宫出血或老年患者疑有子宫内膜癌，需要了解宫颈管是否被累及时，区分子宫颈管癌和子宫内膜癌。

【禁忌证】

1. 滴虫、假丝酵母菌感染或细菌感染所致急性阴道炎、宫颈炎、急性或亚急性盆腔炎。

2. 急性严重全身性疾病。

3. 手术前体温 > 37.5℃。

【物品准备】

人工流产包 1 个，抢救药品、吸氧设备 1 套，输血、输液用具 1 套，标本瓶 2 个。

【操作步骤】

1. 患者排空膀胱后取膀胱截石位，常规消毒铺巾，双合诊查清子宫的位置、大小及双附件情况。暴露宫颈，清除阴道分泌物，并消毒宫颈及颈管，然后钳夹宫颈，探测宫腔。

2. 按子宫屈向，用宫颈扩张器逐号扩张宫颈后将刮匙送入达子宫底部，自子宫前壁、侧壁、后壁、子宫底部刮取组织。

3. 根据具体情况将刮出的组织送检。如行分段刮宫者，应分别装标本瓶、固定并送病检。

【护理要点】

1. 术前护理 向患者讲解诊断性刮宫的目的、意义、手术过程，消除患者的恐惧情绪，使之配合手术，术前 3 日禁止性生活。不孕症或异常子宫出血患者应选在月经前或月经来潮 6 小时内刮宫，以判断有无排卵或黄体功能不良。有些疾病可能导致刮宫时大出血。应术前输液、配血并做好开腹准备。哺乳期、绝经后及子宫患有恶性肿瘤者均应查清子宫位置并仔细操作，以防子宫穿孔。

2. 术中配合 疑子宫内膜结核者，刮宫时要特别注意刮子宫两角部，因该部位阳性率较高。避免反复刮宫伤及子宫内膜基底层造成子宫内膜炎或宫腔粘连，导致闭经。术中陪伴患者，协助医生刮取组织，并将组织放入标本瓶内立即送病检。

3. 术后护理 出血、子宫穿孔、感染是刮宫的主要并发症。术后遵医嘱给予口服抗生素，保持外阴清洁，避免感染。

4. 出院指导 术后禁性生活和盆浴 2 周以防感染，1 周后门诊复查及了解病理检查结果。

第四节　女性内分泌激素测定

女性生殖内分泌系统激素包括下丘脑、垂体、卵巢分泌的激素。这些激素在中枢神经系统的影响及各器官间的相互协调作用下，发挥正常的生理功能。测定下丘脑－垂体－卵巢轴各激素的水平，对于某些疾病的诊断、疗效的观察、预后的估计等有重要意义。

一、下丘脑促性腺激素释放激素测定

体内促性腺激素释放激素（gonadotropin-releasing hormone，GnRH）由下丘脑释放，人工合成的 10 肽 GnRH 因能使垂体分泌 LH 的作用高于 FSH，故也称为黄体生成激素释放激素（luteinizing hormone releasing hormone，LHRH）。正常妇女月经周期中最显著的激素变化是出现排卵前黄体生成激素（luteinizing hormone，LH）高峰。目前测定 GnRH 有困难，主要采用 GnRH 刺激试验（也称垂体兴奋试验）与氯米芬试验了解下丘脑和垂体的功能以及其生理病理状态。

（一）GnRH 刺激试验

【原理】

LHRH 对垂体促性腺激素有兴奋作用，给受试者注射外源性 LHRH 后在不同时相抽取血测定促性腺激素含量，以了解垂体功能。垂体功能良好，促性腺激素水平升高；垂体功能不良，则反应性差，促性腺激素水平不升高。

【方法】

上午 8 时静脉注射 LHRH 100μg（溶于 0.9% 氯化钠溶液 5mL 中），于注射前和注射后 15 分钟、30 分钟、60 分钟和 90 分钟分别取静脉血 2mL，测定 LH 值。

【结果分析】

1. 正常反应　静注 LHRH 后，LH 值比基值升高 2 ~ 3 倍，高峰出现在 15 ~ 30 分钟。

2. 活跃反应　高峰值比基值升高 5 倍。

3. 延迟反应　高峰出现时间迟于正常反应出现的时间。

4. 无反应或低弱反应　注入 GnRH 后 LH 值无变动，一直处于低水平或稍有上升但不足基值的 2 倍。

【临床意义】

1. 青春期延迟　GnRH 兴奋试验呈正常反应。

2. 垂体功能减退　希恩综合征、垂体手术或放射治疗垂体组织遭到破坏，GnRH 兴奋试验呈无反应或低弱反应。

3. 下丘脑功能减退　可能出现延迟反应或正常反应，多见于下丘脑性闭经。

4. 卵巢功能不全　卵泡刺激素（follicle stimulating hormone，FSH）、LH 基值均＞30U/L GnRH 兴奋试验呈活跃反应。

5. 多囊卵巢综合征　LH/FSH 比值≥ 2 ~ 3，GnRH 兴奋试验呈现活跃反应。

（二）氯米芬试验

氯米芬（clomiphene）的化学结构与人工合成的己烯雌酚很相似，是一种具有弱雌激素作用的非甾体类的雌激素拮抗剂，在下丘脑可与雌、雄激素受体结合，阻断性激素对下丘脑和（或）腺垂体促性腺激素细胞的负反馈作用，引起 GnRH 释放，用以评估闭经患者下丘脑 – 垂体 – 卵巢轴的功能，鉴别下丘脑和垂体病变。

【方法】

月经来潮第 5 日开始每日口服氯米芬 50～100mg，连服 5 日，服药后 LH 可增加 85%，FSH 增加 50%。停药后 LH、FSH 即下降。若以后再出现 LH 上升达排卵期水平，诱发排卵为排卵型反应，排卵一般出现在停药后的第 5～9 日。若停药后 20 日不再出现 LH 上升为无反应。分别在服药第 1、3、5 日测 LH、FSH，第 3 周或经前抽血测孕酮。

【临床意义】

1. 下丘脑病变 下丘脑病变时对 GnRH 兴奋试验有反应，而对氯米芬试验无反应。

2. 青春期延迟 通过 GnRH 兴奋试验判断青春期延迟是否为下丘脑、垂体病变所致。

二、垂体促性腺激素测定

FSH 和 LH 是腺垂体分泌的促性腺激素，受下丘脑 GnRH 和雌、孕激素的调节。FSH 的生理作用主要是促进卵泡成熟及分泌雌激素。LH 的生理作用主要是促进女性排卵和黄体生成，以促使黄体分泌孕激素和雌激素。

【临床应用】

1. 协助判断闭经原因 FSH 及 LH 水平低于正常值，提示闭经原因在垂体或下丘脑。FSH 及 LH 水平均高于正常，病变在卵巢。

2. 测定 LH 峰值 估计排卵时间及了解排卵情况，有助于不孕症的治疗。

3. 测定 LH/FSH 比值 如 LH/FSH ≥ 2～3，有助于诊断多囊卵巢综合征。

4. 诊断性早熟 区分真性和假性性早熟。真性性早熟由促性腺激素分泌增多引起，FSH 及 LH 呈周期性变化。假性性早熟的 FSH 及 LH 水平较低，且无周期性变化。

5. 卵巢早衰 FSH > 40U/L，间隔 1 个月内至少升高 2 次，可确诊。

三、垂体催乳激素测定

催乳激素（prolactin，PRL）是腺垂体催乳激素细胞分泌的一种多肽蛋白激素，受下丘脑催乳激素抑制激素和催乳激素释放激素的双重调节。PRL 的主要功能是促进乳房发育及泌乳，与卵巢类固醇激素共同作用促进分娩前乳房导管及腺体发育。

【正常值】

不同时期血 PRL 正常范围为：非妊娠期 < 1.14mmol/L；妊娠早期 < 3.64mmol/L；妊娠中期 < 7.28mmol/L；妊娠晚期 < 18.20mmol/L。

【临床应用】

1. 闭经、不孕及月经失调者无论有无泌乳均应测 PRL，以排除高催乳激素血症。

2. 垂体肿瘤患者伴 PRL 异常增高时，应考虑有垂体催乳素瘤。

3. PRL 水平升高还见于性早熟、原发性甲状腺功能低下、卵巢早衰、黄体功能欠佳、长期哺乳、神经精神刺激、药物作用（如氯丙嗪、避孕药、大量雌激素、利血平等）因素等；PRL 水平降低多见于垂体功能减退、单纯性催乳激素分泌缺乏症等。

4.10%～15% 的多囊卵巢综合征患者表现为轻度的高催乳素血症，其可能为雌激素持续刺激所致。

四、雌激素测定

育龄妇女体内雌激素主要由卵巢产生，孕妇体内雌激素主要由卵巢、胎盘产生，少量由肾上腺产生。雌激素（E）分为雌酮（estrone，E_1）、雌二醇（estradiol，E_2）及雌三醇（estriol，E_3）。雌激素中 E_2 活性最强，是卵巢产生的主要激素之一，对维持女性生殖功能及第二性征有重要作用。绝经后妇女的雌激素以雌酮为主。E_3 是雌酮和雌二醇的降解产物。妊娠期间胎盘产生大量 E_3，测血或尿中 E_3 水平可反映胎儿胎盘功能状态。雌激素在肝脏降解及灭活，经肾脏排出体外。

【临床应用】

1. 监测卵巢功能　测定血 E_2 或 24 小时尿总雌激素水平。

（1）判断闭经原因：①激素水平有正常的周期变化，表明卵泡发育正常，考虑子宫性闭经；②雌激素水平偏低，考虑原发或继发性卵巢功能低下、受药物影响而抑制卵巢功能，亦见于下丘脑 - 垂体功能失调、高催乳激素血症等。

（2）诊断无排卵：雌激素无周期性变化，常见于无排卵性异常子宫出血、多囊卵巢综合征、绝经后子宫出血。

（3）监测卵泡发育：应用药物诱导排卵时，测定血中 E_2 作为监测卵泡发育、成熟的指标之一，以指导 hCG 用药及确定取卵时间。

（4）女性性早熟：临床多以 8 岁以前出现第二性征发育诊断性早熟。血 E_2 水平升高 > 275pmol/L 为诊断性早熟的激素指标之一。

（5）协助诊断多囊卵巢综合征：E_1 升高，E_2 正常或轻度升高，并恒定于早卵泡期水平，$E_1/E_2 > 1$。

2. 监测胎儿 - 胎盘单位功能　妊娠期 E_3 主要由胎儿 - 胎盘单位产生，正常妊娠 29 周 E_3 迅速增加，正常足月妊娠 E_3 排出量平均为 88.7nmol/24h 尿。妊娠 36 周后尿中 E_3 排出量连续多次均 < 37nmol/24h 尿或骤减 > 30% ~ 40%，提示胎盘功能减退。$E_3 < 22.2nmol/24h$ 尿或骤减 > 50%，提示胎盘功能显著减退。

五、孕激素测定

孕激素由卵巢、胎盘和肾上腺皮质产生。正常月经周期血中孕酮含量：卵泡期极低，排卵后迅速上升，在中期 LH 峰后的第 6 ~ 8 日血浓度达高峰，月经前 4 日逐渐下降至卵泡期水平。妊娠时血清孕酮水平随孕期增加而上升，妊娠 6 周内主要来自卵巢黄体，妊娠中晚期则主要由胎盘分泌。孕激素通常在雌激素的作用基础上发挥作用，主要是使子宫内膜转化为分泌期，使子宫内膜周期性脱落，形成月经；在妊娠时，利于胚胎着床；并防止子宫收缩，使子宫在分娩前处于静止状态。同时，孕酮可促进乳腺腺泡发育，为泌乳做准备。

【临床应用】

1. 监测排卵　血孕酮水平 > 15.9 nmol/L，提示有排卵。原发性或继发性闭经、无排卵性月经、多囊卵巢综合征、口服避孕药或长期使用 GnRH 激动剂，均可使孕酮水平下降。

2. 了解黄体功能　黄体期血孕酮水平低于生理值，提示黄体功能不足；月经期 4 ~ 5 日血孕酮仍高于生理水平，提示黄体萎缩不全。

3. 观察胎盘功能　妊娠期胎盘功能减退时，血中孕酮水平下降。异位妊娠时，孕酮水平较低，如孕酮水平 > 78.0nmol/L（25ng/mL），基本可除外异位妊娠。单次血清孕酮水平 ≤

15.6nmol/L（5ng/mL），提示为死胎。孕 12 周内，孕酮水平低，早期流产风险高，先兆流产时，孕酮值若有下降趋势有可能流产。

六、人绒毛膜促性腺激素测定

合体滋养层细胞产生人绒毛膜促性腺激素（human chorionic gonadotropin，hCG），妊娠、妊娠滋养细胞疾病、生殖细胞肿瘤及其他恶性肿瘤如肺、肾上腺及肝脏肿瘤均可产生 hCG。正常妊娠的受精卵着床时，即排卵后的第 6 日受精卵滋养层形成时开始产生 hCG，约 1 日后能测到血浆 hCG，以后每 1.7 ~ 2 日上升 1 倍，在排卵后 14 日约达 100U/L，妊娠 8 ~ 10 周达峰值（50000 ~ 100000U/L），以后迅速下降，在妊娠中晚期，hCG 仅为高峰时的 10%。由于 hCG α 链与 LH α 链有相同结构，为避免与 LH 发生交叉反应，在测定其浓度时，常测定特异的 β-hCG 浓度。

【临床应用】

1. 诊断早期妊娠 血 hCG 定量免疫测定 < 3.1μg/L 时为妊娠阴性，血浓度 > 25U/L 为妊娠阳性，可用于早孕诊断。

2. 异位妊娠 血尿 β-hCG 维持在低水平，间隔 2 ~ 3 日测定无成倍上升，应怀疑异位妊娠。

3. 滋养细胞肿瘤的诊断和监测

（1）葡萄胎和侵蚀性葡萄胎：血 β-hCG 浓度经常 > 100kU/L，且子宫 ≥ 妊娠 12 周，hCG 维持高水平不降，提示葡萄胎。在葡萄胎清除后的 16 周 hCG 应为阴性；若下降缓慢或下降后又上升，或 16 周仍未转阴者，排除宫腔内残留则可能为侵蚀性葡萄胎。

（2）绒毛膜癌：β-hCG 是绒毛膜癌诊断和活性滋养细胞监测唯一的实验室指标，β-hCG 下降与治疗有效性一致，尿 β-hCG < 50U/L 及血 β-hCG < 3.1μg/L 为阴性标准，治疗后临床症状消失，hCG 每周检查 1 次，连续 3 次阴性者视为近期治愈。

4. 性早熟和肿瘤 常见的有下丘脑或松果体胚细胞的绒毛膜瘤或肝胚细胞瘤以及卵巢无性细胞瘤、未成熟畸胎瘤分泌 hCG 导致性早熟。

七、雄激素测定

雄激素分为睾酮和雄烯二酮，由卵巢及肾上腺皮质分泌。雄激素水平卵泡期 < 1.4nmol/L，排卵期 < 2.1nmol/L，黄体期 < 1.7nmol/L，绝经后 < 1.2nmol/L。绝经前，血清睾酮是卵巢雄激素来源的标志，绝经后肾上腺皮质是产生雄激素的主要部位。

【临床应用】

1. 卵巢男性化肿瘤 女性短期内出现进行性加重的雄激素过多症状及血清雄激素增高，提示卵巢男性化肿瘤可能。

2. 多囊卵巢综合征 血酮水平通常不超过正常范围上限的 2 倍，雄烯二酮升高。

3. 肾上腺皮质增生或肿瘤 血清雄激素异常升高。

4. 女性多毛症 当测得血清睾酮正常时，多因毛囊对雄激素敏感所致。

5. 高催乳素血症 女性有雄激素过多症状和体征，但雄激素水平在正常范围，应测定血清催乳素水平。

6. 药物 应用雄激素制剂或具有雄激素作用的内分泌药物（如那达唑），用药期间需检测雄激素水平。

八、人胎盘生乳素测定

人胎盘生乳素（human placental lactogen，HPL）是由胎盘合体滋养细胞产生的激素，主要作用为促进胎儿及母体乳腺腺泡发育等。HPL 正常值非孕期＜0.5mg/L，妊娠 22 周 1.0 ~ 3.8mg/L，妊娠 30 周 2.8 ~ 5.8mg/L，妊娠 40 周 4.0 ~ 12.0mg/L。HPL 自妊娠 5 周时即可检出，随妊娠进展，HPL 浓度水平逐渐升高，于 39 ~ 40 周达到高峰，维持至分娩，分娩后 7 小时内消失。

【临床应用】

1. 监测胎盘功能　妊娠晚期连续动态监测 HPL 可反应胎盘功能。妊娠 35 周后多次血清 HPL 值均＜4mg/L 或突然下降 50% 以上，提示胎盘功能减退。

2. 胎盘部位滋养细胞肿瘤　血清 HPL 轻度升高。

第五节　妇科肿瘤标志物检查

肿瘤标志物（tumor marker）是肿瘤细胞异常表达所产生的蛋白抗原或生物活性物质，可在肿瘤患者的组织、血液或体液及排泄物中检测出，有助于肿瘤诊断、鉴别诊断及监测。

一、癌抗原 125

癌抗原 125（cancer antigen 125，CA125）检测方法多选用放射免疫测定方法（RIA）和酶联免疫法（ELISA），可使用标准试剂盒。血清正常为＜35U/mL。

【临床意义】

CA125 是目前世界上应用最广泛的卵巢上皮性肿瘤标志物，在临床上监测疗效相当敏感，广泛应用于鉴别诊断盆腔肿块、检测治疗后病情进展以及判断预后等。CA125 对宫颈腺癌及子宫内膜癌的诊断也有一定敏感性，对原发性腺癌，其敏感度为 40% ~ 60%，而对腺癌的复发诊断敏感性达 60% ~ 80%。且 CA125 的测定值还与子宫内膜癌的分期有关。

二、NB/70K

NB/70K 测定多选用单克隆抗体 RIA 法，正常血清检测阈值为 50AU/mL。

【临床意义】

NB/70K 是用人卵巢癌相关抗原制备出的单克隆抗体，对卵巢上皮性肿瘤敏感性达 70%。早期卵巢癌患者 50% 血中可检出阳性。NB/70K 对黏液性囊腺瘤也可表达阳性，在临床应用中可互补检测，提高肿瘤检出率，特别对卵巢癌患者早期诊断有益。

三、糖链抗原 19-9

糖链抗原 19-9（carbohydrate antigen 19-9，CA19-9）测定方法有单抗或双抗 RIA 法，血清正常值为＜37U/mL。

【临床意义】

CA19-9 是由直肠癌细胞系相关抗原制备的单克隆抗体，除对消化道肿瘤如胰腺癌、结肠直肠癌、胃癌及肝癌有标记作用外，对卵巢上皮性肿瘤也有约 50% 的阳性表达，卵巢黏液性囊腺癌阳性表达率可达 76%，而浆液性肿瘤则为 27%。子宫内膜癌及宫颈管腺癌也可阳性。

四、甲胎蛋白

甲胎蛋白（alpha-fetoprotein，AFP）是由胚胎肝细胞及卵黄囊产生的一种糖蛋白，通常应用 RIA 或 ELISA 检测，血清正常值为 < 20μg/L。

【临床意义】

AFP 是属于胚胎期的蛋白产物，但在出生后部分器官恶性病变时可以恢复合成 AFP 的能力，如肝癌细胞和卵巢的生殖细胞肿瘤都可有分泌 AFP 的能力。AFP 对卵巢恶性生殖细胞肿瘤，尤其是内胚窦瘤的诊断及监视有较高价值。

五、癌胚抗原

癌胚抗原（carcinoembryonic antigen，CEA）检测方法多采用 RIA 和 ELISA。血浆正常阈值因测定方法不同而有出入，一般不超过 2.5μg/L。在测定时应设定正常曲线，当 CEA > 5μg/L 可视为异常。

【临床意义】

CEA 属于一种肿瘤胚胎抗原，属糖蛋白，血浆中含量甚微。多种妇科恶性肿瘤如宫颈癌、子宫内膜癌、卵巢上皮性癌、阴道癌及外阴癌等均可表达阳性，因此 CEA 对肿瘤类别无特异性标记功能。借助 CEA 测定手段，动态监测跟踪各种妇科肿瘤的病情变化和观察治疗效果有较高临床价值。

六、鳞状细胞癌抗原

鳞状细胞癌抗原（squamous cell carcinoma antigen，SCCA）通用的测定方法为 RIA 和 ELISA，也可采用化学发光方法，其敏感度明显提高。血浆 SCCA 正常阈值为 1.5μg/L。

【临床意义】

SCCA 是从宫颈鳞状上皮细胞癌分离制备得到的一种肿瘤糖蛋白相关抗原，对绝大多数鳞状上皮细胞癌均有较高特异性。70% 以上的宫颈鳞癌患者血浆 SCCA 升高，而宫颈腺癌仅有 15% 左右升高，对外阴及阴道鳞状上皮细胞癌敏感性为 40% ~ 50%。SCCA 的血浆水平与宫颈鳞癌患者的病情进展及临床分期有关，若肿瘤明显侵及淋巴结，SCCA 明显升高。当患者接受彻底治疗痊愈后，SCCA 水平持续下降，故 SCCA 还可作为宫颈癌患者疗效评定的指标之一。SCCA 对复发癌的预示敏感性可达 65% ~ 85%，而且在影像学确定前 3 个月，SCCA 水平就开始持续升高。因此，SCCA 对肿瘤患者有判断预后、监测病情发展的作用。

七、人乳头状瘤病毒

人乳头状瘤病毒（human papilloma virus，HPV）属嗜上皮性病毒。现已确定的 HPV 型别有 110 余种。目前，国内外已公认 HPV 感染是导致宫颈癌的主要病因。依据 HPV 型别与宫颈癌发生的危险性高低将 HPV 分为高危型和低危型两类。国内外开始将检测高危型 HPV DNA 作为宫颈癌的一种筛查手段。高危型 HPV DNA 的检测在临床的应用意义有：

1. 高危型 HPV DNA 检测作为初筛手段可浓缩高危人群，比通常采用的细胞学检测更有效。目前认为高危型 HPV DNA 筛查对象为有 3 年以上性行为或 21 岁以上有性行为的妇女，高危妇女人群定义为有多个性伴侣、性生活过早、HIV/HPV 感染、免疫功能低下、卫生条件差 / 性保健知识缺乏的妇女。65 岁以上妇女患宫颈癌的危险性极低，故一般不主张进行常规筛查。细胞学和高危型 HPV DNA 检测均为阴性者，表明其发病风险很低，细胞学阴性而高危型 HPV 阳性者发病风险较高，应定期随访。

2.对于未明确诊断意义的不典型鳞状细胞 / 腺细胞（ASCUS/AGUS）和鳞状上皮内低度病变（LSIL），细胞学和高危型 HPV DNA 检测是一种有效的再分类方法。可从细胞学结果为 ASCUS/AGUS 中将 CIN 有效检出，减少需通过阴道镜下活检以明确 CIN 的病例数。

3.高危型 HPV DNA 检测可单独应用或与细胞学方法联合使用进行宫颈癌的初筛，开辟了宫颈癌筛查方法的新途径。

第六节　常用穿刺检查

一、经腹壁腹腔穿刺术

经腹壁腹腔穿刺术指在无菌条件下，将穿刺针经过腹壁进入腹腔抽取内容物的手术方法。目的是通过对抽取内容物的生化测定、细胞病理检查，以协助诊断、治疗和判断预后。对盆腔恶性肿瘤患者采用穿刺、留置导管等方法，可以放出腹水减轻临床症状，并注入化疗药物进行治疗。

【适应证】

1.腹水原因不明，或疑有内出血。

2.需腹腔内注药，或腹水浓缩后再输入。

3.腹水过多需抽取腹水、减轻腹压，或抽出腹水后腹腔注药。

4.鉴别贴近腹壁的肿瘤性质。

5.气腹造影时，腹腔穿刺注入二氧化碳气体后再行 X 线摄片，盆腔器官显影清晰。

【禁忌证】

1.疑有腹腔内严重粘连者，特别是晚期卵巢癌、广泛盆、腹腔转移致肠梗阻者。

2.疑为巨大卵巢囊肿者。

3.大量腹腔积液伴有严重电解质紊乱者。

4.中、晚期孕妇。

5.DIC 患者。

【物品准备】

无菌腹腔穿刺包 1 个，必要时准备导管和橡皮管、麻醉药。对卵巢癌抽腹水者应备引流袋或 50mL 注射器 1 支、腹带、橡皮单及所需化疗药物。

【操作方法】

1.进行腹部检查，查明移动性浊音界，嘱患者排空膀胱后取坐位或侧卧位（条件允许时可经腹部 B 超引导下穿刺，需充盈膀胱；经阴道 B 超引导下穿刺，应排空膀胱）。

2.选好穿刺点，常规消毒铺孔巾。穿刺点一般选择在左下腹，脐与耻骨联合连线的中点偏左或偏右 1.5cm 处，或脐与左髂前上棘连线中、外 1/3 交界处。囊内穿刺点宜在囊性感明显部位。

3.0.5% 利多卡因局麻后用穿刺针从选定的穿刺点垂直刺入，有突破感时表明通过腹壁，应停止进入，拔出针芯，有液体流出后连接注射器或引流袋，按需要量抽取液体或注入药物。

4.拔出针头后再消毒局部，盖上无菌纱布，压迫片刻并用胶布固定。若针眼有腹水溢出可稍加压迫。

【护理要点】

1. 术前沟通　评估患者心理情况，鼓励患者缓解紧张情绪。评估生命体征并询问病史。向患者讲解腹腔穿刺术的目的、方法及术中配合要点。

2. 术中护理

（1）穿刺时陪伴在患者床旁以提供信息及心理等支持，严格无菌操作，以免腹腔感染。

（2）对大量腹水患者放腹水时应缓慢流出，每小时不超过 1000mL，每次不超过 4000mL，以防腹压骤减，造成腹腔充血、全身有效循环血量减少，导致患者虚脱。放液过程中，注意观察引流管是否通畅，及时调节体位。同时，密切观察患者的生命体征，若出现休克征象，应立即停止放腹水。

3. 术后处理

（1）取足量抽出液注明标记及时送检，腹腔积液细胞学检查需 200mL，其他检查需 20mL；脓性液体还应做细菌培养和药物敏感试验。

（2）术毕压沙袋、束紧腹带，增加腹腔压力。因气腹造影而行穿刺者，摄片完毕，应穿刺将气体排出。

（3）术后卧床休息 8 ~ 12 小时，给予抗生素预防感染。

二、经腹壁羊膜腔穿刺术

经腹壁羊膜腔穿刺术（amniocentesis）是在妊娠中晚期用穿刺针经腹壁、子宫进入羊膜腔抽取羊水用来临床分析诊断或注入药物进行治疗。先天异常的排除性产前诊断需做经腹壁羊膜穿刺术时，一般选择在孕 16 ~ 22 周进行，胎儿异常引产宜在妊娠 16 ~ 26 周进行。

【适应证】

1. 35 岁以上高龄孕妇及有染色体异常、不良孕产史者。

2. 性连锁遗传病家族史需确定胎儿性别者。

3. 高危妊娠需判定胎儿成熟度及胎盘功能者。

4. 疑为母儿血型不合，检查羊水中血型物质、胆红素、雌三醇，以判定胎儿血型及预后。

5. 胎儿生长受限，通过羊膜腔内注入白蛋白、氨基酸等促进胎儿生长发育。

6. 羊水过少未合并胎儿畸形，间断向羊膜腔内注入适量生理盐水。

7. 羊水过多未合并胎儿畸形，可放出适量羊水。

8. 胎儿异常或死胎需做羊膜腔内注药引产终止妊娠。

【禁忌证】

1. 术前 24 小时内两次体温＞ 37.5℃。

2. 孕妇有流产先兆时。

3. 有心、肝、肾功能严重异常，或各种疾病的急性阶段。

4. 穿刺部位皮肤感染者。

5. 用于引产时，有急性生殖道炎症者。

【物品准备】

孔巾 1 块，22 号腰穿针 1 枚，20mL 注射器 1 支，标本瓶 1 个，纱布 2 块，消毒液，棉签等。

【操作步骤】

1. 孕妇排空膀胱取仰卧位，腹部常规消毒铺巾。B 超定位穿刺部位，穿刺点一般选在胎儿肢体侧或胎头与胎背间的颈下部。

2.用 22 号腰穿针垂直刺入腹壁，经过腹壁及子宫壁两次阻力消失，进入羊膜腔内。拔出针芯即有羊水溢出，用 20mL 注射器抽取羊水适量或直接注入药物。

3.将针芯插入穿刺针内，迅速拔针后压迫穿刺点 5 分钟，腹壁加压包扎，或沙袋压迫。

【护理要点】

1.术前沟通　评估孕妇心理状态，穿刺前向孕妇及家属说明检查的必要性及步骤，以取得孕妇及家属的配合，缓解紧张心理评估孕妇手术史、生育史、本次妊娠史、不良用药史等。

2.术中注意事项　手术应严格遵守无菌操作规程，避免感染。术前 B 超进行胎盘定位，勿伤及胎盘。若在操作过程中抽不出羊水可变动穿刺针方向、深度，然后抽吸。若抽出液体内含有血液时应立即拔针，压迫穿刺点、加压包扎腹部，密切监视母儿情况。若胎心无明显改变，可一周后再穿刺。

3.术后护理　受术者必须住院观察，术后当日孕妇应减少活动，注意穿刺点和阴道有无流液或流血。观察胎动、胎心情况，如有异常立即通知医生。

三、经阴道后穹隆穿刺术

经阴道后穹隆穿刺术（culdocentesis）是用穿刺针经阴道后穹隆刺入直肠子宫凹陷处，抽取积血、积液、积脓进行肉眼及生物化学、微生物和病理检查的方法。

【适应证】

1.疑似腹腔出血，如宫外孕、卵巢黄体破裂。

2.疑似盆腔积液积脓，穿刺抽液协助诊断。

3.盆腔肿块位于直肠子宫凹陷内，经后穹隆穿刺直接抽吸肿块内容物做细胞学检查以协助诊断。

4.B 超引导下行卵巢子宫内膜异位囊肿或输卵管妊娠部位注药治疗。

5.B 超引导下经后穹隆取卵，用于辅助生殖技术。

【禁忌证】

1.盆腔严重黏连，黏连肿块占据直肠子宫凹陷者。

2.疑似子宫后壁和肠管黏连者。

3.高度怀疑恶性肿瘤者。

4.异位妊娠采取非手术治疗者。

【物品准备】

阴道窥器 1 个、颈钳 1 把、镊子 2 把、腰椎穿刺针或 22 号长针头 1 个、5mL、10mL 一次性注射器各 1 支、无菌试管数支、洞巾 1 块、纱布若干、棉球若干、手套 1 副、消毒液等。

【操作方法】

1.患者排空膀胱后取截石位，外阴、阴道常规消毒，铺巾。双合诊检查子宫、附件情况和阴道后穹隆是否存在膨隆。

2.用阴道窥器充分暴露宫颈及阴道后穹隆并消毒。宫颈钳钳夹宫颈后唇向前提拉，充分暴露阴道，再次消毒。

3.用腰椎穿刺针或 22 号长针头接 5～10mL 注射器，于后穹隆中央或最膨隆处（阴道后壁与宫颈后唇交界处稍下方），平行宫颈管进针 2～3cm，有落空感后开始抽吸，若无液体抽出，边抽吸边缓慢退针，必要时调整方向。注射器抽出液体时，停止退针，抽吸满足标本的检验量，即可拔出穿刺针。

4. 针头拔出后，若针眼处有活动性出血，用无菌棉球按压片刻，止血后，取出阴道窥器，协助医生及时将标本送检。

【护理要点】

1. 术前沟通　评估患者心理状况，鼓励患者缓解紧张情绪。讲解阴道后穹隆穿刺术的目的、方法和注意事项，争取患者配合。评估患者生命体征、月经史、生育史及手术史，做好手术准备。

2. 术中护理

（1）调整光源，准备所需用物，常规消毒外阴、阴道，铺巾。

（2）充分暴露后穹隆后再次消毒，穿刺时嘱患者禁止移动身体，避免损伤子宫及直肠。

3. 术后护理

（1）评估患者生命体征、阴道流血情况，嘱其半卧位休息，保持外阴清洁。

（2）抽出液体做好标记并及时送检，做常规检查或细胞学检查，脓性液体应进行细菌培养和药物敏感试验。抽出液若为血液，需放置 5 分钟观察是否凝固，若出现凝固为血管内血液；或将血液滴在纱布块上出现红晕则为血管内血液；若放置 6 分钟不凝固，可判断为腹腔内出血。

（3）对急诊手术的患者立即做好术前准备，建立静脉通路，监测生命体征及尿量。

第七节　输卵管通畅检查

输卵管通畅检查的主要目的是检查输卵管是否畅通，了解宫腔和输卵管腔的形态及输卵管的阻塞部位。常用方法有输卵管通液术、子宫输卵管造影术。

一、输卵管通液术

输卵管通液术（hydrotubation）是检查输卵管是否通畅的一种方法，并具有一定的治疗功效。通过导管向宫腔内注入液体，根据注液阻力大小、有无回流及注入液体量和患者感觉等判断输卵管是否通畅。

【适应证】

1. 不孕症，男方精液正常，疑有输卵管阻塞者。

2. 检验和评价输卵管绝育术、输卵管再通术或输卵管成形术的效果。

3. 疏通输卵管黏膜轻度粘连。

【禁忌证】

1. 内外生殖器急性炎症或慢性炎症急性或亚急性发作。

2. 月经期或有不规则阴道流血。

3. 可疑妊娠。

4. 严重的全身性疾病，如心、肺功能异常等，不能耐受手术。

5. 体温高于 37.5℃。

【物品准备】

输卵管通液术子宫导管 1 根，阴道窥器 1 个，弯盘 1 个，卵圆钳 1 把，宫颈钳 1 把，子宫探针 1 根，长镊子 1 把，2～4 号宫颈扩张器各 1 根，纱布 6 块，治疗巾、孔巾各 1 块，棉签、棉球数个，氧气，抢救用品，20mL 注射器 1 支，生理盐水 20mL，庆大霉素 8 万 U，地塞米松 5mg。

【术前准备】

1. 月经干净 3～7 日，术前 3 日禁性生活。

2. 术前半小时肌内注射阿托品 0.5mg 解痉。

3. 患者排空膀胱。

【操作步骤】

1. 患者取膀胱截石位,双合诊了解子宫位置及大小,外阴、阴道常规消毒后铺无菌巾。

2. 放置阴道窥器充分暴露宫颈,再次消毒阴道穹隆及宫颈,以宫颈钳钳夹宫颈前唇。沿宫腔方向置入宫颈导管,并使其与宫颈外口紧密相贴。

3. 用 Y 形管将宫颈导管与压力表、注射器相连,压力表应高于 Y 形管水平,以免液体进入压力表。

4. 将注射器与宫颈导管相连,并使宫颈导管内充满 0.9% 氯化钠注射液或抗生素溶液(庆大霉素 8 万 U、地塞米松 5 mg、透明质酸酶 1500U、注射用水 20mL,可加用 0.5% 利多卡因 2mL 减少输卵管痉挛)。排出空气后沿宫腔方向将其置入宫颈管内,缓慢推注液体,压力不超过 160mmHg。观察推注时阻力大小、经宫颈注入的液体是否回流、患者下腹部是否疼痛等。

5. 完毕后,取出宫颈导管,再次消毒宫颈、阴道,取出阴道窥器。

【护理要点】

1. 所用无菌液体温度应接近体温,以免液体过冷造成输卵管痉挛。

2. 注入液体时必须使宫颈导管紧贴宫颈外口,防止液体外漏。

3. 术后 2 周禁盆浴及性生活,酌情给予抗生素预防感染。

二、子宫输卵管造影

子宫输卵管造影(hysterosalpingography,HSG)是通过导管向宫腔及输卵管注入造影剂,行 X 线透视及摄片,根据造影剂在输卵管及盆腔内的显影情况了解输卵管是否通畅、阻塞部位及宫腔形态。该检查对输卵管阻塞做出诊断的准确率达 80%,且具有一定的治疗作用。

【适应证】

1. 了解输卵管是否通畅及其形态、阻塞部位。

2. 了解宫腔形态,确定有无子宫畸形及类型,有无宫腔粘连、子宫黏膜下肌瘤、子宫内膜息肉及异物等。

3. 内生殖器结核非活动期。

4. 不明原因的习惯性流产,了解宫颈内口是否松弛,宫颈及子宫有无畸形。

【禁忌证】

1. 内、外生殖器急性或亚急性炎症。

2. 严重的全身性疾病,不能耐受手术。

3. 妊娠期、月经期及可疑妊娠者。

4. 产后、流产、刮宫术后 6 周内。

5. 碘过敏者。

【术前准备】

1. 造影时间以月经干净 3~7 日为宜,术前 3 日禁性生活。

2. 做碘过敏试验。

3. 术前半小时肌内注射阿托品 0.5mg 解痉。

4. 术前排空膀胱,便秘者术前行清洁灌肠,以使子宫保持正常位置,避免出现外压假象。

【物品准备】

在通液术用物的基础上加 10mL 注射器 1 支、造影剂 1 支。

【操作步骤】

1.患者取膀胱截石位，常规消毒外阴、阴道，铺无菌巾，检查子宫位置及大小。

2.以阴道窥器扩张阴道，充分暴露宫颈，再次消毒宫颈及阴道穹隆，用宫颈钳钳夹宫颈前唇，探查宫腔。

3.将 40% 碘化油充满宫颈导管，排出空气，沿宫腔方向将其置入宫颈管内，缓慢注入碘化油，在 X 线透视下观察碘化油流经输卵管及宫腔情况并摄片。24 小时后再摄盆腔平片，以观察腹腔内有无游离碘化油。若用泛影葡胺液造影，应在注射后立即摄片，10 至 20 分钟后第二次摄片，观察泛影葡胺液流入盆腔情况。

4.注入碘化油后子宫角圆钝，输卵管不显影，则考虑输卵管痉挛，可保持原位，肌注阿托品 0.5mg 或针刺合谷、内关穴，20 分钟后再透视、摄片；或停止操作，下次摄片前先使用解痉药物。

【护理要点】

1.碘化油充盈宫颈导管时必须排尽空气，以免空气进入宫腔造成充盈缺损，引起误诊。

2.宫颈导管与宫颈外口必须紧贴，以防碘化油流入阴道内。

3.宫颈导管不要插入太深，以免损伤子宫或引起子宫穿孔。

4.注碘化油时用力不可过大，推注不可过快，防止损伤输卵管。

5.透视下发现造影剂进入异常通道，同时患者出现咳嗽，应警惕发生油栓，立即停止操作，取头低脚高位，严密观察。

6.造影后 2 周禁盆浴及性生活，可酌情给予抗生素预防感染。

7.有时因输卵管痉挛造成输卵管不通的假象，必要时可重复进行。

第八节　胎头吸引术

胎头吸引术是利用负压引吸原理，将胎头吸引器置于胎头顶部，按分娩机制牵引胎头，配合产力协助娩出胎儿的助产手术。

【适应证】

1.需缩短第二产程者，如产妇合并心脏病、妊娠期高血压疾病、临产后宫缩乏力或胎儿宫内窘迫。

2.有剖宫产史或子宫有瘢痕者。

3.持续性枕后位、持续性枕横位胎头内旋转受阻，徒手旋转不成功，需要旋转牵出胎头者。

4.第二产程延长者，胎头拨露达半小时，胎儿未娩出者。

【禁忌证】

1.头盆不称、产道阻塞或畸形不能经阴道分娩者。

2.宫口未开全或胎膜未破，胎头先露未达阴道口。

3.严重胎儿窘迫。

【物品准备】

胎头吸引器 1 个，50mL 注射器 1 支，止血钳 1 把，治疗巾 2 块，无菌纱布 4 块，氧气，新生儿吸引器 1 台，一次性吸引管 1 根，吸氧面罩 1 个，抢救药品等。

【操作步骤】

1.产妇取膀胱截石位，消毒外阴并铺消毒巾，导尿排空膀胱。

2. 行阴道检查，了解胎膜破裂情况、宫口是否开全、双顶径及大小囟门位置等，必要时行会阴侧切术。

3. 检查吸引器有无损坏，漏气，橡皮套是否松动，并将橡皮管接在吸头器的空心管柄上，连接负压装置。

4. 放置胎头吸引器，以左手食、中指撑开阴道后壁，右手持涂以润滑剂的吸引器沿阴道后壁送入；再以左手食、中指掌面向外拨开右侧阴道壁，使开口端侧缘滑入阴道内；然后手指向上撑起阴道前壁，使胎头吸引器前壁滑入，再以右手食、中指撑起左侧阴道壁，整个胎头吸引器进入阴道内，使边沿与胎头紧贴，避开囟门。以右手示指沿吸引器检查一周，了解吸引器是否紧贴头皮、有无阴道壁及宫颈组织夹入吸引器及胎头之间，检查无误后调整吸引器横柄与胎头矢状缝方向一致，作为旋转胎头的标记。

5. 调节负压吸引器，使负压在 280 ~ 350mmHg 或用注射器抽出吸引器内空气 150 ~ 180mL，用血管钳夹住橡皮连接管，使吸引器与胎头吸牢。子宫收缩产妇屏气时，顺骨盆轴方向，按正常胎头分娩机制牵引，使胎头俯屈、仰伸、旋转娩出。在胎头娩出过程中保护好会阴。

6. 胎头双顶径超过骨盆出口时，即应拔出橡皮管或放开气管夹，消除吸头器内的负压，取下吸引器。

【护理要点】

1. 术前沟通　评估产妇心理情况，向产妇讲解胎头吸引的目的以取得产妇的配合，签署知情同意书。

2. 负压调节　注意吸引器的压力，压力过大易使胎儿头皮受损。胎头双顶径娩出阴道口时，立即放松负压以便取下吸引器。牵引时间不宜超过 20 分钟。吸引器滑脱可重新放置，但不宜超过 2 次。

3. 术后护理　术后密切观察新生儿头皮产瘤位置、大小、有无头皮血肿、颅内出血、头皮损伤的发生。认真进行 Apgar 评分，给予新生儿维生素 K_1 10mg 肌内注射，防止出血。24h 内避免搬动新生儿。认真检查产妇软产道，有撕裂伤应立即缝合。产后产妇应及时补充高热量、易消化、维生素及微量元素丰富的食物。

第九节　产钳术

产钳术（forceps operation）是应用产钳牵拉胎头以娩出胎儿的助产技术。

【产钳的构造】

目前常用的产钳为短弯型，由左叶和右叶组成，每叶又分钳匙（钳叶）、钳胫、钳锁及钳柄四个部分（图 22-3）。为适应产道弯曲，减少对胎头和产妇产道的损伤，钳匙设计有两个弯度，一为头弯，一为盆弯，头弯曲环抱胎头，盆弯曲以适应产道弯曲。

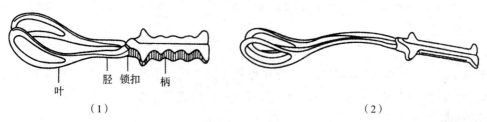

叶　　胫　锁扣　柄
（1）　　　　　　　　　　　（2）

图 22-3　产钳

【适应证】

1. 同胎头吸引术。

2. 胎头吸引术失败者而胎儿存活者。

3. 臀位分娩后出头困难。

4. 剖宫产出头困难或既往剖宫产史须缩短第二产程。

【禁忌证】

1. 同胎头吸引术。

2. 胎头骨质部的最低点在坐骨棘水平或以上，有明显头盆不称者。

3. 确定死胎、胎儿畸形者。

4. 严重胎儿窘迫，短时间内不能结束分娩者。

【操作步骤】

1. 术前准备　同胎头吸引术 1、2。

2. 放置产钳　检查器械，先放置钳的左叶，后放右叶。术者左手持左叶钳柄，沿右手掌面伸入手掌与胎头之间，在右手引导下将钳叶缓缓向胎头左侧及深部推进。将钳叶置于胎头左侧，钳叶与钳柄处于同一水平面上，由助手持钳柄固定。术者右手持右叶钳柄，左手四指伸入阴道右壁与胎头之间，同法放置右叶。

3. 合拢产钳　产钳右叶在上，左叶在下，两钳叶柄平行交叉，扣合锁扣，钳柄对合。

4. 检查产钳放置情况　了解钳叶与胎头之间有无产道软组织或脐带夹入。两钳叶应分别置于胎儿面颊部位，胎头矢状缝应在两钳叶正中，并注意胎心变化。

5. 牵拉产钳　宫缩时术者握住钳柄向外、向下牵拉，当胎头着冠时逐步将钳柄上提，使胎头仰伸娩出。

6. 取出产钳　胎头额部外露、双顶径越过骨盆出口时，松开产钳，先取下右叶，再取下左叶，钳叶顺胎头缓缓滑出，娩出胎体。

【护理要点】

1. 术前准备　评估孕妇心理状态，向家属及孕妇说明产钳术的目的、方法，争取同意并积极配合。备好所需器械，严密观察宫缩及胎心，及时给产妇吸氧，并补充能量。

2. 术中护理　产程长的产妇，可做局部按摩，协助伸展下肢，指导产妇正确使用腹压。

3. 术后护理　产后常规检查产妇软产道，并注意子宫收缩、阴道流血及排尿情况。检查新生儿有无产伤，并及时处理。新生儿其他护理同胎头吸引术。

第十节　剖宫产术

剖宫产术（cesarean section）是经腹切开子宫取出胎儿的手术。手术应用恰当可使母婴转危为安。但由于手术较大，存在出血、感染和损伤周围脏器的危险，故应慎重而行。

【适应证】

1. 产妇方面

（1）产道异常：骨盆狭窄或畸形、软产道阻塞（如肿瘤、畸形）者。

（2）产力异常：子宫收缩乏力、发生滞产经处理无效者。

（3）妊娠合并症及并发症：妊娠合并心脏病、严重妊娠期高血压疾病、前置胎盘、胎盘早剥者。

（4）高危初产妇：瘢痕子宫、生殖道修补术后者。

2. 胎儿方面

（1）胎儿宫内窘迫或母体存在严重胎盘功能减退者。

（2）脐带脱垂，估计短时间内不能经阴道分娩者。

（3）巨大儿伴相对头盆不称或妊娠合并糖尿病或过期妊娠者。

【禁忌证】

死胎及胎儿畸形，不应行剖宫产术终止妊娠。

【麻醉方式】

以持续硬膜外麻醉为主，特殊情况下可用局麻或全麻。

【物品准备】

剖宫产手术包1个。内有25cm不锈钢盆1个，弯盘1个，卵圆钳12把，4号、7号刀柄各1把，解剖镊2把，小无齿镊2把，大无齿镊2把，18cm弯止血钳6把，10cm、12cm、14cm直止血钳各4把，鼠齿钳4把，巾钳1把，持针器3把，吸引器头3个，阑尾拉钩2个，腹腔双头拉钩1个，刀片3个，手术刀柄3个，双层剖腹单1块，手术衣6件，治疗巾10块，纱布垫6块，纱布20块，手套10副，1、4、7、10号丝线团各1个，可吸收缝线2根。

【操作步骤】

1.腹壁切口。在脐至耻骨联合之间下腹部弧形或竖切口。

2.保护切口。用S拉钩、大镊子及棉垫将两侧手术切口及肠管包裹，防止术中误伤。

3.切开子宫膀胱反折腹膜。

4.切开子宫下段。切开时注意勿损伤胎儿，至显露胎膜时破膜并吸尽羊水。

5.娩出胎儿。取胎儿时，可暂移去拉钩，以利操作。

6.清理宫腔。

7.缝合子宫、膀胱反折腹膜。

8.关腹。无异常后清点物品并缝合切口。

【护理要点】

1.术前准备　向患者及其家属讲解剖宫产术的必要性、手术过程中可能发生的情况，评估产妇心理情况，缓解其焦虑情绪，消除患者的恐惧心理，以取得患者及其家属的配合。腹部和外阴部按一般妇科手术备皮范围准备，做好配血和药物过敏试验。术前置保留尿管，产妇送去手术室前听诊胎心并记录。

2.术中护理　嘱产妇取仰卧位，必要时稍倾斜手术台或侧卧位，配合医生顺利完成手术。注意观察患者生命体征，遵医嘱用药或输血。密切监测胎心并记录。胎儿娩出后协助医生做好新生儿护理。

3.术后护理　按一般腹部手术后常规进行护理，术后24小时取半卧位，以利恶露排出。术后24小时拔尿管，观察产妇排尿情况。术后6小时可进食流质，并逐步过渡到半流、普食，以保证患者营养，有利于乳汁的分泌。注意观察产妇子宫收缩及阴道流血情况，遵医嘱用药。鼓励产妇做深呼吸、勤翻身、早下床活动。

4.出院指导　指导产妇保持外阴清洁，坚持做产后保健操，鼓励母乳喂养；产后6周禁性生活，产后6周门诊复查；剖宫产术后避孕至少2年。

第十一节　人工剥离胎盘术

人工剥离胎盘术（manual removal of placenta）是胎儿娩出后，用手剥离并取出滞留于子宫腔内胎盘的手术。

【适应证】

1. 胎儿娩出后，胎盘部分剥离引起子宫大量出血，经按摩宫底或用宫缩剂等处理，胎盘不能完全排出者；

2. 胎儿经阴道娩出后 30 分钟，胎盘仍未剥离排出者。

3. 部宫产，胎儿娩出 5～10 分钟，胎盘仍未娩出者。

【禁忌证】

植入性胎盘。

【麻醉方式】

一般不需麻醉，可适量给予镇静剂。当宫颈内口收缩较紧，可肌注阿托品 0.5mg 及哌替啶 50mg，必要时可全身麻醉。

【操作步骤】

1. 产妇取膀胱截石位，导尿后再次消毒外阴，术者更换手术衣及手套，换消毒巾。

2. 术者一手放在腹部向下推压宫体，另一手手指并拢呈圆锥形，循脐带伸入宫腔，到胎盘边缘。如胎盘已剥离但被宫颈嵌顿者，可将胎盘握住，顺一个方向，旋转取出。若胎盘尚未剥离，术者手背紧贴宫壁，掌面向胎盘的母体面，以手掌的尺侧缘慢慢将胎盘自宫壁分离，等全部胎盘剥离后握住全部胎盘，在宫缩时用手牵引脐带协助胎盘娩出。

3. 术后肌注宫缩剂，检查胎盘胎膜是否完整。如有缺损，应重新伸手入宫腔，取出残留物，手取不净时，可用大钝头刮匙刮宫。

【护理要点】

1. 术前准备　评估产妇心理状况，向产妇说明人工剥离胎盘术的重要性及目的，取得配合，注意产妇一般情况、生命体征，术前备血，如失血多，应迅速输血。

2. 术中护理　严格执行无菌操作规程，注意动作轻柔，避免暴力强行剥离或用手抓挖子宫壁导致穿破子宫。尽量减少宫腔内操作次数，必要时遵医嘱给予抗生素。

3. 术后护理　密切观察产妇生命体征，评估产妇子宫收缩和出血情况，宫缩不佳时可按摩子宫并遵医嘱给予缩宫素或麦角新碱等。经阴道娩出胎儿者，检查产妇软产道是否有裂伤，发现裂伤及时缝合。评估产妇体温、下腹疼痛情况及阴道分泌物是否正常，遵医嘱应用抗生素预防感染。

第十二节　内镜检查术

内镜检查是利用连接于摄像系统和冷光源的内镜窥察人体体腔及脏器的一种诊疗技术，包括阴道镜、宫腔镜、腹腔镜等检查术。

一、阴道镜检查

阴道镜检查是应用阴道镜将宫颈阴道部上皮放大 10～40 倍，在强光源的照射下，观察外阴、阴道及宫颈异常上皮细胞、异型血管及早期癌变，以便准确地选择可疑部位做宫颈活体组织检查。对宫颈癌及癌前病变的早期发现、诊断有一定的临床意义，也用于外阴皮肤、阴道黏膜等病变的观察。阴道镜分为光学阴道镜和电子阴道镜两种。

【适应证】

1. 子宫颈有接触性出血，肉眼观察子宫颈有可疑恶变。

2. 子宫颈刮片细胞学检查巴氏染色Ⅲ级及以上，或 TBS 提示 AGS 阳性以上和（或）高危型 HPV DNA 阳性者。

3. 协助诊断阴道及外阴部的病变。

4. 随访子宫颈、阴道及外阴病变的发展过程和治疗前后的改变。

5. 可疑下生殖道尖锐湿疣。

【物品准备】

弯盘 1 个，阴道窥器 1 个，宫颈钳 1 把，卵圆钳 1 把，活检钳 1 把，尖手术刀片、刀柄各 1 把，标本瓶 4～6 个，生理盐水、3% 醋酸溶液、40% 三氯醋酸、0.25%～0.5 的碘伏等纱布 4 块，棉球数个及棉签数根。

【操作步骤】

检查前 24 小时内避免性交及阴道、宫腔操作，术前 48 小时禁止阴道、宫颈用药。

1. 患者取膀胱截石位，用 0.25%～0.5% 碘伏消毒外阴后，用阴道窥器充分暴露阴道、子宫颈及后穹隆。用生理盐水纱球擦净阴道、宫颈分泌物。

2. 调整阴道镜和检查台高度，接通阴道镜光源，调好焦距，一般物镜距宫颈为 15～20cm，距外阴约 10cm。先将物镜扩大 10 倍观察，然后再增大倍数循视野观察。

3. 必要时在子宫颈表面涂辅助药物，如 3% 醋酸溶液，使组织净化、肿胀，拭净后再涂复方碘液，协助确定病变范围。对血管作精确观察时，宜加绿色滤光镜片。

4. 检查时发现的可疑部位，结合临床决定处理措施，如定位活组织检查、刮子宫颈管或随访观察等。

【护理要点】

1. 术前护理　评估患者心理状况，向患者讲解检查的目的及方法，消除顾虑。检查前 24 小时内，避免阴道操作和接触。阴道窥器上不涂抹润滑剂，以免影响观察结果。检查宜在月经干净后 3～4 日进行。

2. 术中护理　术中配合医生调整光源，及时传递所需用物。

3. 术后处理　安置患者休息。若取活体组织，及时送检标本。注意观察患者生命体征及阴道出血情况，若有异常及时通知医生；活检后阴道有纱布填塞者，嘱患者 24 小时后自行取出，有异常情况及时复诊；同时告知患者 2 周内禁止性生活及盆浴，保持外阴清洁干燥，预防感染；1 个月后来院复诊，进行效果评估。

二、腹腔镜检查

腹腔镜检查是将腹腔镜自腹壁插入腹腔内观察病变的形态、部位，必要时取有关组织做病理学检查，明确病变或诊断的方法。

【适应证】

1. 诊断不清的盆腔包块，如肿瘤、炎症、异位妊娠、子宫内膜异位症等。

2. 不明原因的急、慢性腹痛与盆腔痛。

3.可疑盆腔脏器穿孔。

4.不孕症患者明确或排除盆腔疾病，判断输卵管通畅度、观察排卵情况。

5.内生殖器发育异常。

6.不明原因的盆腔积液。

7.恶性肿瘤手术或化疗后的效果评价。

8.计划生育并发症的诊断。

9.各种手术性腹腔镜。

【禁忌证】

1.严重心、肺疾病、凝血系统功能障碍、大的腹壁疝或膈疝。

2.腹腔有广泛粘连者。

3.腹部巨大肿瘤及过度肥胖者。

4.绞窄性肠梗阻。

5.弥漫性腹膜炎。

【物品准备】

阴道窥器 1 个，宫颈钳 1 把，卵圆钳 1 把，敷料钳 1 把，子宫腔探针 1 根，细齿镊 2 把，刀柄 1 把，组织镊 1 把，持针器 1 把，小药杯 2 个，缝线，缝针，刀片，棉球，棉签，纱布，内镜，CO_2 气体，0.9% 氯化钠 1000mL、2% 利多卡因 2 支、2mL 注射器 1 支，局麻药等。

【操作步骤】

1.人工气腹　充气气体一般为 CO_2，腹腔压力达 15mmHg。

2.套管针穿刺　同腹腔穿刺术，腹腔镜的套管较粗，刺入部位一般选择脐下 1cm。拔出针芯，将腹腔镜自套管插入盆腔，连接好 CO_2 气腹机。

3.观察盆腔情况　打开冷光源观察盆腔、子宫、输卵管、卵巢、直肠子宫陷凹等处。根据具体情况，可进一步行输卵管通液、病灶组织取活检等。

4.取出腹腔镜　检查确认无出血及脏器损伤后，取出腹腔镜。先排出 CO_2 后再拔除套管，缝合切口，覆以无菌干纱布。

【护理要点】

1.术前准备　全面评估患者身心状况并向患者及家属讲解腹腔镜检查的目的、操作步骤、术中配合及注意事项等，使其消除疑虑，配合手术。指导患者排空膀胱，取膀胱截石位。

2.术中配合　随 CO_2 气体进入腹腔，达 1L 后将患者改为臀高头低位并倾斜 15°～25°，遵医嘱更换至所需体位。观察患者生命体征，发现异常及时处理。

3.术后护理　评估患者生命体征，切口周围有无渗血渗液，引流液的性状及量；评估患者有无气腹相关并发症，如气胸、皮下气肿及肩痛等；术后常规留置尿管 24 小时；指导患者平卧 24～48 小时，可床上翻身活动，避免过早站立导致 CO_2 上移刺激膈肌引起上腹部不适及肩痛。2 周内禁止性生活，如有发热、出血、腹痛等及时到医院就诊。

三、宫腔镜检查

宫腔镜检查是采用宫腔介质扩张宫腔，用特制的内窥镜在直视下观察宫颈管、宫颈内口、子宫内膜及输卵管开口情况，必要时可行手术操作的一种检查方法。

【适应证】

1.子宫异常出血、原发或继发不孕。

2. 输卵管粘连的治疗。

3. 子宫内膜增生，怀疑子宫内膜癌。

4. 宫内节育器并发症，如嵌顿、变形、断裂、取环困难。

5. 宫腔内异物的取出，如内膜息肉、黏膜下肌瘤、子宫纵隔、子宫内膜切除等。

6. 超声检查的异常宫腔回声及占位病变。

7. 原因不明的不孕。

8. 子宫造影异常。

9. 复发性流产。

【禁忌证】

1. 生殖道急性或亚急性炎症者。

2. 经期、孕期、活动性子宫出血者。

3. 严重心、肺或血液系统疾病患者。

4. 近期（3 个月）有子宫手术或损伤史者。

5. 宫颈恶性肿瘤者。

6. 子宫颈瘢痕难以扩张者。

7. 宫颈裂伤或松弛，灌流液大量外漏者。

【物品准备】

阴道窥器 1 个，宫颈钳 1 把，卵圆钳 1 把，敷料钳 1 把，宫腔探针 1 根，宫腔刮匙 1 把，4 ～ 8 号宫颈扩张器各 1 根，小药杯 1 个，弯盘 1 个，纱球 2 个，中号纱布 2 块，棉签数根，5% 葡萄糖液 1000mL，糖尿病患者选用 5% 甘露醇液，庆大霉素 8 万 U，地塞米松 5mg。

【操作步骤】

1. 患者取膀胱截石位，常规冲洗外阴，消毒外阴、阴道后用阴道窥器暴露宫颈，以宫颈钳夹持。探测宫腔的深度和屈度，扩张宫颈至镜管能进入。

2. 将镜管顺宫腔方向送入宫颈内口，维持宫腔压力在 80 ～ 100mmHg，注入 5% 葡萄糖液至宫颈，冲洗宫腔至流出液清亮为止。糖尿病患者可用 5% 甘露醇代替。

3. 继续注入 5% 葡萄糖液 50 ～ 100mL 宫腔扩张，葡萄糖液体进入患者血液循环量不应超过 1L，否则易发生低钠水中毒，子宫内膜清晰可见时移动镜管，按顺序检查宫腔各部。边检查宫颈内口、宫颈管情况边退出镜管。

4. 简单的手术操作可在确诊后立即进行，其他的手术宜在做好相关准备后进行。

【护理要点】

1. 术前护理　术前全面评估患者情况，排除禁忌证。一般于月经干净后 3 ～ 7 日内进行检查。

2. 术中护理　观察患者的生命体征、有无腹痛等，发现异常应及时处理。

3. 术后护理　继续监测患者生命体征，遵医嘱使用抗生素 3 ～ 5 日；保持会阴清洁；若阴道出血多，静脉注射或静脉滴注缩宫素；术后 2 周内禁止性交和盆浴。

第十三节　影像检查

超声检查因对人体损伤小、可重复、诊断准确而广泛应用于妇产科领域，其他影像学检查如 X 线、计算机体层成像（CT）、磁共振成像（MRI）、正电子发射体层显像（PET）等检查，也逐渐成为妇产科领域重要检测方法。

【超声检查】

1. B型超声检查　B型超声检查是应用二维超声诊断仪，在荧屏上以强弱不等的光点、光团、光带或光环，显示探头所在部位脏器或病灶的断面形态及其与周围器官的关系，并可做实时动态观察和照相。检查途径有经腹壁及经阴道两种。

2. 彩色多普勒超声检查　彩色多普勒和频谱多普勒同属于脉冲多普勒，是一种面积现象技术，在同一面积内有很多声束发射和被接收回来。其最重要的观察内容是血流起始点、流经路径和血流分布。彩色多普勒用计算机编码技术，朝向探头编码为红色，背离探头编码为蓝色，构成一幅血流显像图。而频谱多普勒的曲线纵向表示血流的方向，朝向探头的血流显示在基线之上，背离探头的血流显示在基线之下。在妇产科领域中用于评估血管收缩期和舒张期血流状态的3个常用指标为阻力指数、搏动指数和收缩期/舒张期。

3. 三维超声诊断法　三维超声诊断法（3-dimension ultrasound imaging，3-DUI）可显示超声的立体图像。三个相互垂直的平面（X-Y-Z轴）可以同时显示，表现为多平面成像和图像旋转，有利于系统分析胎儿解剖结构。三维立体成像使胎儿表面结构显示更直观、清晰，并能得到传统2D超声不能获得的切面。透明成像能够了解胎儿骨骼发育情况。此外，三维成像技术可测量妊娠囊、卵黄囊和胎儿器官体积大小。三维能量多普勒超声能分析绒毛间和胎儿胎盘血液循环。

4. 四维超声诊断　四维超声诊断（4-dimension ultrasound imaging，4-DUI）是目前世界上最先进的超声诊断方法，采用3D超声图像加上时间维度参数，可以实时获取三维图像，即三维超声是静态的，四维超声是动态的，可以实现实时的观察人体内部器官的动态运动。临床用于腹部、血管、小器官、产科、妇科、泌尿科、新生儿和儿科等多领域的多方面的应用。在产科领域四维彩超能够多方位、多角度地观察宫内胎儿的生长发育情况，从血管畸形到遗传性综合征，可以为早期诊断胎儿先天性体表畸形和先天性心脏疾病提供准确的科学依据。

5. 超声检查在产科领域中的应用

（1）B型超声检查：通过B型超声检测胎儿发育是否正常，有无胎儿畸形，可测定胎盘位置和胎盘成熟度以及羊水量等。

1）早期妊娠：妊娠时子宫随停经周数相应增大。妊娠5周时可见妊娠囊，图像呈圆形光环，中间为无回声区。妊娠5~6周，在妊娠囊内可见卵黄囊，显示强回声光环。妊娠6~7周，妊娠囊内见胚芽；胚芽径线2mm时可见原始心管搏动。妊娠8周初具人形，可测量从头至臀的数值，即顶臀长（crown-rump length，CRL），以估计胎儿的孕周，即孕周=CRL+6.5，或查表知相应孕周。

2）中晚期妊娠：①胎儿主要的生长径线测量。②估计胎儿体重：是判断胎儿成熟度的一项重要指标。超声估测胎儿体重的方法有多种，如胎儿AC预测法、BPD与AC联合预测法、FL与AC联合预测法。亦可采用经验公式：胎儿体重（g）=900×BPD（cm）-5200。但要注意无论采用何种方法，误差均约为15%。③胎盘定位和胎盘成熟度检查：胎盘位置判定对临床有指导意义，如行羊膜穿刺术时可避免损伤胎盘和脐带，协助判断前置胎盘和胎盘早剥等。随孕周增长，胎盘逐渐发育成熟，根据胎盘的结构变化将胎盘成熟度分为0~Ⅲ级。④探测羊水量：羊水呈无回声暗区、清亮。妊娠晚期，羊水中有胎脂，表现为稀疏点状回声漂浮。最大羊水暗区垂直深度（AFV）≥8cm时为羊水过多，AFV≤2cm为羊水过少。若用羊水指数法（Amniotic fluid index，AFI）测量4个象限最大羊水深度之和，≥25cm为羊水过多；≤5cm为羊水过少。

3）异常妊娠：葡萄胎、鉴别胎儿是否存活、判断异位妊娠、判断前置胎盘、判断胎盘早剥、探测多胎妊娠。

4）探测胎儿畸形：脑积水、无脑儿、脊柱裂、多囊肾。

（2）彩色多普勒超声检查

1）母体血流子宫动脉血流：是评价子宫胎盘血循环的一项良好指标。子宫动脉血流的 RI、PI 和 S/D 均能随孕周增加而减低，具有明显相关性。子宫动脉血流阻力升高预示子宫 – 胎盘血流灌注不足。

2）胎儿血流测定：脐带血流变化是常规检查手段。在正常妊娠期间，脐动脉血流的 RI、PI 和 S/D 与妊娠周数密切相关。脐动脉血流阻力升高与胎儿窘迫、胎儿生长受限、子痫前期等有关。若舒张末期脐动脉血流消失进而出现反流，提示胎儿处于濒危状态。

3）胎儿心脏超声：彩色多普勒可以从胚胎时期原始心管一直监测到分娩前的胎儿心脏，一般选择妊娠 20 ~ 24 周对胎儿进行超声心动图检查。

（3）三维超声扫描技术：三维超声观察胎儿或脏器外形等方面较有优势，可用于观察胎儿骨骼，显示脊柱连续性和生理弯曲，还可了解胎儿更细微的生物物理变化，如胎儿表情。此外，三维超声具有精确测量不规则物体体积的优势，主要用于测量胎儿器官体积大小和估计胎儿体重。

6. 超声检查在妇科领域的应用

（1）B 型超声检查：子宫肌瘤、子宫腺肌病和腺肌瘤、盆腔炎性疾病、卵巢肿瘤、监测卵泡发育、探测宫内节育器、介入超声的应用。

（2）彩色多普勒超声检查：利用彩色多普勒超声能判断盆、腹腔肿瘤的边界以及肿瘤内部血流分布，尤其是滋养细胞肿瘤及卵巢恶性肿瘤，其内部血流信息明显增强，有助于诊断。

（3）三维超声扫描技术：利用三维超声分析手段对盆腔脏器结构及可能的病变组织进行三维重建，可以较清晰地显示组织结构或病变的立体结构，呈现二维超声难以达到的立体逼真图像，有助于诊断盆腔脏器疾患，特别是良、恶性肿瘤的诊断和鉴别诊断。

【X 线检查】

X 线检查借助造影剂可了解子宫腔和输卵管腔内形态，对诊断先天性子宫畸形和输卵管通畅程度仍是首选的检查方法。此外，X 线摄片对骨产道各径线的测定、骨盆入口形态、骶骨屈度、骶坐切迹大小等方面的诊断，为临床判断有无自然分娩可能性提供重要依据。

1. 诊断先天性子宫畸形

（1）单角子宫：造影仅见一个棱形宫腔，只有一个子宫角和一条输卵管，偏于盆腔一侧。

（2）双子宫：造影见两个子宫，每个子宫有一个子宫角和一条输卵管相通。两个宫颈可共有一个阴道，或有纵隔将阴道分隔为二。

（3）双角子宫：造影见一个宫颈和一个阴道，两个宫腔。

（4）弓形子宫：造影见子宫底凹陷，犹如弓形。

（5）纵隔子宫：可分为完全性和部分性纵隔子宫。

2. 骨盆测量

（1）仰卧侧位片：可了解骨盆前后径、中骨盆、骨盆腔深度、骨盆倾斜度、骶骨高度、骶骨曲度及耻骨联合高度。

（2）前后位片：可观察中骨盆横径、耻骨弓横径、骨盆侧壁集合度。

（3）轴位片：可观察骨盆入口形态、左右斜径及耻骨联合后角。

（4）耻骨弓片：可测量耻骨弓角度。

【计算机体层扫描检查】

计算机体层扫描（computerized tomography，CT）除显示组织器官形态外，还能高分辨显示组织密度。在妇产科领域主要用于卵巢肿瘤的鉴别诊断。CT 诊断良性卵巢肿瘤的敏感性达 90%，确诊率达 93.2%，而对恶性卵巢肿瘤病变范围的判断与手术所见基本一致，能显示肿瘤与肠道粘连、输尿管受侵、腹膜后淋巴结转移、横膈下区病变，敏感性达 100%。确诊率达 87.5%。

　　CT 检查的缺点是卵巢实性病变直径< 2cm 难以检出，腹膜转移癌灶直径 1 ~ 2cm 也容易遗漏，交界性肿瘤难以判断，卵巢癌容易与盆腔内结核混淆。

　　【磁共振成像检查】

　　磁共振成像（magnetic resonance imaging，MRI）是利用人体组织中氢原子核（质子）在磁场中受到射频脉冲的激发而发生磁共振现象，产生磁共振信号，经过电子计算机处理，重建某一层面图像的成像技术。磁共振成像能清晰地显示肿瘤信号与正常组织的差异，故能准确判断肿瘤大小及转移情况，并能直接区分流空的血管和肿大的淋巴结，在恶性肿瘤术前分期方面属最佳影像学诊断手段。对浸润性宫颈癌的分期精确率可达 95%。

　　【正电子发射体层显像】

　　正电子发射体层显像（positron emis-sion tomography，PET）是一种通过示踪原理，以解剖结构方式显示体内生化和代谢信息的影像技术。最常用的示踪剂为 ^{18}F 标记的脱氧葡萄糖（^{18}F-FDG），其可以进入人体内几乎所有类型的肿瘤，是一种广谱的肿瘤示踪剂。PET 可发现直径 10mm 以下的肿瘤，诊断各种实体肿瘤的准确率达 90% 以上，高于传统的结构成像技术。目前 PET 在妇科肿瘤中主要用于卵巢癌的诊断和随访。

　　【复习思考题】

　　1. 试述宫颈活组织检查的临床意义。
　　2. 简述腹腔镜检查的临床禁忌证。
　　3. 简述妇科肿瘤标志物的种类及其临床意义。

第二十三章
妇产科常用护理技术

扫一扫，查阅本章数字资源，含PPT、音视频、图片等

第一节　会阴擦洗 / 冲洗

【目的】

保持会阴及肛门局部清洁，促进会阴伤口愈合，防止生殖道、泌尿道逆行感染，增加患者舒适度。

【适应证】

妇产科术后留置导尿管者，会阴部手术后，产后会阴有伤口者，急性外阴炎，长期卧床生活不能自理者。

【物品准备】

会阴擦洗包1个（内有无菌弯盘2个，无菌镊子2把，无菌干纱布，无菌干棉球若干），一次性手套1副，一次性中单1块，便盆1个，屏风1个，0.05%的碘伏溶液，1∶5000的高锰酸钾溶液等。会阴冲洗时备冲洗壶1个。

【操作方法】

1. 备齐用物，携物品至床旁。核对患者的床号、姓名，评估其会阴情况，解释目的，取得配合。请室内探视人员回避，关闭门窗，拉上窗帘，屏风遮挡，注意保护患者隐私。

2. 嘱患者排空膀胱，协助患者脱去对侧裤腿盖在近侧腿上，对侧腿用盖被遮盖，注意保暖。取屈膝仰卧位，双腿略外展，暴露会阴部，铺一次性中单于臀下。

3. 操作者戴一次性手套，将会阴擦洗包打开后置于两腿间，双镊操作擦洗会阴部，一般擦洗3遍。第1遍：自上而下，由外向内，首先初步擦去外阴的血迹、分泌物或其他污渍，先擦洗阴阜后顺大腿方向至大腿内上1/3，然后纵向擦洗大、小阴唇再擦洗会阴，最后由外向肛门擦洗肛周，最后擦洗肛门。第2遍：以会阴切口或尿道口为中心，由内向外，先擦洗会阴伤口或尿道口，然后依次擦洗小阴唇、大阴唇、阴阜、大腿内上1/3、会阴、肛周、肛门。第3遍擦洗顺序同第2遍，根据患者具体情况，必要时可增加擦洗次数直至擦净为止，每擦洗一个部位更换一个棉球，擦洗时均应注意最后擦洗肛门。最后再用无菌干纱布擦干。

4. 撤去一次性中单，协助患者穿好衣裤。

5. 整理床单位及用物，告知注意事项。

如为会阴部冲洗，应将便器放于一次性中单上，一手持冲洗壶，另一手用镊子夹住消毒棉球，边冲边擦洗，顺序同会阴擦洗。

【护理要点】

1. 擦洗时，观察会阴部及会阴伤口周围组织有无红肿、分泌物性质及伤口愈合情况，发现异常要及时通知医生并给予相应处理。

2. 对留置尿管者，注意观察尿管是否通畅，有无受压、扭曲、脱落等。

3. 产后及会阴部手术的患者，每次排便后应行会阴擦洗，以预防感染。

4. 最后擦洗有伤口感染的患者，以防交叉感染。

5. 操作过程中应注意无菌原则，动作应轻柔，注意保暖及保护患者隐私。

第二节　阴道灌洗

【目的】

促进阴道血液循环，缓解局部充血，减少阴道分泌物，控制和治疗炎症；也用于妇科手术前阴道准备。

【适应证】

各种阴道炎、宫颈炎的局部治疗，经腹全子宫切除或阴道手术的术前常规准备。

【物品准备】

消毒灌洗筒 1 个，橡皮管 1 根（橡皮管上有控制冲洗压力和流量的调节开关），灌洗头 1 个，弯盘 1 个，窥阴器 1 个，卵圆钳 1 把，无菌干棉球及无菌干纱布若干，一次性手套 1 副，一次性中单 1 块，水温计 1 个，输液架 1 个，便盆 1 个。

常用溶液：0.02%碘伏溶液，生理盐水（41～43℃），2%～4%碳酸氢钠溶液，1%乳酸溶液，4%硼酸溶液，0.5%醋酸溶液，1∶5000高锰酸钾溶液等。

【操作方法】

1. 备齐用物，核对患者的床号、姓名，解释目的，取得配合。

2. 嘱患者排空膀胱后，协助患者仰卧于检查床，脱去对侧裤腿盖在近侧腿上，对侧腿用盖被遮盖，取膀胱截石位，臀下垫一次性中单，放好便盆。

3. 根据患者病情遵医嘱配制灌洗液 500～1000mL，将装有灌洗液的灌洗筒挂于床旁输液架上，其高度距离床沿 60～70cm，排出管内空气，试水温（41～43℃）适宜后备用。

4. 操作者戴一次性手套，右手持灌洗头，用灌洗液先冲洗外阴部，然后用左手将小阴唇分开，将灌洗头沿阴道壁方向缓缓插入阴道至后穹隆处，边冲洗边将灌洗头围绕子宫颈上下左右轻轻地移动；或用窥阴器暴露宫颈后再冲洗，边冲洗边转动窥阴器，将整个阴道穹隆及阴道壁冲洗干净后再将窥阴器按下，以使阴道内的残留液体完全流出。

5. 当灌洗液剩 100mL 左右时，夹住橡皮管拔出灌洗头及窥阴器，再次冲洗外阴部。

6. 协助患者坐在便器上，使阴道内残留液体流出，用无菌干纱布擦干外阴部。

7. 撤去便盆、一次性中单，协助患者穿好衣裤，下检查床。

8. 整理用物，告知注意事项。

【护理要点】

1. 灌洗液温度以 41～43℃为宜，温度过高会造成患者阴道黏膜烫伤，温度过低可引起患者不适。

2. 灌洗筒与床沿的距离不得超过 70cm，以免压力过大，使灌洗液或污物进入宫腔内。

3. 根据不同的灌洗目的选择阴道灌洗液。滴虫性阴道炎的患者应使用酸性溶液；假丝酵母菌病患者应使用碱性溶液；非特异性阴道炎患者应使用一般消毒液或生理盐水。术前患者阴道灌洗可使用碘伏溶液或高锰酸钾溶液。

4.在灌洗过程中，动作应轻柔，灌洗头不宜插入过深，以免损伤阴道壁或宫颈组织。

5.妇产科手术2周后、产后10日的患者，若合并阴道分泌物混浊、有异味或阴道伤口愈合不良、黏膜感染坏死等，可行低位阴道灌洗，灌洗筒的高度不得超过床沿30cm，避免污物进入宫腔或损伤阴道残端伤口。

6.月经期、妊娠期、产褥期、人流术后子宫颈口未闭、不规则阴道流血及宫颈活动性出血者禁忌行阴道灌洗，以防引起上行性感染。未婚女性一般不做阴道灌洗。

第三节　会阴湿热敷

【目的】

扩张局部血管，改善血液循环，增强白细胞的吞噬功能及组织活力，促进炎症产物的吸收与消散，利于脓肿局限；刺激局部组织生长与修复，促进伤口愈合。

【适应证】

会阴水肿、血肿吸收期、伤口硬结及早期感染者等。

【物品准备】

会阴擦洗包1个（内有无菌弯盘2个，无菌镊子2把，无菌纱布若干），医用凡士林，棉布垫1块，热源袋（热水袋或电热宝等），红外线灯，一次性中单1块，屏风1个，热敷溶液（煮沸的50%硫酸镁溶液、95%酒精等）。

【操作方法】

1.备齐用物，携物品至床旁。核对患者的床号、姓名，解释目的，以取得配合。

2.嘱患者排空膀胱，协助患者脱去对侧裤腿盖在近侧腿上，对侧腿用盖被遮盖，取屈膝仰卧位，双腿略外展，暴露会阴热敷处，臀下垫一次性中单。屏风遮挡。

3.会阴擦洗，清洁外阴污垢，干纱布擦干。

4.湿热敷部位先涂一薄层凡士林，盖上纱布，再轻轻敷上热敷垫（浸有热敷溶液的温纱布），外面覆盖棉布垫保温。

5.每3~5分钟更换热敷垫1次，湿热敷时间为15~30分钟，也可用热源袋放在棉布垫外或使用红外线灯照射，照射距离为20cm。

6.湿热敷完毕，移去敷布，观察热敷部位皮肤情况，用纱布擦净皮肤上的凡士林，撤去一次性中单。协助患者穿好衣裤，整理床单位。

7.整理用物，告知注意事项。

【护理要点】

1.会阴湿热敷的温度一般为41~48℃。

2.每次湿热敷面积应是病损范围的2倍。

3.湿热敷过程中要注意观察患者的反应及效果，对昏迷、休克、术后皮肤不敏感者，应密切观察皮肤颜色，定期检查热源袋的完好性，防止烫伤。

4.会阴湿热敷应在清洁外阴污垢后进行。

第四节　阴道或宫颈上药

【目的】

将外用药物置于阴道穹隆和子宫颈部位，以达到局部治疗作用。

【适应证】

治疗各种急、慢性阴道炎、子宫颈炎及术后阴道残端炎。

【物品准备】

阴道灌洗用物 1 套，窥阴器 1 个，长短镊子各 1 把，无菌干棉球，无菌长棉签，带尾线大棉球或纱布，一次性无菌手套 1 副，一次性中单 1 块。

常用药物：根据医嘱准备治疗药物，如甲硝唑片、20%～50%硝酸银溶液、各种喷雾剂及阴道栓剂、片剂等。

【操作方法】

1. 备齐用物，核对患者的床号、姓名，解释目的，以取得配合。

2. 嘱患者排空膀胱，协助患者仰卧于检查床，脱去对侧裤腿盖在近侧腿上，对侧腿用盖被遮盖，取膀胱截石位，暴露会阴，臀下垫一次性中单。

3. 行阴道擦洗或灌洗，用窥阴器暴露阴道、宫颈后，用无菌干棉球擦去宫颈及阴道后穹隆、阴道壁黏液及分泌物，使药物直接接触炎性组织以提高疗效。

4. 根据病情和药物性状的不同，可选用以下方法：①涂擦上药：长棉签蘸取药液，均匀涂抹在阴道或宫颈病变处。②宫颈棉球上药：用窥阴器充分暴露宫颈后，将撒有药粉的带线大棉球顶塞于宫颈部，然后退出窥阴器，线尾留在阴道口外。③喷雾器上药：阴道用药的粉剂可使用喷雾器喷射，使药物粉末均匀散布于炎性组织表面。④阴道后穹隆塞药：可指导患者自行放置，于临睡前洗净双手或戴指套，用一手示指将药片或栓剂沿阴道后壁推进至示指完全伸入为止。

5. 上药结束后，协助患者穿好衣裤。

6. 整理用物，告知注意事项。

【护理要点】

1. 使用非腐蚀性药物时应轻轻转动窥阴器，使阴道四壁能均匀涂布药物。

2. 使用腐蚀性药物时，要注意保护好阴道壁和正常的组织，上药时可将干棉球或纱布垫于阴道后壁及阴道后穹隆，药液只涂宫颈病灶局部，避免药液灼伤正常组织，药液涂好后，立即如数取出所垫棉球或纱布。

3. 棉签上的棉花必须捻紧，涂药时向同一方向转动，防止棉花落入阴道难以取出。

4. 使用带尾线大棉球上药者，指导患者于放药 12～24 小时后，牵引尾线自行取出。

5. 使用阴道栓剂者，应于临睡前或休息时上药，以免起床后脱出，影响治疗效果。

6. 经期或阴道流血者，不宜阴道给药。未婚女性上药时不能使用窥阴器，应使用长棉签涂药。用药期间禁止性生活。

第五节　坐　浴

【目的】

借助水温及药液作用，清洁外阴，改善局部血液循环，减轻会阴部及肛周充血、水肿和疼痛，促进炎症吸收与消散；同时使创面清洁，有利于组织修复。

【适应证】

外阴炎、阴道非特异性炎症或特异性炎症、子宫脱垂、膀胱阴道松弛者、会阴切口愈合不良的治疗或辅助治疗；外阴、阴道手术或阴式子宫切除术前准备。

【物品准备】

坐浴盆 1 个，30cm 高坐浴架 1 个，无菌纱布 2 块，水温计 1 个。

常用溶液：滴虫性阴道炎，常用 1%乳酸或 1∶5000 高锰酸钾溶液；外阴阴道假丝酵母菌病，常用 2%～4%碳酸氢钠溶液；萎缩性阴道炎，常用 0.5%～1%乳酸溶液；外阴炎及其他非特异性阴道炎、外阴阴道手术前准备，可选用 1∶5000 高锰酸钾溶液、0.02%碘伏溶液或洁尔阴等中成药。

【操作方法】

1.备齐用物，携物品至床旁。核对患者的床号、姓名，告知目的，以取得配合。

2.嘱患者排空二便，屏风遮挡。

3.遵医嘱按比例配制好坐浴液 2000mL，将坐浴盆放于坐浴架上，放置稳妥，检查水温。指导患者将臀部及外阴部完全浸泡于坐浴液中，一般持续约 20 分钟，可适当加入热液以维持水温。根据病情不同可选用以下方法：①热浴：水温 41～43℃，适用于渗出性病变、急性炎性浸润，可先熏洗后坐浴；②温浴：水温 35～37℃，适用于慢性盆腔炎、术前准备；③冷浴：水温 14～15℃，刺激肌肉神经，使其张力增加，改善血液循环。用于膀胱阴道松弛、性无能及功能性无月经等，持续 2～5 分钟即可。

4.坐浴完毕后用无菌纱布蘸干外阴，协助患者穿好衣裤。

5.整理用物，告知注意事项。

【护理要点】

1.坐浴液应严格按比例配制，浓度过高易造成皮肤黏膜烧伤，浓度过低则影响治疗效果。

2.坐浴水温应适中，避免过高或过低，引起烫伤或不适。同时注意保暖，防止受凉。

3.坐浴时需将臀部及外阴全部浸泡在药液中。

4.月经期、阴道流血者、妊娠期及产后 7 日内禁忌坐浴。

5.坐浴前应将外阴及肛门清洗干净。

第六节　新生儿沐浴

【目的】

保持皮肤清洁，促进舒适；利于观察全身皮肤，及时发现异常情况；促进亲子关系。

【适用证】

生命体征平稳的新生儿。

【物品准备】

干净的浴巾，衣物，包被，大小毛巾，75%乙醇，棉签，沐浴液，爽身粉，体重秤。

【操作方法】

1.关闭门窗，防止空气对流。调节室温在 25～28℃，水温在 38～40℃。

2.操作者洗手，松解包被，核对新生儿腕带、床号、姓名。

3.评估新生儿一般情况及生命体征，向家长解释目的。

4.脱去衣服,解开尿布,用大毛巾包裹,称量体重并记录。

5.护士用左前臂托住新生儿背部,左手掌托住其头颈部,将婴儿下肢夹在左腋下,移至沐浴池或沐浴盆旁,用右前臂内侧试水温适宜。

6.擦洗面部。①小毛巾浸湿后,由内眦到外眦擦洗双眼,将小毛巾更换位置擦洗外耳;②用棉签清洁鼻孔;③清洗面部,顺序为额部→鼻翼→面部→下颌。

7.清洗头部。将新生儿双耳郭用左手拇指和中指分别向前折按,右手将头发淋湿,用洗发液清洗头、颈、耳后,流水冲净擦干。

8.清洗全身。解开大毛巾,将新生儿颈部枕于左侧肘部,左手握住其左侧大腿,淋湿全身,右手涂沐浴液依次洗颈部→上肢→腋下→胸→腹→腹股沟→会阴→下肢;交换手,将右手置于新生儿左腋下,托住其前胸呈前倾状,左手清洗新生儿后颈部、背部和臀部。注意洗净皮肤皱褶处。

9.洗毕,迅速将新生儿抱至操作台上。①用大毛巾包裹并吸干身上水分;②脐部用干棉签拭干,再用75%乙醇棉签擦拭两遍;③观察全身皮肤情况,在颈下、腋下和腹股沟处涂爽身粉,肛周涂护臀膏;④垫上尿布,穿好衣服;⑤核对腕带、床号、姓名,放回婴儿床。

10.整理用物,洗手,记录。

【护理要点】

1.沐浴应在新生儿进食后1小时进行。

2.沐浴时注意观察新生儿全身皮肤及肢体活动等情况,发现异常及时通知医生;沐浴过程中,如有面色、呼吸异常,应停止沐浴。新生儿出生后体温不稳定或皮肤有损伤者不宜沐浴。

3.动作宜轻柔,勿将水溅入新生儿眼、耳、口、鼻内。

4.沐浴时注意保暖,以防着凉;注意水温适宜,防止烫伤;不可将新生儿单独放在操作台上,防止坠落伤。

5.新生儿头顶部如有皮脂结痂,不可用力去除,可涂液状石蜡油浸润,待结痂软化后再清洗。

6.沐浴过程中,应注视着新生儿,通过语言和非语言方式与新生儿进行情感交流。

7.涂爽身粉时,注意遮挡新生儿口鼻,防止吸入呼吸道。

第七节　新生儿抚触

【目的】

促进全身血液循环和新陈代谢,增强机体免疫力,提高应激能力,促进大脑智力发育,改善呼吸循环系统、消化系统功能,调节情绪反应,促进安静睡眠,促进胃肠蠕动,促进亲子关系。

【适用证】

新生儿出生后1日至1周岁。

【物品准备】

干毛巾、尿片、更换的衣物、婴儿润肤油,根据季节备毛巾被或小棉被。

【操作方法】

1.环境安静、整洁,播放舒缓的音乐。调节室温在28℃以上,调温操作台的温度可在36℃上下。

2.核对腕带、床号、姓名,评估新生儿情况,向家长解释目的。

3.洗手，将新生儿仰卧于操作台上，打开包被和衣服。温暖双手，涂润肤油于掌心，轻轻摩擦双手。

4.抚触顺序为头面部→胸部→腹部→上肢→手→下肢→脚→背部→臀部，每个动作重复做4~6次。

5.抚触手法

（1）头部：将双手拇指置于新生儿前额，其余四指托住后枕部。①用双手拇指指腹从前额中央向两侧颞部滑动至太阳穴轻压，再从下颌部中央向外、向上推动，使嘴角呈微笑状；②双手掌面从前额发际抚向脑后，避开囟门，止于两耳后乳突部用两中指轻压。

（2）胸部：将双手分别放在新生儿两侧肋缘，呈交叉状交替滑向对侧肩部，注意避开乳头。

（3）腹部：双手指指腹分别以顺时针方向，从新生儿右下腹向上腹、左下腹呈半圆状滑动，绕开脐部及膀胱。

（4）四肢：①双手上下交替握住新生儿一侧上臂，由近心向远心方向，边挤捏边滑至腕部；②按摩手掌心和手指，并轻轻提拉每个手指。同法抚触对侧上肢、双下肢和双足。

（5）背部：①将新生儿置于俯卧位，头偏向一侧；②双手手掌以脊柱为中线，分别置于背部上端脊柱两侧，由中央向两侧滑动，逐渐下移至臀部；③双手示指与中指并拢，由上至下沿脊柱走行滑动至骶尾部。

（6）臀部：①新生儿俯卧位，头偏向一侧；②双手指指腹分别从骶尾部由内而外呈圆形滑动。

6.用干毛巾擦净身体，包好尿布、穿衣，安置舒适体位。

7.整理用物，洗手，记录。

【护理要点】

1.新生儿出生后24小时开始抚触，宜在午睡后或晚睡前，两次喂奶之间，每日2~3次，每次10~15分钟。

2.抚触力度适中，以新生儿舒适为宜，避免过轻或过重。

3.抚触过程中观察新生儿的反应，如果新生儿疲劳、哭闹、饥饿，应暂停或减少抚触时间。

4.胸部抚触时避开双侧乳头，腹部抚触时避开脐部和膀胱，四肢抚触时，如果新生儿四肢弯曲，不要强迫其伸直，以免关节脱位。

5.婴儿润肤油不能接触新生儿的眼睛，也不能直接倒在新生儿的身上。

6.抚触者应怀有愉悦的心情，满怀爱心去抚触新生儿，这样才会将良好的信息传递给新生儿，自然会使其更加安静、舒适。

【复习思考题】

1.简述会阴湿热敷操作的护理要点。

2.说出新生儿抚触的操作步骤。

3.刘女士，46岁，因多发性子宫肌瘤，拟行全子宫切除术，术晨行阴道灌洗。问：阴道灌洗时可以选择哪些溶液？

附 录

附录一 中英文名词对照索引

附录二 常用护理诊断名称（中英文对照）

有关 155 个护理诊断在《健康评估》一书中已有详细介绍，本附录仅将在妇产科领域中常用的护理诊断列举如下，以便需要时参考。

1. 营养失调：高于机体需要量 imbalanced nutrition：more than body requirements

2. 营养失调：低于机体需要量 imbalanced nutrition：less than body requirements

3. 有营养失调的危险：高于机体需要量 risk for imbalanced nutrition：more than body requirements

4. 有感染的危险 risk for infection

5. 有体温失调的危险 risk for imbalanced body temperature

6. 体温过低 hypothermia

7. 体温过高 hyperthermia

8. 便秘 constipation

9. 有便秘的危险 risk for constipation

10. 腹泻 diarrhea

11. 排便失禁 bowel incontinence

12. 排尿障碍 impaired urinary elimination

13. 压力性尿失禁 stress urinary incontinence

14. 反射性尿失禁 reflex urinary incontinence

15. 急迫性尿失禁 urge urinary incontinence

16. 功能性尿失禁 functional urinary incontinence

17. 完全性尿失禁 total urinary incontinence

18. 尿潴留 urinary retention

19. 体液过多 excess fluid volume

20. 有急迫性尿失禁的危险 risk for urge urinary incontinence

21. 有受伤的危险 risk for injury

22. 有外伤的危险 risk for trauma

23. 组织完整性受损 impaired tissue integrity

24. 口腔黏膜受损 impaired oral mucous membrane

25. 皮肤完整性受损 impaired skin integrity

26. 有皮肤完整性受损的危险 risk for impaired skin integrity

27. 社交障碍 impaired social interaction

28. 社交孤立 social isolation

29. 有孤独的危险 risk for loneliness

30. 父母不称职 altered parenting

31. 有父母不称职的危险 risk for altered parenting

32. 有亲子依恋受损的危险 risk for impaired parent/infant/child attachment

33. 性功能障碍 sexual dysfunction

34. 父母角色冲突 parental role conflict

35. 无效性性生活型态 ineffective sexuality patterns

36. 急性疼痛 acute pain

37. 慢性疼痛 chronic pain

38. 功能障碍性悲哀 dysfunctional grieving

39. 躯体活动障碍 impaired physical mobility

40. 有围术期体位性受伤的危险 risk for perioperative positioning injury

41. 活动无耐力 activity intolerance

42. 疲乏 fatigue

43. 有活动无耐力的危险 risk for activity intolerance

44. 睡眠型态紊乱 sleep pattern disturbance

45. 持家能力障碍 impaired home maintenance management

46. 长期悲伤 chronic sorrow

47. 母乳喂养无效 ineffective breastfeeding

48. 母乳喂养中断 interrupted breastfeeding

49. 母乳喂养有效 effective breastfeeding

50. 无效性婴儿喂养型态 ineffective infant feeding pattern

51. 如厕自理缺陷 toileting self care deficit

52. 有婴儿行为紊乱的危险 risk for disorganized infant behavior

53. 婴儿行为紊乱 disorganized infant behavior

54. 知识缺乏（具体说明)knowledge deficit（specify)

55. 预感性悲哀 anticipatory grieving

56. 创伤后综合征 post trauma syndrome

57. 强暴 – 创伤综合征 rape trauma syndrome

58. 焦虑 anxiety

59. 恐惧 fear

60. 恶心 nausea

主要参考书目

1. 谢幸，孔北华，段涛. 妇产科学. 北京：人民卫生出版社，2018.

2. 安力彬，陆虹. 妇产科护理学. 北京：人民卫生出版社，2017.

3. 李京枝. 妇产科护理学. 北京：中国中医药出版社，2012.

4. 马宝璋，齐聪. 中医妇科学. 9 版. 北京：中国中医药出版社，2012.

5. 卡本尼托·莫耶特. 护理诊断手册. 11 版. 北京：世界图书出版公司，2008.

全国中医药行业高等教育"十四五"规划教材

全国高等中医药院校规划教材（第十一版）

教材目录（第一批）

注：凡标☆号者为"核心示范教材"。

（一）中医学类专业

序号	书名	主编		主编所在单位	
1	中国医学史	郭宏伟	徐江雁	黑龙江中医药大学	河南中医药大学
2	医古文	王育林	李亚军	北京中医药大学	陕西中医药大学
3	大学语文	黄作阵		北京中医药大学	
4	中医基础理论☆	郑洪新	杨 柱	辽宁中医药大学	贵州中医药大学
5	中医诊断学☆	李灿东	方朝义	福建中医药大学	河北中医学院
6	中药学☆	钟赣生	杨柏灿	北京中医药大学	上海中医药大学
7	方剂学☆	李 冀	左铮云	黑龙江中医药大学	江西中医药大学
8	内经选读☆	翟双庆	黎敬波	北京中医药大学	广州中医药大学
9	伤寒论选读☆	王庆国	周春祥	北京中医药大学	南京中医药大学
10	金匮要略☆	范永升	姜德友	浙江中医药大学	黑龙江中医药大学
11	温病学☆	谷晓红	马 健	北京中医药大学	南京中医药大学
12	中医内科学☆	吴勉华	石 岩	南京中医药大学	辽宁中医药大学
13	中医外科学☆	陈红风		上海中医药大学	
14	中医妇科学☆	冯晓玲	张婷婷	黑龙江中医药大学	上海中医药大学
15	中医儿科学☆	赵 霞	李新民	南京中医药大学	天津中医药大学
16	中医骨伤科学☆	黄桂成	王拥军	南京中医药大学	上海中医药大学
17	中医眼科学	彭清华		湖南中医药大学	
18	中医耳鼻咽喉科学	刘 蓬		广州中医药大学	
19	中医急诊学☆	刘清泉	方邦江	首都医科大学	上海中医药大学
20	中医各家学说☆	尚 力	戴 铭	上海中医药大学	广西中医药大学
21	针灸学☆	梁繁荣	王 华	成都中医药大学	湖北中医药大学
22	推拿学☆	房 敏	王金贵	上海中医药大学	天津中医药大学
23	中医养生学	马烈光	章德林	成都中医药大学	江西中医药大学
24	中医药膳学	谢梦洲	朱天民	湖南中医药大学	成都中医药大学
25	中医食疗学	施洪飞	方 泓	南京中医药大学	上海中医药大学
26	中医气功学	章文春	魏玉龙	江西中医药大学	北京中医药大学
27	细胞生物学	赵宗江	高碧珍	北京中医药大学	福建中医药大学

序号	书　名	主　编		主编所在单位	
28	人体解剖学	邵水金		上海中医药大学	
29	组织学与胚胎学	周忠光	汪　涛	黑龙江中医药大学	天津中医药大学
30	生物化学	唐炳华		北京中医药大学	
31	生理学	赵铁建	朱大诚	广西中医药大学	江西中医药大学
32	病理学	刘春英	高维娟	辽宁中医药大学	河北中医学院
33	免疫学基础与病原生物学	袁嘉丽	刘永琦	云南中医药大学	甘肃中医药大学
34	预防医学	史周华		山东中医药大学	
35	药理学	张硕峰	方晓艳	北京中医药大学	河南中医药大学
36	诊断学	詹华奎		成都中医药大学	
37	医学影像学	侯　键	许茂盛	成都中医药大学	浙江中医药大学
38	内科学	潘　涛	戴爱国	南京中医药大学	湖南中医药大学
39	外科学	谢建兴		广州中医药大学	
40	中西医文献检索	林丹红	孙　玲	福建中医药大学	湖北中医药大学
41	中医疫病学	张伯礼	吕文亮	天津中医药大学	湖北中医药大学
42	中医文化学	张其成	臧守虎	北京中医药大学	山东中医药大学

（二）针灸推拿学专业

序号	书　名	主　编		主编所在单位	
43	局部解剖学	姜国华	李义凯	黑龙江中医药大学	南方医科大学
44	经络腧穴学☆	沈雪勇	刘存志	上海中医药大学	北京中医药大学
45	刺法灸法学☆	王富春	岳增辉	长春中医药大学	湖南中医药大学
46	针灸治疗学☆	高树中	冀来喜	山东中医药大学	山西中医药大学
47	各家针灸学说	高希言	王　威	河南中医药大学	辽宁中医药大学
48	针灸医籍选读	常小荣	张建斌	湖南中医药大学	南京中医药大学
49	实验针灸学	郭　义		天津中医药大学	
50	推拿手法学☆	周运峰		河南中医药大学	
51	推拿功法学☆	吕立江		浙江中医药大学	
52	推拿治疗学☆	井夫杰	杨永刚	山东中医药大学	长春中医药大学
53	小儿推拿学	刘明军	邰先桃	长春中医药大学	云南中医药大学

（三）中西医临床医学专业

序号	书　名	主　编		主编所在单位	
54	中外医学史	王振国	徐建云	山东中医药大学	南京中医药大学
55	中西医结合内科学	陈志强	杨文明	河北中医学院	安徽中医药大学
56	中西医结合外科学	何清湖		湖南中医药大学	
57	中西医结合妇产科学	杜惠兰		河北中医学院	
58	中西医结合儿科学	王雪峰	郑　健	辽宁中医药大学	福建中医药大学
59	中西医结合骨伤科学	詹红生	刘　军	上海中医药大学	广州中医药大学
60	中西医结合眼科学	段俊国	毕宏生	成都中医药大学	山东中医药大学
61	中西医结合耳鼻咽喉科学	张勤修	陈文勇	成都中医药大学	广州中医药大学
62	中西医结合口腔科学	谭　劲		湖南中医药大学	

（四）中药学类专业

序号	书名	主编		主编所在单位	
63	中医学基础	陈晶	程海波	黑龙江中医药大学	南京中医药大学
64	高等数学	李秀昌	邵建华	长春中医药大学	上海中医药大学
65	中医药统计学	何雁		江西中医药大学	
66	物理学	章新友	侯俊玲	江西中医药大学	北京中医药大学
67	无机化学	杨怀霞	吴培云	河南中医药大学	安徽中医药大学
68	有机化学	林辉		广州中医药大学	
69	分析化学（上）（化学分析）	张凌		江西中医药大学	
70	分析化学（下）（仪器分析）	王淑美		广东药科大学	
71	物理化学	刘雄	王颖莉	甘肃中医药大学	山西中医药大学
72	临床中药学☆	周祯祥	唐德才	湖北中医药大学	南京中医药大学
73	方剂学	贾波	许二平	成都中医药大学	河南中医药大学
74	中药药剂学☆	杨明		江西中医药大学	
75	中药鉴定学☆	康廷国	闫永红	辽宁中医药大学	北京中医药大学
76	中药药理学☆	彭成		成都中医药大学	
77	中药拉丁语	李峰	马琳	山东中医药大学	天津中医药大学
78	药用植物学☆	刘春生	谷巍	北京中医药大学	南京中医药大学
79	中药炮制学☆	钟凌云		江西中医药大学	
80	中药分析学☆	梁生旺	张彤	广东药科大学	上海中医药大学
81	中药化学☆	匡海学	冯卫生	黑龙江中医药大学	河南中医药大学
82	中药制药工程原理与设备	周长征		山东中医药大学	
83	药事管理学☆	刘红宁		江西中医药大学	
84	本草典籍选读	彭代银	陈仁寿	安徽中医药大学	南京中医药大学
85	中药制药分离工程	朱卫丰		江西中医药大学	
86	中药制药设备与车间设计	李正		天津中医药大学	
87	药用植物栽培学	张永清		山东中医药大学	
88	中药资源学	马云桐		成都中医药大学	
89	中药产品与开发	孟宪生		辽宁中医药大学	
90	中药材加工与炮制	王秋红		广东药科大学	
91	人体形态学	武煜明	游言文	云南中医药大学	河南中医药大学
92	生理学基础	于远望		陕西中医药大学	
93	病理学基础	王谦		北京中医药大学	

（五）护理学专业

序号	书名	主编		主编所在单位	
94	中医护理学基础	徐桂华	胡慧	南京中医药大学	湖北中医药大学
95	护理学导论	穆欣	马小琴	黑龙江中医药大学	浙江中医药大学
96	护理学基础	杨巧菊		河南中医药大学	
97	护理专业英语	刘红霞	刘娅	北京中医药大学	湖北中医药大学
98	护理美学	余雨枫		成都中医药大学	
99	健康评估	阚丽君	张玉芳	黑龙江中医药大学	山东中医药大学

序号	书 名	主 编		主编所在单位	
100	护理心理学	郝玉芳		北京中医药大学	
101	护理伦理学	崔瑞兰		山东中医药大学	
102	内科护理学	陈 燕	孙志岭	湖南中医药大学	南京中医药大学
103	外科护理学	陆静波	蔡恩丽	上海中医药大学	云南中医药大学
104	妇产科护理学	冯 进	王丽芹	湖南中医药大学	黑龙江中医药大学
105	儿科护理学	肖洪玲	陈偶英	安徽中医药大学	湖南中医药大学
106	五官科护理学	喻京生		湖南中医药大学	
107	老年护理学	王 燕	高 静	天津中医药大学	成都中医药大学
108	急救护理学	吕 静	卢根娣	长春中医药大学	上海中医药大学
109	康复护理学	陈锦秀	汤继芹	福建中医药大学	山东中医药大学
110	社区护理学	沈翠珍	王诗源	浙江中医药大学	山东中医药大学
111	中医临床护理学	裘秀月	刘建军	浙江中医药大学	江西中医药大学
112	护理管理学	全小明	柏亚妹	广州中医药大学	南京中医药大学
113	医学营养学	聂 宏	李艳玲	黑龙江中医药大学	天津中医药大学

（六）公共课

序号	书 名	主 编		主编所在单位	
114	中医学概论	储全根	胡志希	安徽中医药大学	湖南中医药大学
115	传统体育	吴志坤	邵玉萍	上海中医药大学	湖北中医药大学
116	科研思路与方法	刘 涛	商洪才	南京中医药大学	北京中医药大学

（七）中医骨伤科学专业

序号	书 名	主 编		主编所在单位	
117	中医骨伤科学基础	李 楠	李 刚	福建中医药大学	山东中医药大学
118	骨伤解剖学	侯德才	姜国华	辽宁中医药大学	黑龙江中医药大学
119	骨伤影像学	栾金红	郭会利	黑龙江中医药大学	河南中医药大学洛阳平乐正骨学院
120	中医正骨学	冷向阳	马 勇	长春中医药大学	南京中医药大学
121	中医筋伤学	周红海	于 栋	广西中医药大学	北京中医药大学
122	中医骨病学	徐展望	郑福增	山东中医药大学	河南中医药大学
123	创伤急救学	毕荣修	李无阴	山东中医药大学	河南中医药大学洛阳平乐正骨学院
124	骨伤手术学	童培建	曾意荣	浙江中医药大学	广州中医药大学

（八）中医养生学专业

序号	书 名	主 编		主编所在单位	
125	中医养生文献学	蒋力生	王 平	江西中医药大学	湖北中医药大学
126	中医治未病学概论	陈涤平		南京中医药大学	